QUADRIL

MASTER TECHNIQUES IN ORTHOPAEDIC SURGERY™

■

Editor da Série

Roby C. Thompson, Jr., M.D.

Outros Títulos da Série

CIRURGIA DO JOELHO, 2ª Edição
Douglas W. Jackson, M.D.

QUADRIL
Clement B. Sledge, M.D.

OMBRO
Edward V. Craig, M.D.

COTOVELO, 2ª Edição
Bernard F. Morrey, M.D.

PUNHO, 2ª Edição
Richard H. Gelberman, M.D.

FRATURAS
Donald A. Wiss, M.D.

QUADRIL

Clement B. Sledge, M.D.
Professor of Orthopedic Surgery
Harvard Medical School
Department of Orthopedics
Brigham and Women's Hospital
Boston, Massachusetts

Ilustrações
Hugh Thomas
New York, New York

Prefácio
José Sérgio Franco
Presidente da SBOT (2003)
Professor Doutor e Coordenador do Curso de Pós-Graduação do
Departamento de Ortopedia e Traumatologia da Faculdade de Medicina da UFRJ

Revisão Técnica
Jayme de Paula Gonçalves
Curso de Especialização em Ortopedia nos Estados Unidos
Membro do Comitê de Cirurgia do Ombro da
Sociedade Brasileira de Ortopedia e Traumatologia (SBOT)
Sócio Efetivo da Sociedade Brasileira de Cirurgia do Joelho
Ex-Professor Adjunto de Ortopedia da Faculdade de Medicina da UFA
Membro Titular da Sociedade Brasileira de Ortopedia e Traumatologia
Título de Especialista em Medicina do Esporte pela AMB e
Sociedade Brasileira de Medicina do Esporte

MASTER TECHNIQUES IN ORTHOPAEDIC SURGERY

REVINTER

Título original em inglês:
The Hip

Quadril

ISBN 85-7309-812-0

Tradução:
MAURICE NORT
Médico, RJ

Revisão Técnica:
JAYME DE PAULA GONÇALVES
Curso de Especialização em Ortopedia nos Estados Unidos
Membro do Comitê de Cirurgia do Ombro da
Sociedade Brasileira de Ortopedia e Traumatologia (SBOT)
Sócio Efetivo da Sociedade Brasileira de Cirurgia do Joelho
Ex-Professor Adjunto de Ortopedia da Faculdade de Medicina da UFA
Membro Titular da Sociedade Brasileira de Ortopedia e Traumatologia
Título de Especialista em Medicina do Esporte pela AMB e
Sociedade Brasileira de Medicina do Esporte

Livraria e Editora REVINTER Ltda.
Rua do Matoso, 170 – Tijuca
20270-130 – Rio de Janeiro – RJ
Tel.: (21) 2563-9700 – Fax: (21) 2563-9701
livraria@revinter.com.br – www.revinter.com.br

Para John Charnley, que tornou tudo isto possível graças à sua providência e devoção sincera à tarefa de resolver o problema do quadril artrítico.

Prefácio da Série

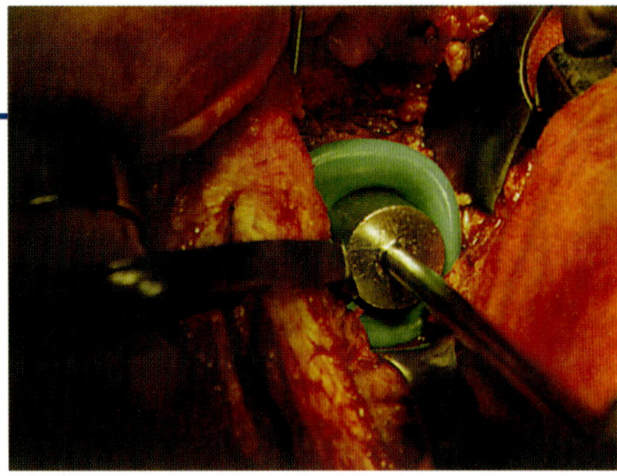

Master Techniques in Orthopaedic Surgery é uma série de atlas cirúrgicos destinados a fornecer descrições profundas das técnicas cirúrgicas preferidas pelos cirurgiões, reconhecidos por seus pares, como os principais cirurgiões em suas áreas de especialização.

Os editores dos volumes, todos líderes reconhecidos com base em suas contribuições nas áreas de pesquisa e educação, fizeram com que a arte da cirurgia avançasse em nosso campo. Os autores dos capítulos foram escolhidos por sua experiência e habilidade, e solicitados a apresentar o seu material de uma forma pessoal, destacando as suas perspectivas e observações ímpares para o leitor.

Estes atlas foram criados para ajudar o profissional a lidar com os problemas difíceis, mas comuns, encontrados na prática diária. Os procedimentos cirúrgicos em desenvolvimento, como os enxertos vascularizados da fíbula para as osteonecroses, ou procedimentos altamente restritos a centros de referência, como a reconstrução para a recuperação de um membro após a ressecção de um tumor, não foram destacados, já que esses procedimentos raramente são realizados por um profissional da área ortopédica. Da mesma forma, os procedimentos comuns e diretos que oferecem poucas complicações e dificuldades também foram evitados.

Estes livros levam você para dentro da sala de cirurgia. É como se você estivesse presenciando a cirurgia. As fotografias em cores e os desenhos guiam os ortopedistas, passo a passo, através do procedimento. Os comentários, organizados de forma padronizada em toda a série, oferecem um aconselhamento técnico específico, bem como sugestões e preciosidades adquiridas com a experiência do cirurgião.

O conhecimento compartilhado e a perícia encontrada nestas páginas são apresentados para permitir que o cirurgião realize os procedimentos cirúrgicos com maior confiança e eficiência.

Roby C. Thompson, Jr., M.D.
Editor da Série

Prefácio da Edição Brasileira

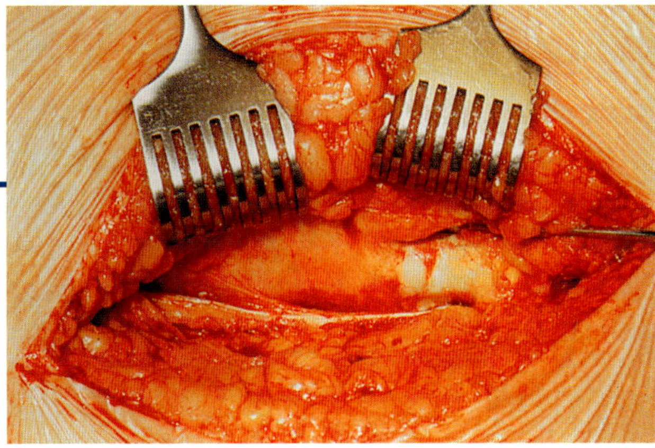

Com imensa satisfação, estou apresentando o livro *Quadril,* da coleção *Master Techniques in Orthopaedic Surgery*, editado pelo Prof. Dr. Clement B. Sledge, agora em português, lembrando que isto vem multiplicar o número de pessoas que terão acesso a esta obra literária científica de altíssimo nível.

Os médicos ortopedistas brasileiros têm agora um livro com todas as novidades sobre afecções da articulação do quadril, mostrando, de modo muito detalhado, a experiência atualizada de cirurgiões de reconhecida excelência.

Estes ortopedistas autores são, em sua maioria, membros das mais renomadas sociedades de cirurgia do quadril e naturalmente expressam a sua experiência no diagnóstico e tratamento das principais lesões musculoesqueléticas.

Esta é uma obra dos mais renomados ortopedistas dos Estados Unidos, que representa a opinião e conceitos universalmente aceitos, baseados em evidências clínicas e da literatura ortopédica, representando uma grande contribuição para a prática cirúrgica no tratamento das patologias do quadril.

Nesta edição atualizada, pode-se confirmar a seriedade com que foi escrito, usando um estilo de linguagem corrente e agradável; sua forma clara e didática de apresentar os principais procedimentos cirúrgicos, enfatizando principalmente os métodos mais modernos, os equipamentos, implantes e próteses na reconstrução das lesões do quadril.

Com certeza, é uma enorme contribuição para a atualização no tratamento de lesões, que, em língua pátria, vai contribuir muito com a SBOT, na EDUCAÇÃO CONTINUADA e, também, no seu ANO DA RECERTIFICAÇÃO.

Bons resultados são obtidos por diferentes métodos de tratamento, porém a experiência pessoal, associada a uma análise criteriosa de todas as informações científicas recebidas, como as deste livro, devem auxiliar na decisão do método terapêutico, pois a conseqüência da conduta médica é responsabilidade intransferível do médico.

José Sérgio Franco
Presidente da SBOT (2003)
Professor Doutor e Coordenador do Curso de Pós-Graduação do
Departamento de Ortopedia e Traumatologia da Faculdade de Medicina da UFRJ

Prefácio

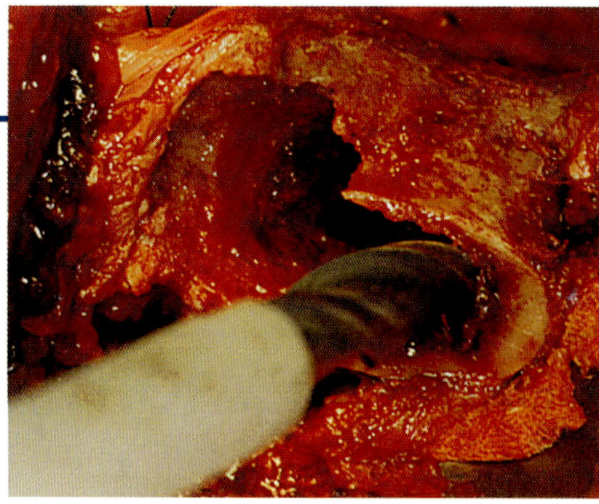

Este livro é uma coleção de descrições de operações como executadas por reconhecidos “mestres”. Não há tentativa de ser abrangente ou de esgotamento do assunto. Ao contrário, os procedimentos operatórios comuns foram selecionados, e o método operatório preferido do autor é ilustrado e descrito.

Um dos principais pontos fortes deste volume é a qualidade das ilustrações. A uniformidade desta qualidade é assegurada, porque todo o livro foi ilustrado pelo mesmo artista. Adicionalmente, um formato único e uniforme foi adotado, de modo que o leitor possa facilmente tornar-se familiarizado com o estilo à medida que são lidos os capítulos sucessivos.

A melhor maneira de usar este livro é ler um capítulo que diz respeito a um paciente em particular e à operação que você está planejando. Adicione a sua própria experiência e preferências, mas lembre que os procedimentos descritos serviram aos autores em numerosas instâncias. Eu posso garantir que você achará cada capítulo útil e informativo.

Clement B. Sledge, M.D.

Agradecimentos

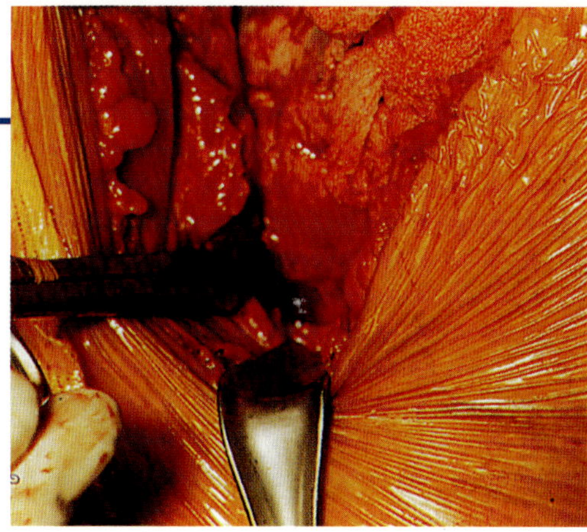

Produzir um livro envolve muitas pessoas e muito esforço.

Quando este livro é verdadeiramente um trabalho de arte, como é este, cada um deve ser um perfeccionista. Primeiro e claramente mais importante são os autores; eles fizeram um excelente trabalho, às vezes sob extrema pressão de prazo. Eu agradeço a todos. Kathey Alexander e sua equipe na Lippincott-Raven são verdadeiramente notáveis profissionais que não aceitarão coisa alguma, que não seja a mais alta qualidade. O ilustrador, Hugh Thomas, produziu exemplos maravilhosos de sua habilidade, reforçando o bem-conhecido fato de que desenhos são freqüentemente muito mais informativos do que fotografias. Como sempre, com um esforço como este, é o tempo da família que é sacrificado; agradeço à minha esposa, Georgia Sledge.

Colaboradores

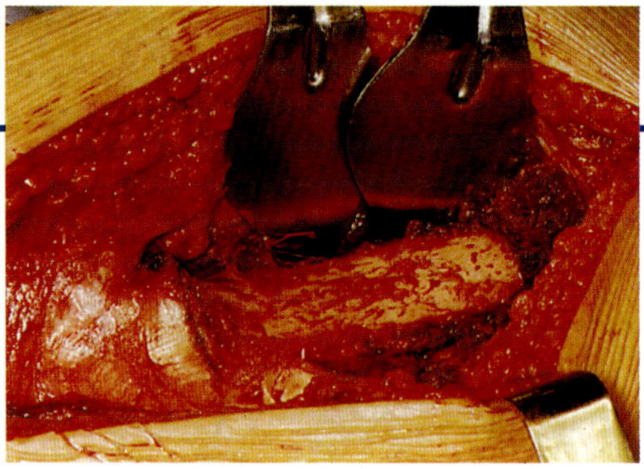

Harlan C. Amstutz, M.D.
Medical Director, Joint Replacement Institute, Orthopaedic Hospital, 2400 S. Flower Street, Los Angeles, California 90007

Mark Barba, M.D.
Fellow, Adult Joint Reconstruction Fellowship Program, Central DuPage Hospital, 25 N. Winfield Road, Winfield, Illinois 60190

Craig S. Bartlett, M.D.
Fellow, Orthopaedic Trauma Service, Hospital for Special Surgery, 535 East 70th Street, New York, New York 10021

Christopher P. Beauchamp, M.D., F.R.C.S.C.
Department of Orthopaedics, Vancouver Hospital and Health Science Centre, 910 West 10th Avenue, Vancouver, British Columbia, Canada V5Z 4E3

Ajai Cadambi, M.D.
Clinical Instructor in Orthopaedic Surgery, John Peter Smith Orthopaedic Residency Program, Fort Worth, Texas 76104

Hugh P. Chandler, M.D.
Assistant Clinical Professor, Department of Orthopaedic Surgery, Harvard Medical School, 15 Parkman Street, Boston, Massachusetts 02114; and Visiting Orthopaedic Surgeon, Massachusetts General Hospital, 1126 Jackson Tower, Boston, Massachusetts 02114

Dennis K. Collis, M.D
Associate Clinical Professor, Department of Orthopaedics and Rehabilitation, Oregon Health Sciences University, Portland, Oregon 97201

Rajiv G. Deshmukh, M.D.
Junior Assistant Attending Surgeon, Comprehensive Arthritis Service, Hospital for Special Surgery, 535 East 70th Street, New York, New York 10021

Clive P. Duncan, M.D., F.R.C.S.C.
Professor and Chairman, Department of Orthopaedics, University of British Columbia, 90 West 10th Avenue, Vancouver, British Columbia, Canada V5Z 4E3

Charles A. Engh, M.D.
Clinical Associate Professor, Department of Orthopaedics, University of Maryland School of Medicine, Baltimore, Maryland 21201; and Medical Director, Anderson Orthopaedic Research Institute, 2501 Parker's Lane, Alexandria, Virginia 22307; and Medical Director, Inova Center for Joint Relacement, Alexandria, Virginia 22307

Sigvard T. Hansen, M.D.
Professor, Department of Orthopaedics, Harborview Medical Center, 325 9th Avenue, Seattle, Washington 98104

Kevin Hardinge, M.C.h.Orth., F.R.C.S.
Hunterian Professor, Royal College of Surgeons of England, Centre for Hip Surgery, Wrightington Hospital, Appley Bridge, Wigan, United Kingdom WN6 9EP

William H. Harris, M.D.
Clinical Professor of Orthopaedic Surgery, Harvard Medical School, 15 Pearlman Street, Boston, Massachusetts 02114; and Chief, Hip and Implant Unit, Massachusetts General Hospital, 1126 Jackson Tower, Boston, Massachusetts 02114

Michael J. Hejna, M.D., Ph.D.
Assistant Professor, Department of Orthopaedic Surgery, Rush Medical College, 1725 W. Harrison Street, Chicago, Illinois 60612

David L. Helfet, M.D.
Associate Professor of Orthopaedic Surgery; and Director of The Combined Orthopaedic Trauma/Fracture Service, Hospital for Special Surgery, New York Hospital, 535 E. 70th Street, New York, New York 10021

James F. Kellam, M.D.
Department of Orthopedic Surgery, Carolinas Health Care System: Carolinas Medical Center, 1000 Blythe Boulevard, Charlotte, North Carolina 28232

Jay R. Lieberman, M.D.
Assistant Professor of Orthopaedic Surgery, Department of Orthopaedic Surgery, UCLA School of Medicine, Center for the Health Sciences, 10833 Le Conte Avenue, Los Angeles, California 90024

Arthur L. Malkani, M.D.
Department of Orthopedics, Hospital for Special Surgery, 535 E. 70th Street, New York, New York 10021

Michael J. Maynard, M.D.
Assistant Professor of Orthopedic Surgery, Hospital for Special Surgery/Cornell University Medical Center, 535 East 70th Street, New York, New York 10021

Robert W. McGraw, M.D., F.R.C.S.C.
Professor of Orthopaedics, Department of Orthopaedics, Vancouver Hospital and Health Science Centre, 910 West 10th Avenue, Vancouver, British Columbia V5Z 4E3

W. E. Michael Mikhail, M.D., F.A.C.S.
Clinical Professor of Orthopaedic Surgery, Medical College of Ohio, PO Box 10008, Toledo, Ohio 43699: and the McMaster/Gardner Professor of Orthopaedic Bioengineering Research, The University of Toledo, Toledo, Ohio 43699

Michael B. Millis, M.D.
Associate Professor of Clinical Orthopaedic Surgery, Harvard Medical School, 15 Parkman Street, Boston Massachusetts 02114, and Associate in Orthopaedic Surgery, The Children's Hospital, 300 Longwood Avenue, Boston, Massachusetts 02115

Craig G. Mohler, M.D.
Orthopedic Surgeon, Orthopedic and Fracture Clinic of Eugene, Eugene, Oregon 97401; and Clinical Instructor, Oregon Health Sciences University, Portland, Oregon 97201

Prof. Maurice E. Müeller
Lindenhof Hospital, Brengardent Strasse 117, CH-3001 Bern, Switzerland

Wayne G. Paprosky, M.D.
Associate Professor, Rush Medical College, 1725 W. Harrison Avenue, Chicago, Illinois 60612; and Staff Orthopaedic Surgeon, Department of Adult Reconstructive Surgery, Central DuPage Hospital, 25 N. Winfield Road, Winfield, Illinois 60190

Paul J. P. Pongor, M.D.
Instructor in Surgery, Director of Orthopaedic Registry, Department of Surgery, Beth Israel Deaconess Hospital/New England Baptist Hospital, 110 Francis Street, Boston Massachusetts 02215

Robert Poss, M.D.
Professor of Orthopedic Surgery, Harvard Medical School, 15 Parkman Street, Boston, Massachusetts 02114, Department of Orthopedics, Brigham and Women's Hospital, 75 Francis Street, Boston, Massachusetts 02115

Chitranjan S. Ranawat, M.D.
Clinical Professor of Orthopedic Surgery, Department of Orthopedic Surgery, Cornell University Medical Center, Lenox Hill Hospital, 130 E. 77 Street, New York, New York 10021

Aaron G. Rosenberg, M.D.
Professor of Orthopedic Surgery, Department of Orthopedic Surgery, Rush Medical College, 1725 W. Harrison Avenue, Suite 1063, Chicago, Illinois 60612

M. L. Chip Routt, M.D.
Associate Professor, Department of Orthopaedics, University of Washington, Harborview Medical Center, 325 9th Avenue, Seattle, Washington 98104

Eduardo A. Salvati, M.D.
Professor of Orthopedic Surgery, Cornell University Medical College, Hospital for Special Surgery, 535 East 70th Street, New York, New York 10021

Thomas P. Sculco, M.D.
Professor of Surgery, Department of Orthopedics, Cornell University Medical Center, Hospital for Special Surgery, 535 East 70th Street, New York, New York 10021

Peter T. Simonian, M.D.
Associate Professor, Department of Orthopedic Surgery, University of Washington Medical Center, Seattle, Washington 98195

Clement B. Sledge, M.D.
Professor of Orthopedic Surgery, Harvard Medical School, 15 Parkman Street, Boston, Massachusetts 02114, and Department of Orthopedics, Brigham and Women's Hospital, 75 Francis Street, Boston, Massachusetts 02115

John B. Sledge, M.D.
Department of Orthopedics, Boston University Medical Center, 818 Harrison Avenue, Boston, Massachusetts 02118

Roby C. Thompson, Jr., M.D.
Professor of Orthopaedic Surgery, Department of Orthopaedic Surgery, University of Minnesota, 420 Delaware Street, SE, Minneapolis, Minnesota 55455

Lars Weidenhielm, M.D.
Associate Professor, Karolinska Institute, Department of Orthopaedics, St. Goran Hospital, P.O. Box 12500, S-11281 Stockholm, Sweden

Joseph Yao, M.D.
1521 N. Tenth Street, Blytheville, Arkansas 72315

Alastair Younger
Fellow, Department of Orthopedics, Brigham and Women's Hospital, 75 Francis Street, Boston, Massachusetts 02115

Sumário

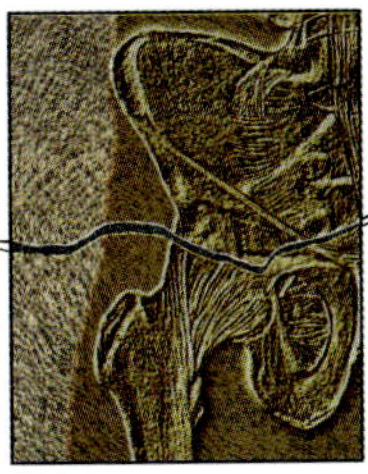

PARTE I

Abordagens Cirúrgicas

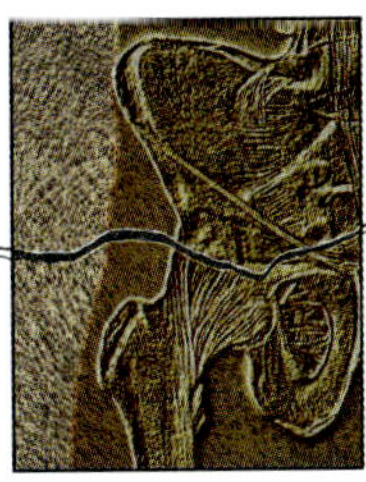

PARTE II

Fraturas

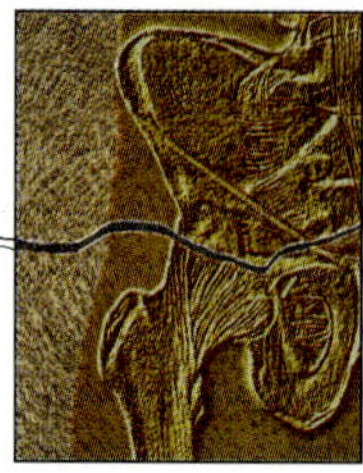

PARTE III

Alternativas para a Artroplastia Total do Quadril

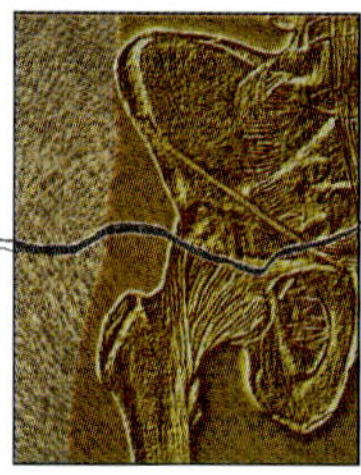

PARTE IV

Artroplastia Total Primária do Quadril

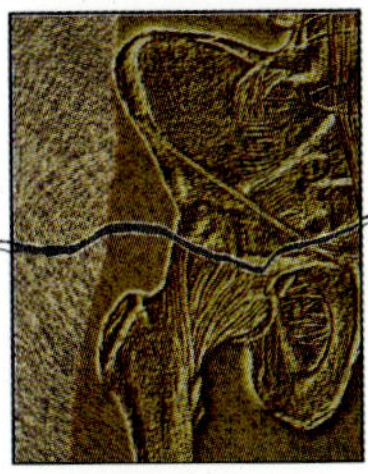

PARTE V

Artroplastia Total do Quadril Revisional

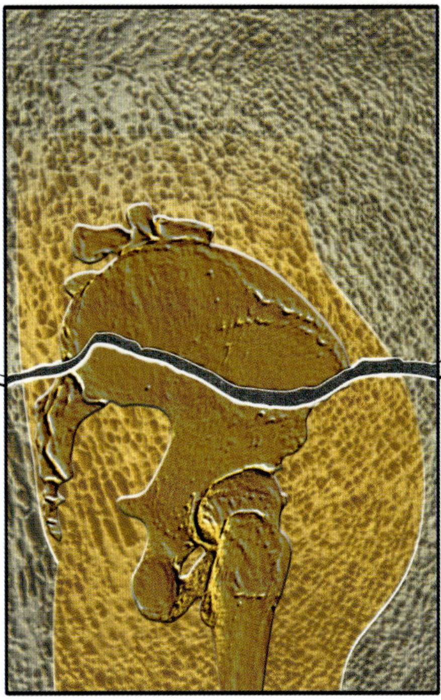

PARTE I

Abordagens Cirúrgicas

1

Abordagem Posterior

Thomas P. Sculco

INDICAÇÕES/CONTRA-INDICAÇÕES

A abordagem posterior na artroplastia primária total do quadril é agora comumente utilizada com uma alta taxa de sucesso. Existem várias razões para seu uso, elas incluem: (1) facilidade de dissecção e relativa exposição atraumática do tecido mole, (2) perda reduzida de sangue por causa da mínima dissecção, (3) ampla exposição para realizar presagem acetabular e femoral e para inserção da prótese, (4) capacidade de reconstruir os tecidos moles posteriores na maioria dos pacientes depois da inserção do implante, (5) rápida reabilitação. Quase todos os pacientes que se submetem a artroplastia total do quadril são candidatos adequados para a abordagem posterior, exceto aqueles que têm anquilose óssea ou osso com grave ectopia periarticular onde a osteotomia trocantérica é necessária para a mobilização do quadril. O quadril em pacientes com grave displasia congênita do quadril e cabeça femoral alta deslocada do verdadeiro acetábulo também é mais bem exposto pela osteotomia trocantérica. O mecanismo abdutor nestes pacientes deve ser mobilizado à medida que o membro é encompridado, e uma osteotomia facilita isto. A abordagem posterior é também útil para a revisão da substituição total do quadril; o reparo dos tecidos moles posteriores que foram refletidos do fêmur e acetábulo posterior pode ser realizado na conclusão do procedimento de revisão.

Existe preocupação acerca da alta taxa de luxação após uma artroplastia com a abordagem posterior quando comparadas com abordagens ântero-lateral e transtrocantérica (4,6,9,10,13). As razões postuladas para um risco aumentado de luxação incluem: (1) posicionamento impróprio do componente acetabular como resultado de exposição inadequada obtida durante a abordagem posterior, (2) falta de um restritor lateral se comparado com aquele que é fornecido pelo avanço trocantérico com a abordagem transtrocantérica e (3) perda das estruturas estabilizantes posteriores capsulares e musculotendinosas como resultado da liberação cirúrgica.

Para amenizar a perda de estabilidade conferida pelos tecidos moles posteriores, eu tenho utilizado uma técnica de capsulorrafia posterior em conjunto com a refixação dos rotadores externos, especificamente o tendão do piriforme e o tendão conjunto na região do aspecto posterior do trocânter maior e fêmur proximal. Em pacientes nos quais esta reconstrução pode ser difícil ou não possível, como no caso de pacientes com grave deformidade devido a protrusão acetabular ou acentuado encurtamento dos rotadores externos. Em ambas as condições, as estruturas

T. P. Sculco, M.D.: Department of Orthopedics, Cornell University Medical Center, Hospital for Special Surgery, New York, New York 10021.

posteriores estão contraídas e a cápsula não pode ser reaproximada ao fêmur após a reconstrução do quadril.

O reparo cirúrgico das estruturas posteriores na artroplastia total do quadril recebeu relativamente pouca atenção na literatura. A abordagem posterior descrita pela primeira vez por Von Langenbeck em 1874 não continha menção a este tópico, e a maioria das descrições feitas nos séculos seguintes, incluindo aquelas de Kocher, Gibson e Moore, não incluía o reparo posterior como parte do fechamento cirúrgico (2,8). Algumas descrições de seu uso na substituição total do quadril ou não favoreciam o reparo posterior ou não comentavam o assunto (3,4). De fato, a completa capsulectomia posterior tem sido defendida (4).

O reparo do tecido mole posterior foi brevemente mencionado mas sem elaboração de detalhes técnicos (1,5,7,12). Os métodos descritos incluem reparo dos rotadores externos com e sem refixação capsular. Eles também incluem reparos com e sem fixação óssea das suturas.

Eu defendo o reparo tanto dos rotadores externos como da cápsula. O resultado teórico do reparo de ambas as estruturas é uma resistência à rotação interna tanto dinâmica como passiva. Poderia ser postulado que a refixação capsular poderia levar a uma indesejável limitação da rotação externa. Porém, isto não tem acontecido em minha experiência.

PLANEJAMENTO PRÉ-OPERATÓRIO

O quadril deve ser pré-operatoriamente gabaritado para determinar as dimensões apropriadas para a seleção dos implantes e restauração do comprimento da perna. Usar o centro de rotação da cabeça femoral como um ponto de referência e traçar uma linha para o topo do trocânter menor no lado não-afetado dará uma mensuração precisa do comprimento femoral. Esta mensuração (tirada com uma régua que desconta a magnificação dada pelo raio X) poderá ser verificada na cirurgia se não houver distorção significativa da cabeça/colo femoral. O centro de rotação da cabeça da prótese femoral para o topo do trocânter menor deve aproximar esta medida para assegurar a restauração do comprimento femoral.

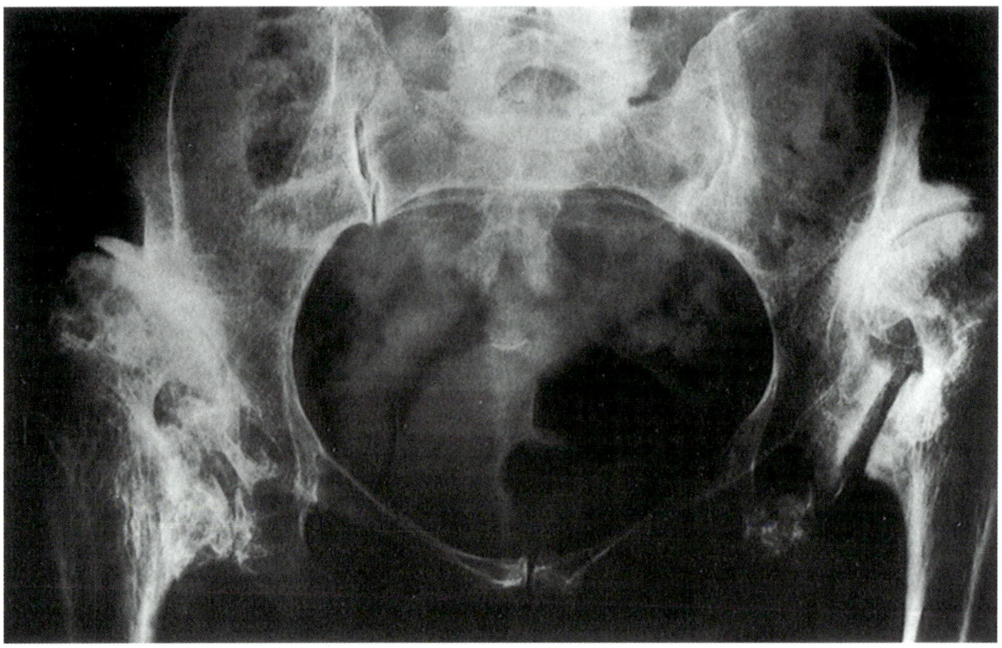

Figura 1. Osteoartrite do quadril em conseqüência de displasia congênita com completa falta de continuidade entre a cabeça femoral e o acetábulo. A osteotomia trocantérica é recomendada devido ao mecanismo abdutor contraído e encurtado.

Radiografias-padrão, ântero-posteriores e lateral do quadril e do fêmur proximal são obtidas. Estes filmes irão esclarecer quanto à presença de osso ectópico ou anquilose num quadril rígido. Adicionalmente, a gravidade da displasia do quadril e a situação do contato cabeça femoral/ acetábulo podem ser identificadas. Se houver uma completa luxação da cabeça femoral com migração superior, uma osteotomia trocantérica será necessária. A osteotomia facilita a exposição nestes quadris anquilosados e displásicos e permite o ajustamento do mecanismo abdutor (Fig. 1).

O exame clínico do quadril é realizado da maneira usual, e a amplitude de movimento e força do quadril devem ser registradas.

CIRURGIA

O paciente é posicionado na posição de decúbito lateral numa mesa de fratura. Coxins de suporte anterior e posterior são usados para fixar a pelve em uma verdadeira posição lateral. Um suporte escapular almofadado é usado. Uma mesa com duas pranchas é utilizada com as axilas e os ombros bem protegidos. Uma sala cirúrgica dotada de fluxo laminar vertical com painéis plásticos é usado para criar uma área de operação fechada. Trajes com sistemas de exaustão a bateria são rotineiramente utilizados. O membro é preparado com campos e deixado livre para permitir a movimentação da perna durante o ato operatório.

É usada uma incisão póstero-lateral (Fig. 2). Ela se estende por um trajeto aproximadamente 4 cm para cima do trocânter maior proximalmente com um comprimento total de cerca de 12 a 15 cm. A incisão fascial deve ser feita diretamente sobre o trocânter maior, e é importante que esta incisão permaneça no plano lateral do fêmur para evitar fazer a incisão no glúteo máximo porque isto leva a um aumento do sangramento e torna a dissecção mais complexa. O tendão do glúteo máximo é parcialmente seccionado vários milímetros de sua inserção na crista glútea do fêmur. É particularmente importante liberar este tendão adequadamente para permitir uma completa movimentação do fêmur na rotação interna quando a exposição do fêmur for realizada. Em pacientes magros com amplitude de movimento preservada, a exposição pode ser possível sem a liberação de qualquer dos tendões glúteos.

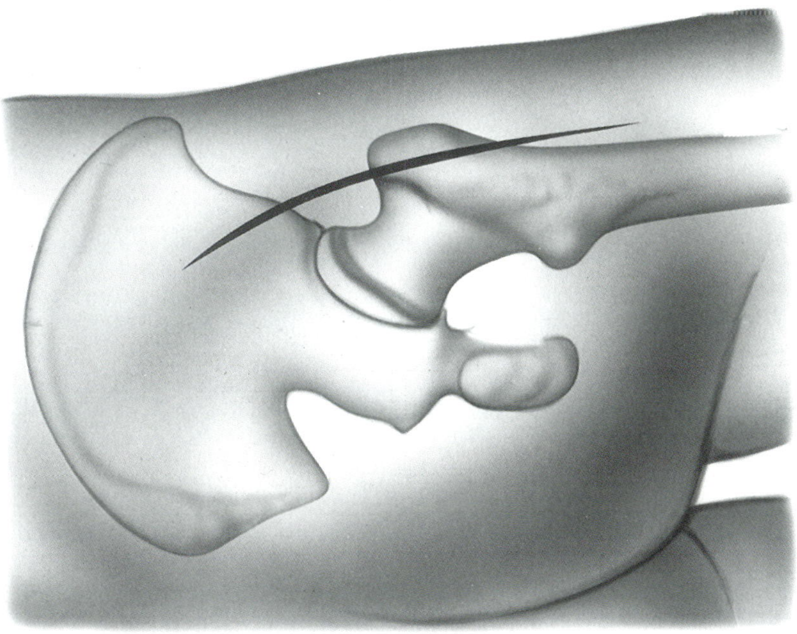

Figura 2. Incisão póstero-lateral utilizada.

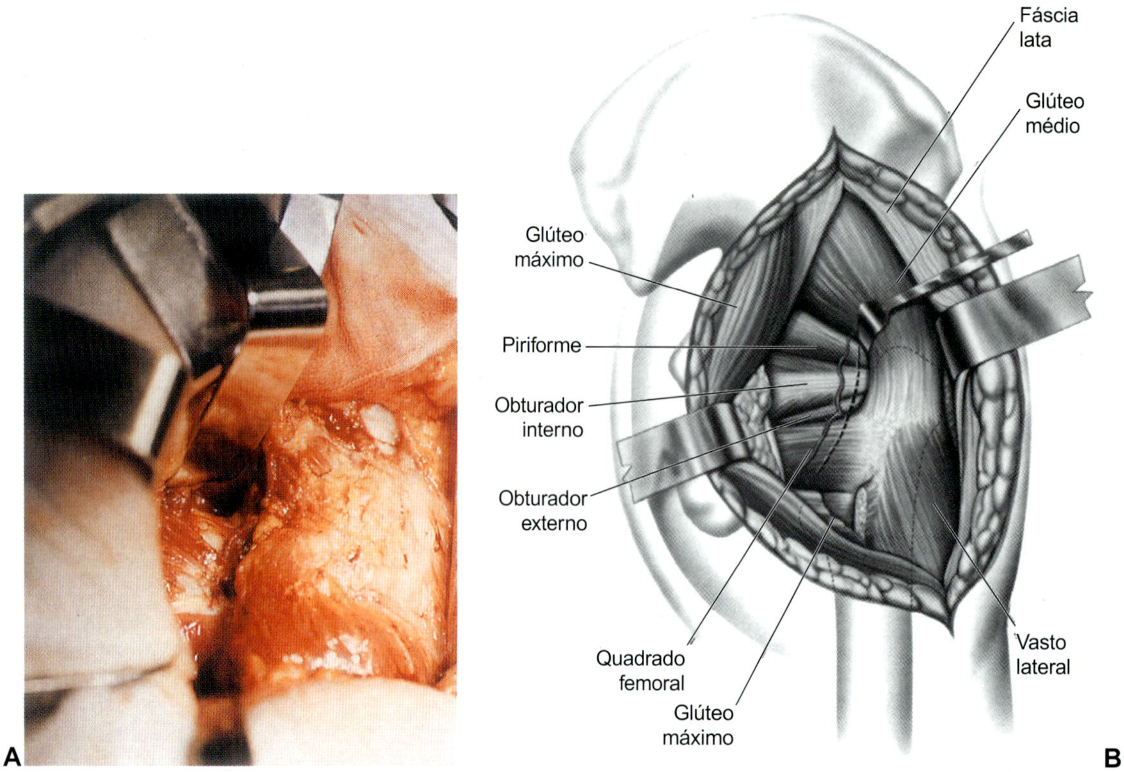

Figura 3 A, B. Exposição posterior dos rotadores externos.

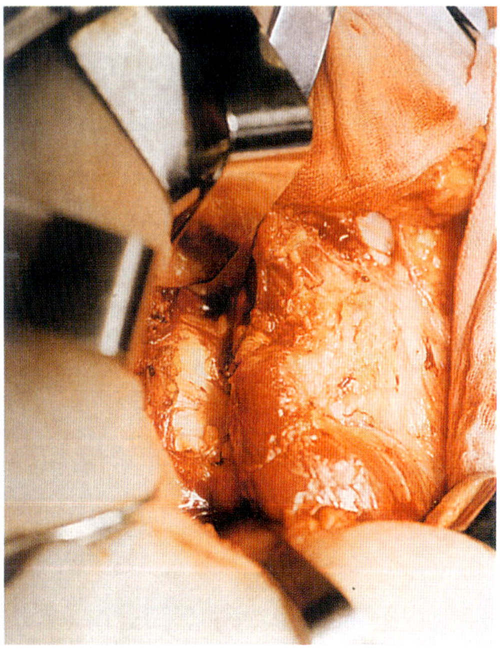

Figura 4. Os rotadores externos foram liberados da cápsula posterior.

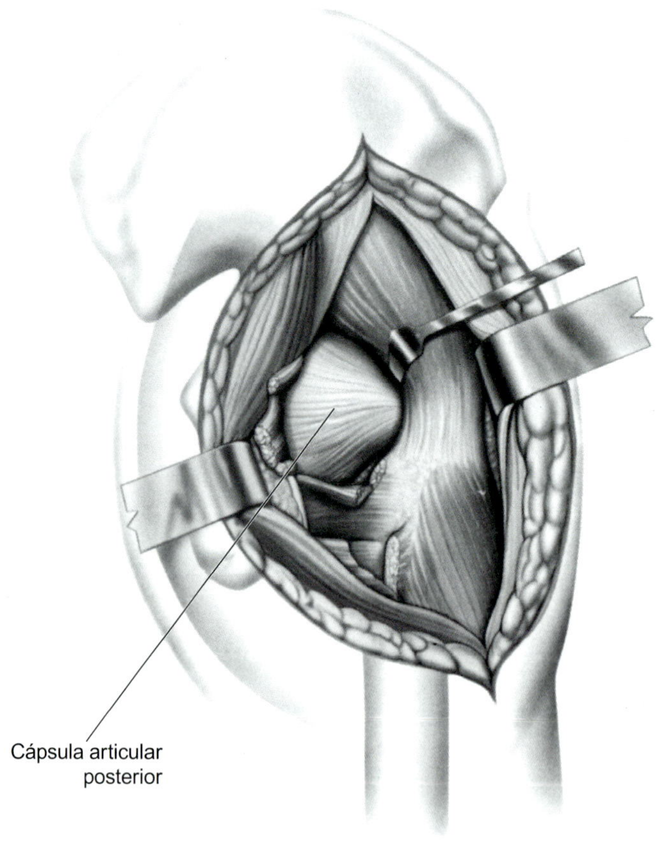

Figura 5. O tendão conjunto e o tendão piriforme são liberados de suas inserções no trocânter maior posterior.

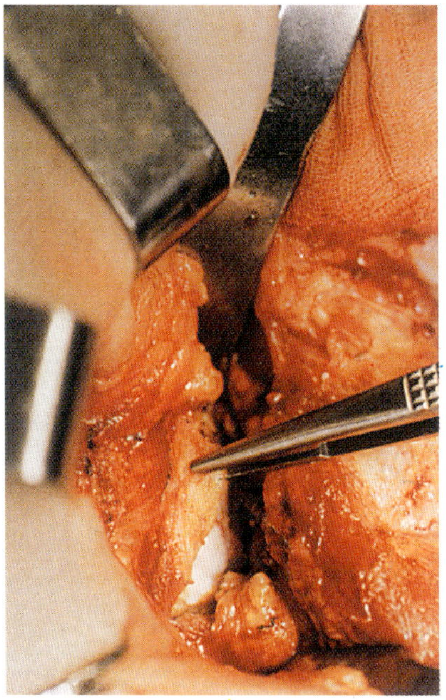

Figura 6. A apsulcotomia deve ser realizada com um largo e longo retalho póstero-medial da cápsula.

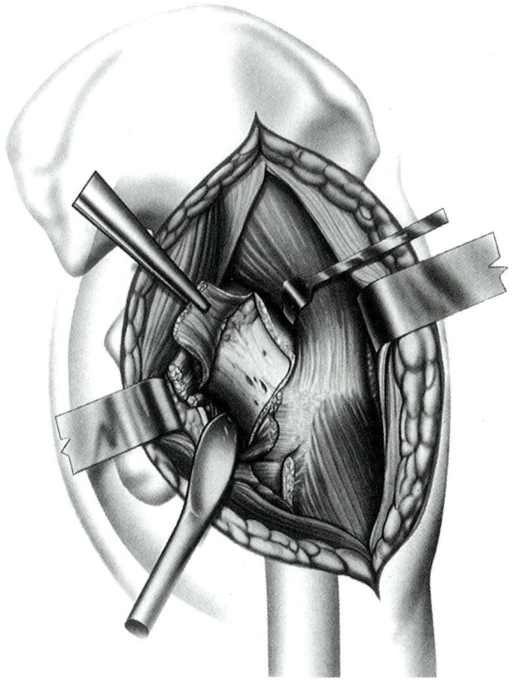

Figura 7. É criado um retalho posterior de formato trapezoidal com ampla base.

A exposição dos rotadores externos (Fig. 3) é realizada colocando-se um afastador de Hohmann estreito de ângulo reto sob os glúteos médio e mínimo para afastar estes músculos em direção anterior. Inferiormente, um afastador de Aufranc é inserido acima do músculo quadrado femoral. Isto irá isolar a inserção dos tendões rotadores externos. Os tendões são liberados na região de sua inserção na região posterior do trocânter maior (Fig. 4). Deve ser tomado cuidado para não entrar na cápsula posterior do quadril. Os tendões irão retrair-se póstero-medialmente à medida que a rotação interna do fêmur é realizada, mas são facilmente encontrados após a implantação da prótese (Fig. 5).

Toda a cápsula posterior está exposta agora e uma alça baseada posteriormente é criada a partir da cápsula. Utilizando eletrocauterização, a cápsula é incisada ao longo da base do colo femoral. Esta capsulotomia é continuada póstero-superiormente e póstero-inferiormente até atingir o lábio acetabular (Figs. 6, 7). É importante divergir com estas incisões capsulares para manter o aspecto póstero-medial da alça o mais largo possível. Adicionalmente, fazer a incisão da cápsula ao longo de sua fixação intertrocantérica permite que a alça seja suficientemente longa e tenha o comprimento necessário para permitir seu fechamento na conclusão do procedimento. O colo e a cabeça femoral estarão agora visíveis (Fig. 8). A cápsula é dissecada do colo inferior do fêmur e a inserção da metade superior do quadrado femoral é liberada. A luxação do quadril é agora possível.

A exposição do acetábulo é efetuada usando um afastador de Hohmann longo em forma de C que é colocado sobre a parede anterior do acetábulo. Um pino de Steinman é inserido superiormente por baixo do glúteo mínimo para exposição superior. Um largo afastador de Hohmann, que tem ângulo reto, é usado posteriormente, sendo inserido no ísquio. Inferiormente, um afastador de Aufranc é colocado logo abaixo do ligamento transverso inferior do acetábulo. A cápsula anterior é liberada para permitir ao afastador de Hohmann anterior mover o fêmur anteriormente e para obter um melhor posicionamento deste afastador. A exposição global está agora completa, e uma ressecção adicional do lábio acetabular e a fresagem podem começar (Fig. 9).

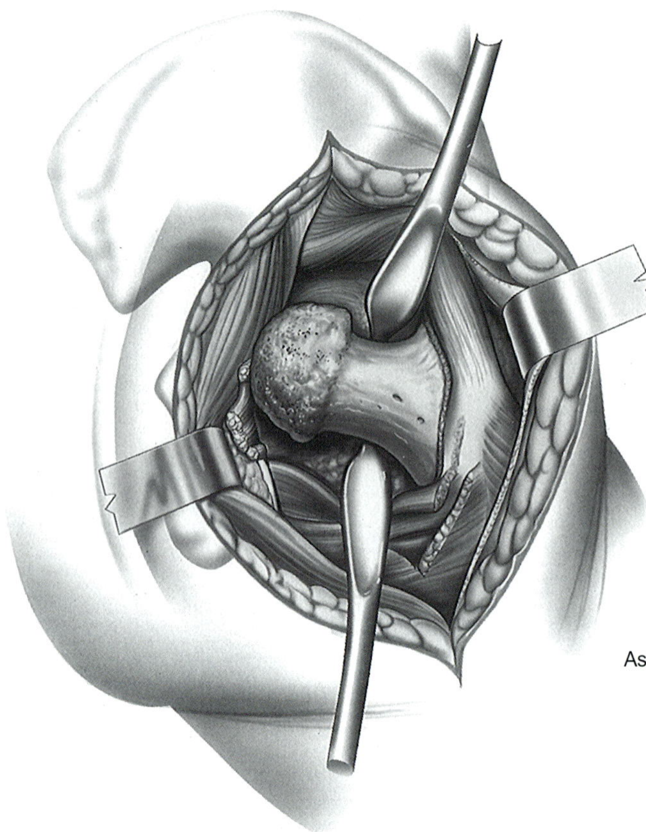

Figura 8. O quadril é luxado e afastadores são usados para isolar o colo femoral.

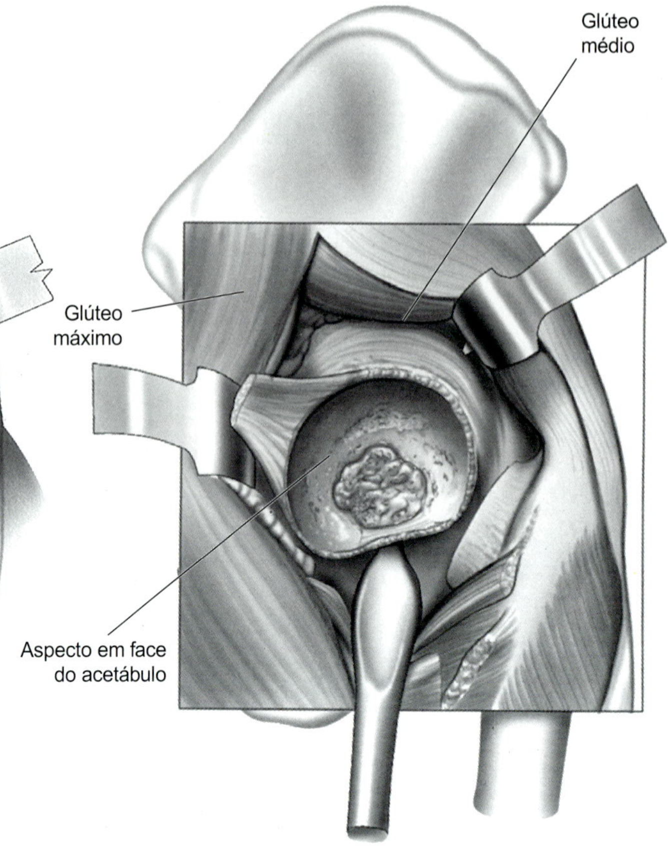

Figura 9. Após liberar o tecido mole periacetabular, a exposição global do acetábulo por afastadores apropriados é possível.

Depois que o componente acetabular tiver sido inserido, a exposição femoral é facilitada por um afastador largo e dentado que é colocado sob o colo femoral anterior e move o fêmur anteriormente na ferida. Deve haver uma liberação adequada dos tecidos moles do fêmur superior para permitir total rotação interna, flexão e adução do fêmur. Um afastador de Aufranc é colocado sob o afastador femoral anterior e também é usado para levantar o fêmur na ferida. Um afastador padrão Hohmann de ângulo reto pode ser usado acima do trocânter maior para rebater o abdutor superiormente. A seguir o fêmur é fresado e o componente femoral é inserido. Após colocação das próteses acetabular e femoral, é iniciado uma preparação para o reparo do tecido mole posterior. Dois orifícios com broca são feitos no fêmur proximal com uma broca de 1/8" (Fig. 10). Agulhas Keith com fio de sutura são inseridas nestes orifícios, de forma que o final da laçada da sutura fique posterior (Figs. 11, 12).

Depois da redução do quadril, a cápsula posterior e os rotadores externos são reparados usando duas suturas não-absorvíveis #1. A primeira sutura não-absorvível é colocada dentro da cápsula superior entrando no lado de dentro da cápsula e saindo posteriormente. A sutura é continuada como uma sutura de colchoeiro através do tendão piriforme. A sutura é a seguir trazida através da cápsula, de forma que ambos os terminais livres da sutura estejam agora dentro da cápsula. Uma segunda sutura é passada de uma maneira similar inferiormente dentro da cápsula e do tendão conjunto, que é afixado da mesma forma que o tendão piriforme foi suturado superiormente.

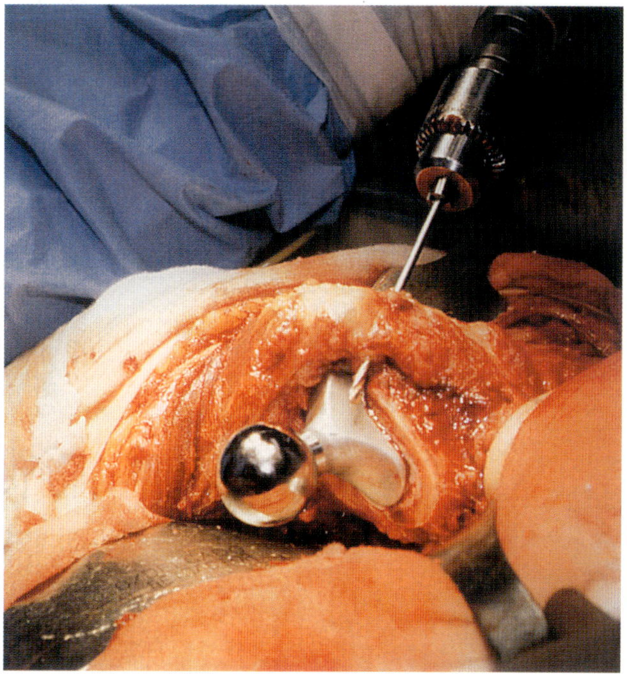

Figura 10. Colocação de orifício com brocas passando através do trocânter maior.

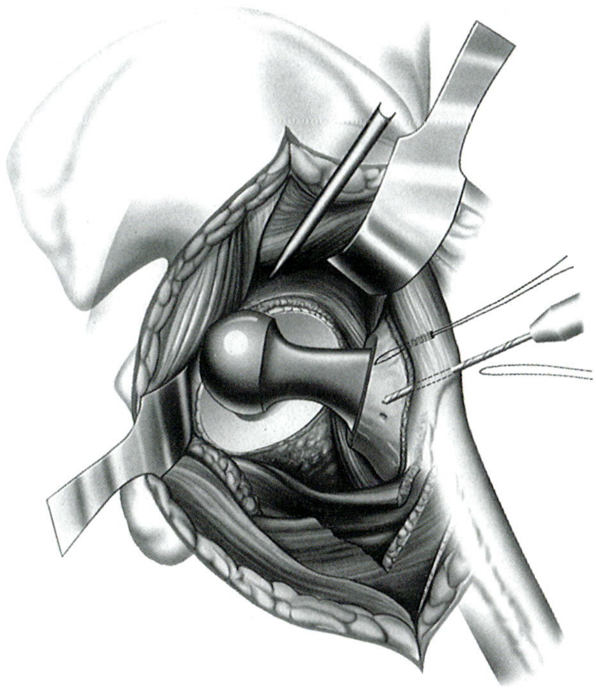

Figura 11. Dois orifícios são colocados através do trocânter maior saindo posteriormente. As suturas são a seguir passadas através destes orifícios.

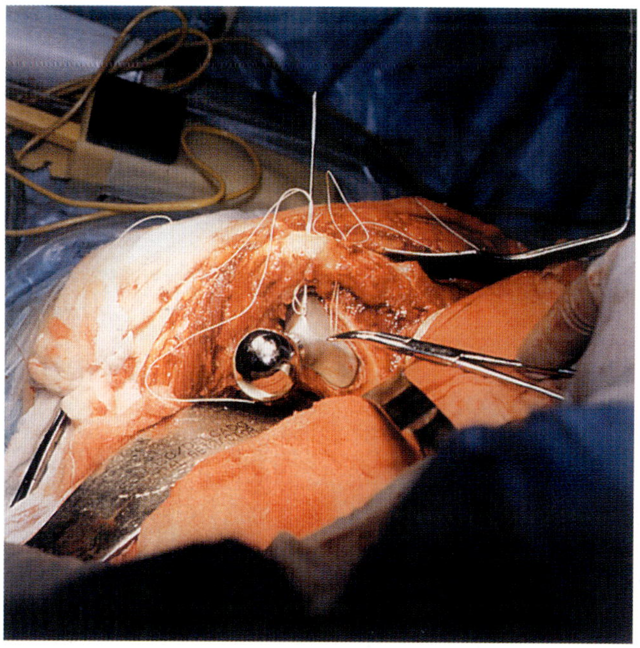

Figura 12. Duas suturas são passadas através dos orifícios do trocânter.

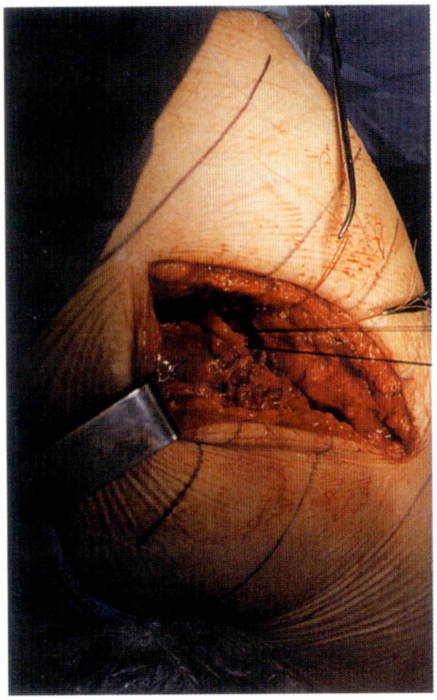

Figura 13. As suturas são passadas através da cápsula e dos rotadores externos e levadas através dos dois orifícios no trocânter maior.

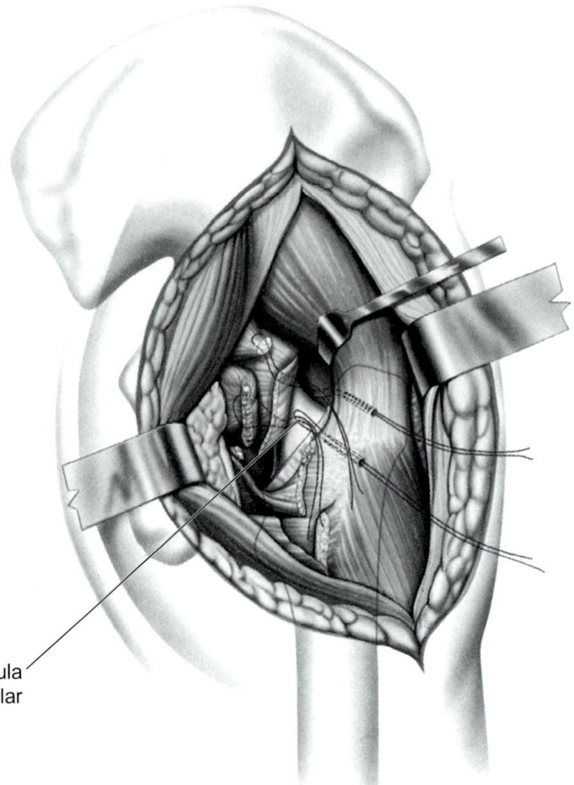

Figura 14. As suturas foram colocadas na cápsula e piriforme externo (a segunda sutura será colocada no tendão conjunto e cápsula).

As duas extremidades da sutura superior estão colocadas na laçada da sutura trocantérica superior e trazidas através do orifício trocantérico puxando a sutura não-absorvível através da laçada da sutura trocantérica (Figs. 13, 14). A sutura não-absorvível inferior é passada através do trocânter de uma maneira similar. Rodando a perna externamente e amarrando estas suturas entre si sob tensão máxima, a alça capsular posterior com os tendões rotadores externos será aproximada do trocânter posterior, fechando desta forma o aspecto posterior da articulação do quadril (Figs. 15, 16). O fechamento fascial, subcutâneo e da pele é efetuado da maneira usual. Um curativo compressivo é aplicado ao membro e drenos de sucção são usados rotineiramente.

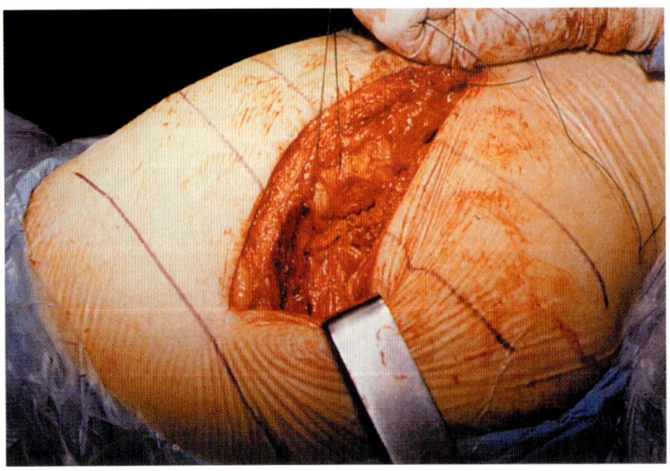

Figura 15. Suturas são amarradas sob tensão, reconstituindo dessa maneira a cápsula posterior e rotadores externos.

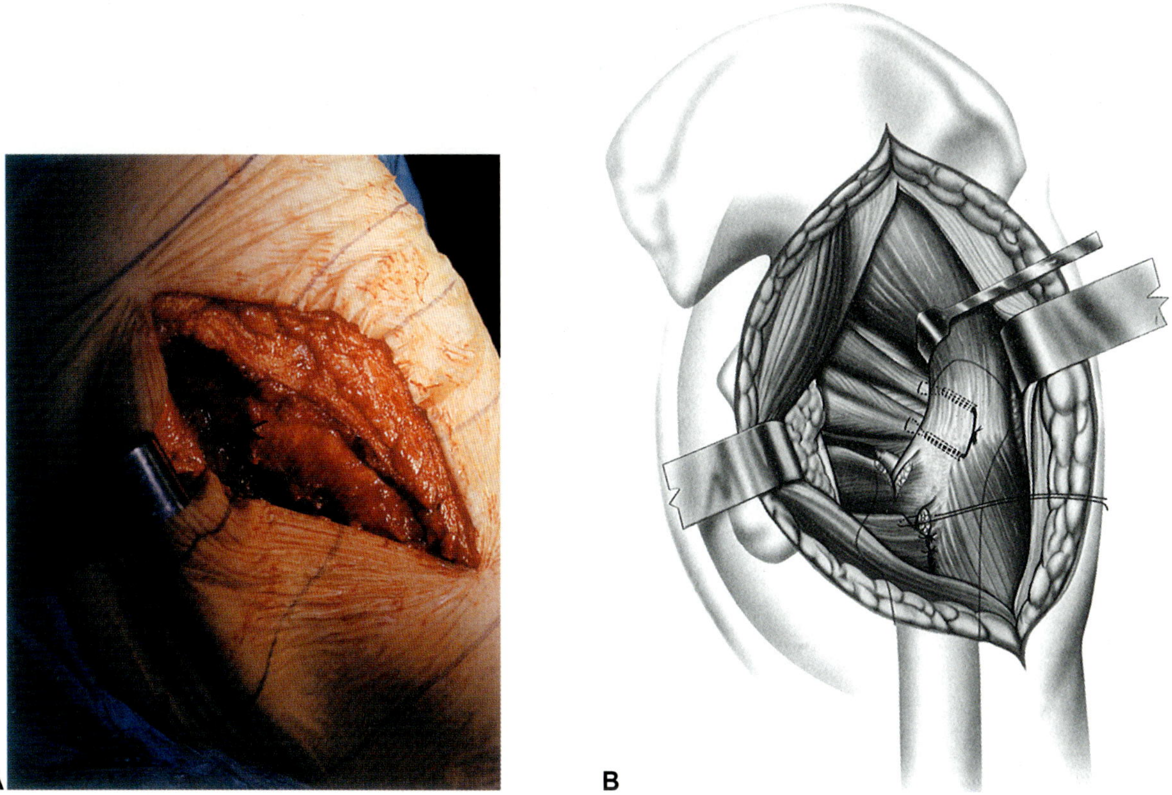

A B

Figura 16 A, B. As suturas são atadas para reparar a cápsula posterior e os rotadores externos.

TRATAMENTO PÓS-OPERATÓRIO

Pós-operatoriamente, os pacientes são mantidos em tipóias suspensas com as pernas afastadas. A ambulação começa no dia 1 ou 2 do pós-operatório, dependendo da quantidade de inchaços da drenagem ou do grau de dor. Inicialmente é usado um andador, e os pacientes são avançados para uma bengala antes de receberem alta. Eles devem ser independentes para transferência da e para a cama e capazes de subir e descer escadas. Isto usualmente requer uma semana pós-operatoriamente. Ao receberem alta, os pacientes são instruídos nas atividades a serem evitadas: sentar em cadeiras baixas, flexão excessiva do quadril e rotação interna, deitar sobre o quadril operado.

Numa visita de retorno, cinco a seis semanas após a cirurgia, a maior parte dos pacientes está deambulando sem suporte externo, e todas as precauções são removidas nesta ocasião. Exercícios de abdução são iniciados neste momento. O uso de bengala é encorajado em pacientes que têm uma inclinação abdutora persistente.

Pacientes tratados com esta abordagem têm recuperação significativamente mais rápida do que aqueles que foram submetidos a osteotomia trocantérica. Eles se tornam independentes na ambulação mais rapidamente, têm menos dor e têm uma menor perda de sangue intra-operatória. Adicionalmente, não há perigo de pseudartrose trocantérica ou necessidade de remover dolorosas ferragens mais tarde.

COMPLICAÇÕES

A principal complicação citada para a abordagem posterior do quadril é um aumento na incidência de luxação posterior da prótese do quadril. Utilizando um reparo posterior como foi apresentado, a incidência de luxação do quadril deve ser reduzida para a faixa de 1 a 2%. Numa revisão de 543 artroplastias de baixa fricção tipo Charnley realizadas pelo autor utilizando esta tenocapsulorrafia, houve sete luxações concentrando uma taxa de luxações posterior, um pouco acima de 1% (11). Uma segunda potencial complicação da abordagem do posterior do quadril é a comunicação entre a articulação do quadril e a pele com ausência de tecido mole posteriormente. Teoricamente, se uma drenagem do quadril persistir, o acesso aberto até o exterior através do ferimento poderia contaminar a articulação do quadril. Esta é outra razão pela qual o reparo da cápsula e dos rotadores externos é importante. Este reparo fornece uma camada adicional de tecido mole cobrindo o aspecto posterior da articulação do quadril. A contaminação fica assim reduzida, e a comunicação para dentro da articulação é impedida.

Cuidado deve ser tomado durante a exposição posterior para evitar lesar o nervo ciático, que pode passar próximo aos tendões rotadores externos. Adicionalmente quando o canal femoral é escareado e o componente femoral inserido, o nervo ciático pode estar sob tensão aumentada devido à necessidade de rodar internamente, flexionar e aduzir o membro. Em pacientes obesos com uma espessa camada de gordura, uma considerável força de alavancagem pode ser exercida posteriormente para expor o fêmur, e isto pode também comprometer o nervo ciático e o comprimir. É importante ter certeza de que a liberação do tecido mole é extensa o suficiente nestes pacientes para permitir a completa movimentação do fêmur sem estiramento ou compressão indevida do nervo ciático. Isto inclui a liberação de todo o tendão glúteo máximo, se necessário, de sua inserção dentro do fêmur. O completo posicionamento do membro para a presagem femoral deve ser possível sem força indevida.

O reparo da cápsula posterior e dos tendões rotadores externos pode ser tecnicamente impossível quando há uma significativa contratura com encurtamento da cápsula posterior. Também quando o membro é encomprido para acomodar pernas de comprimento desigual, a cápsula não pode ser longa o suficiente para permitir um fechamento seguro. Nestes casos, a cápsula posterior remanescente e os rotadores externos devem ser reparados mesmo se permanecer um intervalo posteriormente. Embora não ideal, esta reconstrução irá produzir algum fechamento posterior e um efeito restritivo para a rotação interna no período pós-operatório imediato.

Uma crítica adicional à abordagem posterior foi a de que há uma chance de contaminação da pele pelas bactérias do intestino e um aumento do risco de infecção da ferida. Para evitar esta complicação, a incisão na pele não é refletida posteriormente na nádega. É utilizada uma suave incisão lateral curvada, que passa moderadamente posterior quando a incisão é superior ao trocânter maior.

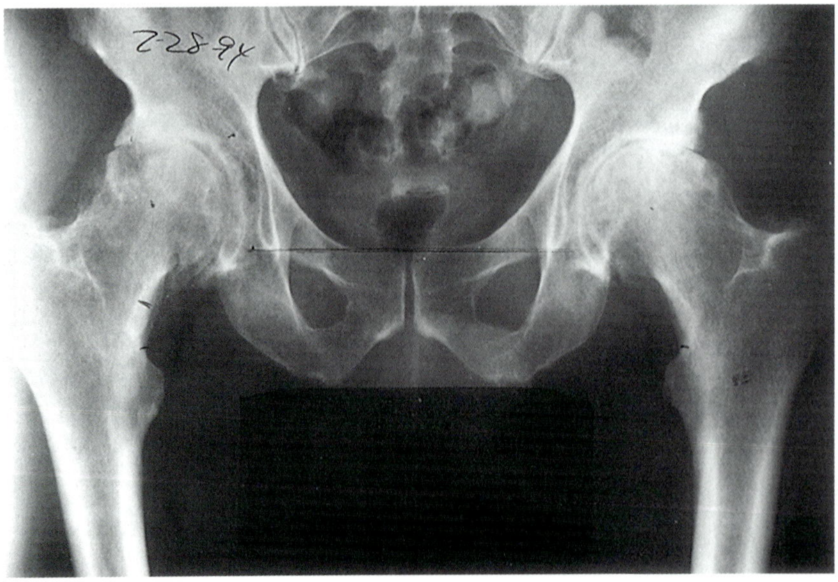

Figura 17. Radiografia demonstrando artrose avançada do quadril em paciente de 70 anos de idade.

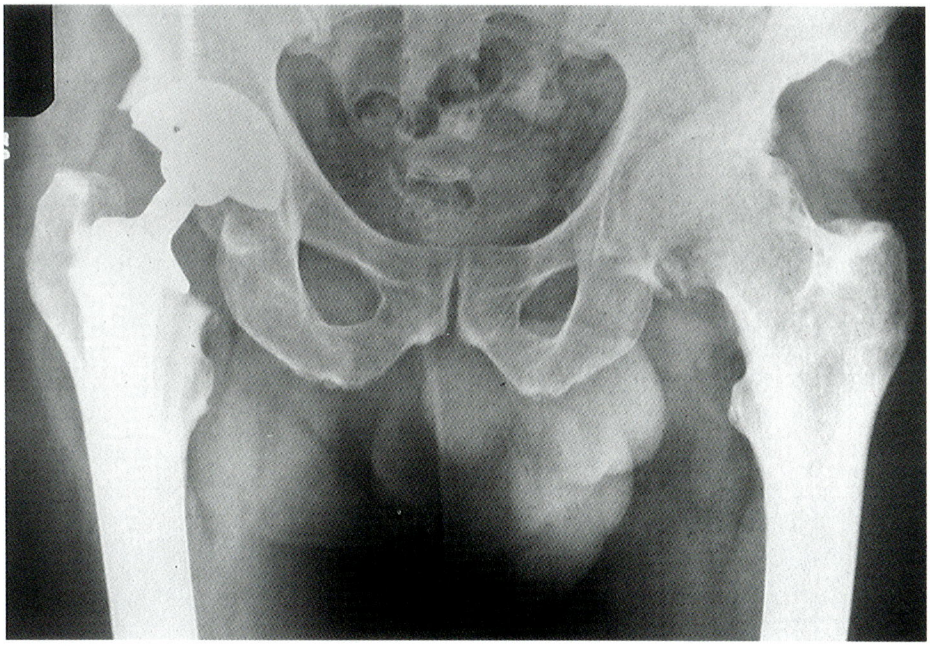

Figura 18. Radiografia pós-operatória após capsulorrafia.

CASO ILUSTRATIVO

M.J, é um homem de 70 anos de idade com osteoartrite no quadril. Ele tornou-se crescentemente incapacitado e agora quase sempre deambula com uma bengala quando está fora de casa. Ele notou que tinha limitações para subir escadas, e para descer escadas tinha de ser degrau por degrau. Dor à noite também estava presente. Seu reumatologista tentou medicação não-esteróide, mas não houve melhora dos sintomas. No exame, ele andou com uma marcha coxálgica e tinha grave limitação da movimentação do quadril, particularmente rotação. Radiografias demonstraram obliteração do espaço articular com um osteófito acetabular medial (Fig. 17). Com o paciente tendo dor intensa e incapacitação devido à sua artrite do quadril, recomendou-se a uma substituição total do quadril. O paciente forneceu duas unidades de sangue autólogo antes da cirurgia.

O paciente foi submetido a uma substituição total do quadril sem complicações, utilizando uma técnica híbrida sob anestesia epidural. Foi utilizada uma abordagem posterior com a cápsula e os rotadores externos sendo reparados.

O paciente ficou de pé no primeiro dia do pós-operatório e nos três dias seguintes progrediu para deambular com uma bengala. Ele teve alta no quinto dia de pós-operatório, deambulando sem dificuldade (Fig. 18).

LEITURAS RECOMENDADAS

1. Calandruccio, R. A.: Asthoplasty of the hip. In: Crenshaw, A. H., editor; *Campbell's Operative Orthopaedics.* The C. V. Mosby Co., St. Louis, 1987.
2. Gibson, A.: Posterior exposure of the hip joint. *J. Bone J. Surg.,* 32B:183-86, 1950.
3. Gore, D. R., Murray, M. P., Sepic, S. B., and Gardner, G. M.: Anterolateral compared to posterior approach in total hip arthroplasty. *Clin. Orthop. Rel. Res.,* 165:180-87, 1982.
4. Harris, W. H: The porous total hip system: Surgical technique. In: Harris, W. H., editor. *Advanced Concepts in Total Hip Replacement.* Slack Inc., New Jersey, 1985.
5. Hunter, S. C.: Southern hip exposure. *Orthopaedics,* 9:1425-28, 1986.
6. Johnson, R., Hallin, E, Nordstrom, B., and Lidgren, L.: Modified technique in the dorsal approach in total hip arthroplasty. *Arch. Orthop. Traumat. Surg.,* 99:43-45, 1981.

7. Marcy, G. H., Fletcher, R. S.: Modification of the posterolateral approach to the hip for insertion of femoral head prosthesis, *J. Bone Joint Surg.,* 36A:142-43, 1954.
8. Moore, A. T.: The self locking metal prosthesis. *J. Bone J. Surg.,* 39A:811-27, 1957.
9. Roberts, D. A., Fu, F. H., McClain, E. L, and Ferguson, A. B.: A comparison of the posterolateral and anterolateral approaches to total hip arthroplasty. *Clin. Orthop. Rel. Res.,* 187:205-210, 1984.
10. Robinson, R. A:, Robinson, H. J., and Salvati, E. A.: Comparison of the transtrochanteric and posterior approaches for total hip replacement. *Clin. Orthop. Rel. Res.,* 147:143-47, 1980.
11. Sculco, T. P., and Moran, M. C.: Posterior tenocapsulorrhaphy in primary total hip arthroplasty. Presented at the American Academy of Ortho. Surgeons, March 10, 1991, Anaheim.
12. Stillwell, W. T.: *The Art of Total Hip Arthoplasty.* Grune and Stratton, Orlando, FL, 1987.
13. Woo, R. Y. G., Morrey, B. F.: Dislocations after total hip arthroplasty. *J. Bone J. Surg.,*64A:1295-1306, 1982.

2

Abordagem Lateral

Roby C. Thompson, Jr. e Kevin Hardinge

■ INDICAÇÕES/CONTRA-INDICAÇÕES

A abordagem lateral para o quadril tornou-se mais popular nos últimos 15 anos depois da publicação do artigo de Hardinge "Abordagem lateral direta do quadril" (1). Outros autores descreveram esta abordagem ou variações dela, como a abordagem ântero-lateral (5), e a descrição original por McFarland e Osborne (4) foi uma extensão da abordagem posterior para o quadril. Com a finalidade de clareza, neste capítulo vamos restringir nossa nomenclatura a "abordagem lateral direta", na qual o tendão posterior do glúteo médio é deixado fixado ao tubérculo trocantérico, anterior à fossa piriforme. Esta é a modificação de Hardinge à abordagem de McFarland e Osborne, que destaca todo o glúteo médio e vasto lateral em continuidade a partir do trocânter maior e rebate este conjunto muscular em direção anterior.

Essa abordagem é útil na exposição da articulação do quadril para artrotomia e para artroplastia não-complicada. Adicionalmente, por ser uma exposição extensível, o músculo vasto lateral pode ser rebatido da diáfise do fêmur para facilitar a aplicação de material cirúrgico ou outras necessidades. A literatura existente sobre substituição de articulações sugere que a incidência de luxação é mais baixa quando é usada a abordagem lateral direta do que quando se usa a abordagem posterior (3,6,7). Quando a possibilidade de ocorrer contratura em flexão do quadril é inevitável, alguns consideram ser este fato uma indicação relativa para a seleção desta abordagem. Porém, o critério principal para a opção da abordagem cirúrgica é largamente aquele do conforto do cirurgião. A familiaridade com os marcos anatômicos em qualquer abordagem é essencial para o posicionamento apropriado dos componentes protéticos e para evitar danos a estruturas vitais.

As contra-indicações a essa abordagem são largamente auto-evidentes, p. ex., quando a exposição do aspecto posterior do acetábulo é desejada ou necessária, como no caso de ser preciso remover parafusos e/ou placas do lábio posterior do acetábulo. Contra-indicações relativas incluem contraturas, fibrose cicatricial e outras deformidades que requerem uma osteotomia tro-

---

R. C. Thompson, Jr. M.D.: Department of Orthopaedic Surgery, University of Minnesota, Minneapolis, Minnesota 55455.
K. Hardinge, M.CH. ORTH., F. R. C. S.: Centre for Hip Surgery, Wrightington Hospital, Apply Bridge, England WN6 9EP.

cantérica para permitir exposição e mobilização dos tecidos moles e visualização extensa do canal femoral tal como ocorre quando é necessária remoção do cimento na revisão de cirurgia do quadril.

Quando se deseja abordar a articulação do quadril, alguns cirurgiões não vêem vantagem em estender a incisão do glúteo médio até o vasto lateral e assim modificaram o método original para remover a seção ântero-lateral das fibras dos glúteos médio e mínimo em continuidade.

Uma variável adicional baseada na preferência dos cirurgiões é a escolha entre as posições de decúbito dorsal e decúbito lateral do paciente. Vamos abordar ambas as posições neste capítulo, uma vez que as duas fornecem a mesma exposição e requerem o mesmo planejamento e cuidado pós-operatório, além de apresentarem tanto vantagens como complicações.

PLANEJAMENTO PRÉ-OPERATÓRIO

Quando se está selecionando qualquer exposição cirúrgica para artroplastia, é importante a mensuração cuidadosa do comprimento dos membros e planejamento de acordo com os ajustamentos desejados como parte da cirurgia. A possível necessidade de osteotomia trocantérica também é uma consideração importante quando se escolhe a abordagem ântero-lateral. Destacar as fibras anteriores do glúteo médio pode complicar a refixação do trocânter e certamente é desnecessário se uma osteotomia for realizada.

CIRURGIA

Posição em Decúbito Dorsal

A abordagem lateral direta, com o paciente em decúbito dorsal, oferece excelentes condições para a orientação do implante, e, usando os marcos ósseos bilaterais da espinha ilíaca ântero-superior, patela e maléolo medial dos tornozelos, permite uma correção precisa da discre-

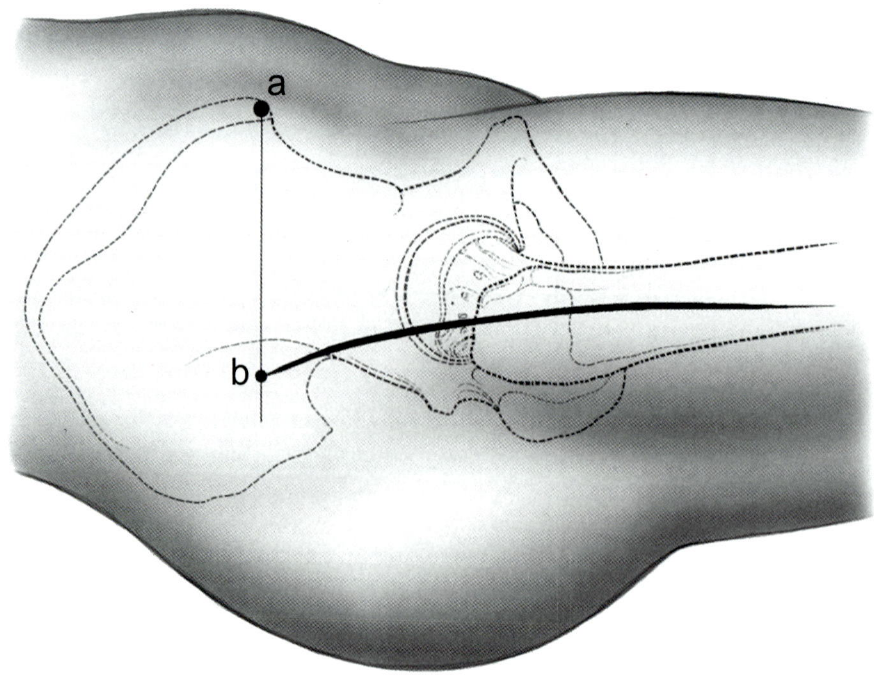

Figura 1. A incisão da pele é centrada sobre o sulco vasto lateral do trocanter maior, passa distalmente pelo aspecto lateral médio do fêmur e proximalmente de curva posteriormente para alcançar a linha (a–b) que passa verticalmente para baixo a partir da espinha ilíaca superior anterior. A incisão é tipicamente de 24 cm de comprimento.

pância do comprimento dos membros por comparação direta. Ela difere da posição de decúbito lateral pelo fato de que nenhuma tentativa é feita na abordagem lateral direta para preservar a continuidade do glúteo médio e vasto lateral. O acesso à articulação do quadril é facilitado puxando-se o paciente para o lado da mesa de operação de forma que o trocanter maior ipsolateral fique justamente lateral à borda da mesa.

Incisão Inicial. O ponto médio da incisão inicial é formado pelo trocânter maior, apalpado através do tecido subcutâneo, e, dependendo da quantidade de gordura subcutânea, será tipicamente de 24 cm de comprimento (Fig. 1), horizontal conforme passa pela diáfise do fêmur e se curva levemente à medida que passa posteriormente sobre os músculos da nádega, e tipicamente pára na linha tirada verticalmente da espinha ilíaca ântero-superior numa direção posterior.

Dissecção Superficial. A incisão da pele se abre e apresenta a gordura subcutânea. Uma apalpação profunda no ponto médio da incisão indicará o trocânter maior ósseo, de forma que a dissecção da gordura subcutânea possa ser alcançada para expor o trocânter maior, que está coberto pela fáscia profunda intacta. A fáscia profunda é incisada sobre o meio do trocânter maior, e, tendo as camadas de tecido sido isoladas, a fáscia profunda é incisada distalmente para expor o saliente vasto lateral (Fig. 2).

A fáscia profunda é incisada ao longo da linha média lateral do fêmur para o final da incisão da pele. Proximalmente, a incisão da fáscia profunda se estende posteriormente na direção das fibras do glúteo máximo (Fig. 2), de forma que ela separa as fibras do músculo. Com o trocânter maior completamente exposto (Fig. 3) o afastador da incisão inicial é inserido com o nível da lâmina anterior nivelado com a borda anterior do glúteo médio.

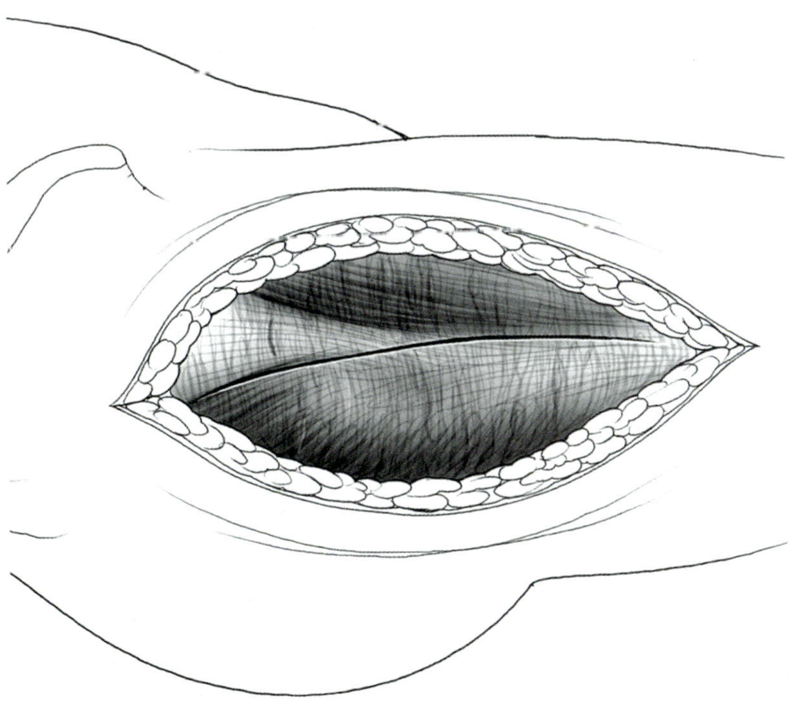

Figura 2. A incisão da fáscia profunda começa sobre o trocânter maior, em seu proeminente ponto médio, facilmente palpável, e se estende distalmente na linha média lateral do fêmur para expor o saliente músculo vasto lateral. Proximalmente, ela se curva posteriormente na mesma direção acompanhando as fibras do glúteo máximo, de forma que a incisão divide este músculo e não corta transversalmente as fibras. Nas extensões distal e proximal, a incisão da fáscia profunda se estende aos limites da incisão da pele.

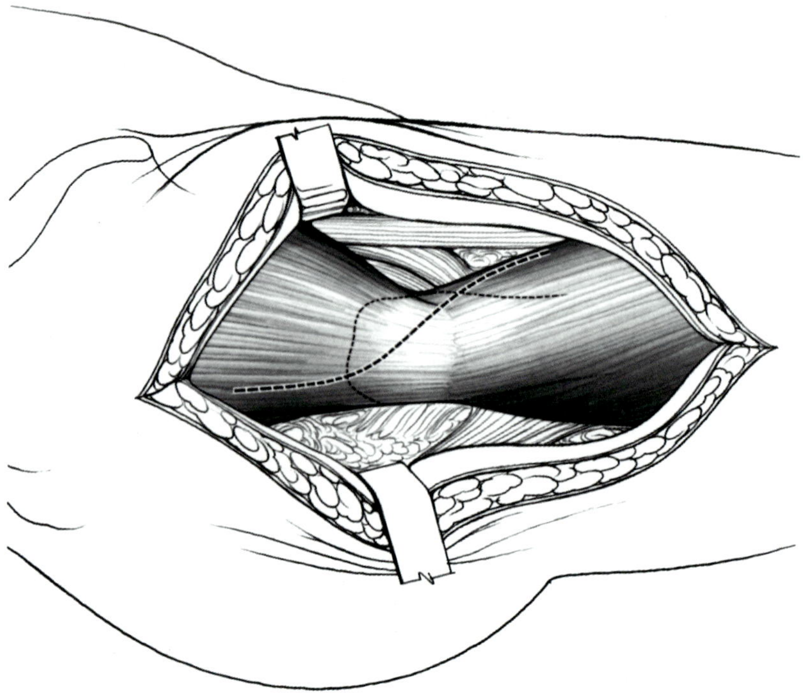

Figura 3. A incisão do tendão do glúteo médio deixa um segmento de tendão inserido no trocânter maior para subseqüente sutura, prolonga-se distalmente no vasto lateral e proximalmente estende-se do ápice do trocânter maior na direção das fibras do glúteo médio. É uma divisão superficial da camada externa do glúteo médio e fica fora do nervo glúteo superior, que é profundo.

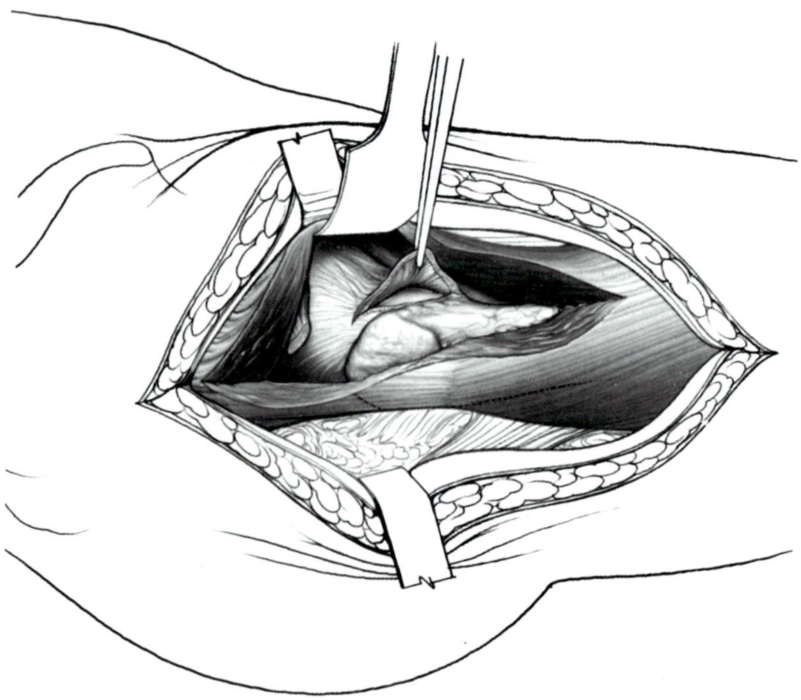

Figura 4. O espaço em frente do trocânter maior passando pela frente do colo do fêmur é desenvolvido pela separação do músculo glúteo mínimo e as inserções do ligamento de Bigelow mediante o uso de diatermia cortante. A cápsula saliente da articulação do quadril fica desta forma exposta, e a artrotomia é confirmada pela saída de líquido da articulação quando a cápsula é perfurada. A adução da coxa através da perna contralateral estendida move a margem anterior do glúteo médio anteriormente, de forma que uma retração adicional anterior raramente seja necessária.

Dissecção Profunda. O glúteo médio tem uma inserção tendinosa para o trocânter maior e o tendão da inserção pode ser demonstrado e movido no osso por uma pinça de ponta romba. Este tendão da inserção é incisado, deixando um coto de tendão ainda fixado ao trocânter para subseqüente sutura (Fig. 3). No ápice do trocânter o glúteo médio é incisado horizontalmente por somente 4 cm. A incisão deve ser superficial para evitar dano ao nervo glúteo superior (2). À medida que o tendão é incisado, a coxa é cuidadosamente trazida através do corpo por adução de forma a abrir o espaço em frente ao colo do fêmur. Geralmente não é necessário fazer retração por um assistente neste estágio, uma vez que o intervalo se abre espontaneamente.

À medida que o fêmur é gentilmente levado através do corpo por adução, a diatermia cortante destaca o tendão do glúteo médio, glúteo mínimo e o ligamento de Bigelow para expor a cápsula articular do quadril (Fig. 4). Quando a cápsula do quadril é incisada, o líquido sinovial é liberado, o que confirma que se entrou na articulação do quadril. A cápsula é levantada do coto do fêmur, e a luxação é ajudada pela adução e divisão da cápsula no aspecto ínfero-lateral (na posição de quatro horas do relógio no caso do quadril esquerdo e no caso do quadril direito na posição de oito horas).

Luxação. Quando o deslocamento do quadril for necessário ou desejável, a coxa é cuidadosamente aduzida, por um assistente, de pé do outro lado de mesa, através da coxa contralateral estendida (Fig. 5). Não é necessário forçar a manobra de adução e, se houver qualquer obstrução à manobra, é importante assegurar que não existe nenhuma estrutura de tecido mole prendendo a cabeça e impedindo a luxação.

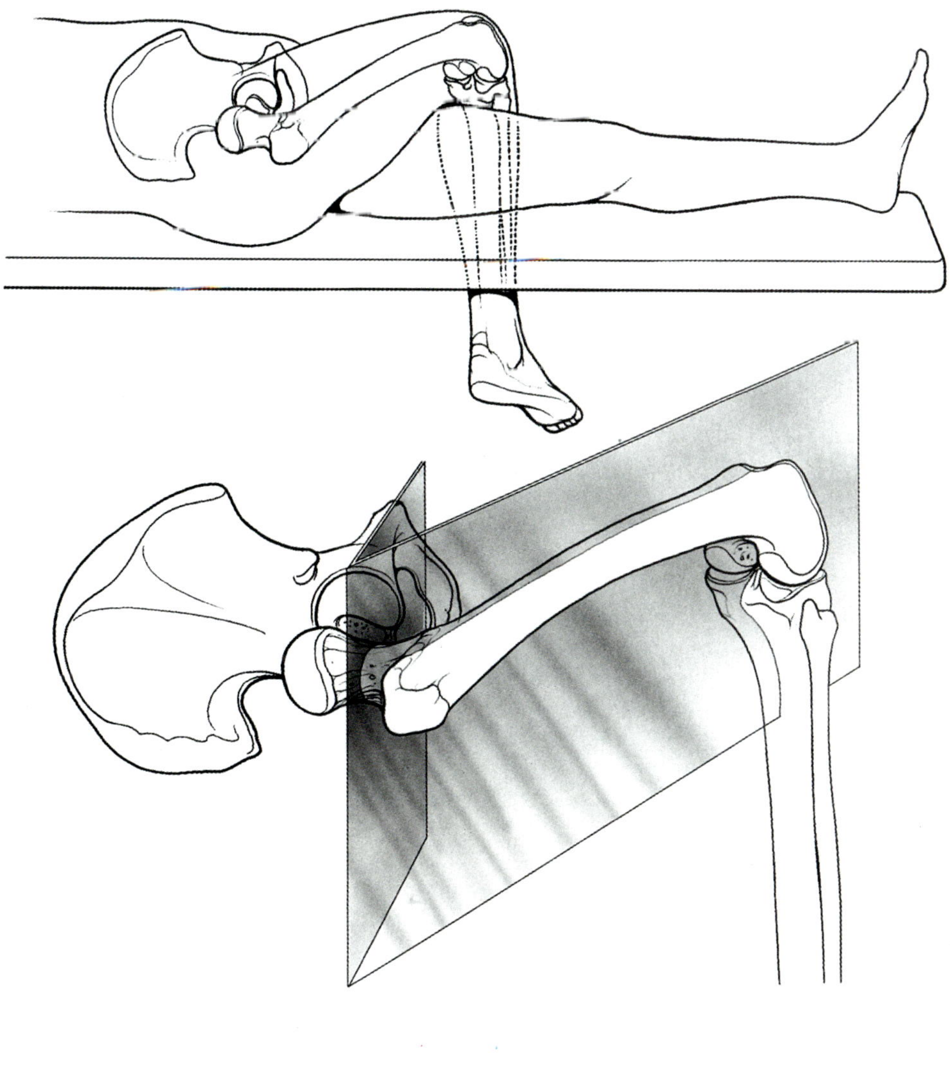

Figura 5. O elemento-chave da abordagem lateral direta na posição de decúbito dorsal é que é possível usar como referência a tíbia vertical da perna operada, uma vez que ela tenha sido aduzida através do corpo e a luxação do quadril operado tenha ocorrido. É então possível posicionar os implantes femorais diretamente para permitir uma ótima amplitude de movimento sem bloqueio.

A luxação deve acontecer como resultado de uma suave adução e uma pequena rotação externa no final. Ela será acompanhada pela ruptura do ligamento teres, se ele ainda estiver presente, mas não é usual ocorrer sua integridade em caso de artrose degenerativa do quadril porque o ligamento deve ter sido enfraquecido ou destruído pelo processo degenerativo. Será ocasionalmente necessário ajudar a realizar a luxação do quadril aplicando uma alavancagem sob o colo do fêmur, e isto é mais bem executado usando uma pinça curva do tipo colecistectomia colocado por baixo do colo para aplicar uma suave força de alavanca.

Adicionalmente, a pinça curvada pode ocasionalmente ser utilizada no levantamento da cápsula aderente da frente do colo do fêmur. Desta forma – com adução, rotação externa no final do movimento de adução e por liberação adequada de tecido mole em torno da frente do colo do

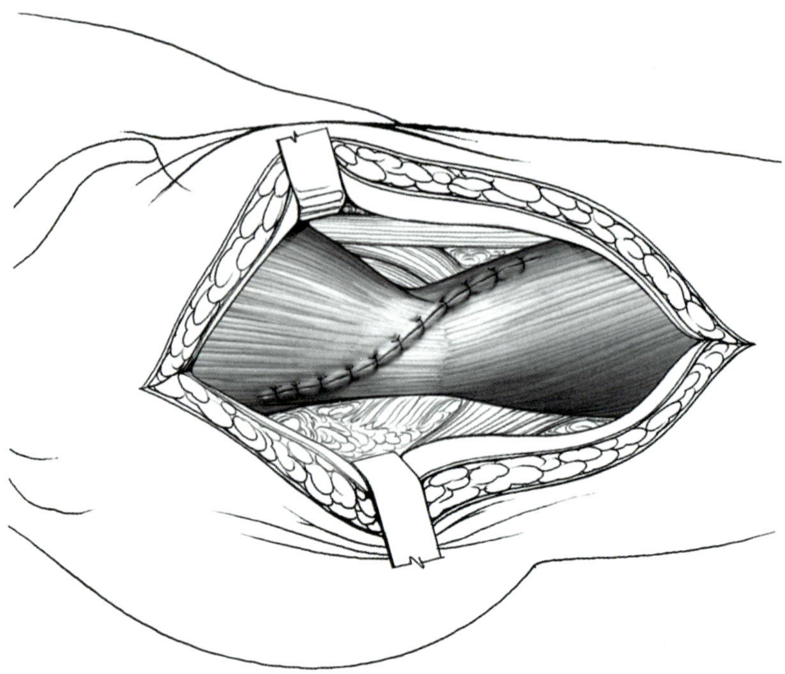

Figura 6. O reparo do glúteo médio é tendinoso e utiliza suturas interrompidas não-absorvíveis.

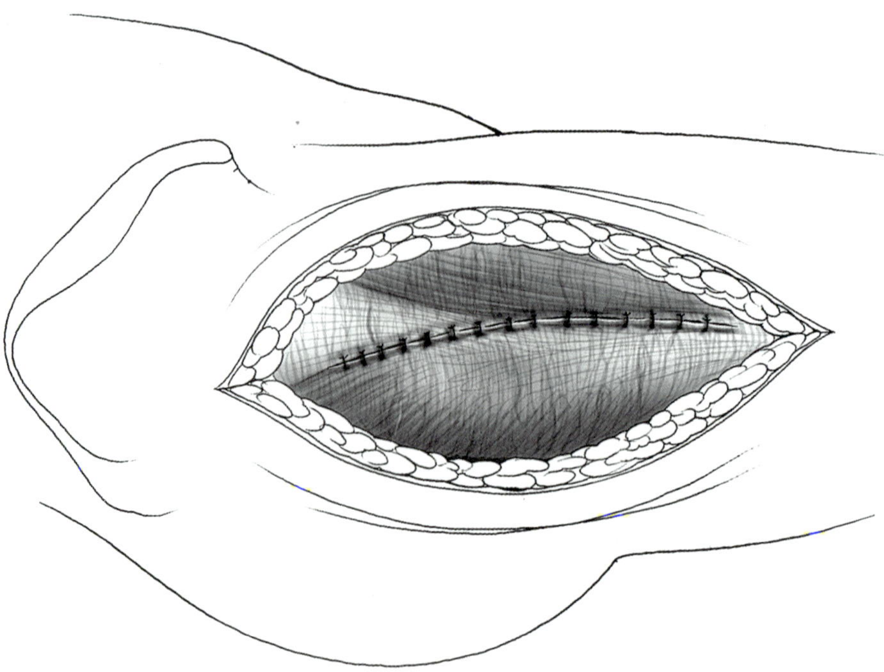

Figura 7. A fáscia profunda é fechada com suturas interrompidas de material não-absorvível para permitir uma descarga de peso mais precoce.

fêmur e também do limbo na posição quatro ou oito horas do relógio, respectivamente, para quadris esquerdo e direito –, a luxação é obtida como um procedimento atraumático.

Fechamento. O ligamento de Bigelow e o glúteo mínimo são refixados às suas inserções. O fechamento do glúteo médio é realizado com uma série de suturas interrompidas não-absorvíveis. Isto é um fechamento tendinoso e desta forma permite uma movimentação precoce (Fig. 6). A fáscia profunda é fechada similarmente com suturas interrompidas não-absorvíveis (Fig. 7). Dois drenos são inseridos por baixo da fáscia profunda e um subcutaneamente. Os drenos são removidos após 48 horas.

Posição em Decúbito Lateral

Alguns cirurgiões preferem esta abordagem com o paciente na posição de decúbito lateral. Quando esta posição é usada, é preciso tomar cuidado para estabilizar a pelve para evitar perda de orientação durante o procedimento (Fig. 8). Um rolo axilar é colocado debaixo da axila para pro-

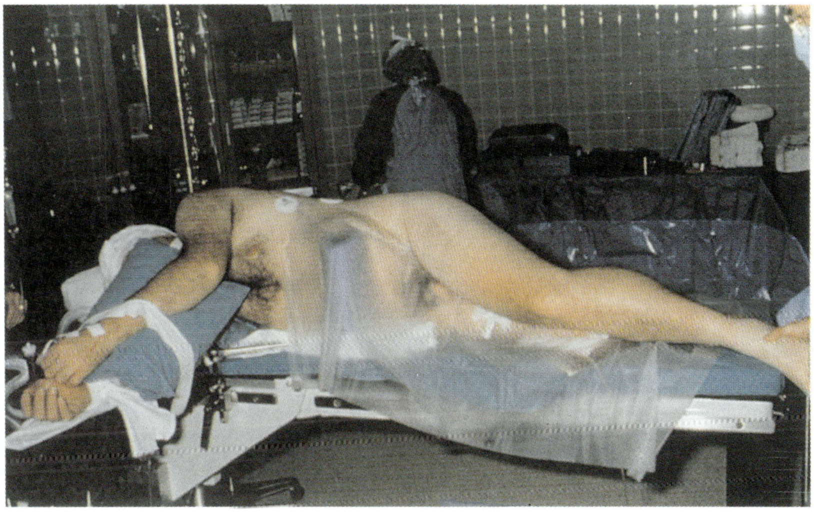

A

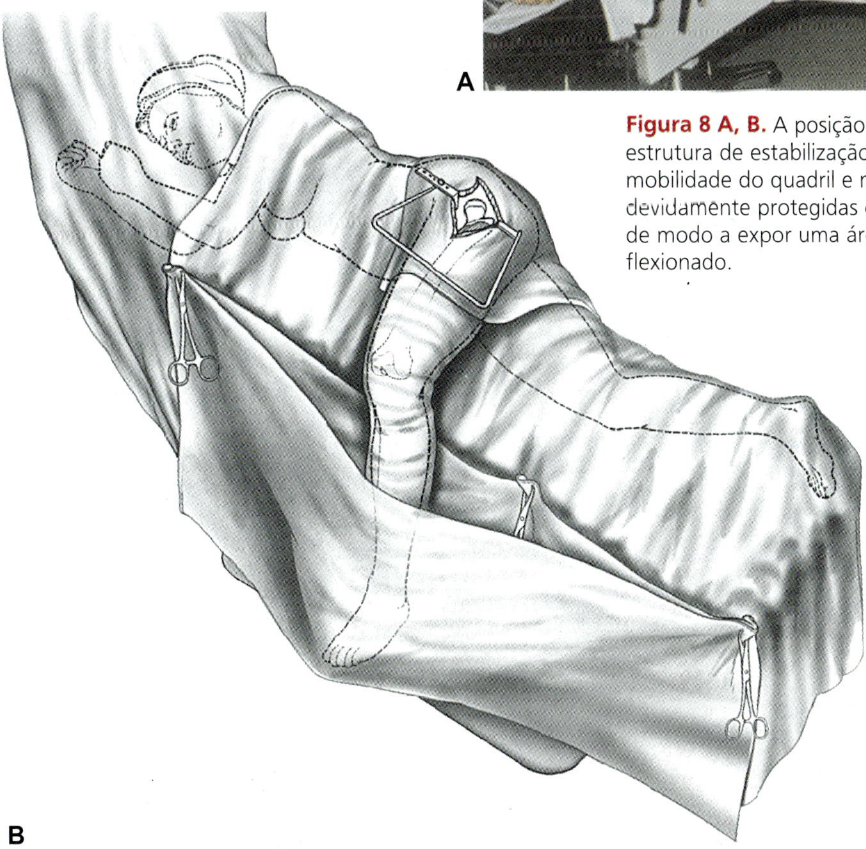

B

Figura 8 A, B. A posição do paciente na mesa de operação com estrutura de estabilização no lugar de forma a não impedir a mobilidade do quadril e mantendo as proeminências ósseas devidamente protegidas com coxins. Campos cirúrgicos são aplicados de modo a expor uma área cirúrgica estéril para o membro aduzido e flexionado.

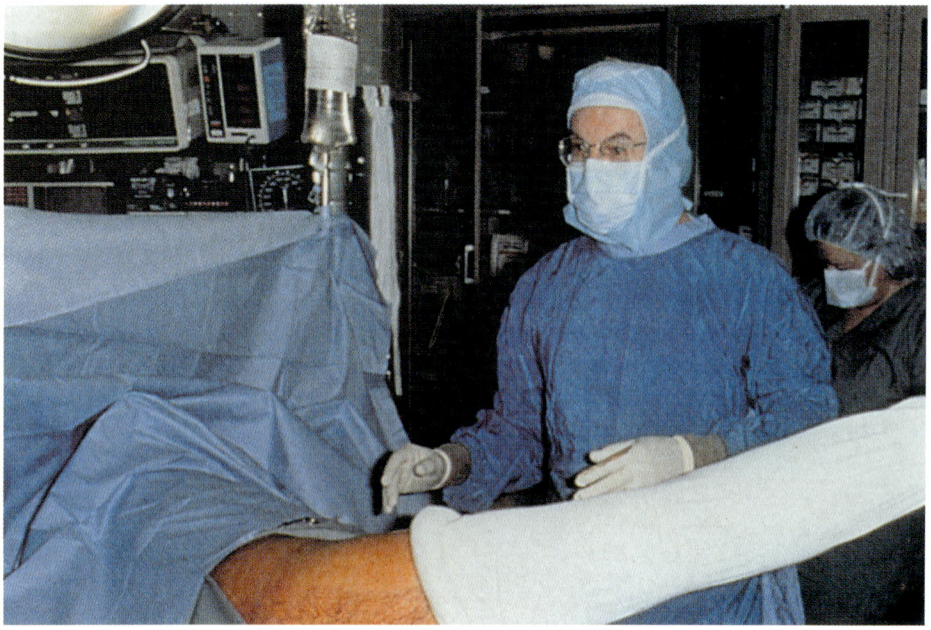

Figura 9. Todo o membro foi preparado, desde os artelhos até o abdome, e é mantido livre.

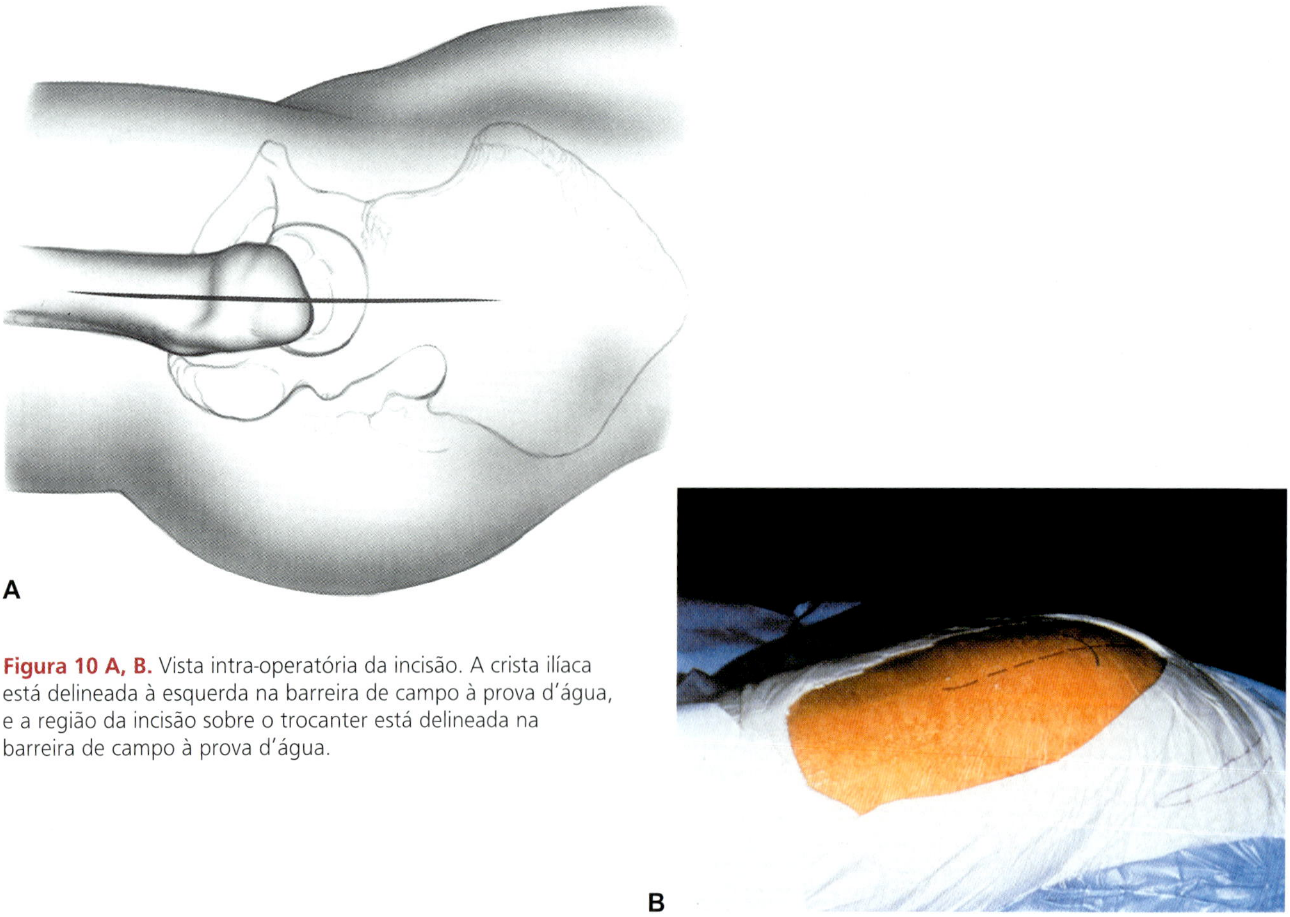

A

B

Figura 10 A, B. Vista intra-operatória da incisão. A crista ilíaca está delineada à esquerda na barreira de campo à prova d'água, e a região da incisão sobre o trocanter está delineada na barreira de campo à prova d'água.

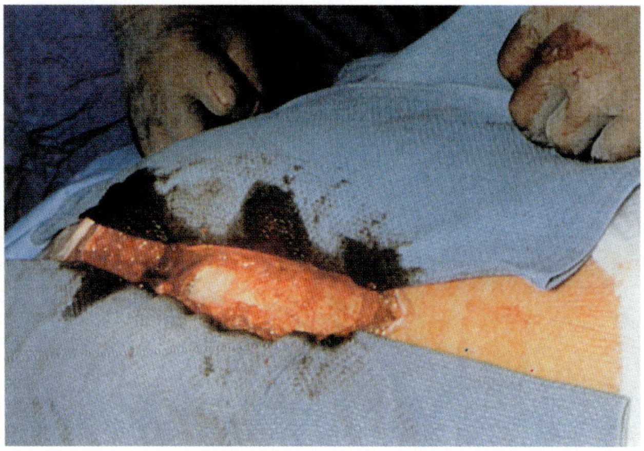

Figura 11. Vista intra-operatória da incisão. A pele e o tecido subcutâneo foram incisados e o corte é aprofundado passando através do tensor da fáscia lata. Toalhas foram costuradas no tensor da fáscia lata e a seguir são rebatidas.

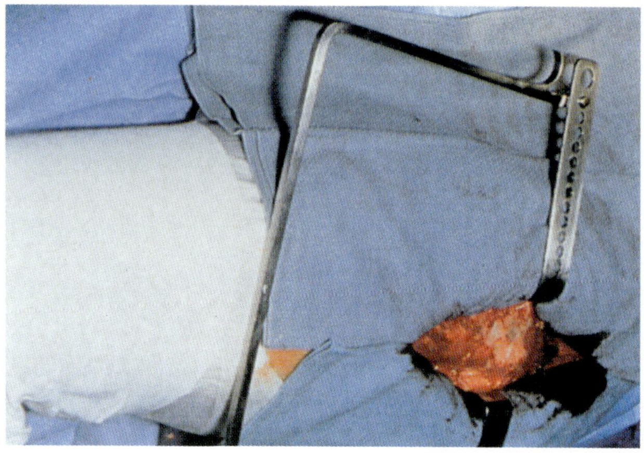

Figura 12. Um afastador de Charnley auto-estático está no lugar da incisão, com o membro longo do afastador posicionado na parte anterior.

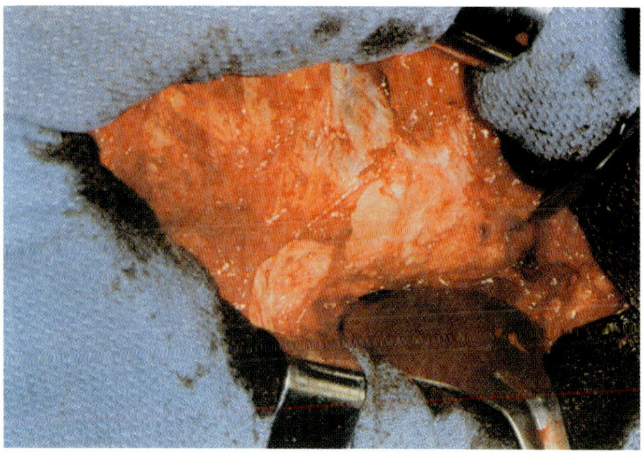

Figura 13. A bolsa trocantérica foi excisada e o trocânter maior é visualizado. Um afastador de Bennett foi colocado posterior ao trocânter maior para deslocar o tensor da fáscia lata para trás do trocânter.

teger o plexo braquial de compressões. Todas as proeminências ósseas são também cuidadosamente almofadadas, incluindo o nervo fibular na perna e o olécrano e o epicôndilo medial no cotovelo.

Nós preferimos dispositivos de estabilização pélvica ajustáveis que se adaptam à mesa fluoroscópica pneumática. Para permitir realizar flexão e adução do fêmur sem haver impacto contra o poste de estabilização, o poste anterior deve ser posicionado bem acima da espinha ilíaca ântero-superior. Se o isolamento da extremidade for realizado utilizando campos impermeáveis, toda a extremidade deve ser preparada a partir de bem acima da espinha ilíaca ântero-superior, circunferencialmente para incluir o pé e o tornozelo em caso de artroplastia total (Fig. 9). O membro é então mantido livre, tendo um estoquinete enrolado sobre todo o membro, com uma abertura na área do campo cirúrgico. A área para incisão é então selada com material impermeável, e a região da incisão é exposta bem acima da espinha ilíaca ântero-superior desde a margem lateral do quadril até a porção média da coxa, ou mais baixa, se necessário (Fig. 10).

Uma incisão médio-lateral é desenhada sobre o centro do trocânter maior, e a incisão é realizada inicialmente expondo o tensor da fáscia lata distalmente e a seguir dividindo o tensor da fáscia lata proximalmente sobre o trocânter maior. Compressas são costuradas à fáscia do tensor e as toalhas são rebatidas para proteger o tecido subcutâneo (Fig. 11). Um afastador auto-estático tipo Charnley é colocado na ferida cirúrgica para expor o trocânter e a bolsa trocantérica (Fig. 12). O

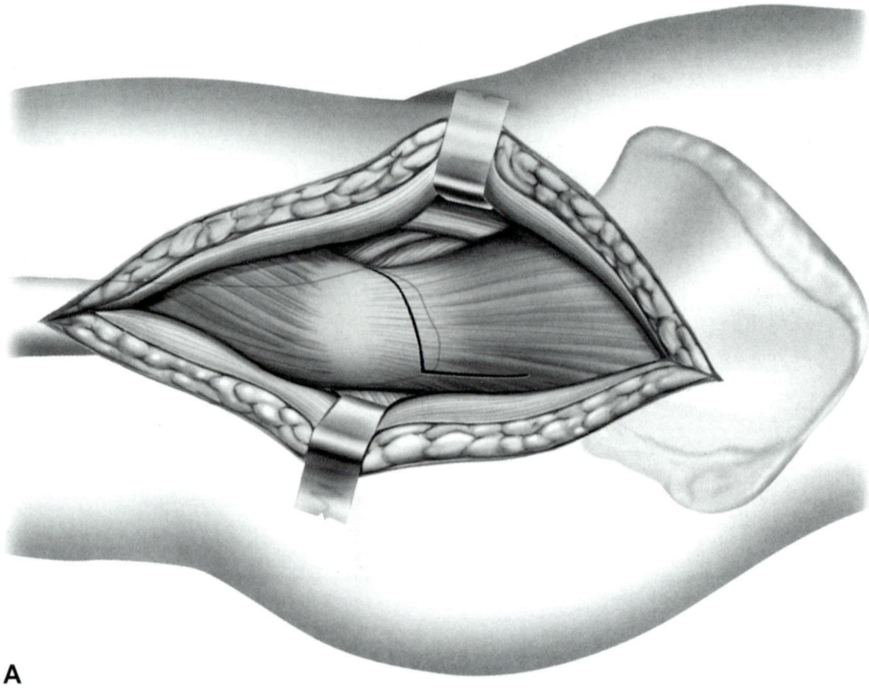

A

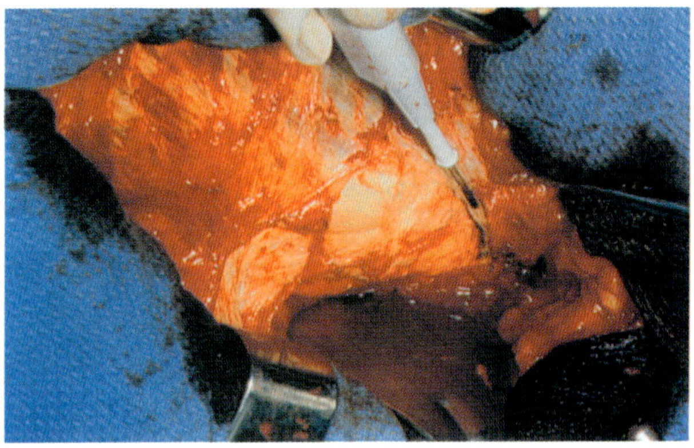

B

Figura 14. (A) A incisão tipo taco de hóquei começa imediatamente anterior ao tendão do glúteo médio em sua inserção no tubérculo trocantérico. **(B)** A ponta do cauterizador ilustra a linha de divisão da fixação do glúteo médio no trocânter.

espesso tendão fibroso do glúteo médio é identificado no aspecto posterior da sua inserção trocantérica, e a bolsa é removida do aspecto anterior do trocânter (Fig. 13). Um cauterizador cortante é utilizado para criar uma incisão em bastão de hóquei na fáscia do glúteo médio com o membro posterior da incisão em posição anterior em relação ao tendão do glúteo médio e estendendo-se não mais do que 2 cm na fáscia externa do glúteo médio (Fig. 14). Limitando a dissecção do glúteo médio na direção cefálica evita-se causar dano inadvertido ao ramo do nervo glúteo superior que supre o glúteo médio anteriormente. O membro anterior remanescente do "taco de hóquei" é levado distalmente ao longo do trocânter. Uma cuidadosa dissecção romba realizada posteriormente ao longo do intervalo inicial é estendida com tesouras para evitar dano às fibras anteriores do nervo glúteo superior e artéria. As fibras dos glúteos médio e mínimo estão separadas das fibras anteriores do ilíaco e da cabeça refletida do músculo reto (Figs. 15, 16). Neste ponto, um afastador de Hohmann é colocado sob a cabeça reta do músculo reto femoral, a qual pode ser palpada logo abaixo da espinha ilíaca ântero-inferior. Um afastador de ponta romba tipo cobra pode então ser colocado em volta do aspecto medial inferior do colo femoral (Fig. 17).

Quando uma substituição total do quadril estiver sendo realizada, a mensuração do comprimento do membro é realizada na condição pré-luxada colocando uma ponteira de broca no tro-

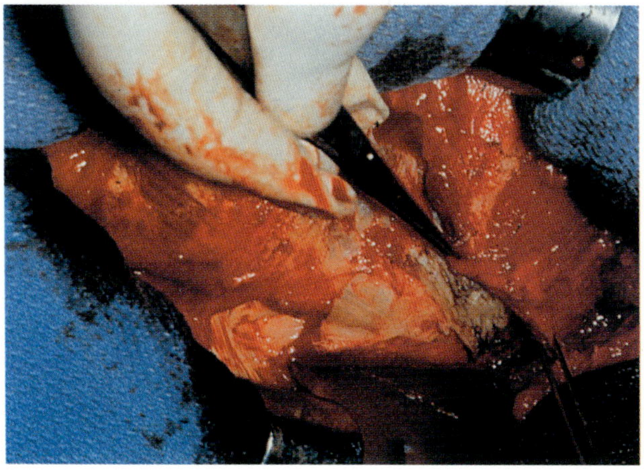

Figura 15. Vista intra-operatória de incisão. Os tendões dos glúteos médio e mínimo são destacados com os membros posterior e anterior presos na ponta da pinça.

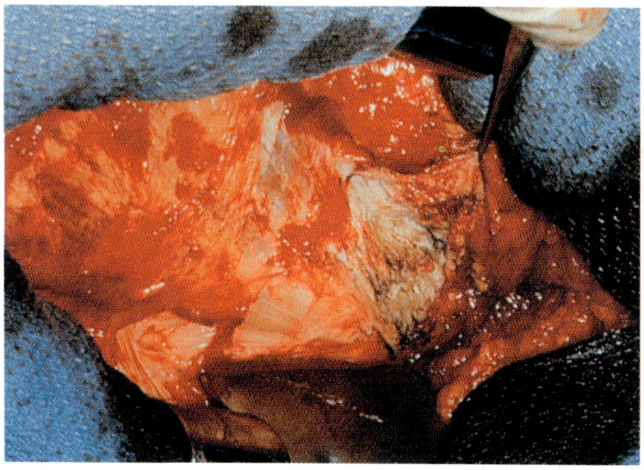

Figura 16. Fotografia intra-operatória mostrando a separação do músculo glúteo mínimo e o ligamento de Bigelow. Os glúteos médio e mínimo são rebatidos superiormente, e a cápsula da articulação do quadril é vista abaixo do músculo que foi elevado.

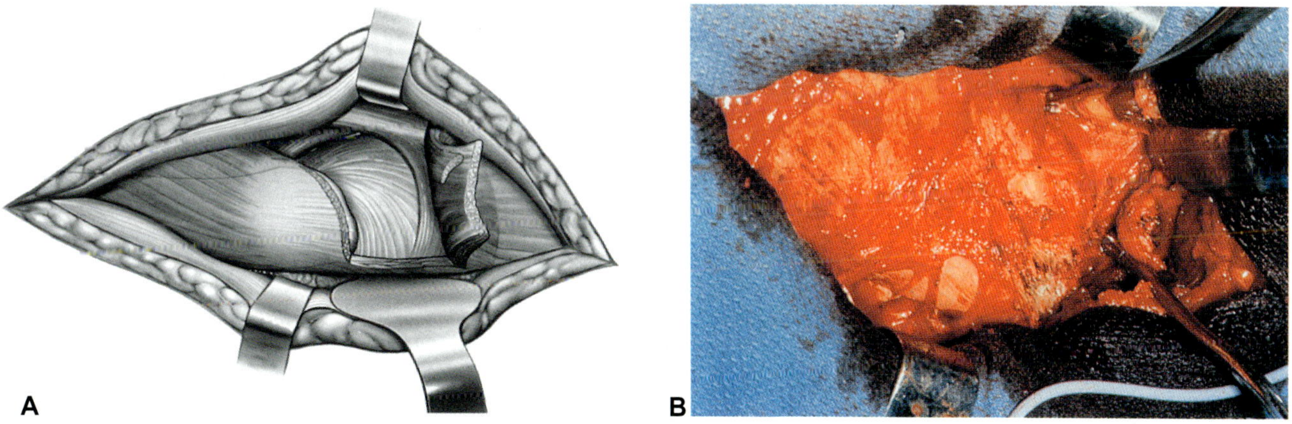

A B

Figura 17. (A) Um afastador Hohmann longo e curvado é colocado sob a cabeça reta do músculo reto femoral e as fibras do iliopsoas. **(B)** Vista intra-operatória do afastamento do músculo reto femoral.

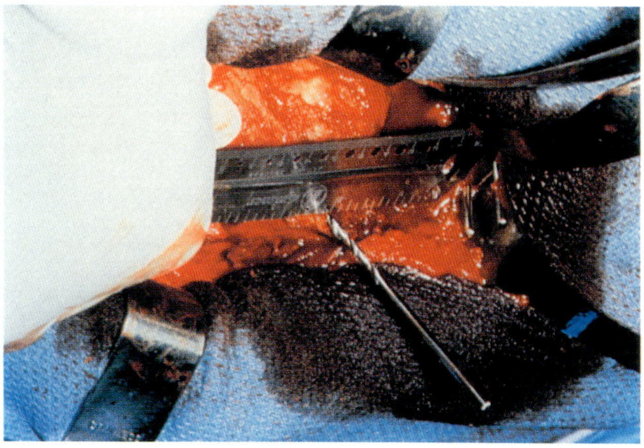

Figura 18. O afastador tipo Meyerding é posicionado no íleo para segurar os músculos abdutores superiormente e é mantido no lugar com pontas de broca. A partir desta posição fixada na pelve, é feita uma mensuração para a posição do trocânter maior, a qual é marcada com outra broca para a mensuração do comprimento do membro depois da luxação do quadril.

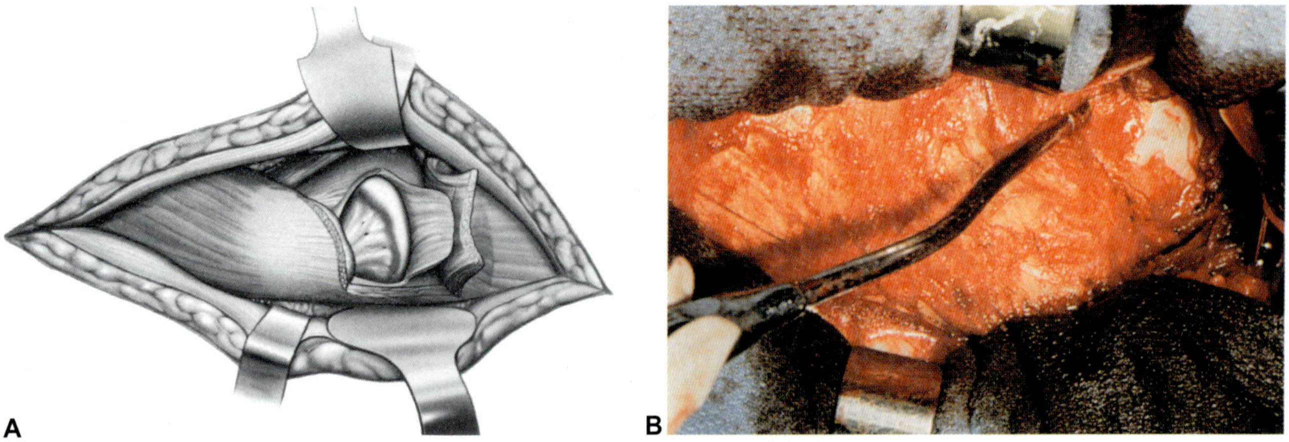

A B

Figura 19. (A) A cápsula da articulação do quadril é excisada e a cabeça femoral é exposta. (B) Vista intra-operatória mostrando a exposição da cabeça femoral.

canter maior e posicionando um afastador tipo Meyerding com ponteiras de broca na pelve (Fig. 18). Arrume o membro inferior na mesa de uma maneira reproduzível e meça a distância a partir de uma posição fixa na pelve até a ponteira de broca inserida no trocânter.

A cápsula do quadril é excisada em forma de U com a finalidade de isolar o membro (Fig. 19), e um envelope estéril é criado com campos cirúrgicos, que são fechados na parte de baixo, de cima e pelo lado do campo (Figs. 8 e 20). A seguir a cabeça femoral é luxada usando um deslizador de Mueller e fazendo uma manobra de adução e rotação externa da perna (Fig. 21). Com o membro contido no envelope estéril, o fêmur proximal é elevado com afastador-alavanca de Bennett colocado atrás do trocânter maior para projetar o fêmur a uma posição anterior ao tensor da fáscia lata (Fig. 22). Se uma substituição total do quadril estiver sendo executada, o corte para liberação da cabeça e colo femoral é executado utilizando o instrumento apropriado. Após isto, exponha o acetábulo a ser preparado colocando um afastador de Hohmann médio na fossa isquiática no aspecto posterior do acetábulo para deslocar o fêmur posteriormente (Figs. 23 e 24). Com o afastador de Hohmann sob a cabeça direita do músculo reto femoral, obtém-se uma excelente

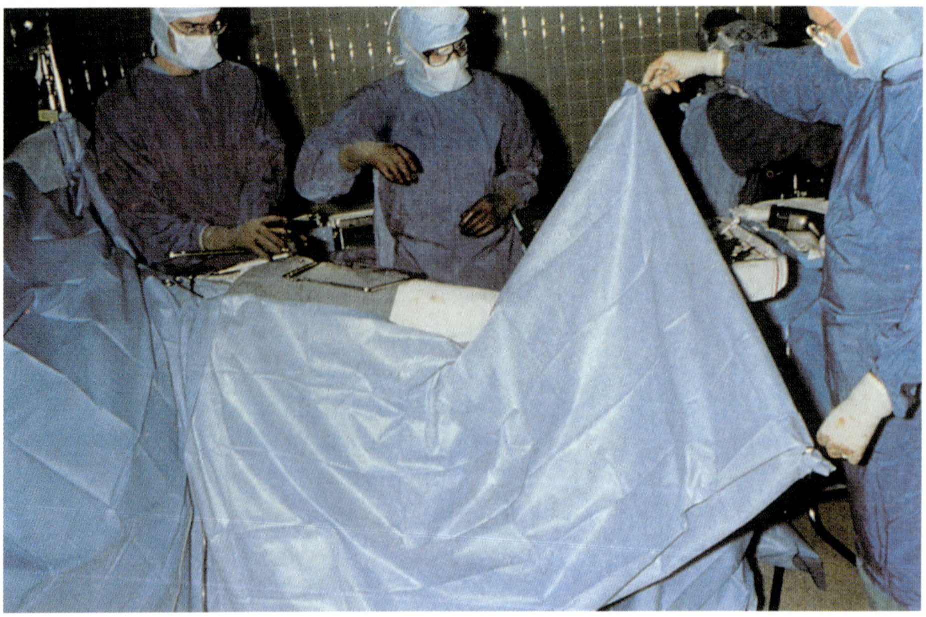

Figura 20. Foi preparado um envelope estéril, no qual se coloca o membro quando ele é luxado; as bordas distais do envelope são fechadas com clipes para evitar contaminação durante a manipulação do membro.

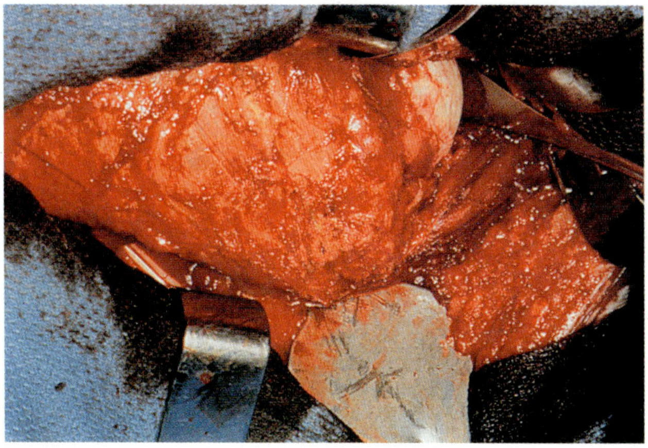

Figura 21. A cabeça femoral é posicionada para ser luxada com o deslizador de Muller de quadril na direita superior separando a cabeça femoral do acetábulo.

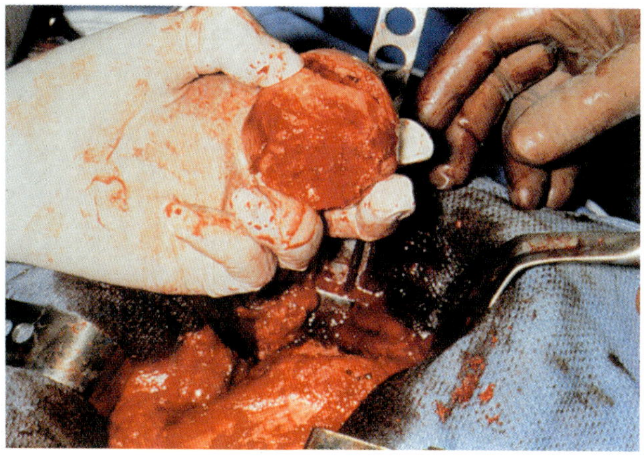

Figura 22. O quadril foi luxado e o membro foi aduzido, flexionado e posicionado no envelope estéril de proteção (campos cirúrgicos), além de serem realizadas a divisão do colo femoral e a preparação do canal femoral. A cabeça femoral foi osteotomizada e removida.

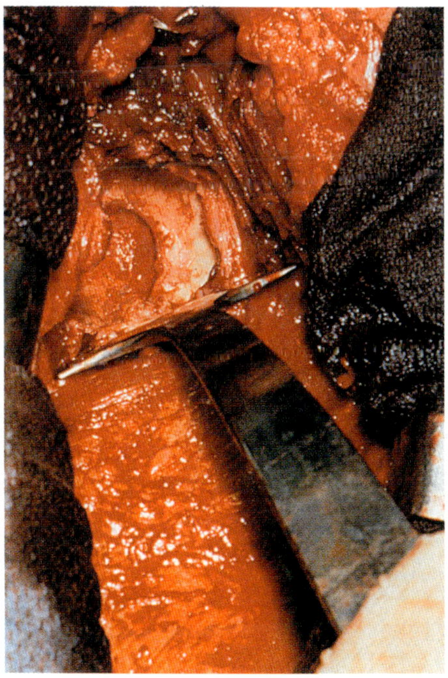

Figura 23. Cápsula adicional é removida do acetábulo, que é visualizado na preparação para presagem. Um largo afastador de Hohmann é colocado sob o lábio posterior do acetábulo e então mantém a haste femoral na região intertrocantérica posterior ao acetábulo. O membro foi trazido para fora do envelope e de volta para a mesa de operação para a preparação acetabular.

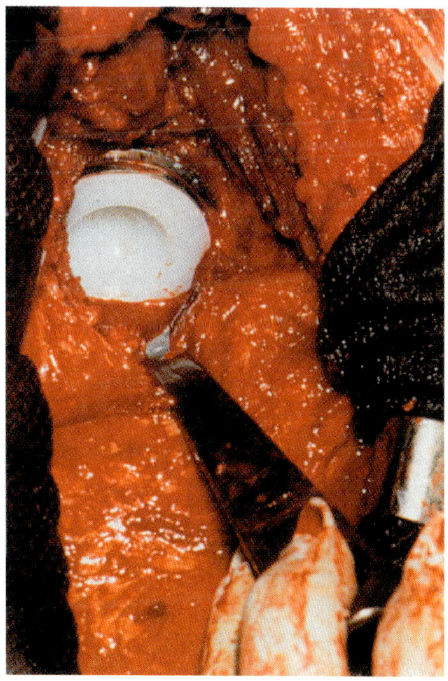

Figura 24. A vista do acetábulo depois da inserção dos componentes aqui mostrada dá um bom exemplo da exposição acetabular e orientação que é conseguida com essa abordagem cirúrgica.

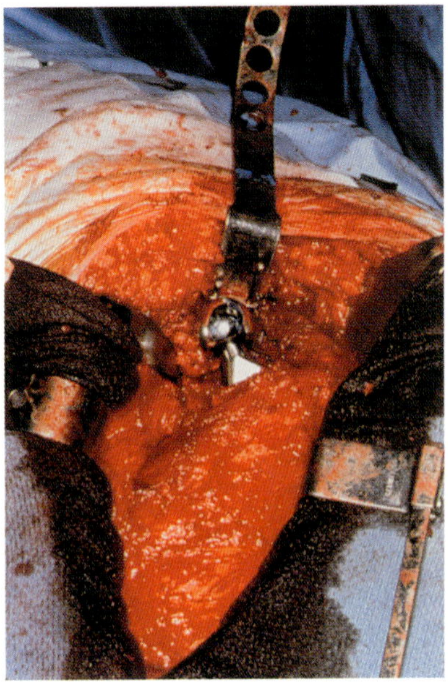

Figura 25. O componente femoral foi colocado no canal femoral e está pronto para redução depois que o dimensionamento apropriado do tamanho e comprimento tenham sido estabelecidos com componentes experimentais. O afastador pélvico fixado visto acima da cabeça femoral é o ponto de referência para mensurações do comprimento do membro inferior nas reduções experimentais. Deve tomar-se cuidado para evitar danos à cabeça femoral pelos afastadores metálicos durante a redução.

exposição do acetábulo. Quando uma substituição total do quadril estiver sendo realizada, a orientação do componente acetabular pode ser facilmente avaliada confirmando-se a posição da pelve na mesa durante o procedimento de presagem e a subseqüente implantação acetabular. O fêmur proximal é broqueado usando-se os instrumentos adequados, o componente femoral é inserido na posição correta e uma redução de prova é executada, com mensurações sendo simuladas para encompridar ou encurtar o membro, baseadas nas medidas obtidas na fase de pré-luxação (Fig. 25).

Após os afastadores implantados terem sido removidos e o quadril reduzido, uma cuidadosa atenção deve ser devotada à refixação do mecanismo abdutor na porção anterior do trocânter. Nossa preferência é fixar os tendões glúteos ao osso usando três perfurações de broca. A primeira é feita no ápice do aspecto posterior da reflexão começando fora da incisão na fáscia glútea e passando por fora na direção para dentro (Fig. 26). Passe uma sutura forte através desta perfuração e

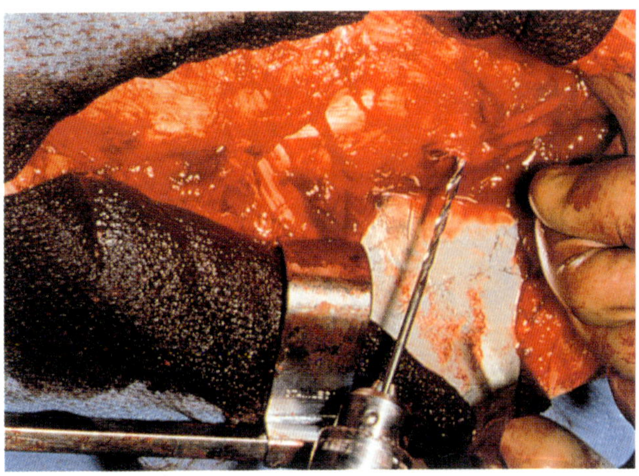

Figura 26. A primeira perfuração de broca está sendo localizada no trocânter na direção posterior para anterior no trocânter e fora da linha de divisão do tendão do glúteo médio.

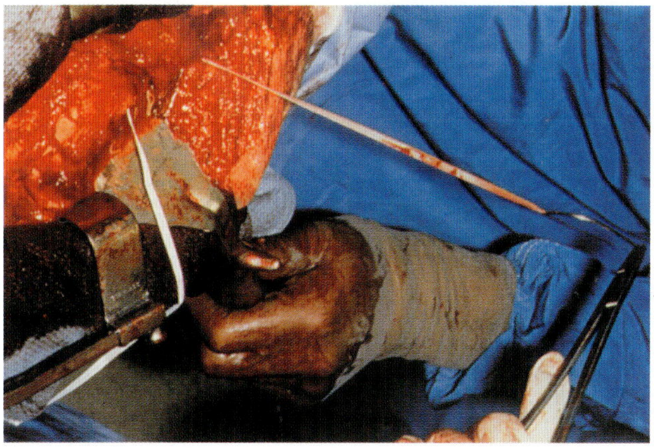

Figura 27. Uma sutura de Mersilene de 5 mm é passada a partir do lado de fora do trocânter através do trocânter superior para o dispositivo protético e para cima através do aspecto posterior do músculo glúteo médio, o qual foi separado ao nível do destacamento do "taco de hóquei".

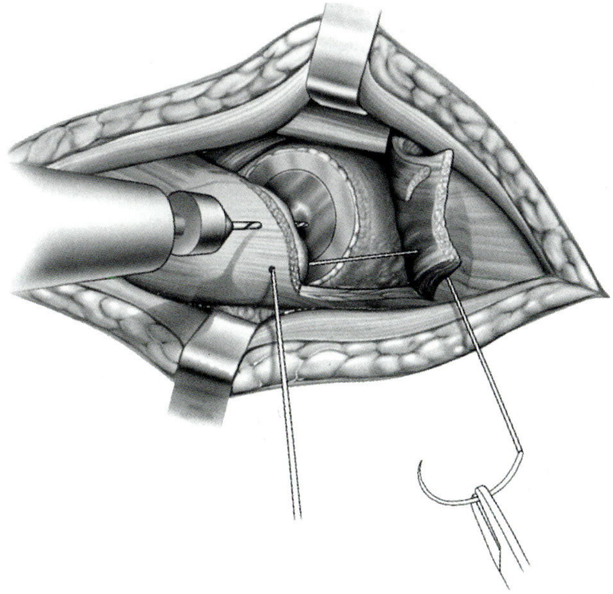

Figura 28. A primeira sutura foi passada e o segundo furo de broca é colocado na porção média do trocânter maior.

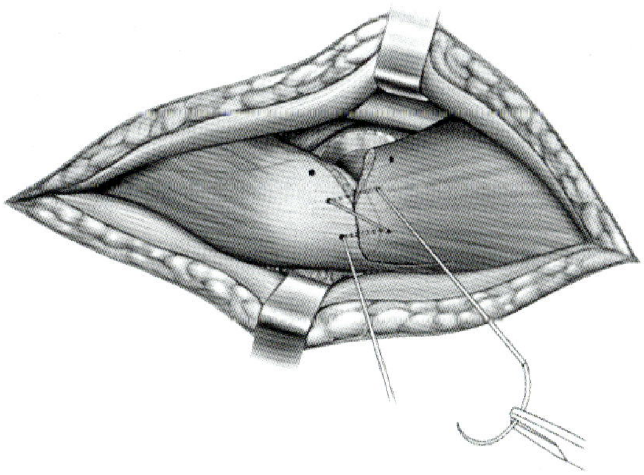

Figura 29. A primeira sutura de Mersilene foi passada através do segundo furo de broca e através de fora da porção média do tendão glúteo médio e está na posição para ser amarrada com os fios passando em figura de oito.

segure a primeira alça de uma sutura em forma de oito através da porção mais posterior do glúteo que foi rebatido (Figs. 27, 28). O segundo furo de broca é feito a meio caminho entre as margens posterior e anterior, e o segundo membro do "oito" de fita Mersilene de 5 mm é passado de volta para cima através do fêmur e através da fáscia do glúteo médio (Fig. 29). O terceiro furo é feito no membro mais anterior do glúteo descolado, e uma sutura em figura de oito similar é passada com o segundo membro da figura de oito (Fig. 30). À medida que essas suturas são apertadas, o mecanismo abdutor é trazido de volta sobre o trocânter de uma maneira segura, e a seguir o conjunto é amarrado na posição, e costurado por cima com uma sutura com fio nº 1 trançado e não-absorvível para reforçar o reparo. O fechamento da ferida cirúrgica é realizado por meio de sutura contínua no tensor da fáscia lata e por suturas subcutâneas interrompidas e sutura da pele intradérmica.

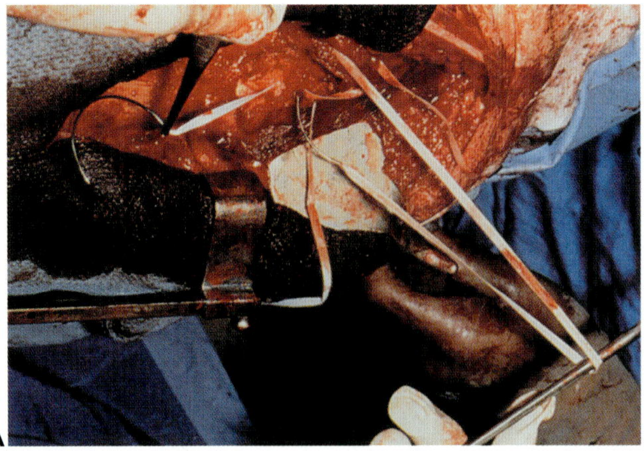

A

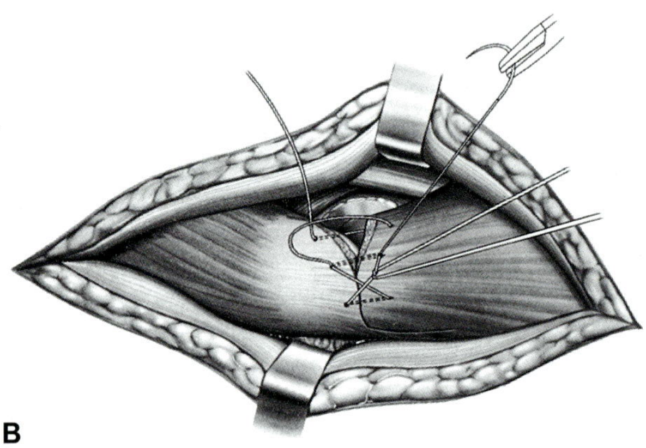

B

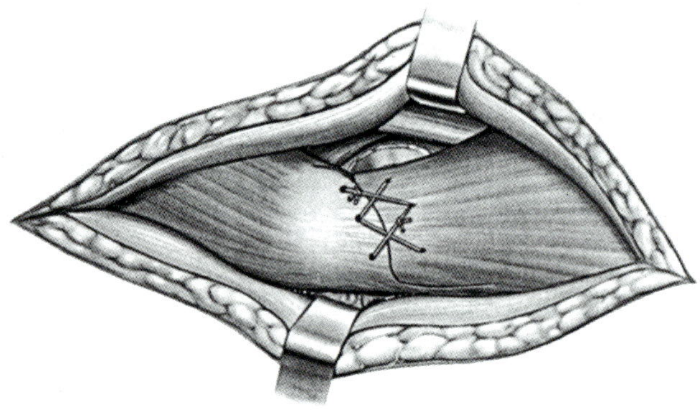

C

Figura 30. (A) A segunda fita de Mersilene foi passada através do furo de broca anterior no trocanter e através das fibras anteriores do glúteo e de volta através do orifício feito com a broca dentária saindo através da porção média do tendão do glúteo médio. **(B)** As duas suturas de Mersile estão no lugar na primeira fileira e a sutura posterior está sendo atada. **(C)** A linha de sutura posterior já foi concluída e agora é feita a amarração da sutura anterior em forma de 8, proporcionando firme fixação para glúteo médio e o tendão.

TRATAMENTO PÓS-OPERATÓRIO

O paciente usualmente tem um travesseiro de abdução aplicado antes de passar para uma maca e é posicionado em decúbito dorsal com flexão do quadril em posição confortável. Assim que o paciente estiver suficientemente recuperado da anestesia, a cabeceira da cama pode ser elevada para assistência respiratória e necessidades dietéticas. Quando drenos são usados, preferimos drenos de Silastic de 2 a 3 mm saindo debaixo da fáscia do tensor da fáscia através da pele e distal ao quadril. Quando drenos de aspiração estiverem coletando menos do que 50 ml em oito horas, removemos o dreno e permitimos ao paciente que se sente.

Informamos aos pacientes que eles ficarão na cama com um travesseiro entre os joelhos para manter a adução durante 24 horas depois da cirurgia. A partir deste momento usualmente eles podem iniciar a deambulação com muletas ou com um andador, conforme o que for mais apropriado. Para uma artroplastia sem complicações, o paciente recebe alta de 5 a 7 dias, e definimos os critérios para alta como a capacidade de entrar e sair da cama sem assistência, usar o banheiro sem assistência e se vestir sem ajuda. Insistimos no uso de muletas por seis semanas para proteger o reparo abdutor e não permitir quaisquer exercícios com resistência durante as primeiras seis semanas. Exercícios isométricos do quadríceps, dos isquiotibiais e da panturrilha são iniciados nas primeiras 48 horas e executados por toda a recuperação inicial. Após 6 a 8 semanas da cirurgia são iniciados exercícios com resistência para os flexores e abdutores do quadril, e, quando o paciente estiver estável só com suporte contralateral, ele progride para marcha com uma bengala, ou com uma só muleta. O uso contínuo de uma bengala é obrigatório até ocorrer um teste de Trendelenburg negativo e o paciente puder elevar a coxa em posição lateral contra a gravidade, indicando boa função dos abdutores (geralmente 8 a 12 semanas).

COMPLICAÇÕES

A complicação mais comum nesta abordagem é a perda da fixação dos abdutores do trocânter, que resulta em marcha com oscilação e coloca o paciente em risco para complicações adicionais tal como falha do implante. A técnica descrita neste capítulo para a refixação das fibras anteriores dos glúteos médio e mínimo minimiza a chance de que essa complicação venha a ocorrer. Uma meticulosa atenção aos detalhes no fechamento é fundamental para evitar a avulsão destes músculos da porção anterior do trocânter maior.

A segunda complicação mais discutida é a lesão do ramo anterior do nervo glúteo superior que inerva os dois terços anteriores dos abdutores. Isto pode ser evitado pela limitação da extensão da dissecção dos músculos em sentido cranial a não mais que 2 cm (Figs. 14, 15).

A ocorrência de ossificação heterotópica é um achado comum após esta abordagem; porém, é usualmente moderada, e é menos freqüente do que na abordagem posterior. A incidência dessa complicação pode ser diminuída pela cuidadosa proteção dos músculos durante a retração e pelo uso protetor de compressas cirúrgicas quando da presagem do acetábulo ou do fêmur para evitar a semeadura dos músculos pericapsulares com elementos da medula óssea.

Pode ocorrer lesão do nervo femoral se o afastador-alavanca de Hohmann for posicionado superior ao músculo iliopsoas em vez de ficar sob a porção musculotendinosa do músculo quando o afastador é posicionado distal à espinha ântero-inferior do ílio (Fig. 17).

Outras complicações tais como lesão do nervo ciático e lesões vasculares não são comuns ou específicas desta abordagem e podem ser evitadas pela cuidadosa atenção à orientação anatômica durante a exposição.

A literatura relativa a complicações da abordagem ântero-lateral mostrou menor incidência de luxação do quadril quando comparada à abordagem posterior, e nenhuma diferença substancial pode ser detectada comparando a abordagem ântero-lateral à abordagem posterior quanto à incidência de ossificação heterotópica. As complicações que foram relatadas com a abordagem ântero-lateral como aqui foi descrita incluem avulsão da musculatura abdutora com resultante enfraquecimento abdutor e dano à inervação anterior dos glúteos médio e mínimo pela tração do ramo do nervo glúteo superior anterior a esses músculos.

LEITURAS RECOMENDADAS

1. Hardinge K. E.: The direct lateral approach to the hip. *J. Bone Joint Surg.*, 64B:17-19, 1982.
2. Jacobs, L. G. H., and Buxton, R. A.: The course of the superior gluteal nerve in the lateral approach to the hip. *J. Bone Joint Surg.*, 71A:1239-1243, 1989.
3. McCollum, D. E., and Gray, W. J.: Dislocation after total hip arthroplasty. *Clin. Orthop. Rel. Res.*, 261:159, 1990.
4. McFarland, B., and Osborne, G.: *J. Bone Joint Surg.*, 36B:364-367, 1954.
5. Morrey, B. F., Adams, R. A and Cabanella, M. E.: Comparison of heterotopic ossification after anterolateral, transtrochanteric, and posterior approach total hip arthroplasty. *Clin. Orthop. Rel. Res.*, 188:160-167, 1984.
6. Vicar, A. J., and Coleman, C. R.: A comparison of anterolateral transtrochanteric and posterior surgical approaches in primary total hip arthroplasty. *Clin. Orthop. Rel. Res.*, 188:152-159, 1984.
7. Woo, R., and Morrey, B.: Dislocation after total hip arthroplasty. *J. Bone Joint Surg.*, 64A:1295-1306, 1982.

3

Abordagem Transtrocantérica

Harlan C. Amstutz e Joseph Yao

INDICAÇÕES/CONTRA-INDICAÇÕES

A abordagem transtrocantérica para artroplastia total do quadril (ATQ) está indicada em casos de revisão de artroplastias, na substituição primária de superfícies articulares em casos de luxação e onde o comprimento da perna se encontra alterado. A osteotomia trocantérica proporciona uma ampla exposição, facilitando a remoção do componente na revisão da artroplastia total do quadril, e facilita o acesso ao fêmur proximal.

Ainda que um componente femoral totalmente frouxo possa ser facilmente removido sem a necessidade de uma osteotomia trocantérica (dependendo da geometria do componente com respeito ao fêmur), os componentes que se encontram fixados mais firmemente são difíceis de remover. Próteses com revestimento poroso podem ser mais facilmente removidas depois de uma osteotomia trocantérica. Osteótomos ou instrumentos motorizados de corte podem ser introduzidos pela lateral em direção a medial através da região da osteotomia e para dentro da interface osso-prótese. Esta abordagem é particularmente útil quando o componente femoral tem um grande colar que se estende anteriormente e posteriormente bloqueando a passagem dos instrumentos de remoção do cimento a partir de cima. As próteses com uma grande plataforma lateral-proximal podem potencialmente fraturar o trocânter maior durante sua extração se não se tomar o cuidado de escavar o aspecto medial do trocânter. Isto pode somente deixar apenas uma fina cortical do trocânter. A osteotomia trocantérica nestes casos pode ser desejável para evitar fraturas relacionadas à remoção do componente a fim de preservar estoque ósseo e para facilitar a extração do componente.

A estabilidade do quadril e a biomecânica podem ser melhoradas pelo avanço trocantérico. A refixação trocantérica num local mais proximal ou distal pode otimizar a tensão do músculo abdutor em casos de encurtamento ou alongamento do membro inferior respectivamente.

Não existem contra-indicações absolutas para a osteotomia trocantérica. Porém, existem vários fatores de risco que devem ser considerados, os quais influenciam a capacidade de se obter uma fixação rígida segura o suficiente para garantir uma boa fixação óssea, como é o caso em um osso osteopênico, perda de estoque ósseo (reduzindo as dimensões do trocânter maior) ou incapacidade do paciente de seguir o regime pós-operatório. Adicionalmente, existem agora várias técnicas novas disponíveis que oferecem opções mais atrativas em situações selecionadas, como é o caso do deslizamento do trocânter e aumento das dimensões distalmente e ante-

H. C. Amstutz, M.D.: Joint Replacement Institute, Orthopaedic Hospital, Los Angeles, California 90007.
J. Yao, M. D.: 1521 North Tenth Street, Blytheville, Arkansas 72315.

riormente. A este respeito, a abordagem transfemoral de Wagner é especialmente útil nas grandes revisões cirúrgicas, facilitando a remoção dos componentes que migraram para dentro, de cimento e de focos osteolíticos distais.

PLANEJAMENTO PRÉ-OPERATÓRIO

O planejamento pré-operatório é útil na decisão de se uma osteotomia trocantérica será necessária e de que tipo de osteotomia deverá ser executada. A avaliação da forma do componente femoral ajuda na decisão de se um fragmento trocantérico grande ou pequeno será ótimo. A osteotomia trocantérica melhora a visualização do canal femoral distal medialmente após a remoção do componente e facilita a remoção do cimento distal. O estado de tensão da abdução, a estabilidade do quadril, a desigualdade de comprimento dos membros, a massa muscular a obesidade são fatores a avaliar no exame clínico do paciente. Estes fatores ajudarão a determinar se o avanço do trocânter será desejável ou não. O acesso pode ser melhorado em pacientes extremamente musculosos ou obesos.

A análise radiográfica pré-operatória deve incluir uma avaliação da qualidade óssea, a antecipada dificuldade de extração dos componentes da artroplastia total do quadril, o tipo de componente colocado e a medida do comprimento relativo dos membros inferiores. A qualidade do osso pode ser estimada nas radiografias e pode ser confirmada na cirurgia. Métodos alternativos de fixação trocantérica podem ser escolhidos quando a qualidade do osso for baixa.

CIRURGIA

Nós utilizamos a osteotomia trocantérica em quase todas as artroplastias totais do quadril e em todas as nossas substituições de hemissuperfícies e substituições de superfície total no período entre 1967 e 1985. Subseqüentemente, a osteotomia trocantérica tem sido utilizada para algumas substituições de superfície e em casos de artroplastias primárias difíceis ou em casos de revisão. Nosso objetivo tem sido desenvolver uma técnica segura e confiável de fixação trocantérica que minimize as dimensões dos materiais de fixação. Nossa técnica minimiza a incidência de bursites trocantéricas e permite a remoção dos materiais de fixação quando necessário sob anestesia local através de uma pequena incisão. Nossa técnica evoluiu com o tempo. O trabalho experimental demonstrou a importância de utilizar uma combinação de fios verticais e horizontais para resistir a forças que tendem a deslocar o fragmento trocantérico superiormente e anteriormente. Originalmente utilizávamos uma técnica de intertravamento com dois fios (Fig. 1), porém mais tarde desenvolvemos uma técnica de intertravamento com três fios (Fig. 2). Isto foi usado inicialmente para casos que requeriam uma fixação mais forte, tais como casos de revisão, aqueles com marcante osteopenia, casos programados para radioterapia pós-operativa para profilaxia contra ossificação heterotópica e casos envolvendo homens grandes e pesados. Por causa de seus resultados melhorados, esta técnica é agora usada rotineiramente. A técnica de três fios adicionou um segundo fio vertical para resistir às forças direcionadas superiormente entre os dois fios. Outra vantagem no uso destes três fios é o efeito da tensão adicional que ocorre à medida que o segundo lance do nó no fio horizontal é apertado em volta dos dois fios verticais, puxando-os juntos. Mais recentemente, quatro fios têm sido usados em casos selecionados que requerem uma máxima estabilidade, como em certas revisões de artroplastia total do quadril e em casos de refixação trocantérica depois de uma pseudartrose trocantérica. Dois fios verticais são combinados com dois fios horizontais nesta técnica (Fig. 3). Cabos Dall-Miles têm sido usados em casos excepcionalmente difíceis em vez de nossos fios revestidos de liga cromo-cobalto. Entretanto, a fragmentação do fio depois da fratura destes cabos multifilamentosos é desconcertante, e nós agora os usamos raramente.

Nossas técnicas de fixação trocantérica utilizam fios colocados sob tensão e com nós cegos para evitar que o fio escorregue. Outros autores desenvolveram métodos que envolvem fios terminais torcidos para a manutenção da tensão. Em nossa experiência, existe uma tênue linha entre ótima tensão do fio e a tensão na qual o fio se rompe quando é torcido, e portanto acreditamos que dar nó no fio é mais seguro.

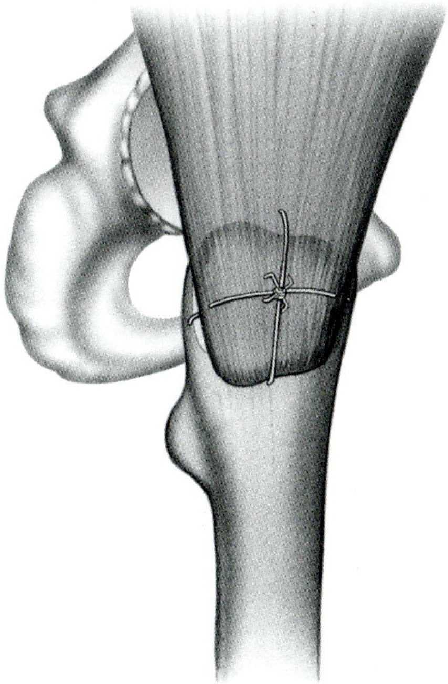

Figura 1. Técnica de fixação trocantérica utilizando dois fios.

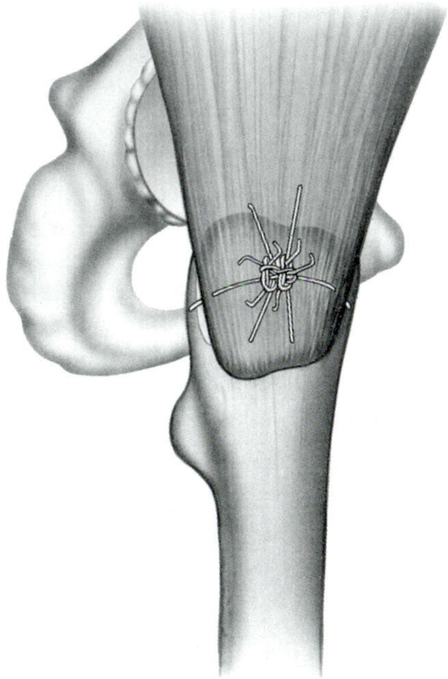

Figura 2. Técnica de fixação trocantérica utilizando três fios.

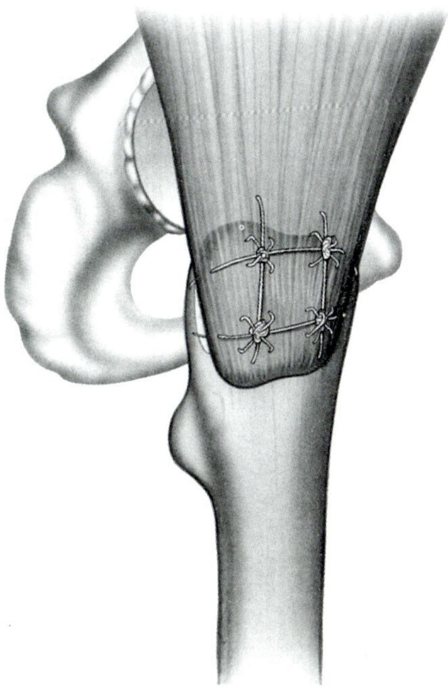

Figura 3. Técnica de quatro fios. Note os dois sistemas independentes com intertravamento de dois fios.

Técnica

O paciente é colocado na posição de decúbito lateral. Os suportes púbicos e sacral são usados para estabilizar rigidamente a pelve. Uma incisão lateral na pele é realizada centrada sobre o trocânter maior (Fig. 4). A porção proximal da incisão pode ser suavemente curvada posteriormente. A fáscia lata e a fáscia do glúteo são divididas em linha com suas fibras. Um afastador de Charnley é usado para afastar os tecidos moles anteriormente e posteriormente. A bolsa trocantérica pode ser excisada ou rebatida posteriormente. O tendão do glúteo máximo é dividido de sua inserção femoral quando se encontra encurtado e tenso ou quando é desejada uma ampla exposição. Uma pinça para tonsila é colocada profundamente ao tendão, e o tendão é dividido com eletrocauterização. O conjunto de vasos localizados distalmente é identificado, pinçado e cauterizado. O tendão do glúteo máximo deve ser dividido bem junto ao fêmur para evitar lesar o nervo ciático, que está localizado posteriormente. O tendão do vasto lateral é dividido transversalmente 1 cm distal à sua origem da crista do vasto localizada no fêmur. Isto deixa uma alça de tecido ainda ligado ao osso que pode ser usada durante a refixação do músculo.

A cápsula é incisada anterior e posteriormente, o que é facilitado pela rotação externa e interna do membro, respectivamente. Um passador de serra de Gigli é inserido intracapsularmente através destas incisões capsulares. O obturador é removido do passador, e uma serra de Gigli é inserida (Fig. 5). O passador de serra de Gigli é removido, e a serra de Gigli é usada para fazer a osteotomia (Fig. 6). A localização da serra é palpada no plano medial lateral para se ter certeza de que a dimensão do fragmento trocantérico será apropriada. A peça trocantérica deve ter pelo menos 3 cm de comprimento para fornecer um leito ósseo suficiente para a refixação. Quando o

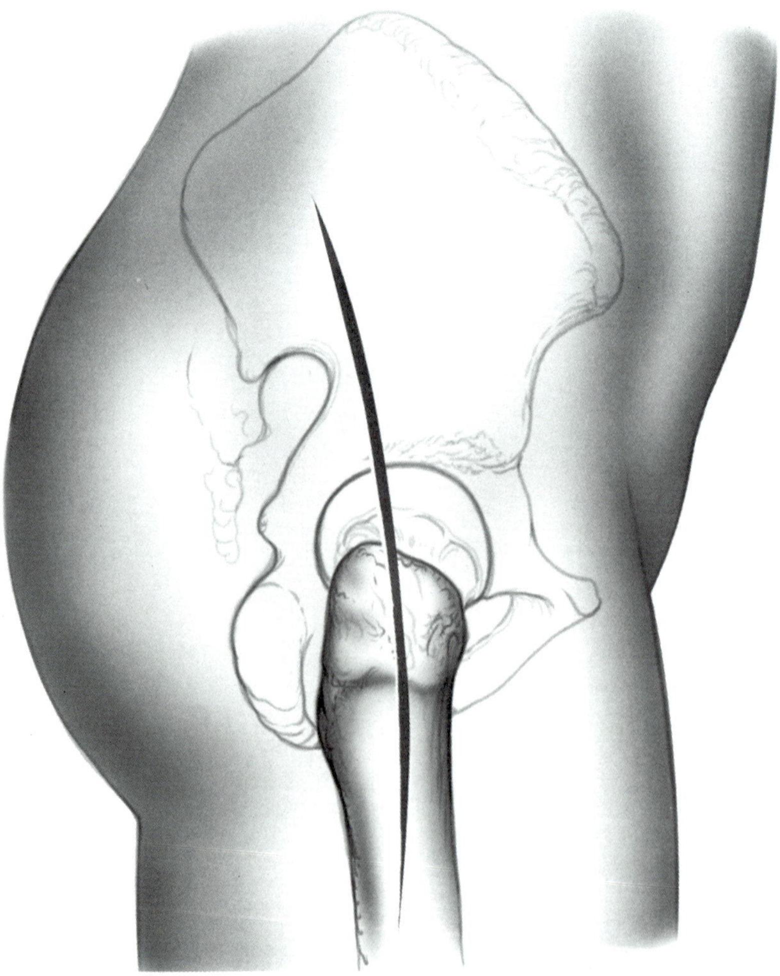

Figura 4. Incisão lateral na pele centrada sobre o trocânter maior.

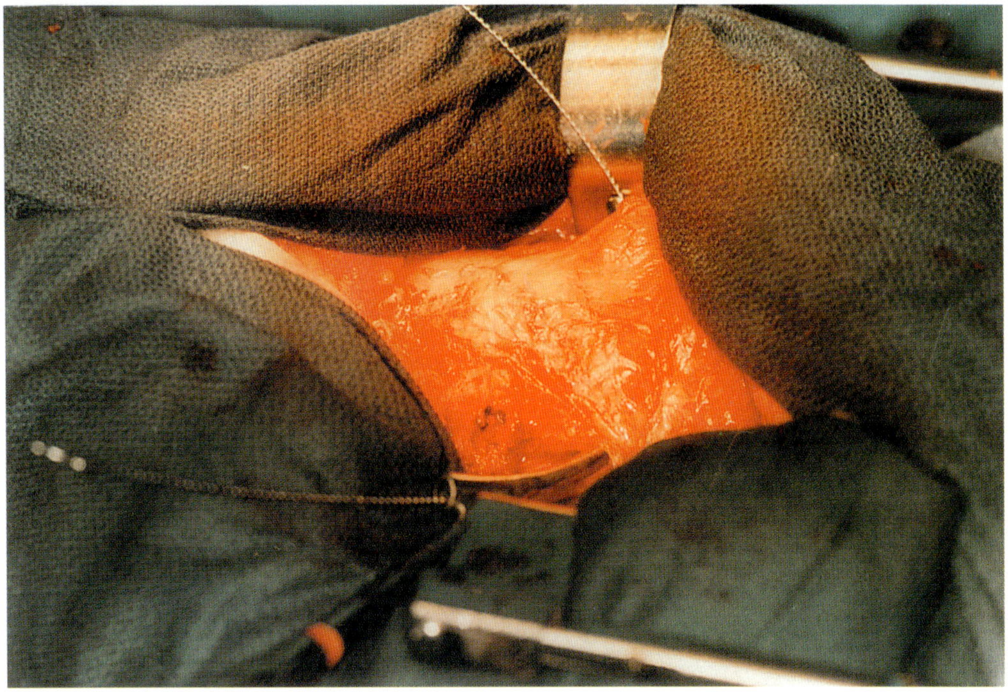

Figura 5. Serra de Gigli inserida através do passador de serra de Gigli depois da remoção do obturador.

membro é encomprido, é feita uma peça trocantérica tão comprida quanto possível (mais de 4 cm). O fragmento trocantérico mais longo pode então ser refixado em uma posição mais proximal para evitar tensão excessiva no músculo glúteo médio. Como o trocânter maior se encontra localizado posteriormente, rodando internamente o quadril cerca de 20 graus, o plano da osteotomia é colocado mais paralelamente ao assoalho quando o paciente está na posição de decúbito lateral. A osteotomia deve terminar em um ponto distal ao sulco do vasto lateral. Um fragmento trocantérico menor é desejável para uma substituição da hemissuperfície ou da superfície total para evitar dar origem a uma área de concentração de estresse próximo ao colo femoral. A serra de Gigli, nesses casos, é passada no plano entre os tendões do glúteo médio e glúteo mínimo, em vez da usual posição intracapsular (Fig. 7).

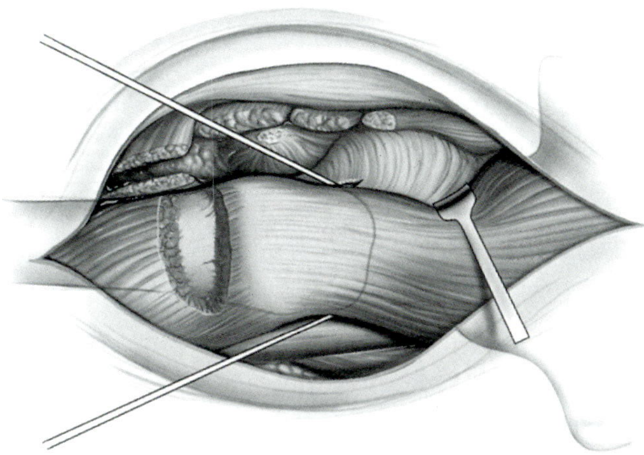

Figura 6. A serra de Gigli é usada para produzir a osteotomia após o passador de serra de Gigli ter sido removido.

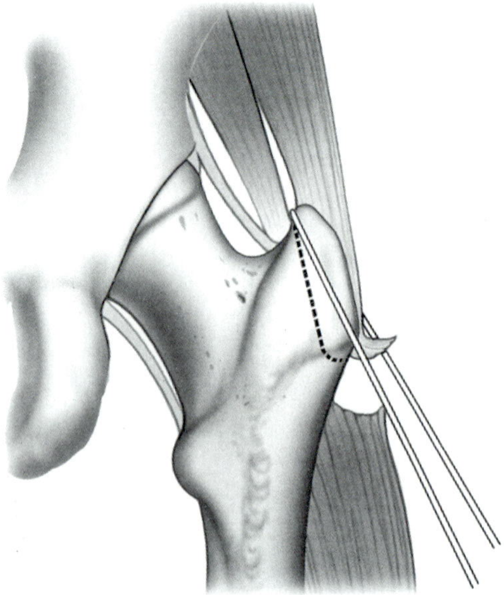

Figura 7. A serra de Gigli é passada entre os músculos glúteos médio e mínimo para evitar a criação de uma área de concentração de estresse próximo ao colo femoral nas superfícies de substituição.

A superfície cortada da osteotomia é feita o mais achatada possível para produzir o maior contato ósseo possível durante a refixação e para permitir flexibilidade para a colocação distal ou proximal do fragmento (Fig. 8). Uma elevação de 5 mm ou "salto de esqui" é executada na posição distal da osteotomia levantando-se os cabos da serra de Gigli durante o último centímetro de corte. A proeminência óssea resultante fornece um lugar para pregar a peça trocantérica e adiciona estabilidade rotacional quando a peça é impactada antes da sua fixação por fios metálicos. Um osteótomo especial reto, de 5 cm de largura, ou uma serra oscilante podem ser usados para fazer a osteotomia em vez de usar a serra de Gigli. O osteótomo largo é particularmente útil em casos de revisão para evitar fragmentação da peça trocantérica quando o plano da osteotomia passa através de cimento acrílico.

O fragmento trocantérico é então rebatido proximalmente uma vez que a osteotomia tenha sido completada. Aplica-se Gelfoam sobre a superfície do corte do trocânter, e é feita pressão com compressas para obter hemostasia. Nos casos em que uma pequena peça de trocânter é osteotomizada, o tendão do glúteo mínimo é destacado do fêmur proximal e rebatido proximal-

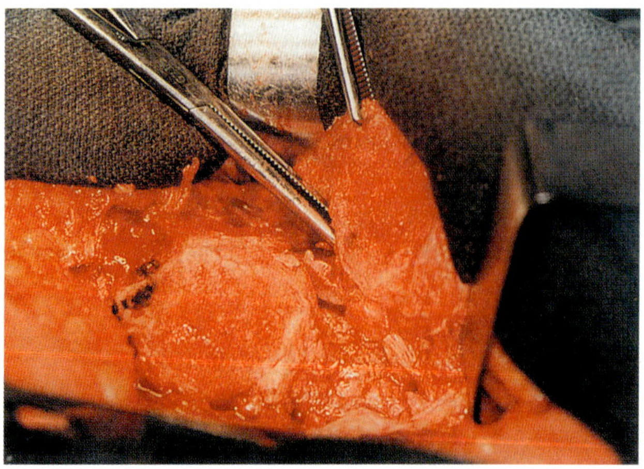

Figura 8. A osteotomia é realizada o mais achatada possível para maximizar o contato ósseo ao ser realizada a refixação do trocanter.

mente, elevando-o da cápsula do quadril subjacente. Em casos rotineiros, a maior peça trocantérica e seus tendões dos glúteos médio e mínimo fixados são rebatidos proximalmente e ficam presos com a ajuda de três pinos de Steinmann lisos de 1/8" colocados imediatamente distal aos tendões (Fig. 9A, B). Os pinos são enterrados no osso com um macete penetrando através das tábuas internas e externas do ílio pelo menos 1 cm proximal à borda acetabular. O pino posterior é colocado o mais longe proximalmente quanto for possível dentro do ílio, para maximizar o espaço disponível para a preparação femoral. Os pinos são colocados a 2 a 3 cm de distância um do outro e funcionam como afastadores, bem assim como pontos de referência para mensurações intra-operatórias do comprimento dos membros. As mensurações são feitas da base de cada pino de Steinmann para o ponto mais inferior do leito trocantérico que pode ser marcado com eletrocauterizador. A perna é colocada em linha com o corpo do paciente de modo que esteja numa posição reprodutível quando as mensurações forem realizadas. As mensurações são registradas e comparadas com aquelas feitas no final da operação para confirmar que o comprimento apropriado da perna foi alcançado. As mensurações realizadas a partir dos três pinos permitem maior precisão do que aquelas feitas a partir de um ou dois pinos.

Agora a capsulotomia é executada na base do colo femoral. O quadril pode então ser usado empregando uma manobra de flexão, abdução e rotação externa. A cápsula do quadril é excisada e a preparação femoral e acetabular é executada como necessário para a prótese específica.

Os passos preliminares para a refixação trocantérica são executados antes da implantação do componente femoral. Furos são brocados no fêmur proximal para a colocação de fio. O fio vertical ou fios são colocados no canal intramedular quando se usa prótese cimentada, de forma que os fios possam ser ancorados quando o cimento é inserido. Os fios devem sair através de furos de broca 1 a 2 cm distal à crista do vasto lateral, dependendo da distância que o trocânter irá ser avançado. Os furos de broca devem ser colocados a 1 cm um do outro. Um fio vertical pode ser suficiente quando há um bom estoque de osso e quando o leito trocantérico é largamente composto de osso esponjoso. Porém, agora usamos rotineiramente dois fios verticais e acreditamos que eles são essenciais se o leito trocantérico for osteoporótico, for constituído de osso cortical ou parcialmente de acrílico, ou se estiver planejada radioterapia pós-operatória para profilaxia contra

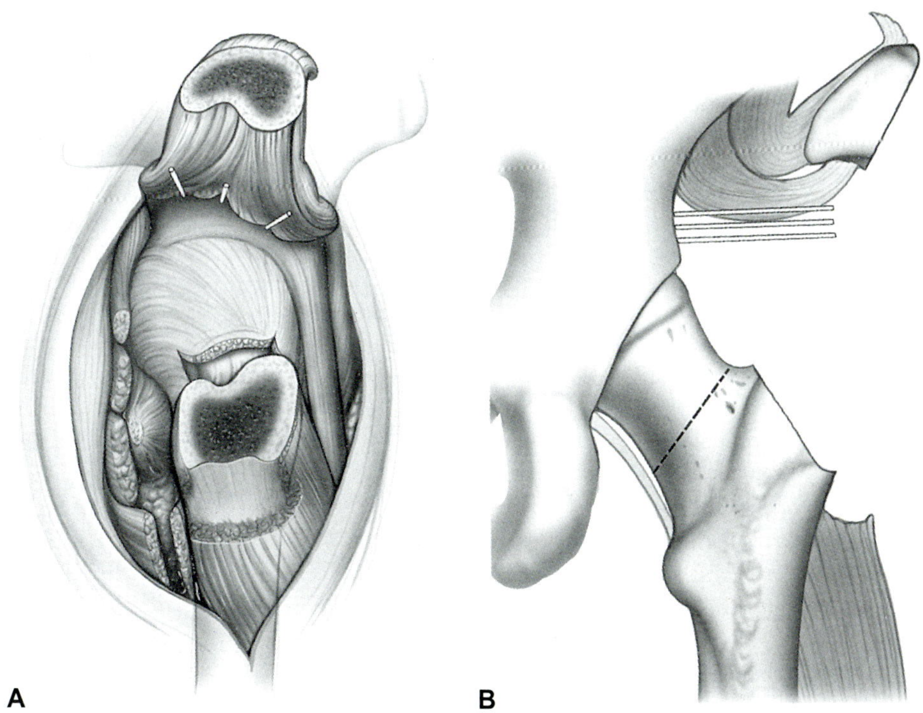

Figura 9. Vista do quadril de lado (A) e pela frente (B), mostrando o fragmento troncatérico contendo os tendões dos glúteos médio e mínimo, que são afastados proximalmente por meio de três pinos de Steinmann colocados através das duas tábuas do ílio.

ossificação heterotópica. As pontas dos fios são puxadas manualmente para se ter certeza de que não se soltarão do osso quando forem apertadas mais tarde. Recomenda-se o uso de fio metálico calibre 18 ou 19 coberto de liga cobalto-cromo. Preferimos usar o fio calibre 19 porque ele é mais flexível. Um guia de broca/fio autotravante é útil quando se fazem os furos e se passam os fios através do osso (Fig. 10). O guia é mantido no lugar depois que se faz o furo. A porção distal do guia tem uma fenda que prende a ponta do fio à medida que ele é passado através da ponta proximal do guia e através do osso. O guia simplifica muito a passagem do fio e elimina as dificuldades associadas em encontrar os furos, que com freqüência estão parcialmente escondidos pelo tecido mole.

A técnica de colocação do fio vertical é modificada no caso de um componente femoral de haste sem cimento. Os furos de broca são colocados numa localização intracortical usando o guia de furo/fio para evitar o contato entre os fios e o componente femoral. Um fio é colocado anterior e um é colocado posterior ao leito trocantérico. Os furos devem ser localizados o mais lateralmente possível nos casos de substituição de superfície para evitar dar origem à concentração de estresse causada pelos furos de broca sob o colo femoral (Fig. 11).

Um fio único transversal é colocado através de um furo de broca de 5 a 10 mm de profundidade na porção média do leito trocantérico. O fio deve ser colocado pelo menos a 10 mm de profundidade quando o osso é osteoporótico. A broca pode potencialmente danificar os fios verticais previamente colocados, uma vez que o percurso passa transversal ao percurso dos fios verticais. Os danos dos fios podem produzir incrementos de estresse e subseqüentes fraturas dos fios. Inicialmente os fios verticais só são puxados ligeiramente através de seus furos. Uma vez que o furo transversal tenha sido executado e o fio transversal tenha sido passado, os fios verticais são puxados de forma que quaisquer áreas do fio potencialmente danificadas fiquem colocadas perto das

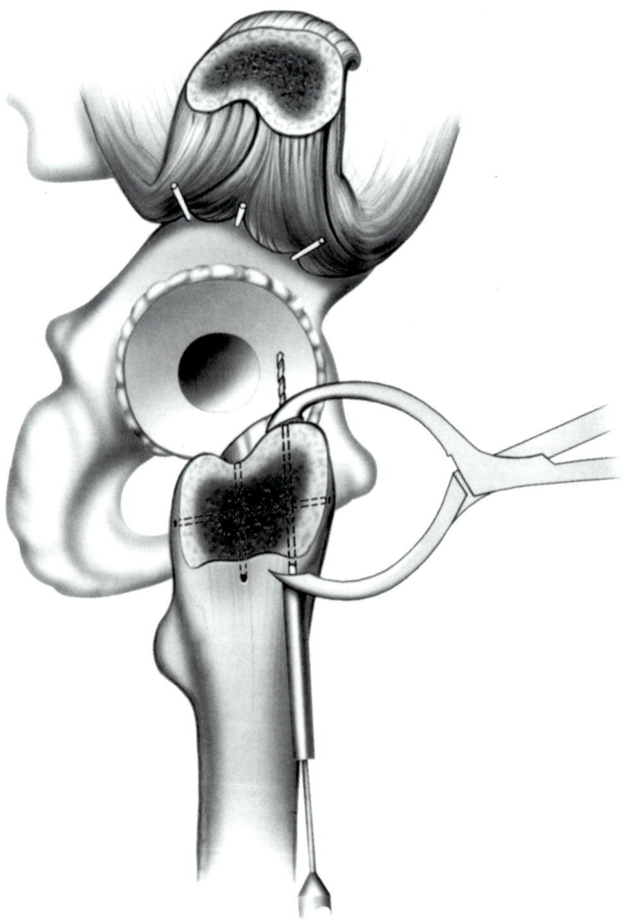

Figura 10. Um guia para broca/fio ajuda a fazer os furos e a passar os fios através do fêmur proximal.

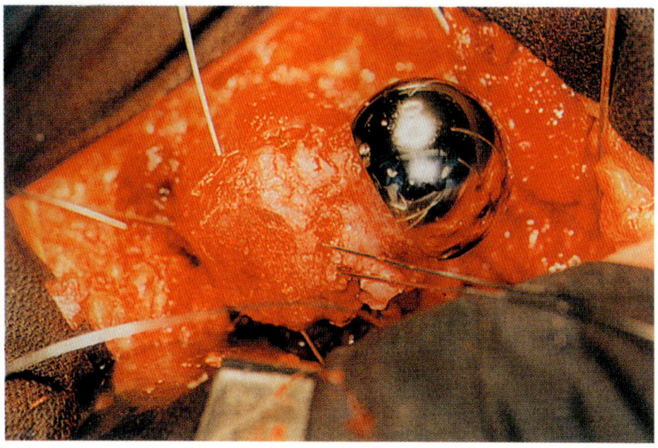

Figura 11. Os furos de broca para a colocação de fios devem ser posicionados no fêmur proximal o mais lateralmente possível para evitar a criação de áreas com concentração de estresse na base do colo femoral nas substituições de superfícies.

pontas do fio que serão cortadas mais tarde (Fig. 12A, B). O fio transverso é colocado no canal intramedular quando é usado acrílico para fixar o componente femoral, e, quando um componente femoral de haste sem cimento é implantado, o fio é colocado numa localização intracortical. As pontas dos fios individuais são cuidadosamente rotuladas com diferentes pinças (p. ex., puxa-

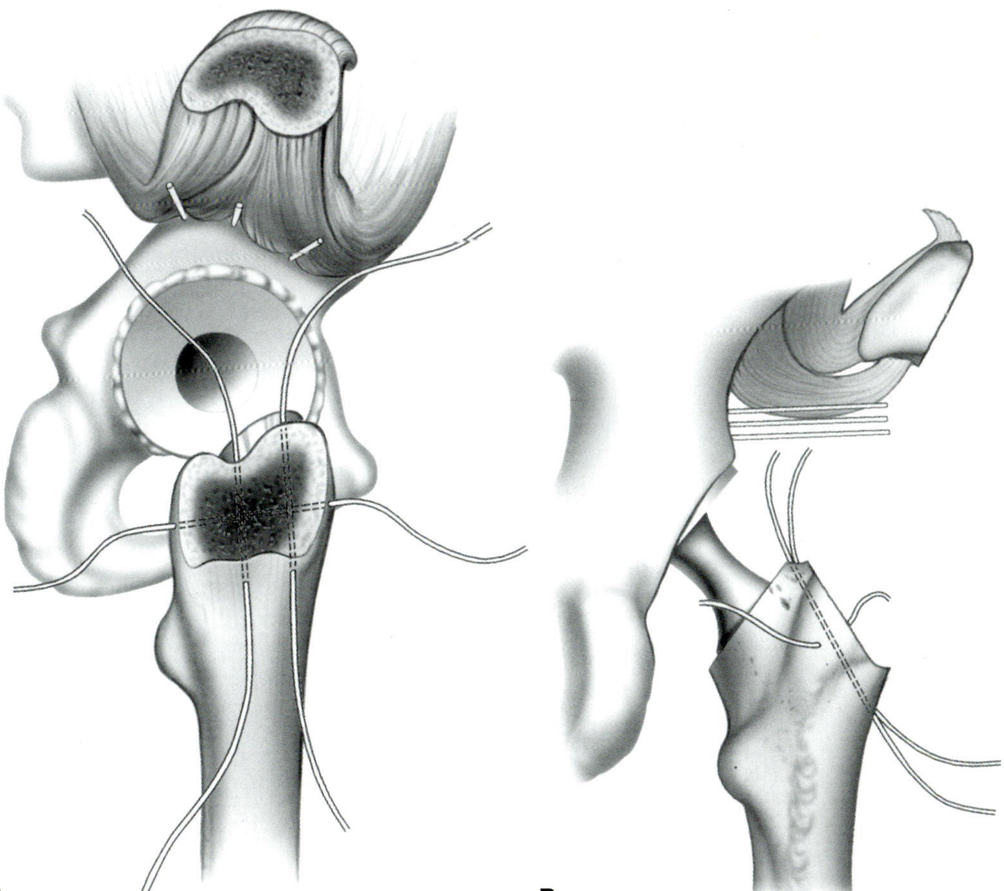

A B

Figura 12. Vistas de lado **(A)** e frente **(B)** do quadril mostrando os fios passados profundamente em relação ao leito trocantérico, numa técnica de três fios.

dores de fios, pinças de Snowden, pinças curvas tipo Kelley ou pinças de Kocher) para ajudar na sua identificação quando forem amarrados mais tarde. Uma vez que os fios tenham sido inseridos através de seus furos de broca, agora o componente femoral é implantado.

As mensurações do comprimento dos membros são realizadas depois que componentes protéticos de prova foram colocados. As bases dos três pinos de Steinmann e o aspecto distal da osteotomia são outra vez utilizados como pontos de referencia para a mensuração. Estas medidas são comparadas àquelas feitas no começo da operação, e ajustamentos intra-operatórios podem ser feitos se necessário para obter o comprimento desejado do membro anterior.

Os pinos de Steinmann são removidos do ílio, liberando o fragmento trocantérico e o músculo glúteo médio. O tendão do glúteo mínimo ainda está fixado ao fragmento trocantérico em casos de rotina. O tendão do glúteo mínimo é liberado do fêmur proximal nos casos em que é desejado um fragmento trocantérico pequeno e o plano da osteotomia cai entre os tendões dos glúteos médio e mínimo. Nestes casos, simplesmente se permite que o tendão do glúteo mínimo caia de volta para sua posição natural.

A peça trocantérica é segura com um fixador trocantérico, que também serve como guia para a furadeira. As pontas proximais dos fios verticais são primeiro passadas através dos tendões dos glúteos médio e mínimo sobre o pólo superior da peça trocantérica. Se somente um fio vertical for utilizado, ele deve ser passado sobre a porção média do aspecto superior da peça trocantérica. Se dois fios verticais forem utilizados, eles devem ser separados de 1 a 2 cm. Uma pinça de tonsila de bico pontudo facilita a passagem dos fios verticais através do tecido tendinoso. O fixador trocantérico é usado agora como guia da furadeira para os fios remanescentes (Fig. 13A, B), mas é importante colocar estes furos o mais tão próximo possível dos fios que emanam da base trocantérica na posição de avanço do trocânter. Os furos para os fios transversos devem ser colocados tão perifericamente quanto possível para manter o fio fora da interface da osteotomia, porque caso contrário ele irá impedir a peça trocantérica de ficar posicionada rente ao leito trocantérico

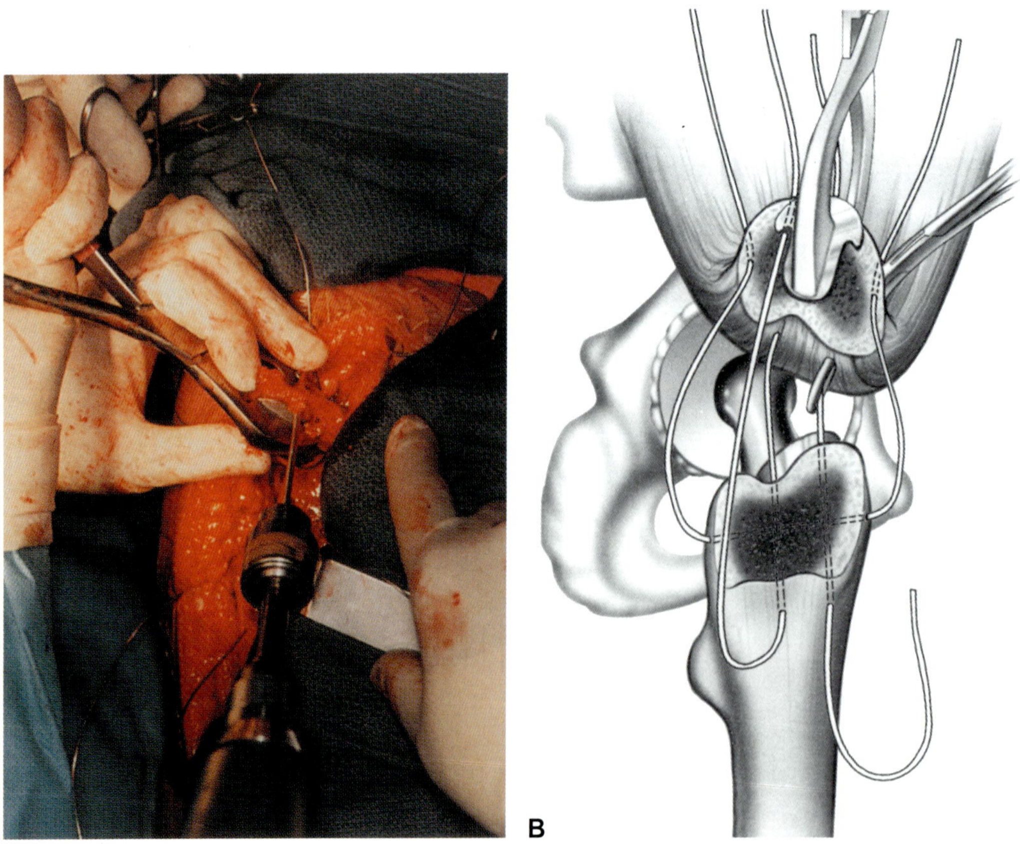

A B

Figura 13 A, B. O fixador trocantérico estabiliza a peça trocantérica e ajuda a puxá-la distalmente para a refixação. Ele serve também como guia para a broca. Uma pinça para tonsila facilita a passagem dos fios através do tendão enquanto o fixador trocantérico segura a peça trocantérica.

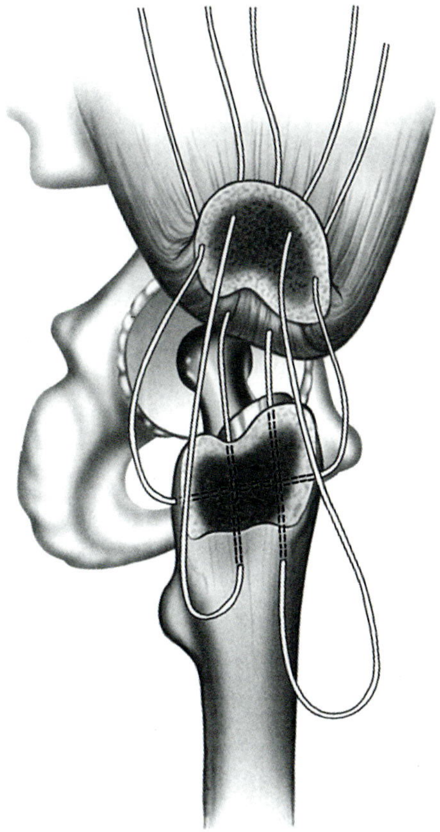

Figura 14. Os fios foram passados através do fragmento trocantérico. As pontas proximais dos fios verticais são usadas para puxar o fragmento distalmente.

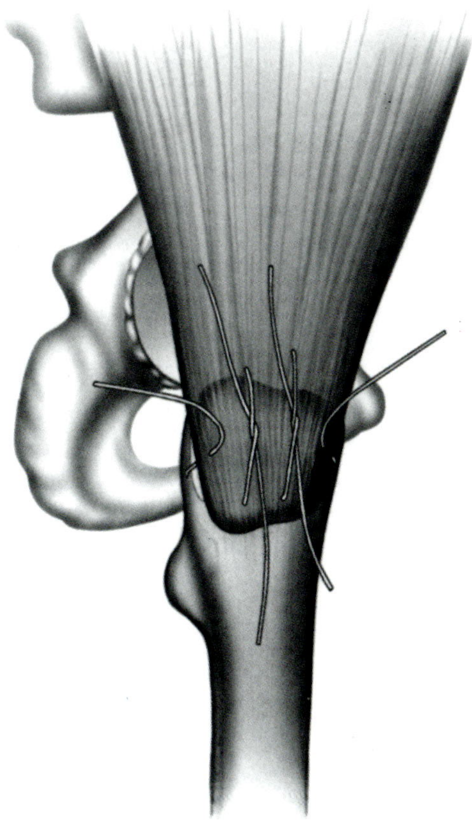

Figura 15. Os fios verticais são colocados afastados cerca de 1 cm. A primeira laçada de um nó pode ser vista em cada um dos fios verticais.

durante a refixação da peça trocantérica. Os furos distais são colocados 1 a 2 cm proximais à ponta distal do fragmento trocantérico, dependendo da quantidade de avanço trocantérico desejada.

Os fios remanescentes são agora passados através do fragmento trocantérico (Fig. 14). O fixador trocantérico é liberado do fragmento, e as pontas proximais dos fios verticais são usadas para puxar distalmente o fragmento trocantérico, fornecendo o grau apropriado de avanço, geralmente 1 a 2 cm. A primeira laçada de um nó quadrado é colocada em cada um dos fios verticais (Fig. 15). Os fios são parcialmente colocados em tensão com um nó para amarrar sob tensão. O trocânter é checado quanto a alinhamento rotacional apropriado. Uma compressa de proteção é colocada sobre o fragmento trocantérico, e um macete é utilizado para impactar de forma cuidadosa o fragmento na área da crista trocantérica (Fig. 16). A proeminência óssea da crista distal do vasto atua como um "salto de esqui" e adiciona maior estabilidade quando o fragmento trocantérico é impactado nele. Os fios verticais são novamente tensionados ainda mais, e os dispositivos de tensionamento são mantidos no lugar à medida que a peça trocantérica é checada quanto à sua estabilidade. Se for necessário o aperto é aumentado.

A primeira laçada do nó quadrado é colocada agora no fio transverso. O fio transverso deve ser colocado perpendicular ao plano de osteotomia de modo a desenvolver forças compressivas máximas. O fio transverso é apertado com a utilização de outro dispositivo tensionador. O fio é palpado para se ter certeza de não haver dobras de fio afrouxadas e para assegurar que os fios não estão escorregando, e os dispositivos apertadores de fios podem ser removidos assim que o fio transverso tiver sido apertado. As segundas laçadas de um nó quadrado são colocadas em cada um dos fios verticais e são apertadas (Fig. 17). Os dispositivos apertadores de fio são removidos dos fios verticais, e as pontas dos fios são cortadas. Os nós quadrados nos fios verticais passam em torno do fio transverso. O fio transverso deixa de escorregar uma vez que os seus nós são

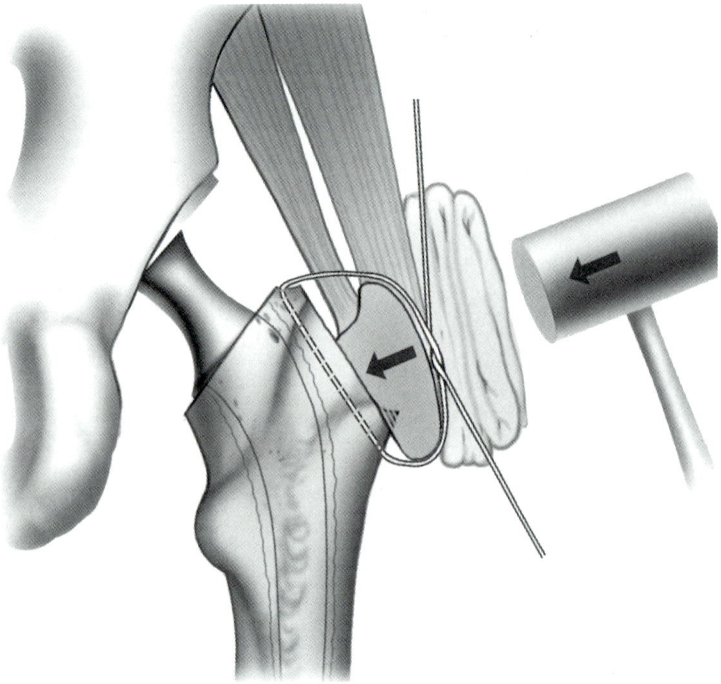

Figura 16. Uma compressa dobrada é colocada sobre o fragmento trocantérico, e é usado um macete para impactar o fragmento dentro da crista trocantérica, promovendo maior estabilidade.

conectados nos fios verticais. Os dispositivos apertadores de fios podem ser removidos do fio transverso, e a segunda laçada do nó quadrado é colocada no fio transverso (Fig. 18). A primeira e a segunda laçada do nó quadrado no fio transverso passam em torno de ambos os fios verticais. Os dois fios verticais são aproximados tensionando-os ainda mais quando a segunda laçada do nó quadrado no fio transverso é apertada (Fig. 19). As pontas dos fios são cortadas cerca de 1 cm de comprimento e são anguladas em 90° utilizando pinças de Snowden ou com alicates bico de agulha. Cada ponta de fio é impactada no fragmento trocantérico para minimizar uma potencial irritação do tecido mole (Fig. 20). O tendão vasto lateral é reparado com sutura não-absorvível #1 ou #0 para aumentar a fixação trocantérica. A seguir, a ferida cirúrgica é fechada por planos da fóvea rotineira.

Vários detalhes técnicos são dignos de nota. Existe uma curva de aprendizado associada com a aplicação da quantidade apropriada da tensão no fio. O mecanismo de aparafusamento dos tensores

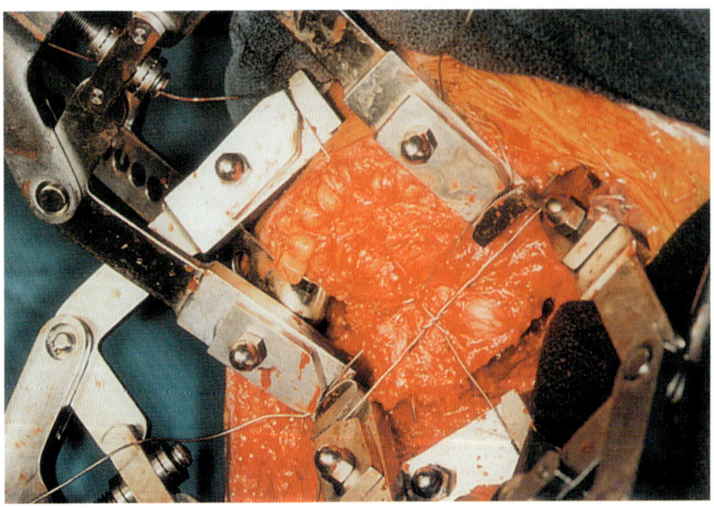

Figura 17. A segunda laçada de um nó quadrado é colocada em cada um dos fios verticais, e eles são apertados em volta do fio transverso, que tem nele a primeira laçada do nó quadrado. Os nós quadrados nos fios verticais evitam que o fio transverso venha a escorregar.

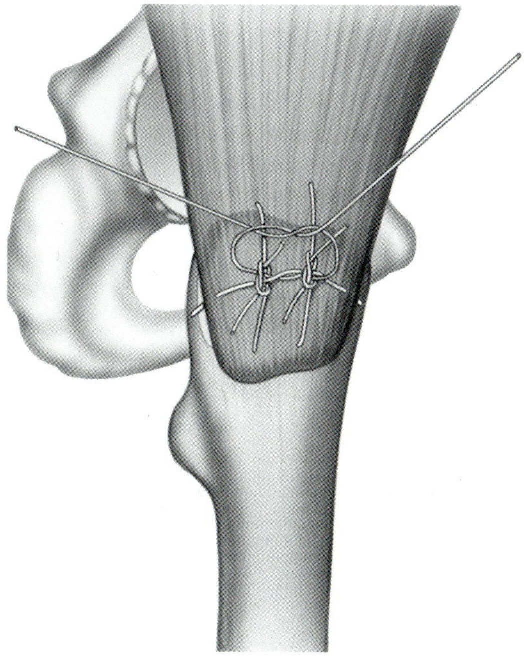

Figura 18. A segunda laçada do nó quadrado é colocada no fio transverso à medida que o fio passa em torno dos dois fios verticais.

de fios tipo estribo tendem a se desgastar com o uso repetido, fazendo com que seja necessário aplicar mais força para obter o grau ótimo de tensão do fio. Isso diminui grandemente a capacidade do cirurgião para avaliar a tensão do fio. Preferimos um tensionador de fio melhorado com um mecanismo de aparafusamento fabricado com aço mais duro e durável que resista ao desgaste e permita uma aplicação mais suave da tensão no fio DePuy #2069-85-001 (Fig. 21).

Uma osteotomia vertical longa é utilizada nos casos em que um alongamento do membro inferior é antecipado. Tais casos incluem a artroplastia total do quadril para displasia congênita do quadril, ou revisão de um componente femoral afundado. O fragmento trocantérico mais longo permite maior flexibilidade na locação da fixação trocantérica para manter uma tensão ótima do músculo abdutor.

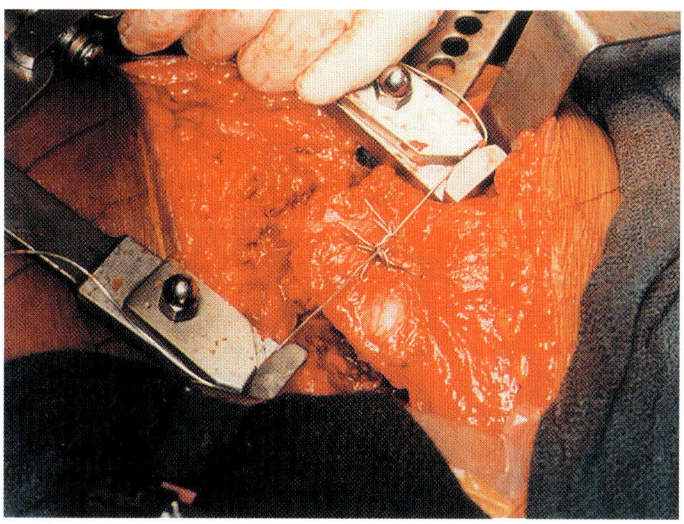

Figura 19. Amarração da segunda laçada do nó quadrado no fio transverso puxa os dois fios verticais um contra o outro, tensionando-os ainda mais.

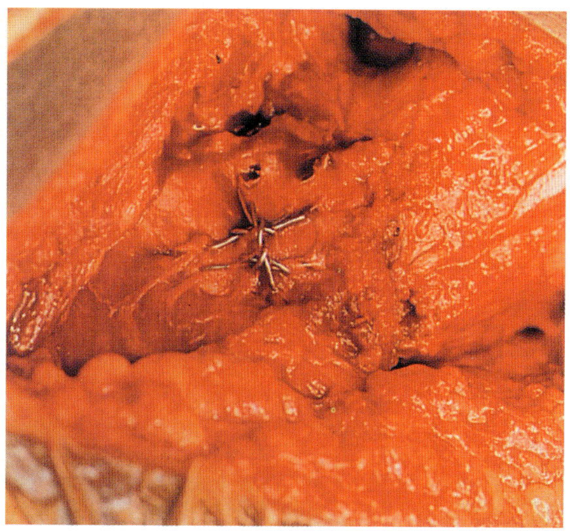

Figura 20. Todas pontas de fios são cortadas, dobradas em 90 graus e impactadas no fragmento trocantérico para minimizar sua proeminência.

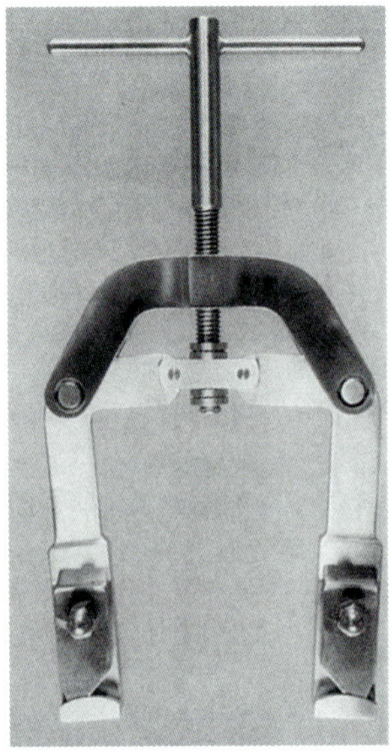

Figura 21. Apertador de fio mais avançado que permite aplicação mais suave e mais uniforme da tensão do fio.

Um leito trocantérico de má qualidade pode estar presente, comprometendo a refixação do fragmento trocantérico. Uma baixa qualidade óssea está freqüentemente presente em casos de revisão. Osso cortical pode estar presente em casos de avanço trocantérico além do leito trocantérico constituído de osso esponjoso. Se a região de refixação incluir osso cortical, é realizada a escamação da cortical femoral lateral com um osteótomo ou um rebarbador motorizado. O osso esponjoso proveniente da presagem acetabular pode ser utilizado para enxertar a região de refixação se a qualidade do osso for baixa ou se existirem falhas no fragmento trocantérico.

É importante avaliar a estabilidade entre o fragmento trocantérico e seu leito e para determinar se qualquer fio foi cortado e desalojado para fora do leito trocantérico. Isto é detectado por uma perda abrupta de tensão no fio durante o seu aperto. Todos os fios devem ser inspecionados em tal evento, e devem ser substituídos se existir qualquer dúvida quanto à sua integridade.

TRATAMENTO PÓS-OPERATÓRIO

No período pós-operatório, a osteotomia trocantérica é protegida, sendo permitida uma marcha com descarga de peso apenas pelo toque dos dedos do pé no solo durante dois meses. Uma maior duração de proteção contra descarga do peso pode ser necessária se houver quaisquer fatores de risco para não-união. Se for julgado haver excelente estabilidade rotacional do fragmento trocantérico impactado ao seu leito, serão encorajados exercícios, incluindo flexão do quadril. A abdução ativa é retardada até que a osteotomia esteja recuperada, como observado nas radiografias de acompanhamento. Exercícios de abdução e descarga progressiva de peso podem geralmente começar após três meses da cirurgia se não houver evidência de deslocamento trocantérico ou quebra de fios. A consolidação óssea da osteotomia é difícil de avaliar, a não ser que o RX pós-operatório seja dirigido tangencialmente ao plano da osteotomia, e isto requer que a extremidade seja posicionada em rotação interna de 20 graus. A decisão quanto ao avanço da fisioterapia e descarga de peso é baseada na ausência de migração trocantérica, avaliação de uma radiografia feita tangencial à osteotomia e o grau de aposição óssea alcançado na cirurgia. Se houver qualquer dúvida acerca da consolidação, deve ser evitada a abdução ativa por quatro meses. Se houver qualquer migração ou quebra de fio, retarde a abdução ativa por até seis meses.

COMPLICAÇÕES

A complicação séria mais comum associada com a abordagem trocantérica é a ocorrência de pseudo-artrose trocantérica. As taxas de não-união relatadas variam na faixa de 0% a 17,4%. Potenciais problemas associados com a não-união incluem dor e fraqueza dos abdutores. A mais recente revisão de nossa experiência com osteotomia trocantérica em artroplastia total do quadril cimentada TR-28 demonstrou taxas de pseudo-artrose na faixa de 4,9% (18 em 366) em casos primários e 7,1% (15 em 211) em casos de revisão. A maioria dos casos de não-união trocantérica TR-28 ocorreu em casos de artrose (38%) e de artroplastias total do quadril fracassadas (34%). A incidência de pseudo-artrose foi mais baixa em casos de artrite reumatóide (3%) e displasia congênita do quadril (0%). O aumento de peso foi um fator de risco para a não-união. Idade do paciente, sexo e altura não foram associados com a pseudo-artrose trocantérica.

Erro técnico na refixação trocantérica foi implicado na maioria dos casos de pseudo-artrose. Os erros técnicos comuns incluíram a presença de dobras de fio não-tensionadas, indicando aperto inadequado dos fios, colocação superficial de fio e impactação trocantérica insuficiente na crista do vasto. Um erro menos comum encontrado incluiu a refixação do fragmento trocantérico numa posição inclinada e uma diminuição de superfície de contato entre o fragmento e o leito. Dois casos de pseudo-artrose receberam radioterapia no período pós-operatório (1.000 e 2.000 rads) para a prevenção de ossificação heterotópica. A osteotomia trocantérica não foi protegida da radiação naquele momento, o que agora recomendamos que seja feito.

Em nossas séries THA TR-28, nos casos em que o intervalo de separação entre o fragmento trocantérico e seu leito era menor que 10 mm (separação de Grau 1), a força de abdução do quadril e uma marcha tipo Trendelenburg não eram afetadas pela pseudo-artrose trocantérica. Estes parâmetros funcionais pioravam progressivamente quando ocorria um aumento na separação para Grau II (separação de 1 a 2 cm) e para Grau III (separação > 2 cm). Não houve diferenças significativas nas pontuações UCLA para avaliação de dor, andar, níveis de função e atividade, entre casos de pseudo-artrose e as séries globais tanto para TR-28 ou para grupos que realizaram substituição de superfície.

A ocorrência de fratura do fio é freqüente depois da osteotomia trocantérica. Observamos fios fraturados em 53% dos casos de pseudo artrose TR-28. A remoção dos fios geralmente é desnecessária. A remoção dos fios foi executada em só dois casos de pseudo-artrose (4,5%), uma taxa idêntica para todas as séries (37 de 741 casos). Os fios podem ser removidos sob anestesia local com a utilização de qualquer das técnicas, de dois ou de três fios. A pele e os tecidos subcutâneos são infiltrados com anestésico local e os nós dos fios são expostos através de uma pequena incisão. Os tecidos moles que cresceram nos nós são removidos. Cada fio é cortado em um lado de seu nó. Cada nó é seguro com alicate e os fios são removidos com um puxão vigoroso enquanto um assistente aplica pressão para baixo no quadril.

Uma refixação do trocânter deve ser considerada se o trocânter migrar e houver enfraquecimento da força de redução. Porém, em nossa experiência vimos somente um paciente que relatou dor significativa após uma pseudo-artrose trocantérica. Neste paciente, o trocânter separou a uma distância menor do que 0,5 cm e uma pseudo-artrose se desenvolveu com esclerose das superfícies opostas. O enfraquecimento da adução foi julgado ter sido causado pela dor, e isto foi confirmado por injeção de xilocaína. Felizmente, a refixação foi acompanhada de união óssea, alívio da dor e aumento da força de abdução.

Não é comum que recomendemos e executemos a refixação trocantérica para migração e enfraquecimento porque, embora a operação seja modesta, o tratamento pós-operatório não é. Na refixação, as superfícies ósseas precisam ser avivadas com cortes precisos das superfícies ósseas. A obtenção de estabilidade inicial deve ser conseguida, e, se o fragmento for pequeno e um osso ótimo não estiver presente (o que é caso freqüente), será difícil manter a estabilidade, o que prejudica a união. Sérias considerações devem ser dadas para a imobilização em bandagem, para assegurar que o paciente não irá estressar a fixação do fio. Uma pseudo-artrose tratada com operação para não-união tem uma incidência consideravelmente maior de fracasso que uma refixação primária.

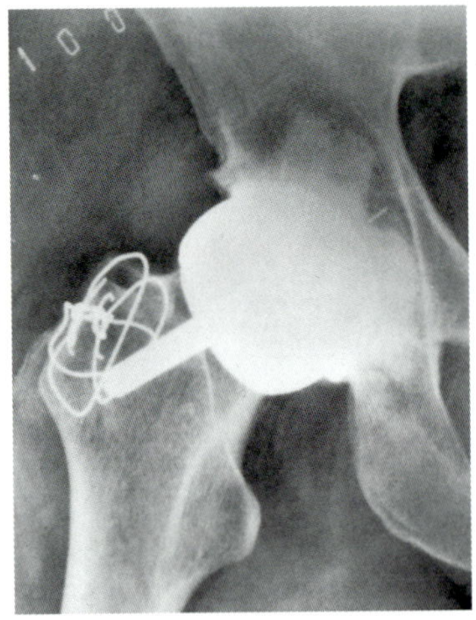

Figura 22. Radiografia pós-operatória imediata mostrando a posição do trocânter e dos fios.

CASO ILUSTRATIVO DA TÉCNICA

G.S, homem de 44 anos que foi tratado com terapia esteróide para rinite alérgica desenvolveu necrose avascular da cabeça femoral direita. O paciente foi submetido a uma substituição da superfície cimentada direita usando a prótese McMinn metal/metal em 11 de novembro de 1993. O trocânter foi avançado de 1 cm e refixado usando a técnica de intertravamento de três fios. Uma radiografia pós-operatória imediata (Fig. 22) foi tirada com o quadril rodado externamente de forma que o raio X não está no plano da osteotomia e ilustra a posição do trocânter e dos fios. A Figura 23 mostra o filme de acompanhamento de um ano com o quadril em rotação neutra. Existe a união óssea do trocânter na posição avançada.

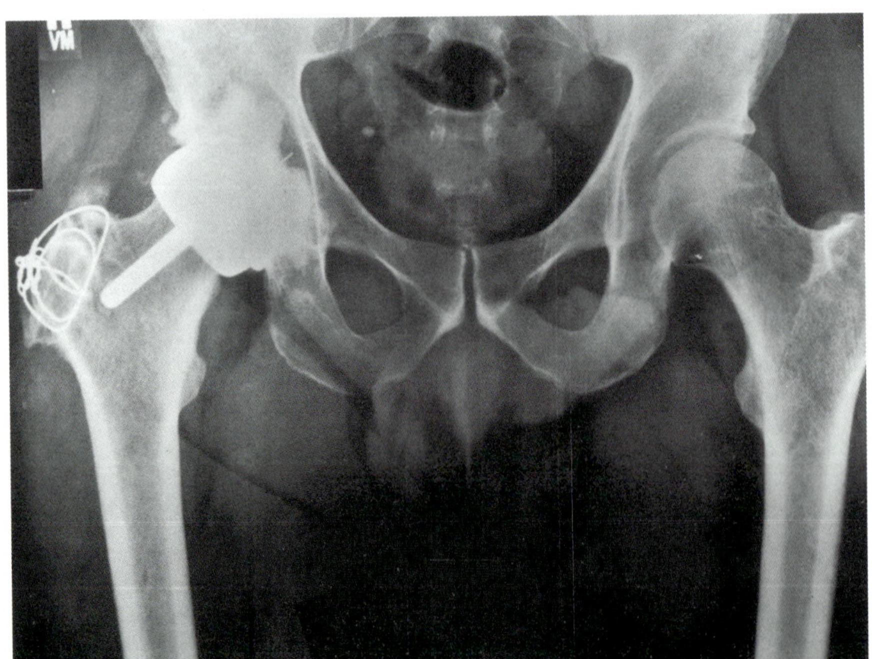

Figura 23. Radiografia pós-operatória de um ano mostra a consolidação óssea do trocânter.

LEITURAS RECOMENDADAS

1. Amstutz, H.C., Mai, L.L., and Schmidt, I: Results of interlocking wire trochanteric reattachment and technique refinements to prevent complications following total hip arthroplasty. *Clin. Orthop.*, 183:82, 1984.
2. Amstutz, H.C., and Maki, S.: Complications of trochanteric osteotomy in total hip replacement. *J. Bone Joint Surg.*, 60A:214, 1978.
3. Amstutz, H.C., and Yao, J.: Trochanteric nonunion (ch. 33, pp. 457-468). In: *Hip Arthroplasty.* Churchill Livingstone, 1991.
4. Amstutz, H.C., Yao, J., and Leipzig, J.: Results of trochanteric osteotomy in total hip arthroplasty. Submitted.
5. Boardman, K.P., Bocco, F., and Charnley, J.: An evaluation of a method of trochanteric fixation using three wires in Charnley low-friction arthroplasty of the hip. *Clin. Orthop.*, 132:31, 1978.
6. Browne, A.O., and Sheehan LM.: Trochanteric osteotomy in Charnley low-friction arthroplasty of the hip. *Clin. Orthop.*, 211:128, 1986.
7. Dall, D.M.: Cable techniques for trochanteric and femoral allograft fixation. *Techniques Orthop.*, 6(3):7, 1991.
8. Glassman, A.H.: Complications of trochanteric osteotomy. *Orthop. Clin. North Amer.*, 23(2):321, 1992.
9. Jensen, N.F., and Harris, W.H.: A system for trochanteric osteotomy and reattachment for total hip arthroplasty with ninety-nine percent union rate. *Clin. Orthop.*, 208:174, 1986.
10. Schutzer, S.F., and Harris, W.H.: Trochanteric osteotomy for revision total hip arthroplasty. *Clin. Orthop.*, 227:172, 1988.
11. Thomas, B., Amstutz, H.C., and Yao, J.: Surgical approaches to the hip joint (ch. 17, pp. 457-468). In: *Hip Arthroplasty.* Churchill Livingstone, 1991.
12. Wroblewski, B.M.: Reattachment of the greater trochanter after hip replacement. *J. Bone J.S.*, 67B:736, 1985.

4

Abordagem Ântero-Lateral

Paul J. P. Pongor e Maurice E. Müeller

Originariamente descrita por Watson Jones (8), a abordagem ântero-lateral permite uma excelente exposição do colo femoral e do acetábulo sem a necessidade de osteotomia trocantérica. Passando em grande parte em frente do glúteo médio, a abordagem ântero-lateral limita o dano a este importante abdutor do quadril. Porém, para obter uma exposição adequada, as fibras mais anteriores do glúteo médio requerem divisão.

A abordagem ântero-lateral pode ser indicada para pacientes com cicatriz anterior ou de tecidos moles que não são adequados para as abordagens lateral ou posterior. Esta abordagem é particularmente útil para pacientes nos quais o risco de luxação posterior é grande ou que sejam portadores de condições neurológicas tais como doença de Parkinson, espasticidade ou grave deformidade em flexão do quadril. Essa abordagem é particularmente útil em pacientes que serão submetidos à artroplastia total do quadril bilateral simultânea na qual o paciente é operado numa posição de decúbito dorsal, tornando desnecessários o reposicionamento, a preparação e a colocação de campos cirúrgicos no paciente. Uma avaliação do comprimento dos membros é facilitada quando se tem o paciente na posição de decúbito dorsal, com ambas as extremidades inferiores disponíveis para inspeção visual.

Ter o paciente na posição supina melhora o acesso e o controle das vias respiratórias bem como da mecânica pulmonar. Esta é uma importante vantagem em pacientes idosos e em pacientes com dificuldades respiratórias, particularmente pacientes com espondilite anquilosante, nos quais a limitada expansão do tórax pode ser comprometida ainda pela posição de decúbito lateral. A posição do componente acetabular é mais fácil de julgar quando se emprega a abordagem ântero-lateral do que pelas abordagens lateral e posterior, e a taxa de luxação no pós-operatório é muito baixa, provavelmente devido à combinação da visualização do componente acetabular a partir deste método e a capacidade de julgar sua posição com maior precisão. A incidência de ossificação heterotópica é também muito baixa. Uma vantagem particular da abordagem ântero-lateral é que a incidência de danos aos músculos abdutores é extremamente baixa, particularmente quando comparada com a abordagem lateral direta.

A abordagem ântero-lateral é contra-indicada em obesos e/ou pacientes pesadamente musculosos, e a incisão não é facilmente estendida se uma exposição mais ampla for necessária — por exemplo, se existirem defeitos não-esperados na borda posterior do acetábulo que necessitem ser tratados.

P. J. P. Pongor, M.D.: Departament of Surgery, Beth Israel Deaconess Hospital, Boston, Massachusetts 02215.
M. E. Müeller: Lindenhof Hospital, CH-3001 Bern, Switzerland.

PLANEJAMENTO PRÉ-OPERATÓRIO

Um cuidadoso planejamento pré-operatório é essencial para assegurar o resultado esperado. O planejamento pré-operatório fornece informação sobre a prótese apropriada, profundidade da fresagem do acetábulo e o nível da ressecção do colo femoral, bem como o correto posicionamento e orientação dos componentes. O plano assegura que o cirurgião possa antecipar potenciais dificuldades intra-operatórias tais como a ressecção de osteófitos enxerto de osso para o acetábulo, ou necessidade de uma osteotomia trocantérica. Diferenças significativas de comprimento dos membros são também avaliadas durante o planejamento pré-operatório. Um plano pré-operatório cuidadoso requer uma radiografia ântero-posterior (AP) da pelve, incluindo o terço proximal de ambos os fêmures, gabaritos de componentes, papel de traçamento, um lápis preto para traçar a silhueta dos ossos e um vermelho para traçar a silhueta do implante.

Depois da seleção do implante apropriado, três traços são feitos na radiografia AP pré-operatória. O primeiro (traço A) segue o contorno ósseo da hemipelve saudável, dos trocânteres maior e menor e das bordas internas do canal medular. O segundo traço (traço B) segue os contornos ósseos da hemipelve doente. O último traço (traço C) é dos contornos da cabeça e colo femoral doente do trocânter maior, do trocânter menor e do canal medular. O planejamento em si compreende um processo de quatro passos (Fig. 1).

Passo 1: Traçado A: a hemipelve sadia, é sobreposta sobre o gabarito do implante escolhido. Quando o diâmetro externo do componente acetabular corresponder com o segmento de suporte do peso no contorno acetabular, o soquete acetabular é traçado no desenho. Ao mesmo tempo, a margem medial da diáfise femoral tem de tocar a borda interna da cortical femoral medial. Com o original reproduzido, a linha de referência trocantérica (T), a linha de ressecção femoral (F) e os perfis de ambos os trocânteres e da prótese femoral são adicionados ao traçado.

Passo 2: Traçado B: a hemipelve doente é agora sobreposta num traçado A invertido . As silhuetas pélvicas coincidem grosseiramente. O componente acetabular é agora copiado em sua localização anatômica. Isto ajuda a determinar a profundidade da presagem acetabular.

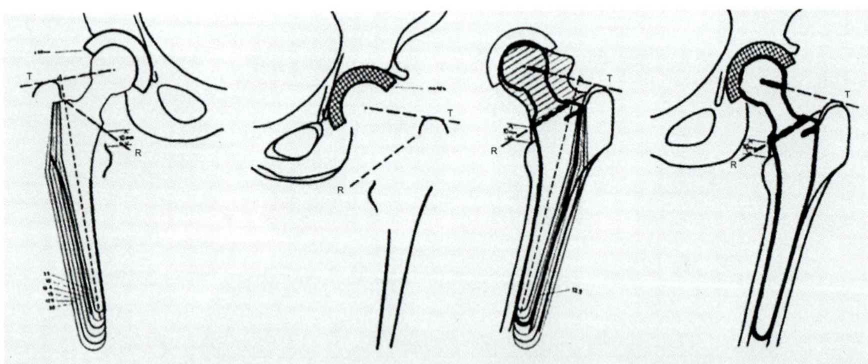

Fig. 8. Exemplo 1 para planejamento pré-operatório. Articulação de quadril saudável à direita, coxartrose à esquerda. O objetivo é um comprimento igual dos membros inferiores. Radiografia de uma hemipelve saudável e de uma doente. *(A)* Traçados dos contornos da pelve, ambos os trocanteres e as bordas internas do canal medular no lado sadio. *(B)* Traçados da pelve; *(C)* e do fêmur no lado doente. *(D)* O molde para a haste de haste regular. *(A')* O traçado A superposto sobre o molde de modo que soquete acetabular corresponda ao nível do acetábulo e a borda medial da haste toque a borda medial do canal medular. (Nota: Em alguns casos, leves ajustes são necessários para compensar variações na medialização/lateralização da diáfise femoral. Fazendo isso, o comprimento da perna não deve ser alterado.) O soquete acetabúlar e as linhas de referência T e R são traçadas. As distâncias entre a ponta do trocanter maior e a linha-T e o trocanter menor e a linha R são medidas. Nota: Use a régua adaptadora para o molde. *(B')* Traçado *B* superposto ao traçado *A'* girado. Os contornos da pelve devem se combinar. O soquete acetabular é desenhado. *(C')* O traçado C é primeiro superposto ao traçado *B'*. Ambos os trocanteres devem se combinar. Coloque as duas linhas de referência. Agora transfira o traçado *C* sobre o molde e mova-o de modo que a borda medial da prótese toque a borda interna do córtex medial ao mesmo tempo em que as linhas de referências coincidem. Trace na maior prótese. *(D')* O composto *B'* e *C'* é igual ao resultado pós-operatório esperado.

Figura 1. O planejamento para a abordagem ântero-lateral é um processo de quatro passos.

Passo 3: Traçado C: a silhueta do osso femoral doente é sobreposta no traçado invertido A de tal maneira que os trocânteres fiquem no mesmo nível. A linha de referência trocantérica (T) e a linha de ressecção (R), bem como a silhueta da prótese femoral escolhida, são cuidadosamente desenhadas no traçado C. Se os canais medulares não coincidirem, o tamanho da haste pode ser ajustado com a ajuda de gabarito apropriado de componente femoral.

Passo 4: Finalmente, o traçado B, a hemipelve doente é sobreposta ao traçado C, o fêmur proximal doente, e a porção femoral não-ressecada e a prótese escolhida são copiadas. O composto resultante corresponde ao resultado pós-operatório antecipado.

Embora o inicialmente o procedimento possa parecer confuso, os quatro passos permitem ao cirurgião realizar a reconstrução tendo por base o quadril sadio, ajudando a assegurar a correção das discrepâncias do comprimento do membro e reproduzindo a apropriada biomecânica original.

TÉCNICA OPERATÓRIA

Posicionamento do Paciente

O procedimento pode ser realizado com o paciente na posição de decúbito dorsal ou em decúbito lateral usando uma abordagem de Kocher modificada. A posição de decúbito dorsal pode ser preferida devido à sua vantagem em facilitar o correto posicionamento dos componentes protéticos durante o procedimento. Além do mais, os instrumentos usados para a inserção da substituição total, instrumentos especiais, tais como afastadores de ponta estreita, facilitam grandemente a exposição e ajudam a evitar dano às estruturas neuromusculares circunvizinhas.

Incisão Inicial e Dissecção Superficial

Originariamente a incisão foi descrita como curvada, de 12 a 15 cm de comprimento, começando num ponto médio de uma linha juntando a espinha ilíaca ântero-superior ao extremo do trocânter maior. A parte distal da incisão era paralela à diáfise femoral, formando um ângulo entre estes dois braços da incisão de aproximadamente 130 graus, o ápice da incisão posicionado logo atrás do trocânter maior (5). A correta posição do ápice foi achada importante por permitir adequado acesso ao colo femoral exposto mais tarde no procedimento (Fig. 2). Porém, mais

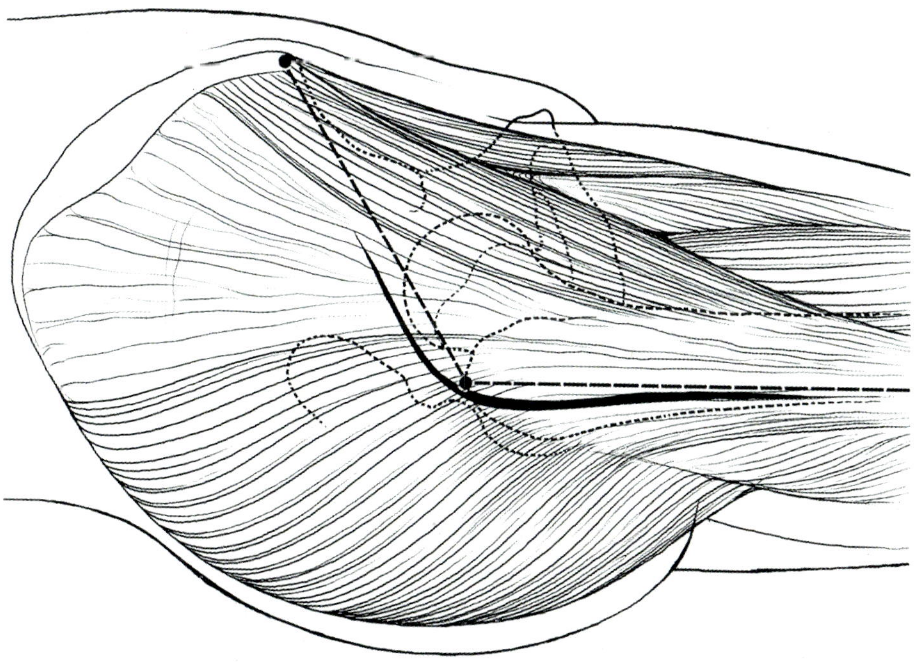

Figura 2. A incisão como originariamente descrita é curva, de 12 a 15 cm de comprimento, começando no ponto médio de uma linha a partir da espinha ilíaca ântero-superior à extremidade do trocânter maior. A porção distal é paralela à diáfise femoral, com um ângulo de aproximadamente 130 graus entre os dois braços da incisão. O ápice da incisão está posicionado logo atrás do trocânter maior para permitir um acesso adequado ao colo femoral.

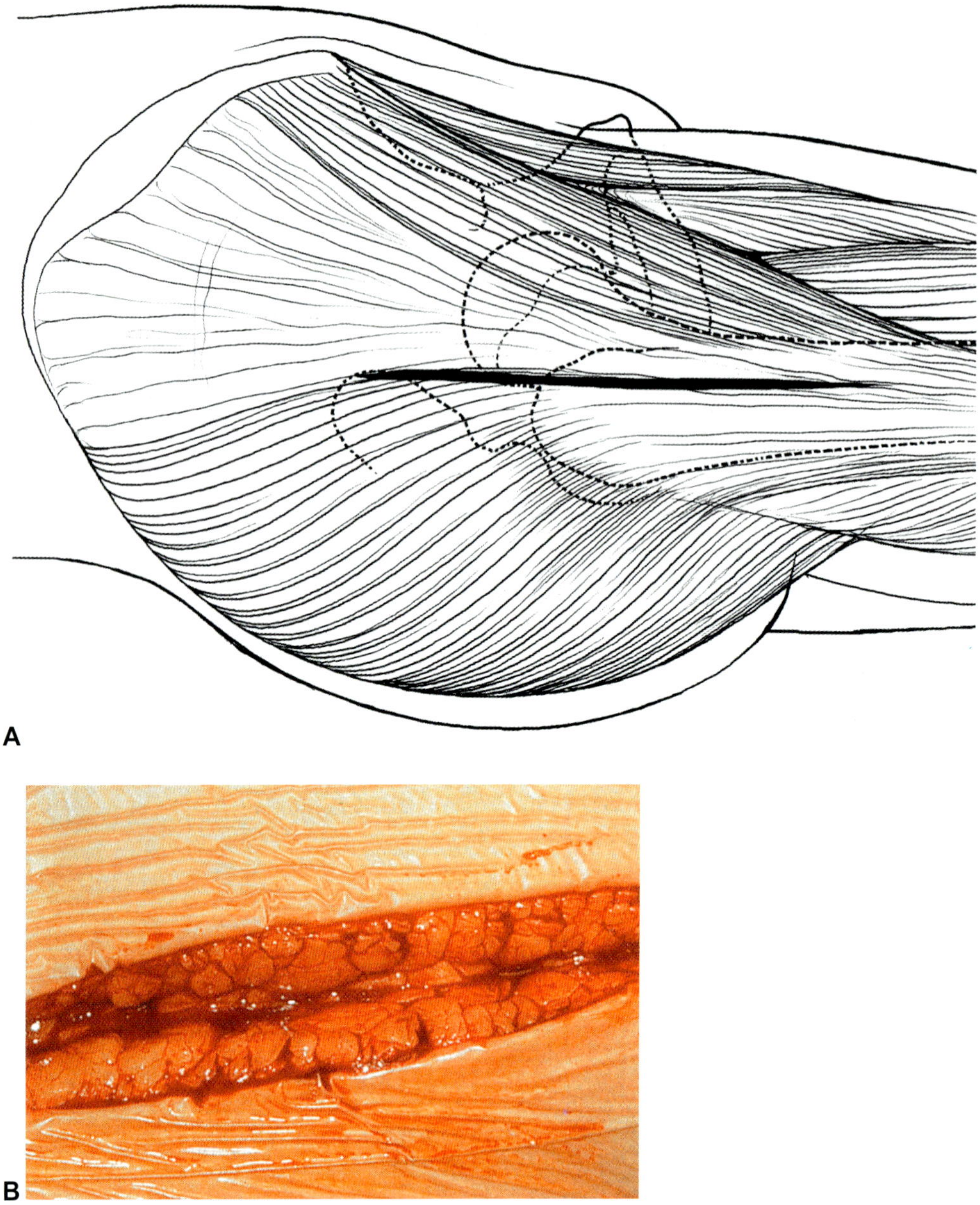

Figura 3 A, B. Uma incisão menos curva do que a mostrada na Fig. 2 também foi descrita e deve ser usada em pacientes obesos.

recentemente, uma incisão mais linear, menos curvada, tem sido defendida (Fig. 3). Uma incisão similar é usada para incisar a faixa iliotibial subjacente. Em pacientes obesos, a incisão deve ser reta e de maior comprimento.

Dissecção Profunda

A articulação do quadril é abordada no intervalo entre os músculos tensor da fáscia lata e glúteos, protegendo-se o nervo do tensor da fáscia lata (Fig. 4). O ramo do nervo glúteo superior para o tensor da fáscia lata repousa nesse intervalo e deve ser cuidadosamente protegido durante a abordagem.

Uma incisão transversal é usada para liberar o terço anterior da fixação distal do glúteo médio no aspecto lateral do trocânter. O desenvolvimento do intervalo entre o glúteo médio e o mínimo pode ser ajudado colocando um gancho de osso em volta do glúteo médio, aplicando ten-

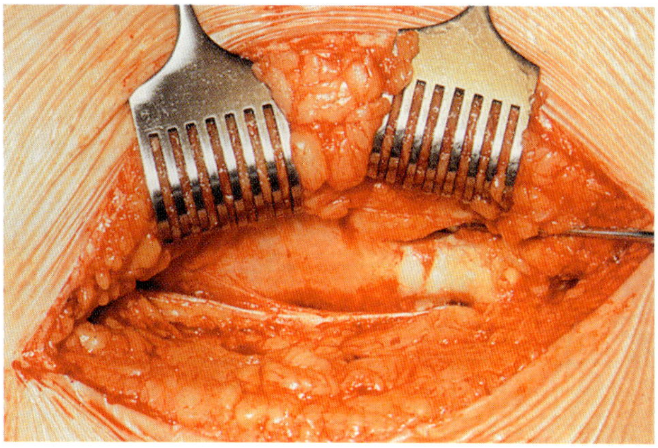

Figura 4. O tensor da fáscia lata e os músculos glúteos são divididos, tomando cuidado para proteger o nervo do tensor da fáscia lata.

são proximal e a seguir dividindo com bisturi as fibras anteriores do glúteo médio até que a bolsa entre o glúteo mínimo e o trocanter maior seja aberta (Fig. 5). Isto irá expor o tendão glúteo mínimo situado abaixo. O tendão do glúteo mínimo é cortado aproximadamente a 1 cm de sua fixação no aspecto ventral do trocânter maior e etiquetado para posterior reparo (Fig. 6B). Se necessário, uma maior parte do glúteo médio pode ser liberada para evitar causar lesão deste músculo durante o procedimento.

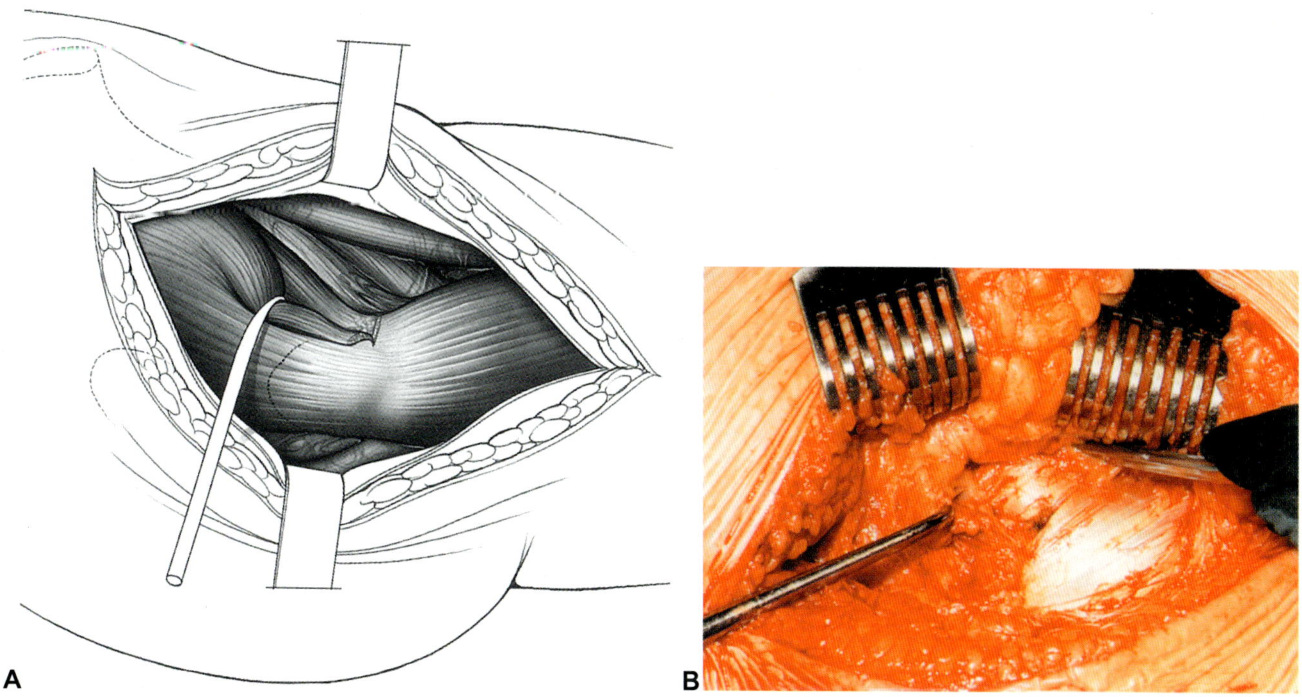

A

B

Figura 5. (A) O terço anterior da fixação distal do glúteo máximo é liberado do aspecto lateral do trocânter por meio de uma incisão transversal. A identificação do intervalo entre o glúteo médio e o mínimo é ajudada colocando um gancho de osso em volta do glúteo médio, aplicando uma tensão proximal e dividindo cuidadosamente as fibras anteriores do glúteo médio para abrir a bolsa que fica entre o glúteo mínimo e o trocânter maior. **(B)** Fotografia intra-operatória mostrando a divisão dos glúteos médio e mínimo.

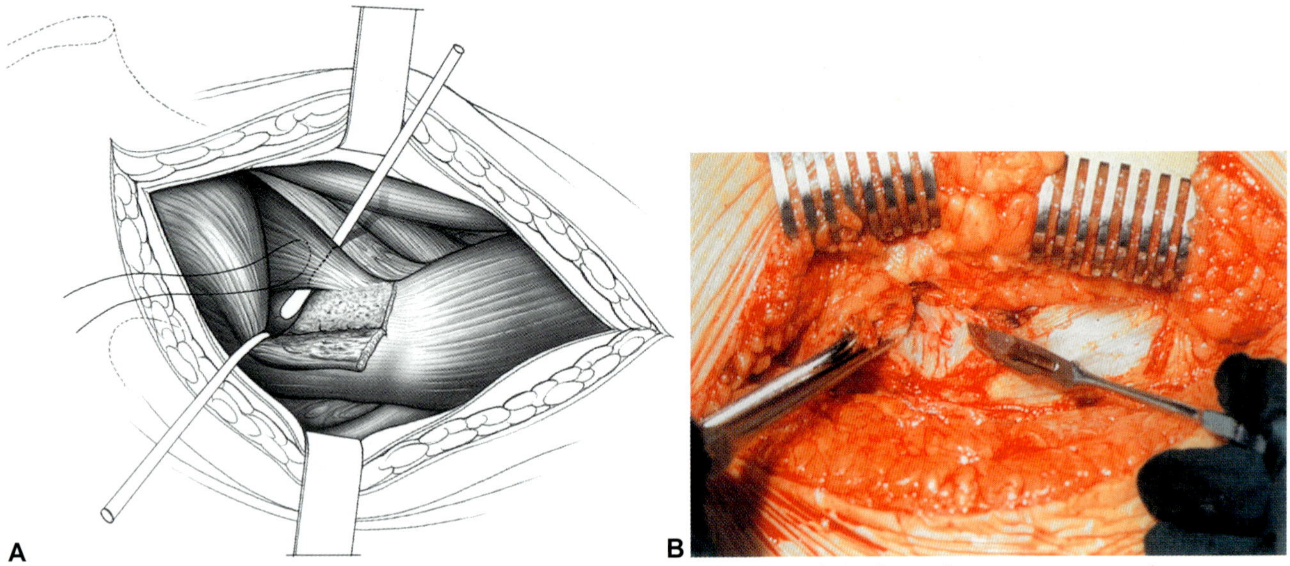

A B

Figura 6 A, B. O tendão do glúteo mínimo é seccionado e etiquetado para reparo posterior.

Exposição da Cápsula Articular

Três afastadores longos, de ponta estreita, são cuidadosamente posicionados dentro do ferimento: dois são colocados na cápsula em cada lado do colo do fêmur e o terceiro atrás da borda anterior do acetábulo (Fig. 7). Um grande cuidado deve ser tomado para assegurar que este último afastador esteja em contato com o osso, em vez de escorregar no tecido mole anterior à borda acetabular, danificando o nervo femoral (Fig. 5A). A seguir uma grande incisão em forma de T é feita na cápsula. Em cada lado do colo femoral exposto, dois afastadores de ponta romba são colocados entre o colo e a cápsula articular. Estes três afastadores envolvem o colo e protegem as estruturas atrás da articulação (Fig. 8). A excisão da cápsula deve ser tão completa quanto possível para permitir uma fácil luxação do coto do colo. Freqüentemente, sobretudo havendo uma restrição da rotação externa, os rotadores externos curtos requerem divisão durante a excisão capsular (2).

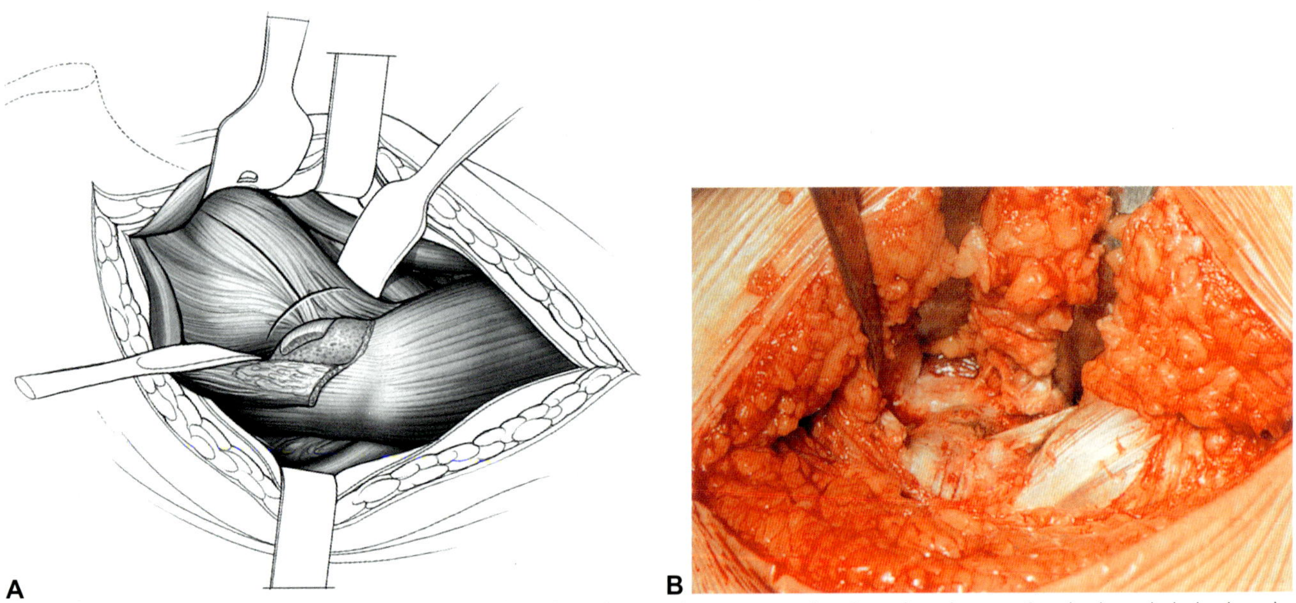

A B

Figura 7 A, B. Dois afastadores longos de ponta estreita são colocados na cápsula de cada lado do colo femoral, e um terceiro afastador, longo de ponta estreita, é colocado atrás do rebordo acetabular.

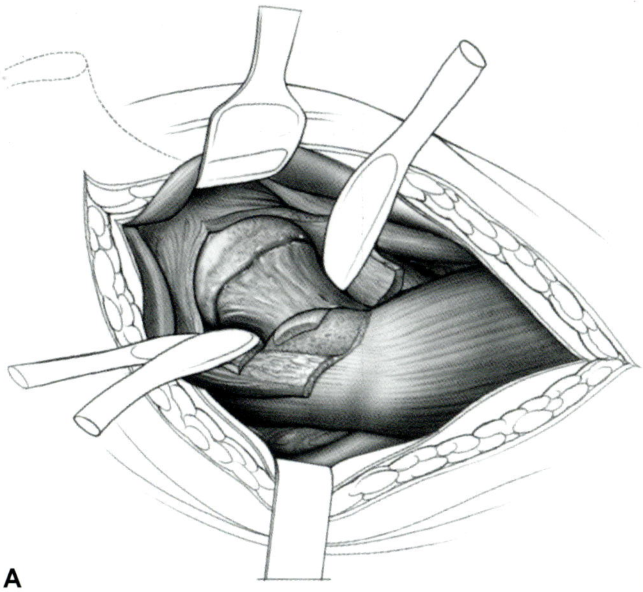

A

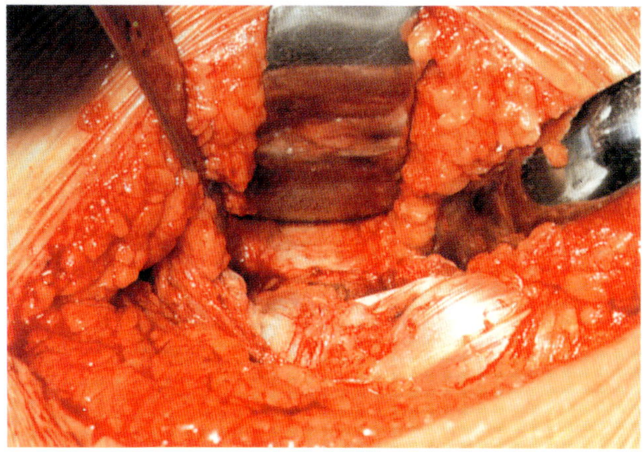

B

Figura 8 A, B. Os três afastadores são usados para circundar o colo femoral e proteger as estruturas situadas atrás da articulação.

Divisão do Colo Femoral e Remoção da Cabeça Femoral

O colo femoral estará agora adequadamente exposto para permitir uma divisão segura e controlada, com a ajuda de uma serra oscilante. Um cinzel achatado é então introduzido entre as superfícies ósseas e é usado para expandir a osteotomia (Fig. 9). Isto ajuda a assegurar que a divisão do colo femoral seja completa. Um saca-rolha é inserido profundamente na cabeça femoral com uma alavanca introduzida entre as duas superfícies articulares para ajudar no deslocamento da cabeça femoral ressecada (Fig. 10). Se o deslocamento não for possível por causa de uma articulação muito deformada, a fragmentação da cabeça com um cinzel pode ser necessária (4).

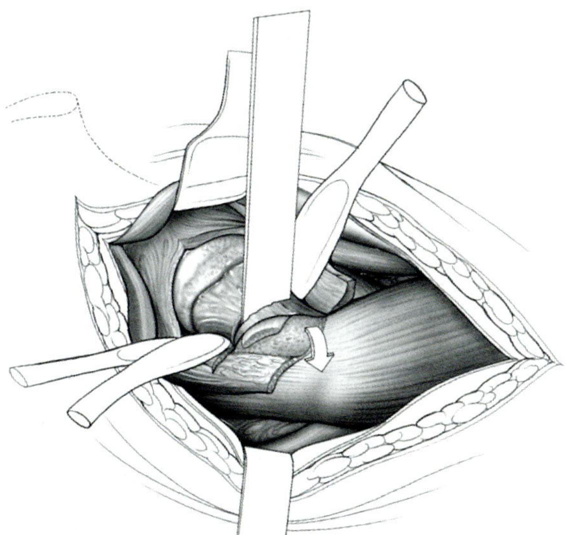

Figura 9. Uso de um cinzel chato para separar os ossos após ser realizada a osteotomia.

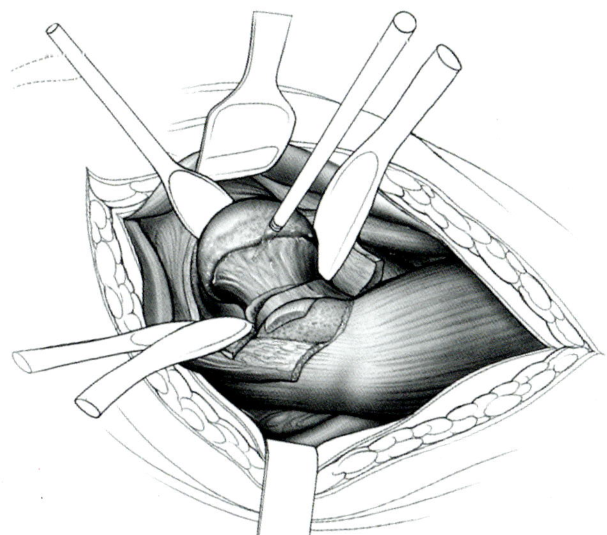

Figura 10. Um saca-rolha inserido profundamente dentro da cabeça femoral, com uma alavanca introduzida entre as superfícies articulares, ajuda no deslocamento da cabeça femoral.

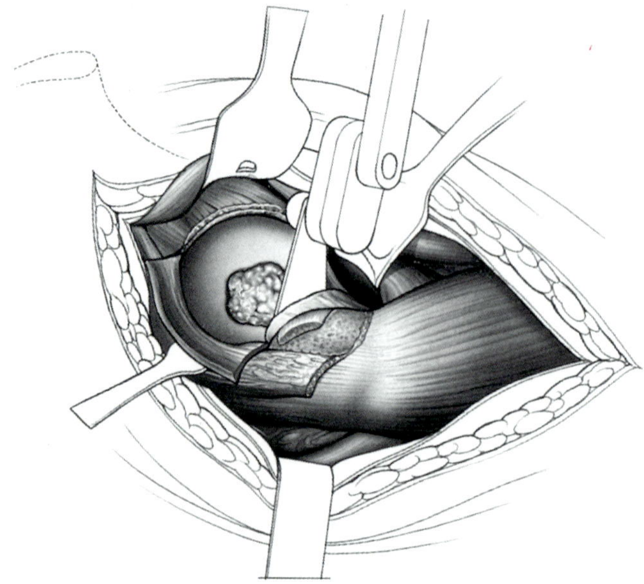

Figura 11. Uma serra oscilante é utilizada para aparar definitivamente o colo femoral.

Acabamento da Divisão do Colo Femoral

A perna agora será cuidadosamente rotacionada externamente. Com a serra oscilante, o colo femoral é definitivamente aparado 1 a 2 cm acima do trocânter menor como fora previamente calculado no planejamento gráfico pré-operatório (Fig. 11). A linha de ressecção deve ser quase perpendicular ao eixo bicondilar do joelho e deve também formar um ângulo de 45 graus com a diáfise femoral. Com a orientação do joelho usada como ponto de referência, o objetivo de 10 graus da anteversão femoral é também cuidadosamente considerado durante o aparo do colo femoral.

Excisão Capsular

O remanescente do aspecto anterior da cápsula é excisado, sendo também feita uma incisão no aspecto posterior da cápsula para libertar e permitir uma fácil transferência do coto do colo femoral no centro da ferida cirúrgica (Fig. 12). Para proteger o tendão iliopsoas, é necessário identificar seu trajeto antes da incisão da cápsula. Deve-se também ficar atento ao trajeto do nervo femoral, da artéria femoral e das veias femorais que correm ao longo do aspecto ântero-inferior da cápsula. Uma incisão separada é ocasionalmente necessária para reparar estas estruturas se elas forem inadvertidamente danificadas quando o remanescente da cápsula for eliminado. Com cápsulas excessivamente espessas, é ocasionalmente difícil incisar a cápsula posterior ou excisar o remanescente da cápsula anterior. O uso de um gancho de osso ajuda a facilitar esta etapa. Cuidado deve ser tomado para identificar e coagular todos os vasos com sangramento expostos durante a excisão capsular.

Posicionamento dos Afastadores Acetabulares

Para obter adequada exposição do acetábulo, um correto posicionamento dos afastadores acetabulares é essencial. Um afastador com cabo longo e curvado é inserido sobre o lábio anterior do acetábulo. Os dentes de um segundo afastador são posicionados em volta da borda acetabular posterior inferior e usados para deprimir o fêmur proximal. Ao ser colocado este afastador femoral, é necessário abduzir suavemente a coxa e flexioná-la. Isto irá permitir que os dentes da alavanca sejam colocados debaixo da borda acetabular póstero-inferior. O afastador femoral pode então ser fixado no lugar martelando a sua ponta dentro do osso. Pendurar um peso no afastador e fixá-lo no

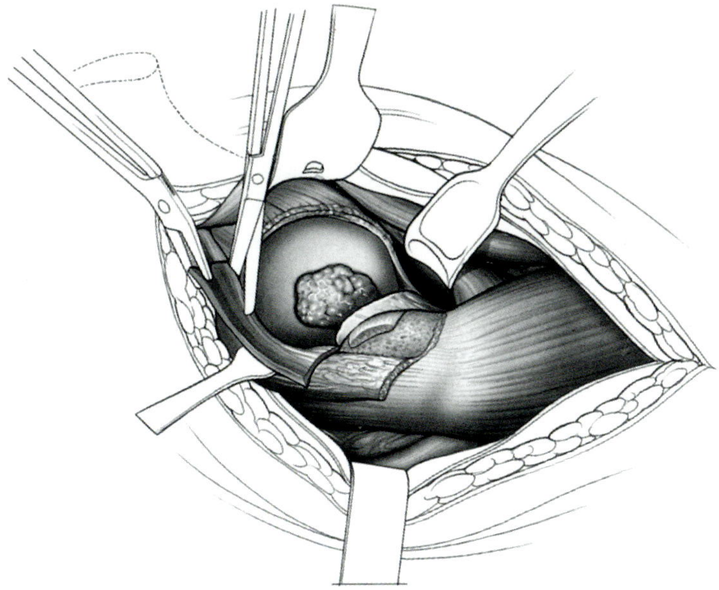

Figura 12. O aspecto anterior da cápsula é excisado para permitir uma fácil transferência da superfície do colo femoral no campo cirúrgico.

campo cirúrgico da coxa do paciente elimina a necessidade de retração manual. Finalmente, um terceiro afastador de ponta curta é colocado na borda superior do acetábulo (Fig. 13). Isto deve permitir obter uma completa exposição de 360 graus do acetábulo. Outra vez, cuidado deve ser tomado para assegurar que os afastadores sejam mantidos próximo ao osso para evitar sérias complicações neurovasculares.

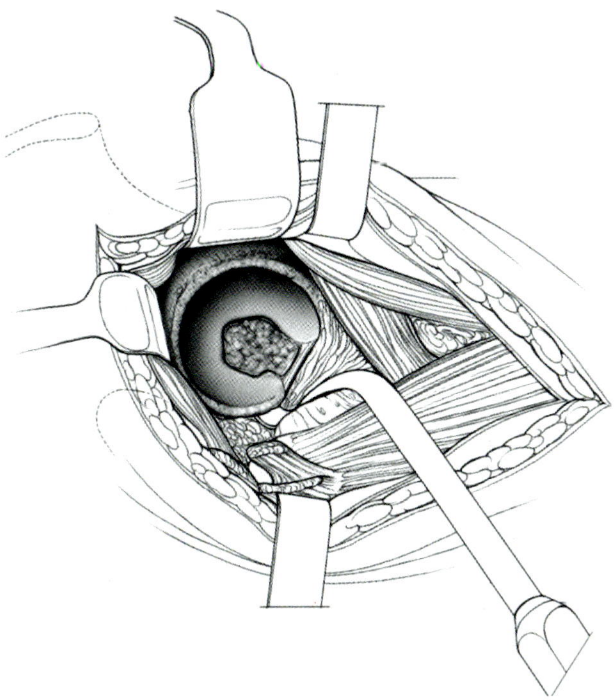

Figura 13. Três afastadores são colocados em volta do acetábulo: um afastador de cabo longo curvo fica sobre o lábio anterior do acetábulo, um afastador com garra fica em volta da borda póstero-inferior do acetábulo, e um afastador pontudo fina na borda superior do acetábulo.

Preparação do Leito Acetabular/Inserção do Componente

Agora o acetábulo está otimamente exposto para permitir a preparação do leito para inserção do componente. Classicamente, o acetábulo é preparado utilizando cinzéis chatos e de pescoço de cisne para remover primeiro os osteófitos. O aprofundamento do acetábulo é executado manualmente ou com fresagem motorizada. Cuidado deve ser tomado para evitar um excessivo enfraquecimento do assoalho, que poderia acabar levando a fraturas por fadiga da pelve. O componente pode ser inserido depois de adequada preparação do leito. Uma orientação apropriada do soquete acetabular é essencial. O objetivo é alcançar 42 a 45 graus de inclinação (Fig. 14) e 5 a 15 graus de anteversão (Fig. 14B) para obter uma amplitude de flexão de 110 graus ou mais.

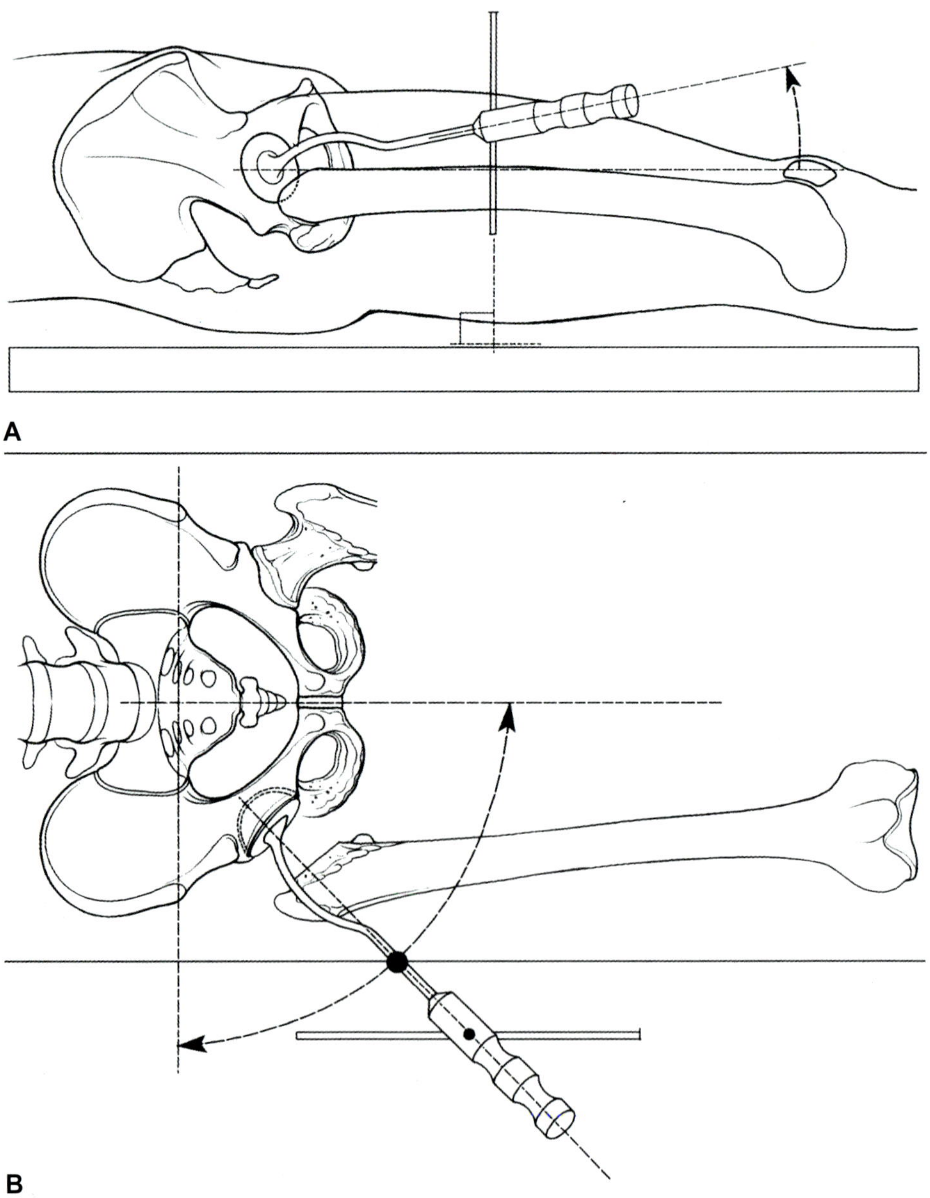

A

B

Figura 14. Depois da preparação do leito acetabular e da inserção do componente, o soquete acetabular é orientado com **(A)** uma inclinação de 42 a 45 graus e **(B)** 5 a 15 graus de anteversão para se obter uma amplitude de movimento de flexão de 110 graus ou mais.

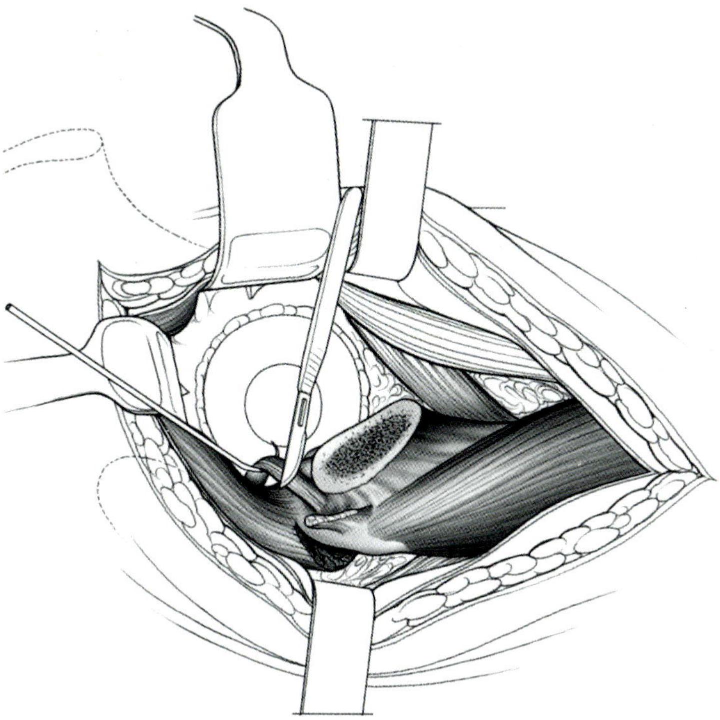

Figura 15. A divisão do piriforme próximo à sua inserção na ponta do trocânter maior pode ser utilizada para liberar a tensão excessiva.

Exame do Tecido Mole Periacetabular

Depois de completar a inserção do componente acetabular, segue-se um exame da tensão do tecido mole. Com deformidades pré-operatórias de rotação externa, a divisão do músculo piriforme pode ser necessária. Isto pode ser verificado colocando o membro em rotação interna. Se for constatada uma excessiva tensão, o piriforme deve ser puxado para a frente com um gancho de osso e cuidadosamente dividido próximo à sua inserção para a extremidade do trocânter maior (Fig. 15). Com quadris muito rígidos, todos os afastadores externos podem requerer divisão; porém o quadrado femoral não deve ser dividido. A transecção do quadrado femoral com divisão inadvertida de sua artéria acompanhante poderia levar a um sério hematoma pós-operatório. Neste ponto todas as fontes de sangramento devem ser visualizadas e coaguladas.

Exposição do Colo Femoral e Sua Preparação

Um grande afastador auto-estático é colocado sob o trocânter maior para ajudar a elevar o fêmur anteriormente. A perna é a seguir tracionada em rotação externa e máxima flexão e adução até que o calcanhar toque o ombro contralateral (Fig. 16A). Os glúteos são protegidos por um pequeno segundo afastador. Um terceiro pequeno afastador é colocado sob o psoas (Fig. 16B). A distância entre a divisão do colo e o trocânter menor é primeiro palpada e a seguir medida. A mensuração é comparada a distância previamente estimada no planejamento pré-operatório, e o colo cortado é ajustado como requerido. A base do colo femoral é primeiro preparada usando um cinzel para remover o osso esponjoso do interior do colo femoral (Fig. 16C).

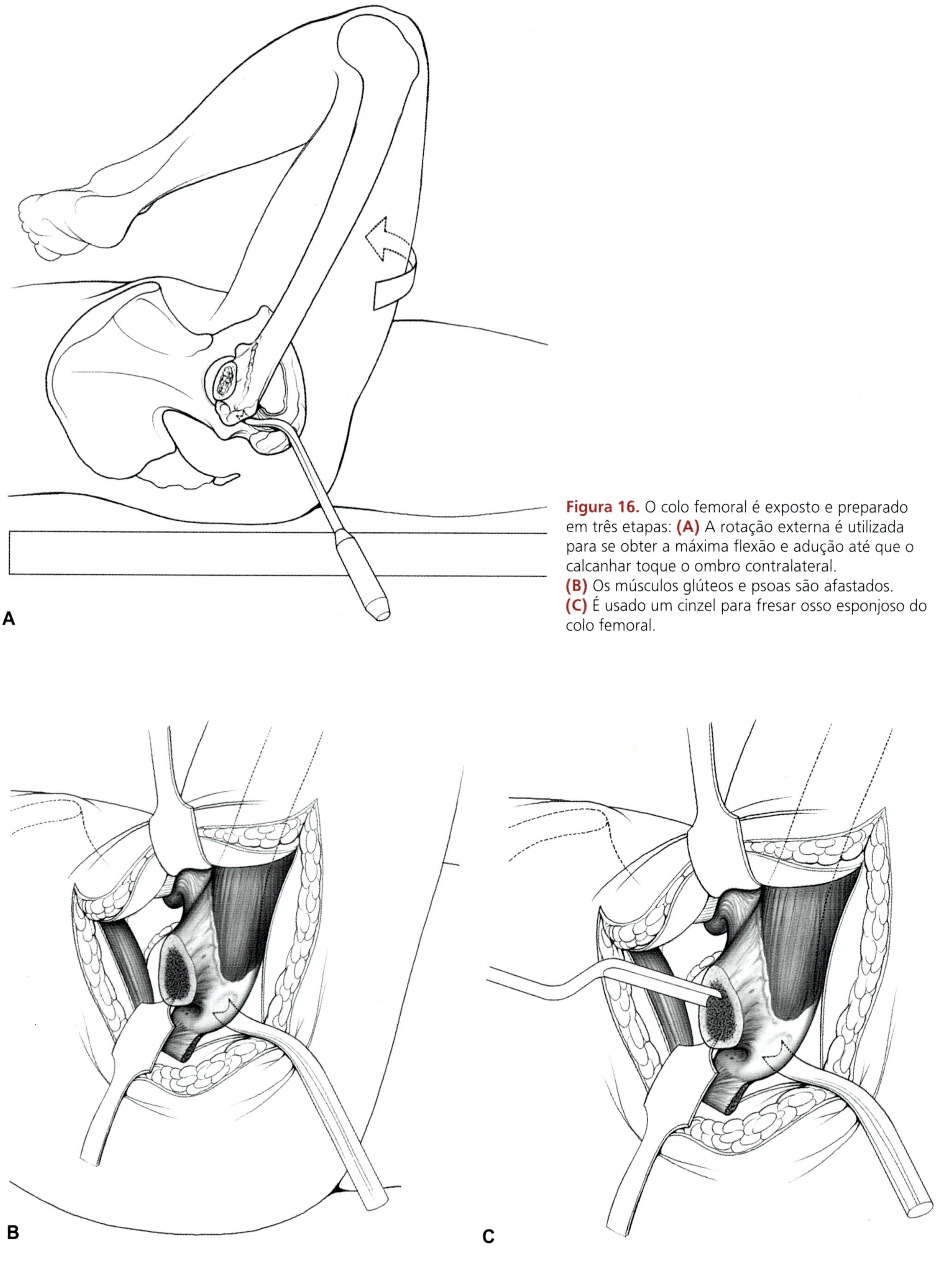

Figura 16. O colo femoral é exposto e preparado em três etapas: **(A)** A rotação externa é utilizada para se obter a máxima flexão e adução até que o calcanhar toque o ombro contralateral. **(B)** Os músculos glúteos e psoas são afastados. **(C)** É usado um cinzel para fresar osso esponjoso do colo femoral.

Preparação do Canal Medular Femoral

O canal femoral é explorado usando uma cureta longa (Fig. 17). Esta exploração é essencial; sem uma exploração apropriada, é difícil estabelecer a direção exata do canal e determinar se a superfície do colo cortada está suficientemente pronta para fresagem. Esta etapa também ajuda a evitar uma perfuração da cortical com o raspador. O colo femoral deve estar perfeitamente visualizado, e, se não estiver, deve ser ajustada a posição da perna. O remanescente do canal medular é preparado guiado pelo sistema de quadril escolhido e a sua instrumentação (Fig. 18). Independentemente do sistema, deve-se tomar cuidado para assegurar que a anteversão do novo canal não seja maior do que 10 graus. Durante a preparação do fêmur, os dilatadores devem ser inseridos o mais lateralmente que for possível, para evitar dano ou perfuração da diáfise femoral.

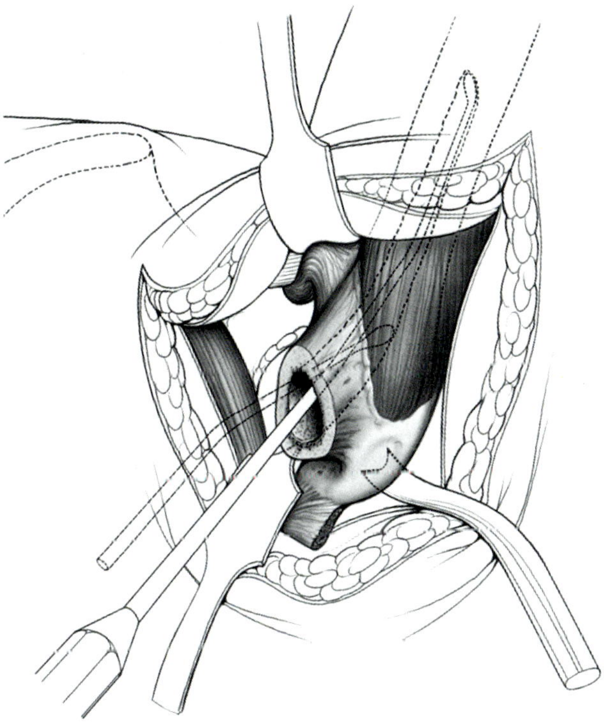

Figura 17. Um cureta longa é usada para explorar o canal femoral.

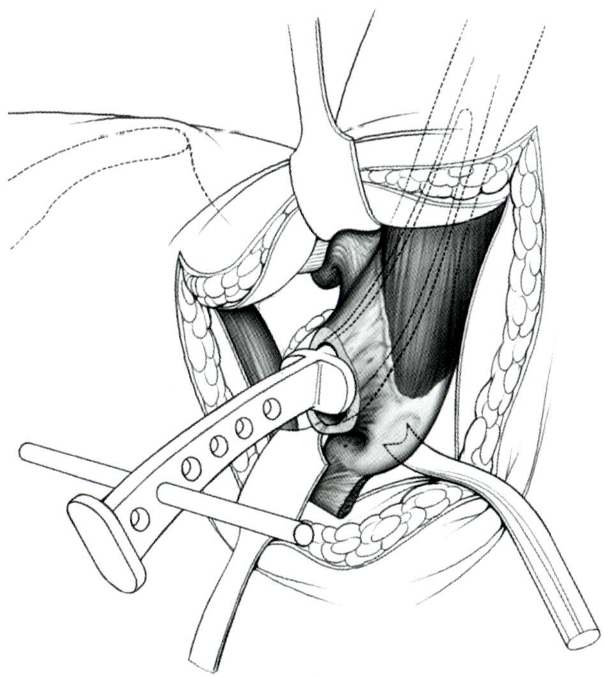

Figura 18. O remanescente do canal femoral é preparado usando a instrumentação padronizada do sistema para realizar a artroplastia do quadril.

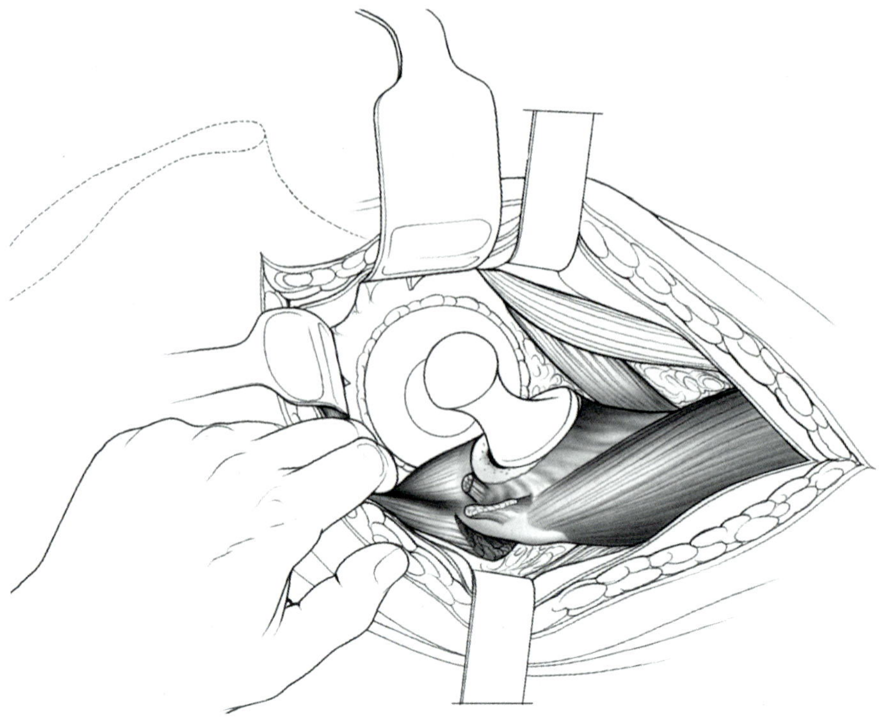

Figura 19. Dois dedos são usados para empurrar os músculos glúteos para o lado e permitir a inserção da prótese.

Inserção da Prótese de Prova

A prótese de prova é inserida depois de preparação adequada do canal. Os glúteos são facilmente empurrados para o lado com dois dedos (Fig. 19). Se for escolhida uma prótese com colar, e se a colocação do colar na cortical femoral não for satisfatória, ou se a distância entre o trocânter menor e o colar não for como previamente calculada, devem ser feitas as necessárias correções com a serra oscilante. O quadril é a seguir cuidadosamente reduzido.

Avaliação da Orientação do Componente e Sua Posição

Uma vez reduzida, a orientação entre a cabeça e a taça acetabular pode ser cuidadosamente examinada. Note o ângulo formado entre o componente acetabular e a base da cabeça femoral (Fig. 20); é igual à soma da anteversão do colo e da taça. Esta soma deve medir aproximadamente 20 a 30 graus para permitir uma flexão de um ângulo de mais de 90 graus. Afastando os glúteos com um afastador de ângulo reto, um fio de Kirschner é passado ao longo da ponta do trocânter maior, formando um ângulo reto com a diáfise haste, direcionando para a linha média (Fig. 20). A distância entre este fio de Kirschner e o meio da cabeça femoral protética pode ser medida e comparada ao plano gráfico pré-operatório. Mais uma vez, ajustes na profundidade da inserção ou orientação do componente femoral podem ser necessários. Com o quadril em extensão, a perna é rodada para trazer a orientação patelar no plano sagital para a posição neutra. A anteversão do componente femoral nesta posição deve medir aproximadamente 10 a 15 graus.

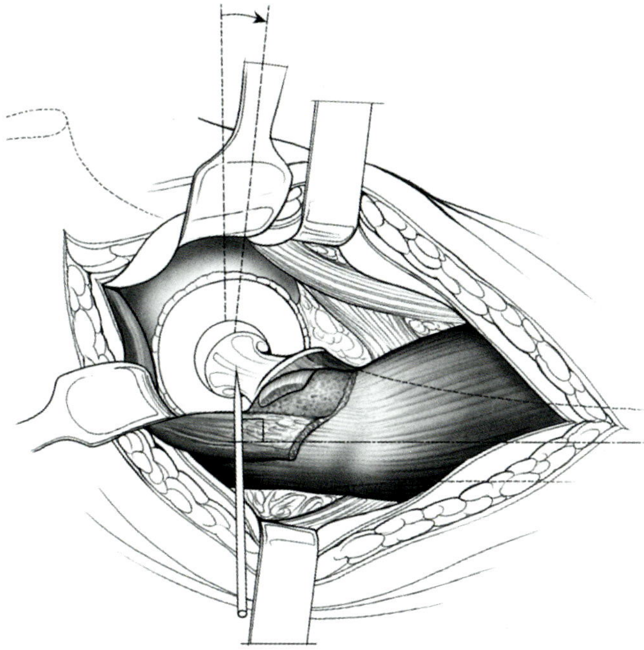

Figura 20. O ângulo formado entre o componente acetabular e a base da cabeça femoral é de 20 a 30 graus para permitir uma flexão maior do que 90 graus.

Avaliando a Estabilidade do Componente

O quadril é a seguir flexionado para 90 graus (Fig. 21). Se a rotação interna estiver bloqueada, uma divisão adicional da cápsula posterior e/ou dos rotadores externos curtos pode ser necessária. Qualquer tendência para luxação deve avaliada juntamente com as potenciais causas, tais como um impacto do trocânter contra os osteófitos acetabulares residuais posteriores. A prótese é então luxada. A luxação é ajudada passando-se um gancho em volta do colo da prótese e aplicando-se tração à perna em abdução e rotação externa (Fig. 22).

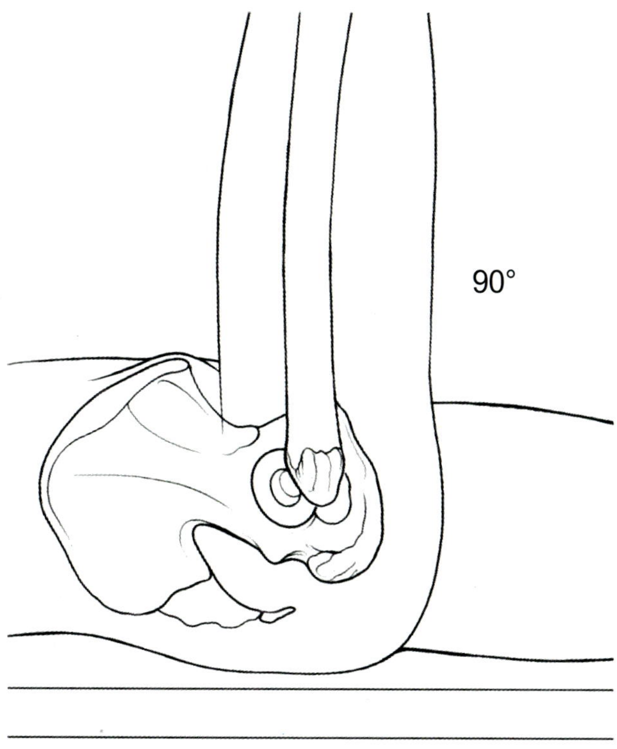

Figura 21. Para avaliar a estabilidade do componente, o quadril é flexionado para 90 graus.

Preparação Final do Canal Medular/Inserção do Componente

Uma cureta afiada é usada para remover todos os detritos produzidos durante a fresagem do canal (Fig. 23). Se um componente cimentado for usado, é colocado um tampão de canal medular e é checada cuidadosamente sua profundidade. Um pequeno tubo de sucção é inserido no canal medular até o nível do tampão do canal para permitir que o ar e sangue escapem durante a pressurização e colocação do componente femoral (Fig. 24).

Após uma agressiva irrigação e a inserção anterógrada do cimento usando uma pistola com um colar de pressurização, a prótese femoral é inserida. A orientação da prótese durante a inserção é importante. Deve-se tomar cuidado para assegurar que a prótese seja introduzida numa posição levemente em valgo ou neutra.

Durante os últimos 2 cm da inserção de cimento, o tubo de sucção é removido e a prótese é direcionada para sua posição final (Fig. 24B). Medições são realizadas durante a inserção entre a prótese e o trocânter menor para assegurar que o dispositivo tenha sido precisamente colocado em seu nível predeterminado. Todo o cimento em excesso e os detritos são removidos enquanto se espera que o cimento endureça.

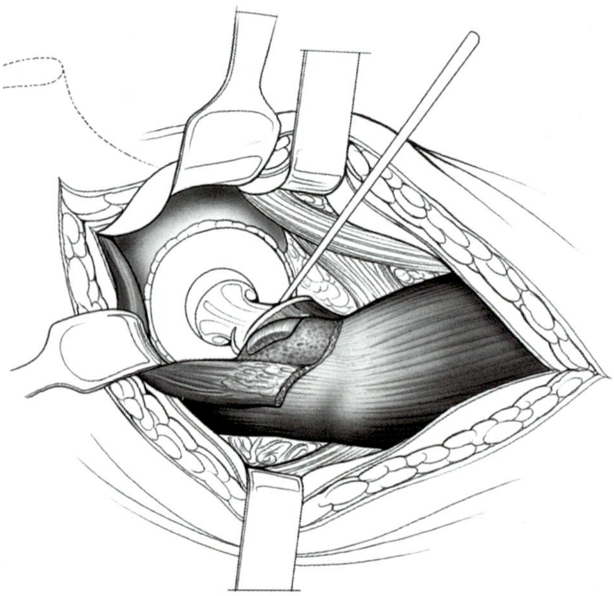

Figura 22. A prótese é deslocada passando-se o gancho em volta do seu colo e aplicando-se tração na perna abduzida e rodada externamente.

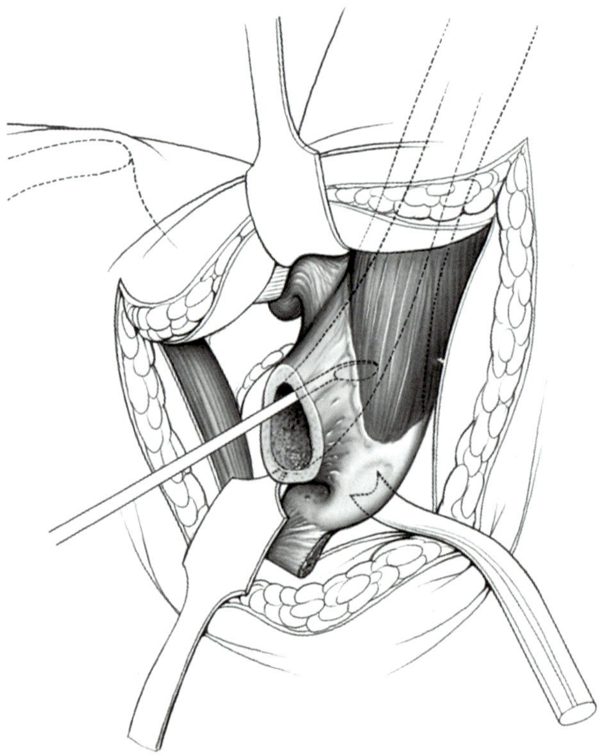

Figura 23. Com uma cureta afiada, o canal femoral é limpo de todos os detritos deixados pela fresagem.

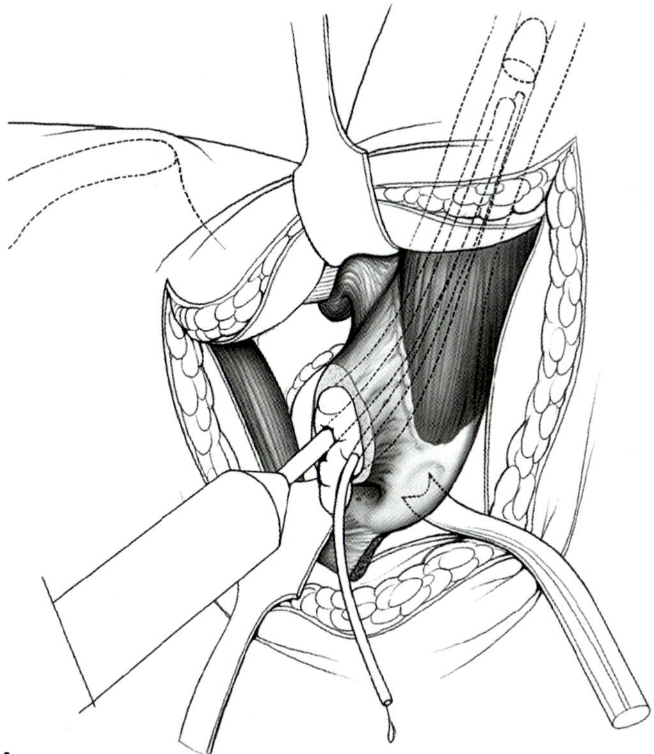

A

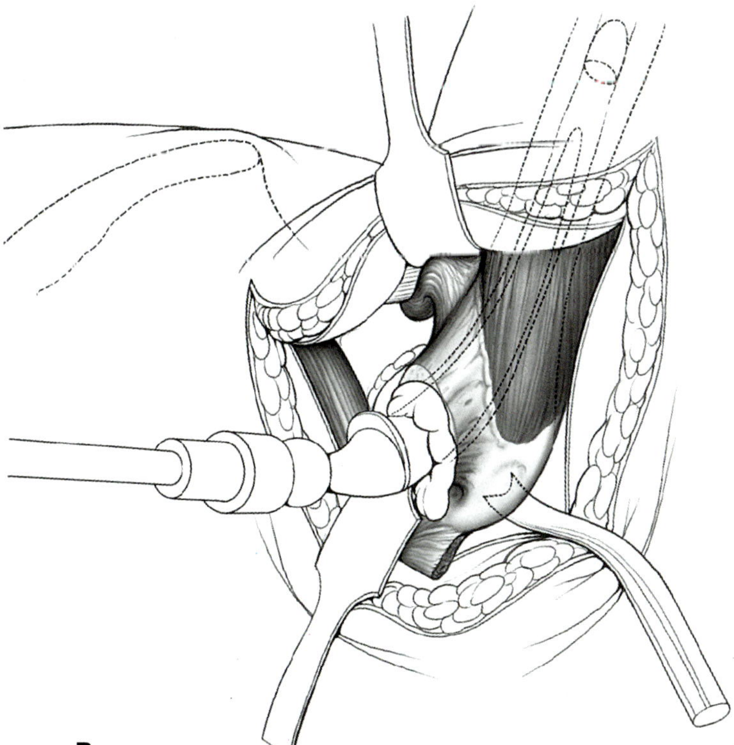

B

Figura 24. (A) Um pequeno tubo de aspiração é inserido no canal medular até atingir o nível do tampão de cimento, para permitir que o ar e o sangue escapem durante a pressurização e inserção da prótese femoral. **(B)** O tubo é removido e a prótese é levada para sua posição final durante os últimos 2cm de inserção de cimento.

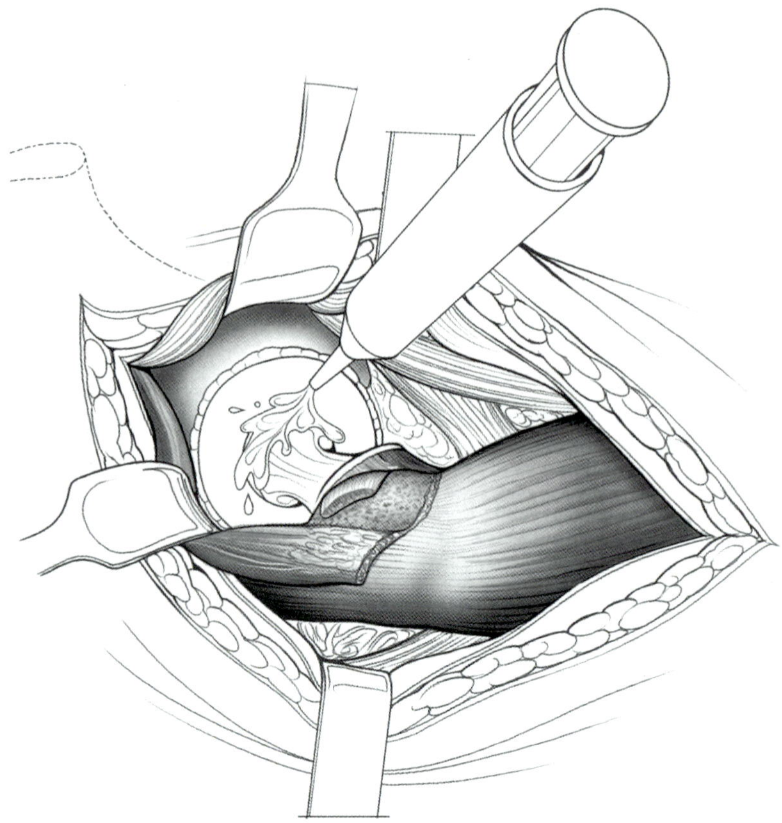

Figura 25. Depois da redução da prótese, é aplicada tração à perna, e o ferimento é copiosamente irrigado antes do fechamento.

Fechamento

A prótese é reduzida. A distância entre o trocânter menor e a cabeça femoral bem como a distância entre a perpendicular a partir da ponta do trocânter maior e a cabeça femoral são medidas novamente e comparadas ao plano pré-operatório. Qualquer evidência de impacto na região posterior pode ser corrigida neste momento. Um cuidadoso exame é realizado quanto à presença de sangramento, interposição de cimento, detritos de osso ou tecido mole. Com a tração sendo aplicada na perna, a ferida cirúrgica é copiosamente irrigada (Fig. 25).

O tendão do glúteo mínimo é suturado à sua inserção. Também, o aspecto anterior do glúteo médio é agora suturado ao vasto lateral. O tecido mole é cuidadosamente inspecionado quanto a músculo glúteo danificado ou dilacerado e quanto a detritos ósseos. Se deixados para trás, podem servir como estímulo para a formação de osso ectópico. São colocados drenos de sucção, um ao nível da prótese e o segundo no plano subcutâneo.

■ TRATAMENTO PÓS-OPERATÓRIO

Um afastamento e tensionamento excessivo do tecido mole, particularmente quando da exposição do aspecto anterior do acetábulo, podem predispor a ossificação heterotrófica. Uma excessiva liberação média com um reparo fraco pode levar a uma claudicação, outra complicação conhecida da abordagem ântero-lateral. Devido à preocupação com um adequado reparo dos abdutores, a ambulação é iniciada com a ajuda de uma bengala na extremidade superior exposta durante as primeiras seis semanas. Uma vez que a força dos abdutores seja recuperada, pode-se permitir o suporte de todo o peso. Mesmo após o início da descarga do peso todo, o foco de concentração continua sendo o fortalecimento dos abdutores.

COMPLICAÇÕES

Como mencionado, grandes complicações são menos freqüentes com a abordagem ântero-lateral do que com outras abordagens. Uma lesão do nervo femoral pode ocorrer tanto pela colocação imprópria do afastador acetabular anterior com a ponta não sendo mantida presa no osso durante a inserção, ou por dano durante a coagulação de vasos localizados na vizinhança. O nervo femoral pode também ser danificado diretamente tanto durante o processo de perfuração para os orifícios de fixação acetabular no caso da técnica cimentada ou pela perfuração para colocação de parafuso num componente acetabular não-cimentado. Além disso, se a perfuração ocorre na cavidade acetabular anterior e um componente cimentado é usado, a extrusão do cimento pode ocorrer e danificar o nervo femoral. A maior parte dos danos ao nervo femoral é transitória e se resolve espontaneamente dentro de 4 a 8 meses.

Uma lesão da artéria e da veia femoral é também possível por causa de sua proximidade nesta exposição. Porém, a porção da operação durante a qual essas estruturas vasculares são mais vulneráveis é durante a excisão da cápsula anterior. Com a abordagem ântero-lateral, a cápsula anterior pode ser diretamente visualizada, diminuindo assim a probabilidade de dano às estruturas neurovasculares anteriores.

CASO ILUSTRATIVO

Uma mulher de 58 anos apresentou-se com dor no quadril direito com função limitada. As radiografias revelaram artrose avançada do quadril direito (Fig. 26). Por causa de sua relativa juventude, uma cabeça femoral de cerâmica foi escolhida para prótese (Fig. 27). Ela foi submetida à substituição total do quadril direito, que evoluiu sem complicações, e após acompanhamento de quatro anos, a substituição continuava a funcionar bem, sem complicações (Fig. 28).

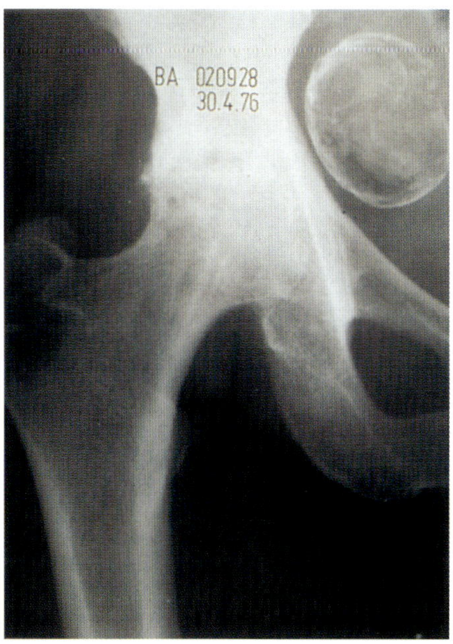

Figura 26. Radiografia pré-operatória mostra artrose primária.

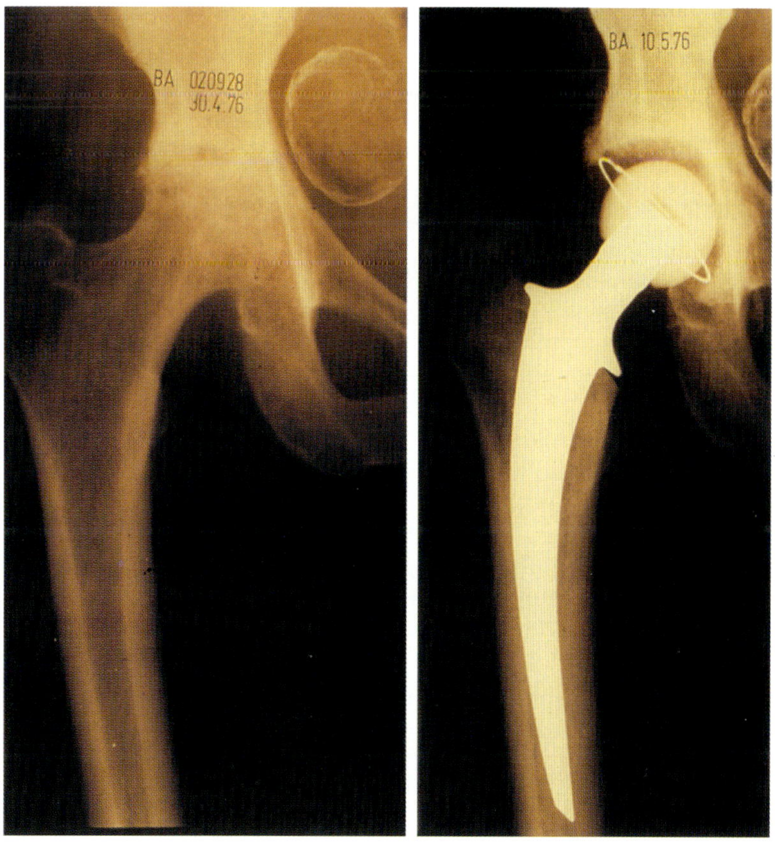

Figura 27. Radiografia ântero-posterior imediatamente após a cirurgia mostra a implantação de uma prótese de cerâmica.

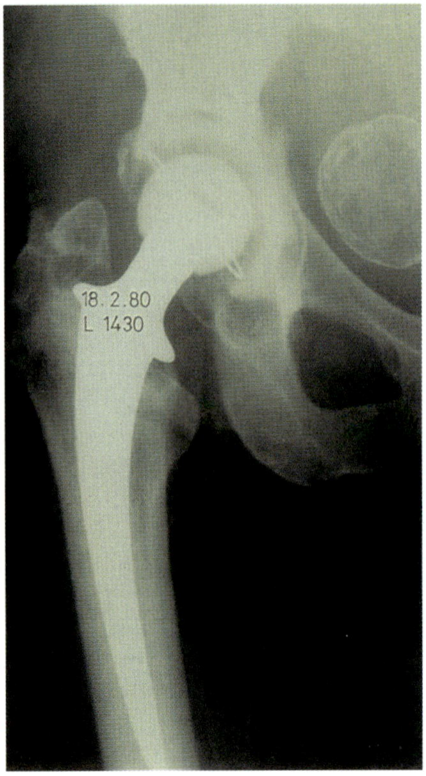

Figura 28. Radiografia ântero-posterior tirada quatro anos depois da cirurgia.

LEITURAS RECOMENDADAS

1. Eftekhar, N. S.: Applied surgical approaches. In Eftekhar, N. S. (ed.): *Total Hip Arthroplasty.* Mosby, St. Louis 1993, p. 52.
2. Müller, M. E.: Total hip prostheses. *Clin. Orthop. Rel. Res.*, 72:46, 1970.
3. Müller, M. E.: Technique of total hip replacement. In Tronzo, R. G. (ed.): *Surgery of the Hip Joint.* Lea & Febiger, Philadelphia, 1973.
4. Müller, M. E.: Osteotomy of the greater, trochanter. Part I: Total hip replacement without trochanteric osteotomy. In Harris, W. H. (ed.): *The Hip: Proceedings of the Second Open Scientific Meeting of the Hip Society, 1974.* Mosby, St Louis, 1974.
5. Müller, M. E.: Total hip replacement: Planning, technique, and complications. In Cruess, R. L., Mitchell, N. S. (eds.): *Surgical Management of Degerative Arthritis of the Lower Limb.* Philadelphia, Lea & Febiger, 1975, p. 91.
6. Müller, M. E.: Total Hip Reconstruction. In Evarts, C. M. (ed.): *Surgery of the Musculoskeletal System.* Edinborough, London, and New York, Churchill Livingstone, 1983, p. 223.
7. Nazarian, S., Tisserand, P. H., Brunet, C. H., Müller, M. E.: Anatomic basis of the transgluteal approach to the hip. *Surg. Radiol. Anat.*, 9:27, 1987.
8. Watson-Jones, R.: Fracture of the neck of the femur. *Brit. J. Surg.*, 23:787, 1935.

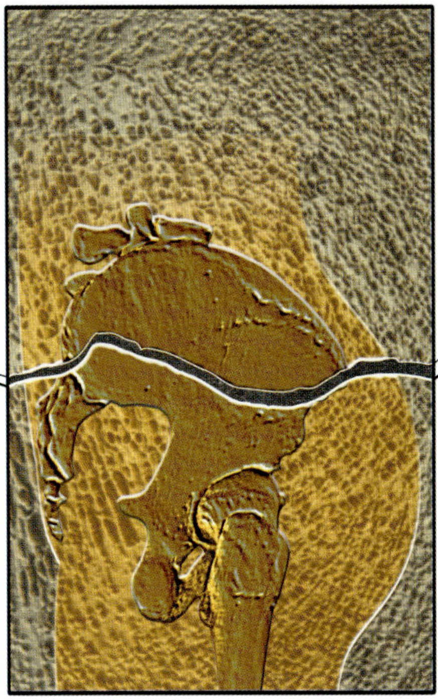

PARTE II

Fraturas

5

Fraturas Acetabulares – Abordagens Cirúrgicas e Técnicas

David L. Helfet, Arthur L. Malkani e Craig S. Bartlett

INDICAÇÕES/CONTRA-INDICAÇÕES

Os princípios atuais de tratamento das fratura acetabular sofreram algumas modificações mas estão largamente baseadas no esquema de classificação e nas abordagens cirúrgicas que foram inicialmente descritas por Judet et al. (1,2) e levemente alterados por Letournel et al. (3-6). Baseados em seu trabalho estes autores recomendaram fixação cirúrgica para todas fraturas acetabulares deslocadas a fim de restaurar a superfície articular do acetábulo e evitar artrite pós-traumática.

As indicações para fixação cirúrgica das fraturas acetabulares incluem deslocamento da superfície articular, incongruência articular, medidas inaceitáveis do arco do teto (7), encarceração intra-articular de fragmento, e qualquer subluxação da cabeça femoral. A escolha do melhor momento para realizar a cirurgia depende de vários fatores incluindo a disponibilidade de um cirurgião experiente: estabilização de lesões viscerais esqueléticas e de tecido mole associadas; e obtenção de todos estudos de imagens necessários para o planejamento pré-operatório. A ocorrência de luxação da cabeça femoral ou de uma encarceração intra-articular de fragmento após uma redução fechada precisa ser tratado prontamente para minimizar a incidência de necrose avascular da cabeça femoral e artrite pós-traumática.

PLANEJAMENTO PRÉ-OPERATÓRIO

A avaliação pré-operativa começa com um exame físico completo e avaliação apropriada dos traumatizados, incluindo identificação de todas as lesões esqueléticas e viscerais associadas. Pacientes com fraturas acetabulares freqüentemente apresentam-se com lesões esqueléticas associadas a estruturas tais como pelve, fêmur, e joelho ipsolateral. Um preciso exame neurológico é obrigatório, uma vez que a incidência pré-operatória de comprometimento pós-traumático do nervo ciático após a ocorrência de fraturas acetabulares pode variar de 12 a 38% (6-15).

D. L. Helfet, M.D. and A. L. Malkani, M.D.: Department of Orthopaedics, Hospital for Special Surgery, New York, New York 10021.
C. S. Bartlett, M.D.: Orthopaedic Trauma Service, Hospital for Special Surgery, New York, New York 10021.

Além disso, esses pacientes são de alto risco para desenvolver uma trombose venosa profunda (TVP), como são todos os indivíduos com fraturas de extremidades inferiores (em algumas séries relatadas são de até 60%) (16,17,28). Portanto, eles devem passar por triagem quanto a trombose venosa profunda e receber tratamento profilático se um retardamento da cirurgia for antecipado. Nosso método preferido de avaliação é a venografia de ressonância magnética que provou ser extremamente sensível e confiável (18). Nosso regime de anticoagulação pré-operatória presentemente inclui 5.000 unidades de heparina subcutânea a cada oito horas em conjunto com botas de compressão. Pacientes que apresentam um risco aumentado para trombose venosa profunda ou aqueles com ITDV documentada pré-operatoriamente são tratados com filtro na de vena cava inferior e heparina endovenosa antes da cirurgia.

Um completo entendimento da complexa anatomopatologia envolvida na fratura acetabular é extremamente importante antes da fixação cirúrgica. Um diagnóstico preciso do padrão básico da fratura pode ser concluído com três radiografias básicas, descritas por Judet et al. (1): uma incidência ântero-posterior (AP) da pelve e uma incidência oblíqua ilíaca do acetábulo e uma incidência oblíqua obturatória do acetábulo. Estas três radiografias fornecem a informação necessária que permite ao cirurgião mapear o padrão de fratura num modelo pélvico como parte do plano pré-operatório.

A adição de escaneamentos por tomografia computadorizada (TC) convencional com cortes axiais permite uma melhor apreciação da extensão do dano ao acetábulo, especialmente a identificação das fraturas da parede posterior, rotação de colunas, e a presença de fragmentos intra-articulares ou fraturas da cabeça femoral. Os escaneamentos axiais de TC podem também ajudar a identificar danos associados ao aspecto posterior da pelve tal como um rompimento da articulação sacroilíaca ou fratura sacral.

A TC tridimensional pode ajudar a fornecer melhor entendimento da relação espacial do padrão de fratura relativo a pelve como um todo. Embora seu papel não seja ainda definido, ela pode ser útil quando vista em tempo real num monitor que permite a visualização da fratura em várias projeções. Os escaneamentos TC tridimensionais podem ser usados em conjunção com radiografias simples, incluindo as incidências de Judet, e os escaneamentos da TC axial para fins de ensino e para facilitar o planejamento pré-operatório, especialmente em casos antigos, tais como não união acetabular e consolidações viciosas.

ABORDAGEM CIRÚRGICA

O fator mais importante associado com um bom resultado clínico em seguida a uma fratura acetabular parece ser a restauração anatômica da superfície articular, mas obter esta redução pode ser muito difícil. Assim, o objetivo do cirurgião é restaurar a congruência da articulação com a menor morbidade possível. A abordagem utilizada depende da experiência do cirurgião operador mas deve ser a abordagem que ofereça a maior chance de uma redução bem-sucedida (anatômica) e de estabilização da superfície articular.

Mayo (19) apontou os cinco principais fatores que afetam esta decisão: o padrão da fratura, as condições do tecido mole local, a presença das lesões sistêmicas associadas, a idade e o *status* funcional projetado do paciente, e o retardo da cirurgia. Embora extensa, o sistema de classificação Letournel-Judet é clinicamente útil para isto (4,6). Quaisquer danos ao anel pélvico também devem ser considerados na determinação da abordagem apropriada.

Os padrões de fraturas que estritamente envolvem os elementos posteriores são mais bem expostos através da abordagem de Kocher-Langenbeck, enquanto a abordagem ilioinguinal é mais adequada para padrões de fratura que envolvem o aspecto anterior do acetábulo. Entretanto, a escolha da abordagem apropriada para padrões de fraturas mais complexas pode não ser tão simples. Fraturas transversais podem ser abordadas tanto posteriormente como anteriormente dependendo do deslocamento principal e do envolvimento da parede acetabular. Uma fratura tipo **T** pode apresentar um problema difícil com respeito à abordagem cirúrgica, e onde as duas colunas são separadas pode requerer uma abordagem extensiva ou exposições simultâneas anterior e posterior para obter a redução.

Padrões de fraturas altas transversas ou do tipo **T** com envolvimento da cúpula de suporte de peso requerem freqüentemente um método extensível para obter adequado acesso ao teto do acetábulo para reduzir anatomicamente a superfície articular. Fraturas das duas colunas associadas são as mais impressionantes pelo seu envolvimento e deslocamento de ambas as colunas anterior e posterior, e sua completa dissociação do ílio intacto e do esqueleto axial. Nestas fraturas sem cominuição da coluna posterior, uma significativa fratura da parede posterior ou com envolvimento da articulação sacroilíaca, a abordagem ilioinguinal é ótima, mas alternativamente uma abordagem extensível é necessária.

Tipicamente, as abordagens extensíveis não são a primeira escolha para qualquer fratura, (6,12,19). Porém, eles se tornam a alternativa preferida em situações que não podem ser atendidas por outras abordagens. Por exemplo, as taxas de infecção com a abordagem ilioinguinal crescem rapidamente na presença de cateteres suprapúbicos e colostomias próximas (20) e o tratamento cirúrgico retardado de fraturas acetabulares depois de duas a três semanas se torna difícil sem uma exposição significativa (6,12). Depois deste tempo, a capacidade de obtenção de uma redução cai de 75% para 62% dos casos (6) devido à tarefa crescentemente difícil de remover meticulosamente quantidades variáveis de calo ósseo.

Em padrões de fraturas complexos que envolvem a cúpula de suporte de peso, uma abordagem iliofemoral estendido pode ser necessária. Porém, deve-se apreciar que esta abordagem está associada com a mais alta incidência de ossificação heterotópica e morbidade pós-operatória (6,12,22,23).

Quando se lida com padrões complexos de fratura, que envolvem deslocamento de estruturas anteriores e posteriores, uma alternativa para o método extensível é utilizar uma abordagem anterior e posterior simultânea ou seqüencial.

Talvez a verificação mais perturbadora quando se planeja uma abordagem posterior ou estendida é o trauma imposto à massa do músculo glúteo e região peritrocantérica. Contusões e abrasões sobre esta área podem sinalizar a presença de lesão de Morel-Lavalle. A área é usualmente flutuante conseqüente de um grande hematoma se desenvolvendo sob a pele e tecidos subcutâneos desenluvados. Esta lesão deve ser tratada separadamente com descompressão cirúrgica, limpeza cirúrgica e drenagem (16). Outra relativa contra-indicação para uma abordagem posterior ou extensível é a presença de uma lesão fechada da cabeça que tem o potencial de levar a uma ossificação heterotópica maciça (24).

Técnica Cirúrgica

Preparação da Sala de Operação. O paciente é colocado numa mesa de operação radiotransparente que permite tração intra-operatória e fluoroscopia. Todos os casos devem ser realizados sob anestesia geral com se possível hipotensão, para diminuir a perda de sangue. A adição de cateterização epidural também é benéfica devido à reduzida inalação de anestésico requerida (19), reduzida perda de sangue, e maior alívio de dor no período pós-operatório.

Um cateter Foley é colocado na bexiga do paciente, e o acesso vascular é obtido com dois cateteres intravenosos de grande calibre. Também usamos rotineiramente um economizador de células para minimizar a exposição do paciente ao sangue homólogo. Isto permite a reciclagem de cerca de 20 a 30% da perda efetiva de sangue (25).

Adicionalmente, empregamos monitoramento intra-operatório do nervo ciático usando potenciais evocados somatossensoriais (PESS) e eletromiografia espontânea (EMG) para todos os casos (8,10,11). Toda a extremidade é preparada livre, e eletrodos subdermais estéreis são inseridos. Eletrodos sensitivos são inseridos adjacentes aos nervos fibular comum e tibial posterior e o nervo motor adjacente aos músculos tibial anterior, fibular longo e abdutor do hálux. Estas técnicas são importantes especialmente em pacientes com risco de desenvolver lesão iatrogênica do nervo ciático, *i.e.*, aqueles já demonstrando comprometimento pré-operatório do nervo e aqueles com um padrão de fratura que inclui uma fratura da coluna posterior ou fratura da parede.

ABORDAGEM DE KOCHER-LANGENBECK

Esta abordagem permite acesso direto a toda a coluna posterior e parede do acetábulo e acesso digital à placa quadrilateral e borda pélvica. O paciente é colocado em decúbito ventral numa mesa radiotransparente ou mesa de fratura com o quadril estendido e os joelhos flexionados a 90 graus por todo o procedimento para minimizar a incidência de lesão iatrogênica ao nervo ciático (Fig. 1). A posição em decúbito lateral pode ser empregada em fraturas isoladas da parede posterior e/ou fraturas da coluna. Todas as proeminências ósseas são bem almofadadas e o paciente recebe apoio com a utilização de coxins.

Antes da incisão cirúrgica, todos marcos anatômicos ósseos são delineados com uma caneta marcadora estéril. Estes marcos incluem a espinha ilíaca póstero-superior, o trocânter maior, e a diáfise do fêmur. A incisão para a abordagem Koscher-Langenbeck começa 5 cm distal da espinha ilíaca súpero-posterior, curva-se sobre o trocânter maior e termina ao longo do aspecto lateral da diáfise femoral logo distal à inserção do tendão do glúteo máximo (Fig. 2). A faixa iliotibial é incisada até o trocânter maior até que a fáscia que se sobrepõe ao músculo glúteo máximo seja encontrada.

Neste ponto, as fibras do músculo glúteo máximo são separadas com dissecção romba com dois dedos apontando para a espinha ilíaca póstero-superior (Fig. 3). Se o músculo glúteo máximo for dividido muito medialmente, o feixe neurovascular glúteo inferior pode ficar comprometido. O feixe neurovascular glúteo superior está em risco com a exposição na incisura ciático maior e deve ser identificado e protegido com afastadores colocados cuidadosamente. A seguir a bolsa trocantérica é incisada e o tendão glúteo máximo etiquetado e liberado. É imperativo identificar o nervo ciático neste ponto repousando no ventre do músculo quadrado femoral (Fig. 4). As fraturas da parede ou da coluna posterior do acetábulo podem estar associadas a lesões de tecido mole, tais como avulsão do tendão do músculo piriforme, que pode distorcer a anatomia normal e colocar o nervo ciático em risco de lesão iatrogênica. Uma vez identificado o nervo ciático, ele deve ser seguido até sua saída pélvica na incisura isquiática maior.

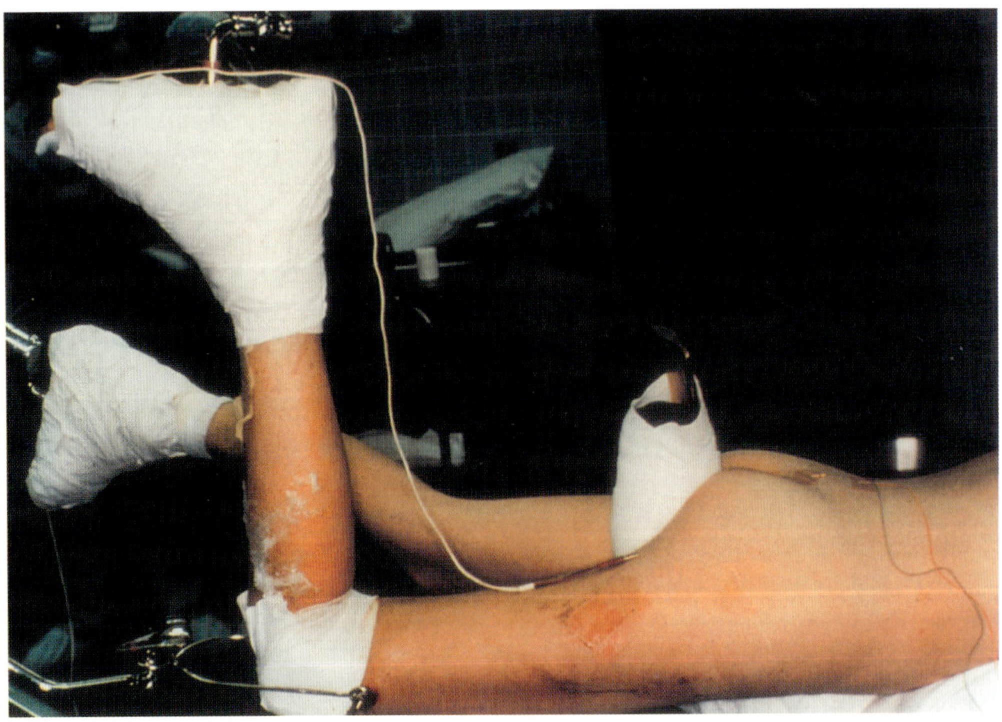

Figura 1. Paciente prono na mesa Judet de fratura com o quadril estendido, joelho flexionado tração distal femoral esquelética no lugar.

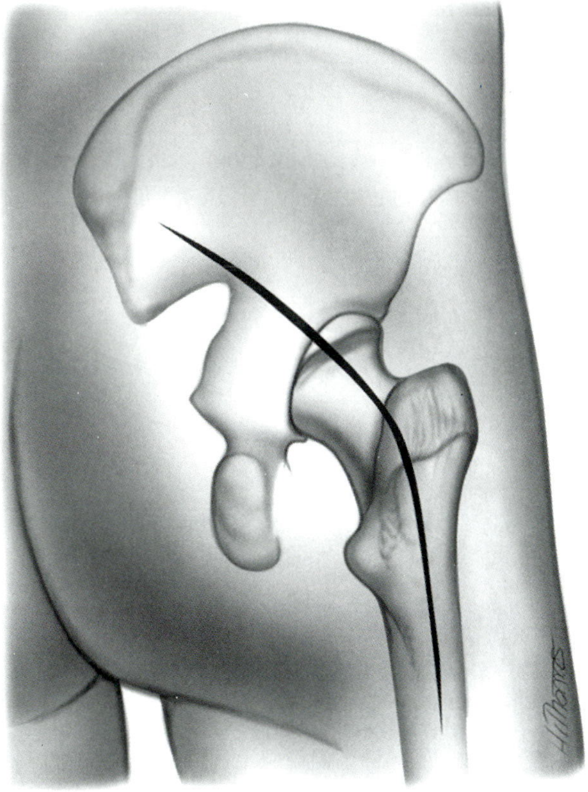

Figura 2. Incisão cirúrgica para o método Kosher-Langenbeck, lado direito.

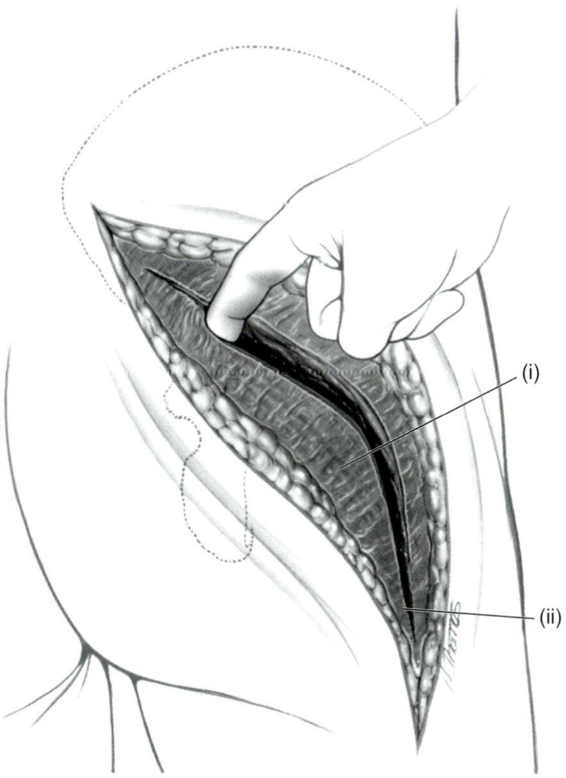

Figura 3. Separação a dedo do glúteo máximo proximal ao trocânter maior; isto separa o terço superior (suprimento de sangue: artéria glútea superior) dos dois terços inferiores (suprimento de sangue: artéria glútea inferior), lado direito. (i) Fibras do glúteo máximo; (ii) faixa iliotibial.

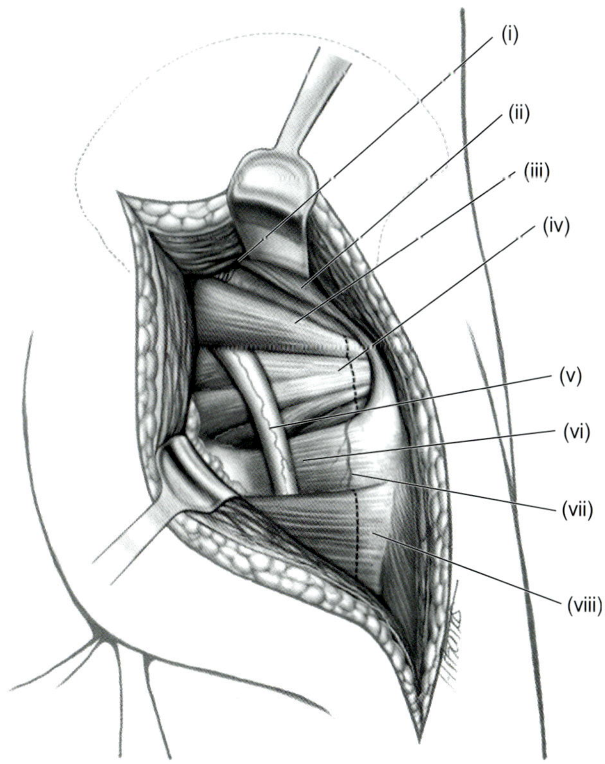

Figura 4. Exposição posterior do nervo ciático, etiquetagem e incisão do piriforme e rotadores externos, lado direito. (i) Feixe neurovascular glúteo superior; (ii) glúteo médio. (iii) piriforme; (iv) rotadores externos: gêmeos superior e inferior e obturador internus; (v) nervo ciático; (vi) quadrado femoral; (vii) artéria circunflexa femoral medial; (viii) inserção femoral tendinosa do glúteo máximo.

O nervo ciático está sob risco constante durante a abordagem de Kocher-Langenbeck. Ele deve ser protegido o tempo todo durante o procedimento cirúrgico (Fig. 5). Executamos rotineiramente o monitoramento intra-operatório do nervo ciático usando PESS e EMG. O neurotecnologista pode detectar o comprometimento do nervo ciático através de monitoramento intra-operatório da atividade EMG (imediatamente) ou via alterações significativas unilaterais da amplitude e latência dos PESS. Uma pronta resposta é requerida da equipe cirúrgica se algum comprometimento do nervo for detectado. A tração deve ser liberada e os afastadores que foram colocados contra o nervo removidos até que a atividade EMG cesse ou os potenciais retornem à linha de base.

O nervo pudendo também está em risco, uma vez que ele sai da pelve através da incisura isquiática maior. Ele pode ser danificado por uma vigorosa dissecção ou por afastadores mal colocados em volta da espinha isquial. Ele também pode ser danificado através de excessiva tração na mesa de fratura ao nível do suporte perineal.

A exposição da coluna posterior do acetábulo é realizada por etapas, a partir da incisura isquiática maior para a tuberosidade isquiática, evitando dano ao nervo ciático. A artéria circunflexa medial femoral está em risco durante a exposição da coluna posterior. Seus ramos estão enterrados no músculo quadrado femoral (Figs. 4 e 5) e podem ser danificados se o músculo quadrado femoral for liberado na sua inserção no fêmur. O tendão do músculo piriforme é etiquetado e liberado aproximadamente 1,5 cm de sua inserção no trocânter maior. O músculo piriforme é rebatido de volta em direção à incisura isquiática para ganhar exposição do aspecto superior da coluna posterior do acetábulo. A palpação digital do espaço quadrilateral é possível através da incisura isquiática maior. Porém, o feixe neurovascular glúteo superior sai aqui e está em risco pela dissecção demasiadamente vigorosa, por retração excessiva, ou por afastadores mal colocados na área da incisura isquiática maior ou do apoio isquiático (Fig. 5).

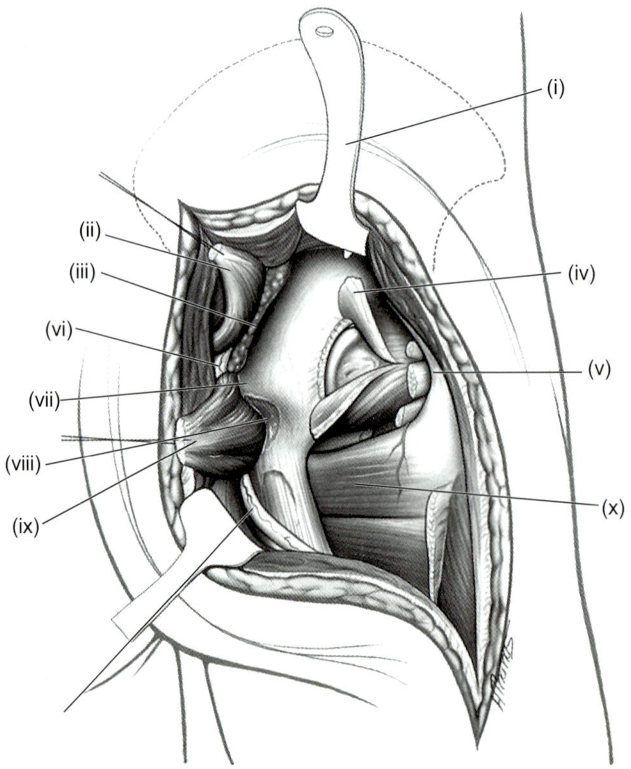

Figura 5. Exposição completa da coluna posterior e parede e articulação do quadril através do método Kocher-Langenbeck, lado direito. (i) Afastador Hohmann sob o glúteo médio; (ii) piriforme; (iii) no ciático maior; (iv) capsulectomia posterior do quadril; (v) glúteo médio; (vi) nervo ciático; (vii) espinha isquial; (viii) nó ciático menor; (ix) obturador interno e gêmeos; (x) quadrado femoral.

A seguir, os tendões conjuntos dos músculos gêmeos inferior e superior e o tendão do músculo obturador interno, são etiquetados e transectados. O músculo obturador interno é seguido até a incisura isquiática menor, onde um afastador curvo e rombo de Hohmann ou um afastador do nervo ciático é cuidadosamente inserido. O obturador interno protege as estruturas neurovasculares pudendas, além de proteger o nervo ciático. O feixe neurovascular pudendo está em risco à medida que ele sai da pelve através da incisura isquiática maior e torna a entrar através da incisura isquiática menor. Se for requerida uma exposição adicional do aspecto póstero-inferior do acetábulo, o músculo quadrado femoral é liberado de sua origem pélvica e não de sua inserção femoral, onde a artéria circunflexa femoral medial está em risco. A bolsa do tendão dos isquiotibiais que fica acima da tuberosidade isquiática é liberada com um elevador para expor a origem tendinosa dos músculos isquiotibiais.

Neste ponto, toda a coluna posterior pode ser visualizada a partir da incisura cirúrgica maior até a tuberosidade isquiática. Um afastador de Hohmann pode ser inserido no ílio sob o tendão do músculo glúteo médio para ganhar exposição adicional do aspecto póstero-superior do acetábulo. A cápsula do quadril por toda a exposição deve ser mantida intacta para preservar o suprimento de sangue à cabeça femoral. Os fragmentos da parede posterior são identificados e seus bordos nitidamente limpos cirurgicamente. Os fragmentos intra-articulares podem ser removidos neste ponto através da aplicação de tração da articulação do quadril via tração femoral na mesa de fratura (Fig. 1), ou com um distrator femoral (Fig. 6).

Em fraturas isoladas da parede posterior, depois de assegurar que todos fragmentos intra-articulares tenham sido removidos da articulação, a reconstrução da parede posterior é realizada temporariamente com fios de Kirschner e depois com parafusos de compressão e placa de apoio com placa de reconstrução de 3,5 mm. A placa deve ser moldada a partir do apoio isquiático transversal à parede posterior do ísquio.

Em mais de um quarto dos casos com envolvimento da parede posterior existe impactação marginal da superfície articular (26). Com a luxação da cabeça femoral, ela não só fratura a parede posterior, mas implode a superfície articular. Isto é prontamente identificado no escaneamento por TC e deve ser anatomicamente reduzido no momento da cirurgia. Mais frequentemente, quando a superfície articular é elevada para assegurar a congruência com o remanescente do acetábulo, existe um defeito metafisiário subjacente ao fragmento articular. Criando uma pequena janela no trocanter maior, pode ser obtido osso esponjoso realizando-se um enxerto ósseo deste defeito.

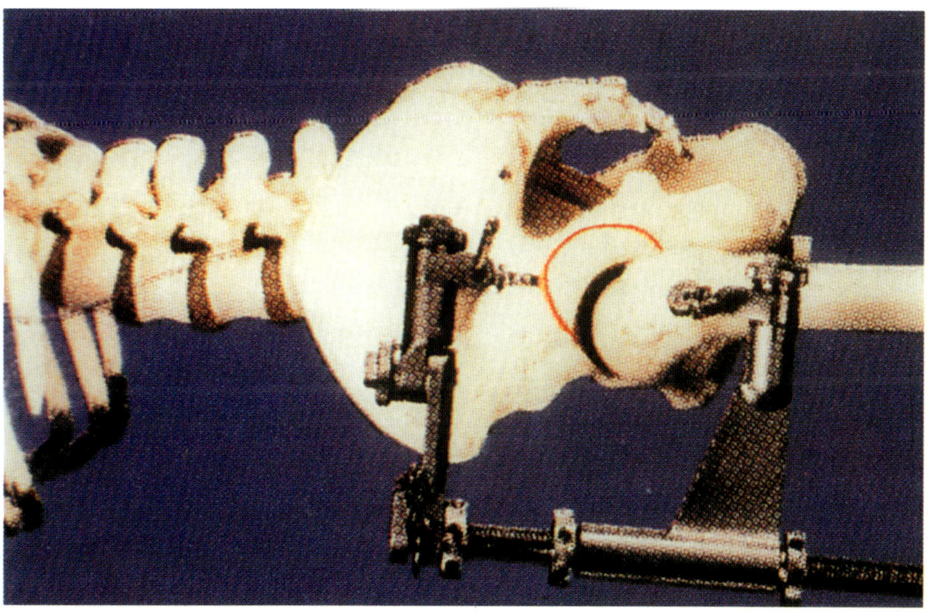

Figura 6. Pelve de "ossos serra" na posição prona com o distrator femoral aplicado para permitir a retirada de tração da articulação do quadril. Note o parafuso de Schanz no apoio ciático e o parafuso de Schanz no fêmur, colocado através de uma pequena separação no vasto lateral logo distal ao trocanter maior.

Quando a parede posterior se encontra muito cominutiva, não é possível restaurar todos os pequenos fragmentos articulares com parafusos de compressão individuais. Nesta situação se podem usar placas com ganchos de mola (placas tubulares de um terço com dois, três ou quatro orifícios com suas pontas cortadas através de um orifício e os dentes recém-criados curvados para baixo de modo a criar pequenos ganchos) (7). Estas placas são fixadas sob a placa do apoio da parede posterior mais medialmente mas com os ganchos de mola em carga fornecendo um efeito de apoio para a parede posterior cominuída.

Fraturas envolvendo a coluna posterior geralmente resultam no deslocamento medial e rotação interna da coluna posterior como visto de um aspecto posterior. Depois de limpar cirurgicamente a fratura e de remover todos os fragmentos triturados da fratura e/ou do hematoma, em organização, a redução da fratura posterior da coluna é realizada pela correção da rotação com um parafuso de Schanz no ísquio e a aplicação de uma pinça de redução pélvica na incisura isquiática maior para corrigir o deslocamento medial (Fig. 7). Uma vez isto tenha sido realizado, a colocação de placas de apoio é completada a partir do apoio isquiático ou da incisura isquiática maior para o ísquio. Se estiver combinada com uma fratura de parede posterior, a redução da coluna posterior deve ser tratada primeiro, seguida pela colocação de duas placas, uma para a coluna, e uma para a parede, conforme necessário. A adequação da redução da coluna posterior é avaliada por palpação digital da redução relativa a placa quadrilateral através das incisuras isquiáticas maior e menor.

Fraturas orientadas transversalmente com um grande deslocamento posteriormente ou com envolvimento da parede posterior são também abordadas através da incisão de Kocher-Langenbeck. Nestes tipos de fratura, é necessário reduzir não só a coluna posterior, mas também

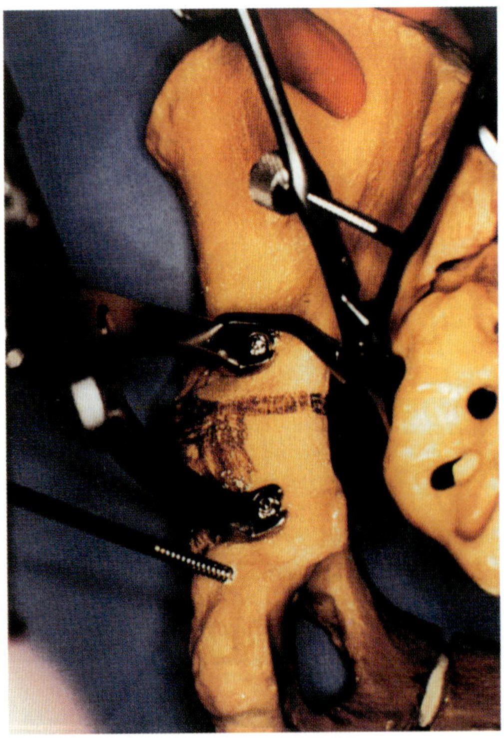

Figura 7. Pelve "osso tipo serra" na posição prona. Note o parafuso de Schanz no ísquio, o grampo Farabeuf fixado a parafusos de 4,5 mm proximal e distal a fratura da parede transversa mais posterior e ao grampo de redução pélvica no nó ciático maior.

o deslocamento anterior e a má rotação. Isto é mais fácil com um padrão de fratura transversa não do tipo **T**, em que o controle do fragmento inferior posteriormente irá também controlar anteriormente. Isto não é obviamente o caso na fratura tipo **T**, em que o controle da coluna posterior não tem efeito na coluna anterior, exceto possivelmente pela ligamentotaxia através da cápsula articular não-rompida. Como em outros tipos de fratura, as colunas são reduzidas primeiro, e somente então, é reduzida a fratura da parede se estiver presente. Esta seqüência de redução permite a visualização da superfície articular durante e depois da redução das colunas, o que torna o cirurgião capaz de avaliar a precisão da redução da superfície articular e assegura a colocação do material de osteossíntese em posição extra-articular.

Pinças de redução pélvica são especialmente úteis com tipos de fraturas transversa deslocadas. Um parafuso de 4,5 mm é inserido proximal e distal à fratura transversa, a partir da coluna posterior (Fig. 7). Pela aplicação das pinças de redução pélvica, podem ser feitos distração e desbridamento da linha de fratura em todo o percurso até a coluna anterior e subseqüentemente para manipulação e redução temporária do componente da fratura transversa. Para controlar a rotação, é também necessário colocar um parafuso de Schanz no ísquio. Uma vez que pareça existir uma redução do aspecto posterior do acetábulo, a palpação digital da placa quadrilateral através do da incisura isquiática maior em todo o percurso até a linha iliopectínea é essencial para avaliar a adequação da redução anterior. Se a coluna anterior ainda estiver mal rodada ou deslocada, isto pode ser corrigido com o parafuso de Schanz no ísquio ou com um empurrador ou pinça de redução pélvica colocada na incisura isquiática maior.

Uma placa de reconstrução de 3,5 mm é então colocada ao longo da borda medial da coluna posterior a partir do apoio ciático para o ísquio, usando parafusos corticais de 3,5 mm. Um parafuso de compressão é então inserido transversal à obliqüidade da linha da fratura transversa na coluna anterior, em direção paralela à placa quadrilateral. Isto precisa ser proximal à parte fina da parede medial do acetábulo e paralelo à placa quadrilateral. A palpação digital ao longo da placa quadrilateral ajuda a assegurar a correta posição para o parafuso. Isto pode ser checado fluoroscopicamente na mesa de operação, olhando especificamente para a incidência oblíqua do obturador para avaliar sua posição na coluna anterior e na incidência ilíaca oblíqua para assegurar sua colocação extra-articular.

Para uma fratura do tipo **T**, uma redução indireta da coluna anterior é tentada através de uma abordagem de Kocher-Langenbeck depois de se obter uma redução anatômica da coluna posterior. É importante assegurar inicialmente que nenhum dos parafusos atravesse para dentro da coluna anterior. Pode-se então colocar um pequeno gancho de osso até a placa quadrilateral para puxar a porção deslocada da coluna anterior no ângulo agudo, agora reconstruído entre a coluna anterior proximal intacta e a coluna posterior estabilizada. Inserindo os parafusos de compressão ao longo da placa quadrilateral e usando o gancho de osso e/ou empurrador na placa quadrilateral para controlar a rotação da coluna anterior, este fragmento pode ser reduzido e estabilizado para a coluna posterior.

Deve-se ter cuidado para evitar a colocação intra-articular ou intrapélvica dos parafusos de compressão. Mais uma vez, a redução e colocação de material de osteossíntese precisam ser avaliados muito cuidadosamente utilizando fluoroscopia intra-operatória, incluindo ambas as incidências, a ilíaca, e a oblíqua do obturador. Adicionalmente, a adequação da redução é também avaliada por palpação digital da placa quadrilateral através das incisuras isquiáticas maior e menor. Com um dedo colocado ao longo da superfície quadrilateral, a articulação do quadril é mobilizada em uma amplitude de movimento para checar a presença de crepitação para descartar a inserção de ferragem intraarticular.

Após a finalização do procedimento cirúrgico, a ferida é fechada de uma maneira meticulosa. Os tendões dos músculos piriforme e obturador interno são religados no trocânter maior, junto com o remanescente dos rotadores externos curtos. O tendão do músculo glúteo máximo é religado à sua inserção ao longo do fêmur. Dois drenos de aspiração são colocados sobre os rotadores externos seguidos pelo fechamento da faixa iliotibial e da fáscia sobre o músculo glúteo máximo. Um dreno de aspiração subcutânea é inserido, e a pele é meticulosamente fechada.

ABORDAGEM ILIOINGUINAL

A abordagem ilioinguinal permite uma visualização direta da asa ilíaca, da articulação sacroilíaca anterior, de toda a coluna anterior e da sínfise púbica (Fig. 8). O paciente é colocado em decúbito dorsal em uma mesa fluoroscópica; ele é apoiado por coxins e protegido em todas as proeminências ósseas. A incisão começa no ponto médio da crista ilíaca, segue a crista até a espinha ilíaca ântero-superior, e continua paralela ao ligamento inguinal, terminando 2 cm acima da sínfise púbica (Fig. 9).

O aspecto proximal da abordagem é exposto primeiro liberando a inserção lateral do músculo oblíquo externo no plano avascular entre a inserção da musculatura abdominal e a origem dos músculos tensor da fáscia lata e abdutor (Fig. 10). Uma dissecção subperiostal é realizada elevando a musculatura abdominal junto com o músculo ilíaco para expor a fossa ilíaca interna (Fig. 11). Uma artéria nutriente pode ser encontrada ao longo da fossa ilíaca durante a dissecção, requerendo hemostasia. A fossa ilíaca é tamponada com compressão e a atenção agora é direcionada para a dissecção inguinal.

A aponeurose oblíqua externa é a camada mais superficial encontrada sob o tecido subcutâneo e é incisada 5 mm da sua inserção no ligamento inguinal a partir da espinha ilíaca ântero-superior para o anel inguinal externo (Figs. 10, 11). O canal inguinal termina no anel inguinal externo por onde passa o cordão espermático no homem e o ligamento redondo na mulher. O nervo ilioinguinal deve também ser identificado (Fig. 11). Um fechamento inadequado do assoalho do canal inguinal leva a uma hérnia direta. Um fechamento de qualidade da inserção do músculo transverso do abdome e do músculo oblíquo interno junto ao ligamento inguinal é necessário. O conteúdo do canal inguinal (cordão espermático/ ligamento redondo e nervo ilioinguinal) está em risco durante a exposição do anel inguinal externo e deve ser cuidadosamente isolado e retraído com um dreno de Penrose (Fig. 11).

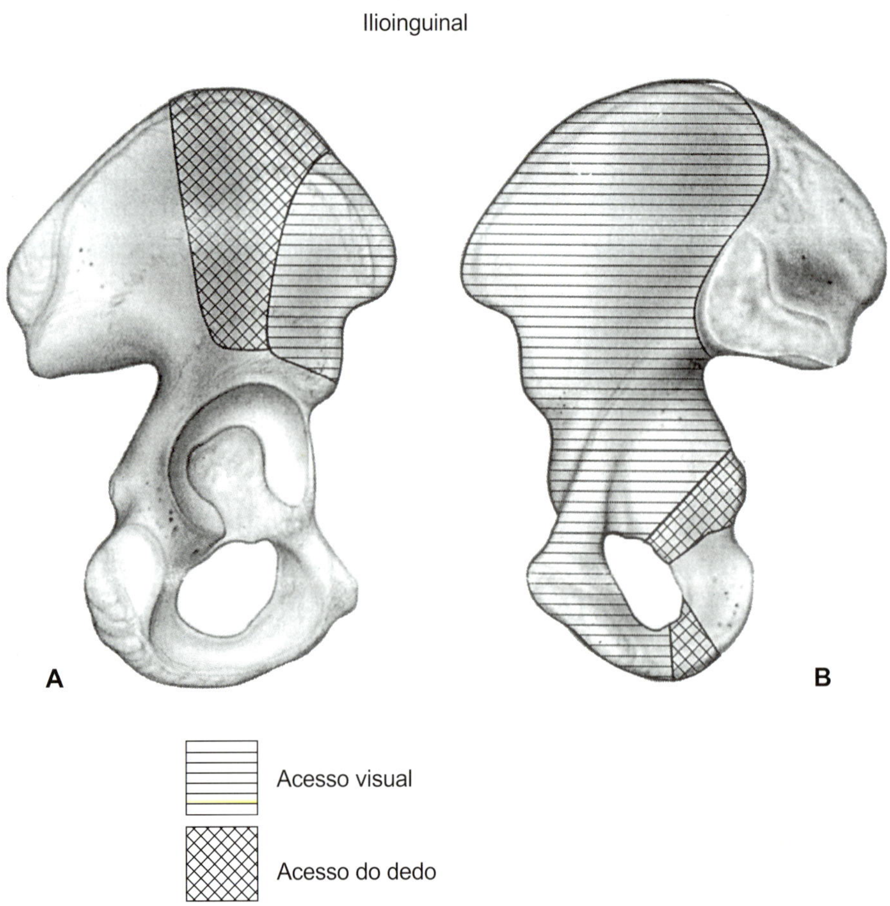

Figura 8. Acesso à pelve via método ilioinguinal, lado direito. **(A)** A pelve óssea (externa) lateral e **(B)** a pelve óssea (interna) medial.

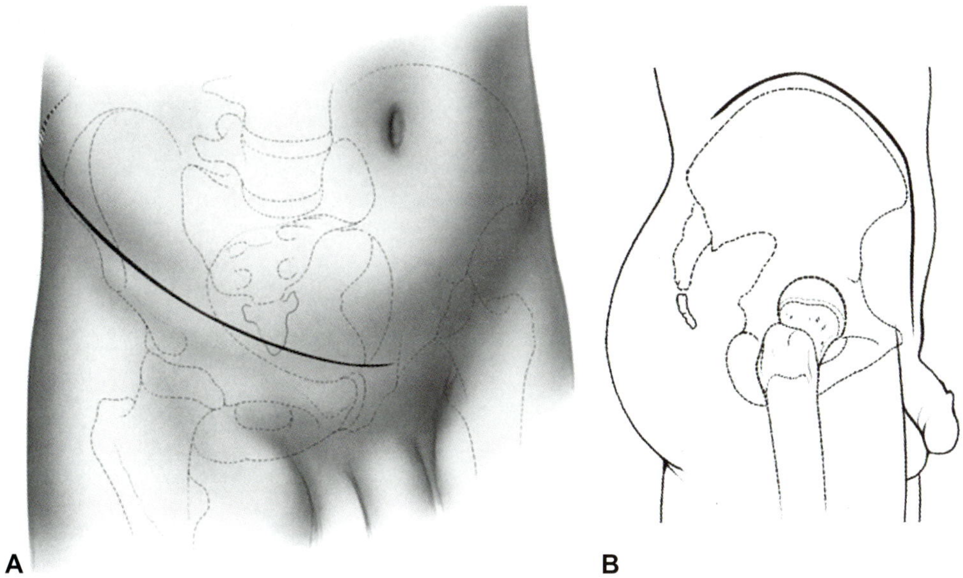

Figura 9. A incisão ilioinguinal, lado direito. **(A)** Vista oblíqua do obturador. **(B)** Vista lateral.

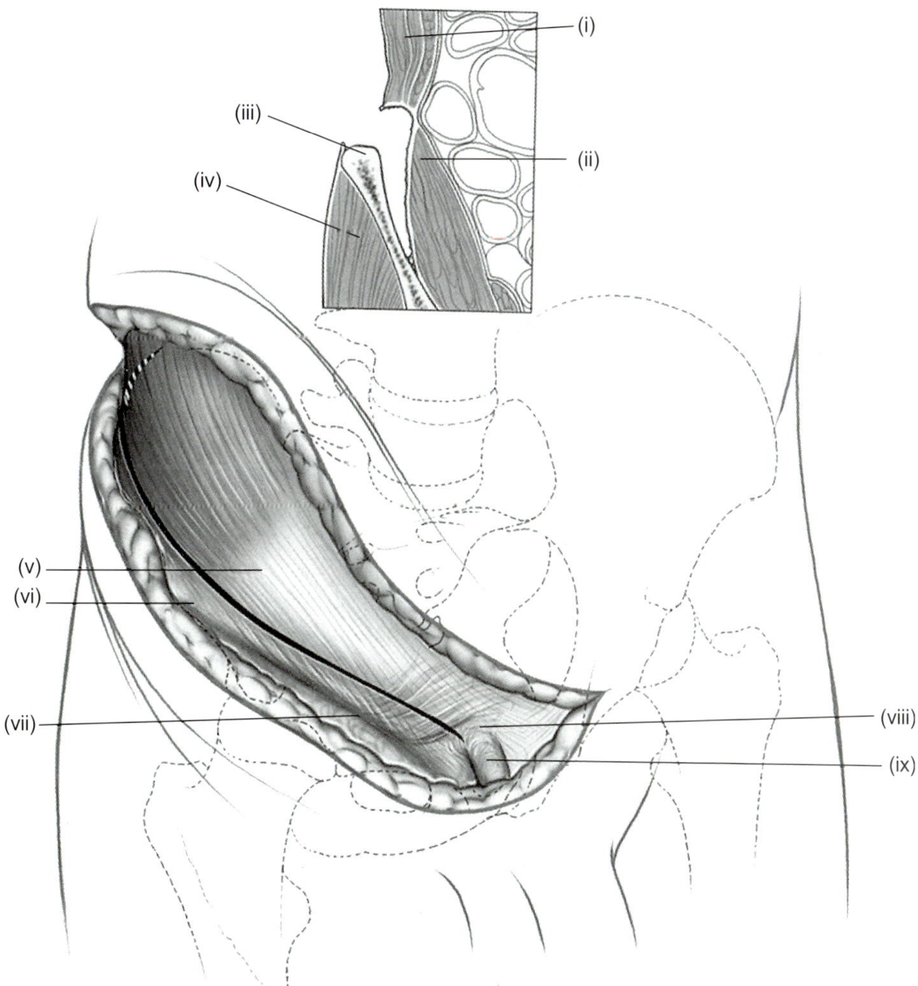

Figura 10. Exposição da crista do ilíaco e do músculo oblíquo externo, lado direito. (i) Músculos abdominais liberados da crista; (ii) ilíaco; (iii) crista ilíaca; (iv) glúteo médio; (v) oblíquo externo; (vi) espinha ilíaca superior anterior; (vii) ligamento inguinal; (viii) anel inguinal superficial; (ix) cordão espermático.

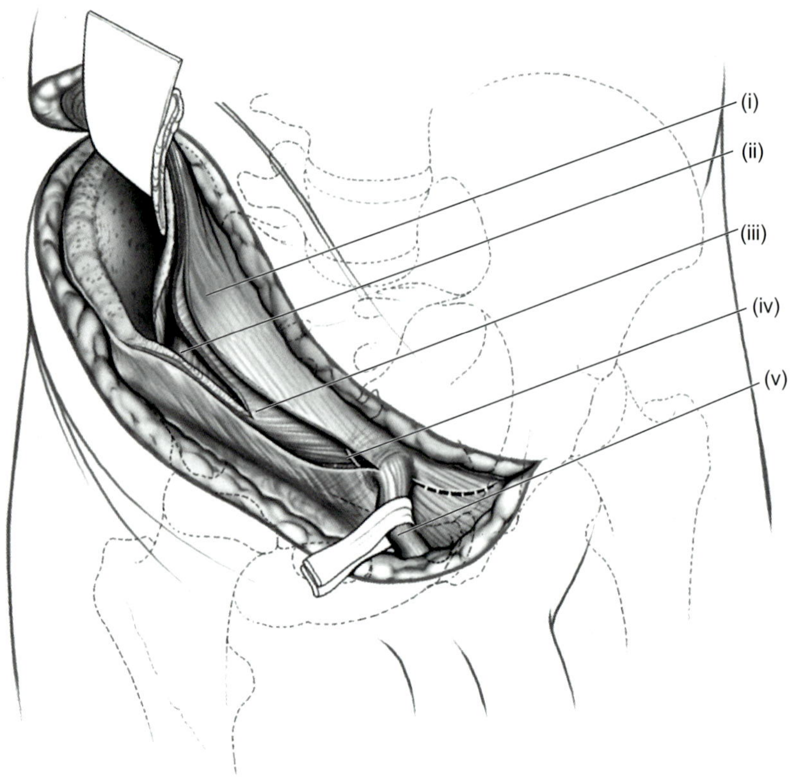

Figura 11. A exposição inguinal, lado direito: (i) oblíquo externo; (ii) iliopsoas; (iii) tendão conjunto: oblíquo interno e fáscia transversais; (iv) nervo ilioinguinal; (v) cordão espermático.

Lateral à fáscia iliopectínea tendão conjunto (músculos oblíquo interno e transverso do abdome) é incisado a partir do ligamento inguinal com uma aba de 2 mm (Fig. 12A). O nervo femoral cutâneo lateral está em risco imediatamente sob o tendão conjunto logo medial à espinha ilíaca superior ântero-superior. O nervo femoral cutâneo lateral está em risco quando se mobilizam os músculos transverso do abdome e oblíquo interno do ligamento inguinal logo medial à espinha ilíaca ântero-superior. O nervo também pode ser estirado durante a retração. Os pacientes devem ser avisados pré-operatoriamente para esperar esta complicação. Medial aos vasos, o tendão conjunto é então incisado e o músculo reto abdominal ipsolateral é liberado do tubérculo púbico até a sínfise púbica (Figs. 12, 13). Danos associados ao anel pélvico anterior podem requerer fixação através da sínfise púbica necessitando uma liberação parcial do músculo reto abdominal contralateral. Com danos no anel pélvico anterior, o músculo reto abdominal pode ser arrancado do tubérculo púbico e ramos, caso no qual, a bexiga fica em risco crescente de dano iatrogênico durante a exposição. A liberação da inserção do reto abdominal do ramo púbico e da sínfise, permite acesso ao espaço de Retzius (Fig. 12C).

Preferimos deixar o tendão conjunto intacto sobre a artéria femoral, veia, e linfáticos para evitar qualquer dissecção desnecessária (Fig. 12A) e protegê-los de retração indevida. Lateralmente, o músculo iliopsoas e o nervo femoral são separados da fáscia iliopectínea por dissecção e mobilizada com um dreno de Penrose de uma polegada (não mostrado). A vasculatura femoral e os linfáticos são a seguir cuidadosamente dissecados da fáscia pectínea (Fig. 12), mantendo estas estruturas como uma unidade com o tendão conjunto sobrejacente (Figs. 13, 14). O nervo femoral está em risco durante a mobilização e excessiva retração do músculo iliopsoas (Fig. 12A, B). A flexão do quadril ajudará no relaxamento do músculo iliopsoas minimizando a necessidade de qualquer retração indevida. Uma vez que a fáscia iliopectínea seja isolada (Fig. 12A, B), ela é

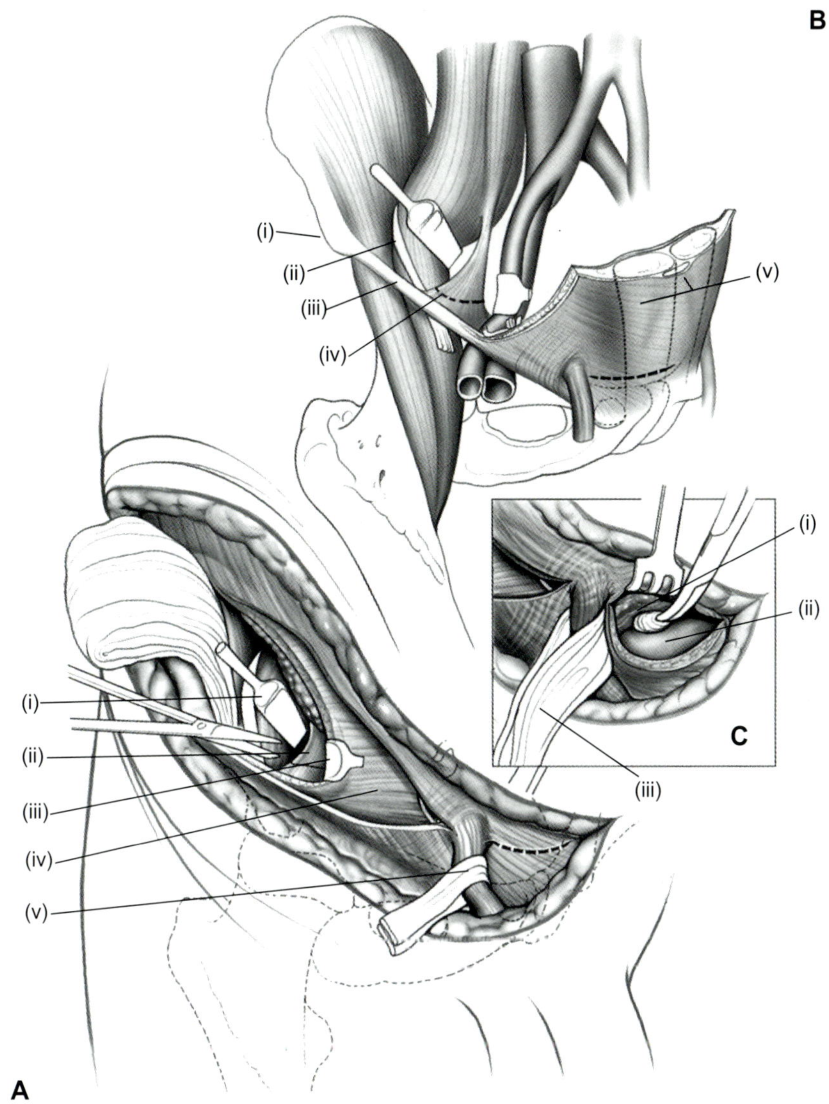

Figura 12. (A) Incisão da fáscia iliopectínea: (i) retração lateralmente do iliopsoas, nervo femoral e nervo cutâneo femoral lateral; (ii) incisão da fáscia iliopectínea da eminência iliopectínea; (iii) retração medial dos vasos femorais; (iv) tendão conjunto sobrejazendo nos vasos ilíacos externos; (v) dreno de Penrose em volta do cordão espermático. **(B)** Incisão medial da bainha do reto abdominal; (i) espinha ilíaca superior anterior; (ii) nervo femoral; (iii) ligamento inguinal; (iv) fáscia iliopectínea; (v) reto. **(C)** Exposição do púbis superior e sínfise: (i) bexiga e espaço de Retzius; (ii) sínfise púbica; (iii) dreno de Penrose em torno do cordão espermático.

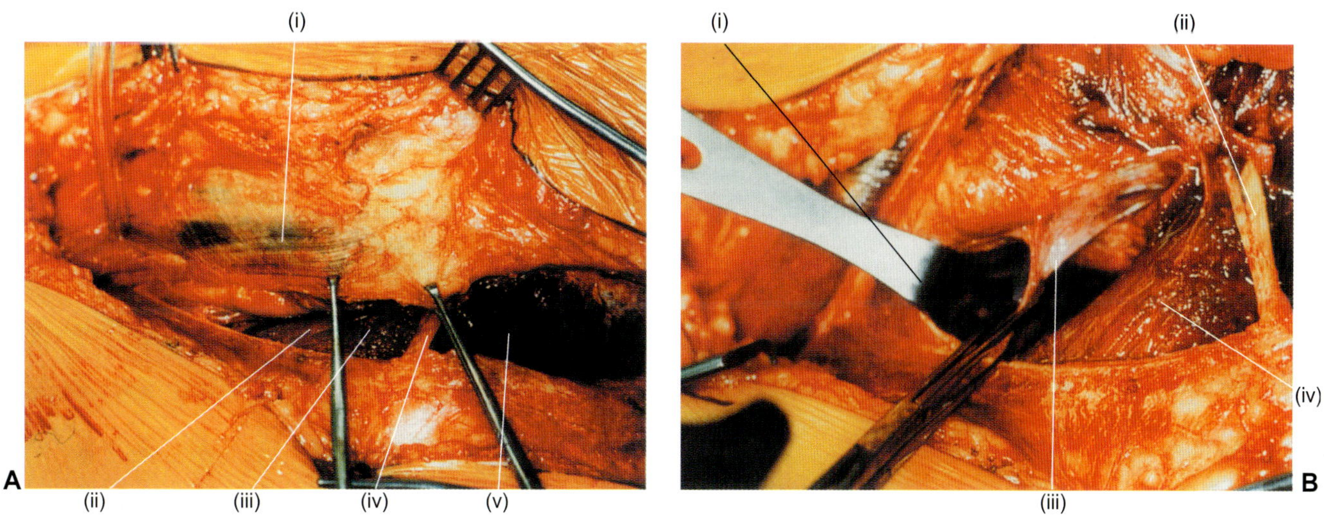

Figura 13. (A) Liberação do oblíquo externo e tendões conjuntos, lado esquerdo. (i) Oblíquo externo e tendões conjuntos; (ii) nervo femoral; (iii) músculo iliopsoas; (iv) nervo cutâneo femoral lateral; (v) músculo ilíaco mobilizado da tábua interna da asa pélvica. **(B)** Excisão da fáscia iliopectínea, lado esquerdo. (i) Vasos femorais retraídos e protegidos por afastador cego de ângulo reto; (ii) nervo cutâneo femoral lateral; (iii) fáscia iliopectínea; (iv) músculo psoas e nervo femoral.

então excisada da borda superior da pelve da eminência pectíneo até a articulação sacroilíaca. A fáscia iliopectínea separa a verdadeira e a falsa pelve. Sua excisão permite acesso à superfície quadrilátera. A comunicação retropúbica entre a artéria ilíaca externa e o obturador ou artérias epigástricas profundas, chamada de corona mortis, pode ser encontrada durante a mobilização dos vasos femorais e deve ser ligada se identificada. Um largo dreno de Penrose é então passado em volta dos vasos femorais, linfáticos e os tendões conjuntos sobrejacentes (Fig. 14).

Os vasos femorais estão em risco durante a mobilização do compartimento vascular da fáscia iliopectínea. Eles devem ser isolados com um dreno de Penrose largo e protegidos durante todo o procedimento (Figs. 14 a 16). Deixar o tendão conjunto intacto sobre sua superfície protege-os de dissecção indevida e de retração. É importante procurar pela corona mortis, uma variável de anastomose retropúbica que deve ser identificada e ligada. A artéria obturadora também está em risco durante a exposição da superfície quadrilátera e deve ser protegida com afastadores colocados cuidadosamente.

O acesso para o acetábulo através da abordagem ilioinguinal está agora completo. A retração medial do músculo iliopsoas e nervo femoral permite acesso à fossa ilíaca interna e à articulação sacroilíaca anterior, a janela lateral da abordagem ilioinguinal (Fig. 14). A janela do meio é visualizada pela retração lateral do músculo iliopsoas e do nervo femoral e pela retração medial da vasculatura femoral, permitindo acesso à borda pélvica , à superfície quadrilátera, e à coluna posterior (Fig. 15). A janela medial é exposta através da retração lateral da vasculatura femoral e linfáticos, e permite acesso ao ramo superior e sínfise púbica (Fig. 16). O conteúdo do canal inguinal pode ser mobilizado medialmente ou lateralmente como necessário. Os vasos e nervo obturatório podem ser visualizados pela janela do meio ou medial e requerem proteção durante a expo-

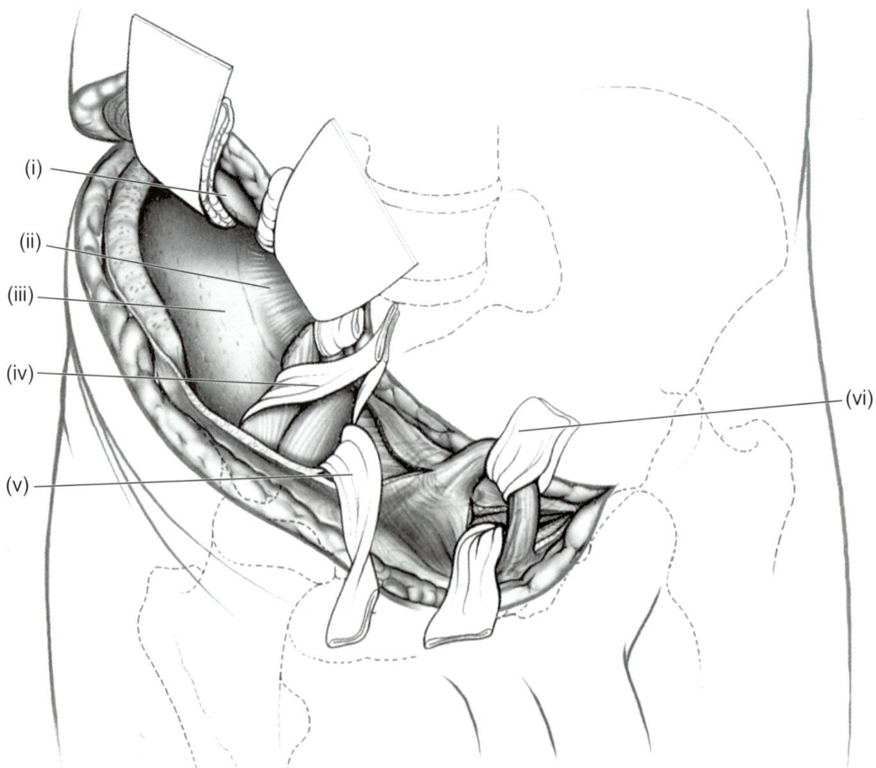

Figura 14. Janela lateral do ilioinguinal, lado direito. (i) Músculo iliopsoas; (ii) articulação sacroilíaca; (iii) fossa ilíaca interna; (iv) dreno de Penrose em volta do iliopsoas, nervo femoral e nervo cutâneo femoral lateral; (v) dreno de Penrose em volta dos vasos femorais; (vi) dreno de Penrose em volta do cordão espermático.

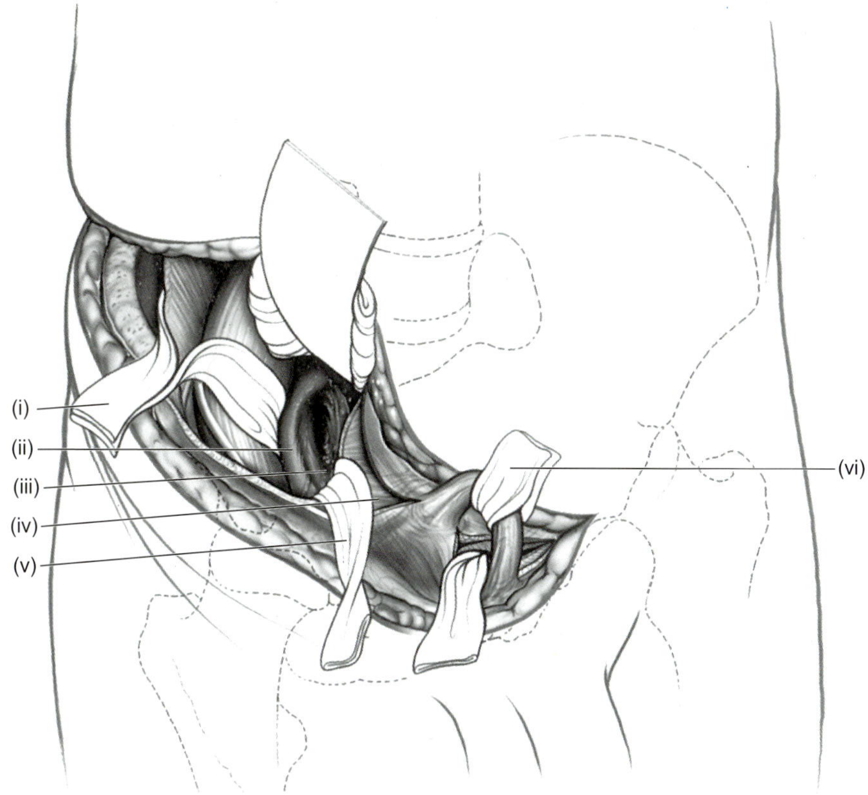

Figura 15. Janela do meio do ilioinguinal, lado direito: (i) dreno de Penrose em volta do iliopsoas, nervo femoral e nervo cutâneo femoral lateral; (ii) borda pélvica; (iii) fáscia iliopectínea solta para a eminência iliopectínea; (iv) vasos femorais protegidos pelo seu músculo ilíaco interno sobrejacente; (v) dreno de Penrose em volta dos vasos femorais; (vi) dreno de Penrose em volta do cordão espermático.

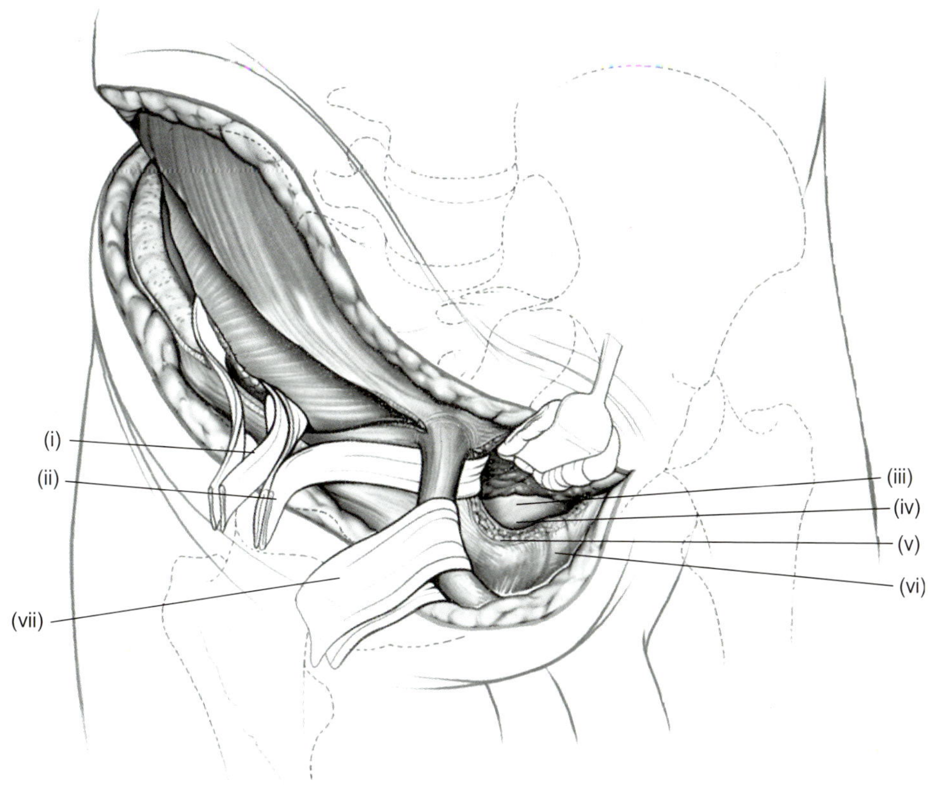

Figura 16. Janela medial do ilioinguinal lado direito: (i) dreno de Penrose em volta do iliopsoas, nervo femoral e nervo cutâneo femoral lateral; (ii) dreno de Penrose em volta dos vasos femorais; (iii) bexiga e espaço de Retzius; (iv) púbis; (v) tubérculo púbico; (vi) sínfise púbica; (vii) dreno de Penrose em volta do cordão espermático.

sição e redução da fratura. Ocasionalmente é necessária uma exposição subperiosteal limitada da superfície externa da asa ilíaca anterior para aplicação de pinças de redução pélvica para controlar a coluna posterior.

A redução de fratura acetabular deve ser realizada passo a passo, de acordo com o planejamento pré-operatório. Ao contrário da maior parte de outras fraturas a redução da fratura acetabular procede da periferia em direção à articulação de uma maneira seqüencial. Como o mal alinhamento periférico pode resultar em grande incongruência articular, a redução de cada segmento de fratura deve ser executada com muito cuidado e exatidão. Esta porção do procedimento pode ser ajudada pela flexão do quadril para relaxar as estruturas que atravessam anterior à articulação do quadril. Um parafuso de Schanz inserido através do aspecto lateral do fêmur na cabeça femoral seguido por tração distal pode também ser extremamente útil uma vez que pode facilitar a redução da fratura através de ligamentotaxia. Isto é especialmente útil em casos nos quais a cabeça femoral tenha sido projetada através da superfície quadrilátera. Uma precisa redução de todos os fragmentos de fratura é imperativa, uma vez que a superfície articular não é diretamente visualizada através da abordagem ilioinguinal.

As fraturas da coluna anterior e/ou da parede são diretamente visualizadas através da abordagem ilioinguinal. Antes de tentar a redução, todas as linhas de fratura são cuidadosamente irrigadas e limpas cirurgicamente, com remoção de hematoma de fratura ou de pequenos fragmentos. A articulação do quadril também é irrigada, e são removidos fragmentos soltos através da porção deslocada da fratura articular. Começando na crista ilíaca, a fratura é seqüencialmente reduzida. A porção da fratura na crista ilíaca pode ser reduzida com pinças de redução pontiagudas ou pinças de redução pélvica especialmente projetadas. Um orifício para a fixação do parafuso de compressão pode ser criado antes da redução da fratura para assegurar ótimo posicionamento do parafuso na fina capa cortical da crista ilíaca. A crista ilíaca pode então ser estabilizada tanto com o parafuso ou com placas de reconstrução de 3,5 mm. A coluna anterior é então reduzida para a asa ilíaca intacta e temporariamente estabilizada com um fio de Kirschner (e/ou um parafuso de compressão de 3,5 mm) penetrando na área de apoio isquiático através da primeira janela da abordagem ilioinguinal.

Então, através da janela do meio, qualquer fratura da parede anterior é reduzida. Finalmente, qualquer fratura do ramo púbico superior e fraturas de coluna púbica deslocadas são reduzidas através da janela medial. Uma placa de reconstrução de 3,5 mm pode então ser moldada ao longo da fossa ilíaca através da eminência ileopectínea para o tubérculo púbico e coluna púbica (Fig. 17). Essa osteossíntese não deve atravessar a sínfise púbica, a não ser que haja fraturas associadas

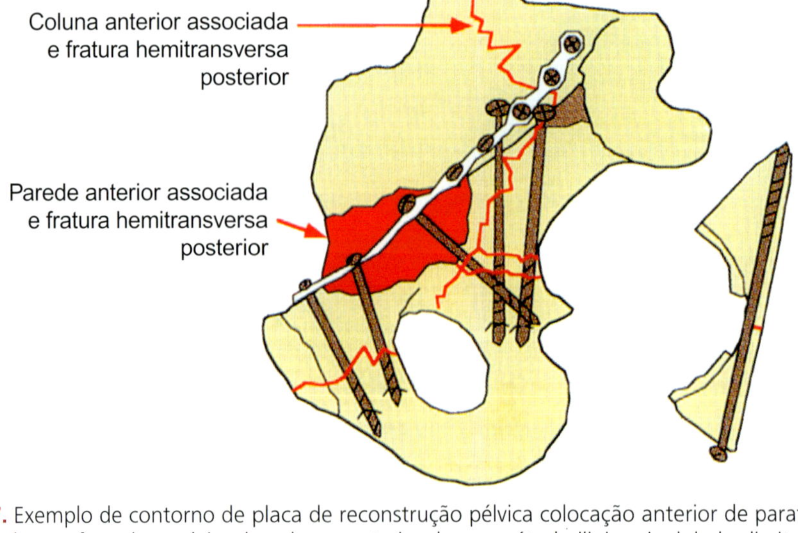

Figura 17. Exemplo de contorno de placa de reconstrução pélvica colocação anterior de parafuso, e colocação de parafuso de madeira da coluna posterior de um método ilioinguinal, lado direito.

na coluna púbica anteriormente, ou se existir envolvimento da sínfise púbica com lesão pélvica associada. É essencial que a placa de reconstrução de 3,5 mm seja perfeitamente moldada, de outra maneira a fixação da placa na pelve pode levar a uma má redução da fratura acetabular.

A placa de reconstrução de 3,5 mm cuidadosamente moldada é a seguir estabilizada à fossa ilíaca interna superior ao acetábulo, com parafusos corticais de 3,5 mm e medialmente ao tubérculo púbico e coluna (Fig. 17). É então possível, ao longo do borda pélvica, inserir os parafusos de compressão de 3,5 mm na área de apoio ciático e da placa quadrilátera, proximal ao acetábulo, fornecendo fixação estável para a coluna anterior à asa ilíaca e coluna posterior (Fig. 18). Esta fixação deve ficar paralela à placa quadrilátera. A redução da fratura é avaliada por palpação digital da placa quadrilátera. Exame com fluoroscopia é necessário, incluindo ambas as incidências oblíquas obturatriz e ilíaca para avaliar a adequação da redução e confirmar a posição extra-articular do material de osteossíntese.

Fraturas das duas colunas e do acetábulo são mais bem abordadas e estabilizadas através de uma exposição ilioinguinal. Isto requer uma redução indireta da coluna posterior e conseqüentemente não pode ser executada se a fratura tiver ocorrido há mais de duas ou três semanas. Adicionalmente, um envolvimento significativo da parede posterior, fraturas cominutivas da coluna posterior, envolvimento da articulação sacroilíaca, e a presença do envolvimento da cúpula lateral excluem a utilização desta abordagem e requerem uma exposição prolongável. Inicialmente, a coluna anterior é reduzida e estabilizada com uma placa de reconstrução de 3,5 mm, como previamente descrito (Fig. 17). Isto deve ser executado perfeitamente a partir da crista ilíaca até a sínfise púbica para fornecer um gabarito anatômico de preferência para a subseqüente redução da coluna posterior para a coluna anterior já reduzida. Se a fratura da coluna anterior não é completa através da crista ilíaca, ela deve ser completada para executar esta redução adequadamente. Adicionalmente, o segmento da coluna anterior de uma fratura de ambas as colunas, é encurtado e rodado externamente. Para reduzir a coluna anterior à asa ilíaca intacta (o sinal do "esporão"), é preciso aplicar tração longitudinal usando um parafuso de Schanz na cabeça femoral com o quadril flexionado.

Após serem obtidas a redução anatômica e a estabilização da coluna anterior, a coluna posterior, rodada e deslocada medialmente, pode ser reduzida com relação à coluna anterior restaurada. Isto freqüentemente requer trações lateral e anterior do quadril via parafuso de Schanz na cabeça femoral e pinças de redução pélvica especialmente projetadas com uma protuberância colocada na superfície externa do ílio e a outra através da janela lateral ou do meio da exposição ilioinguinal, colocada na placa quadrilátera e /ou coluna posterior (Fig. 19). Além disso, um pequeno gancho de osso colocado na placa quadrilátera e passado em volta da espinha isquiática para puxar a coluna posterior até a coluna anterior pode também ser necessário. Em seguida a esta redução, parafusos de compressão de 3,5 mm são inseridos através da placa de reconstrução de

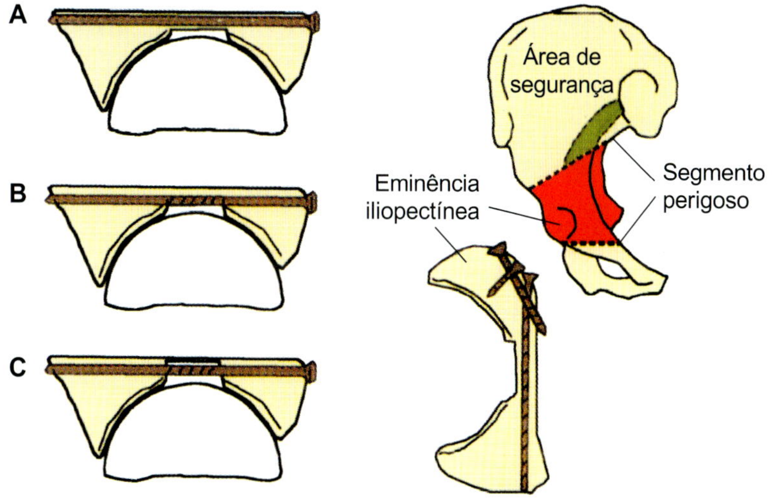

Figura 18. Zonas seguras e de perigo para a colocação ântero-posterior de parafuso, lado direito. (De: Letournel, E., Judet, R.: *Fractures of the acetabulum*. 2nd ed., In R. A. Elson [editor]. Berlin, Heidelberg, New York, Springer-Verlag, 1993.) **A**, **B**, e **C**, representam parafusos seguros paralelos à placa quadrilateral, ainda variável em relação à fossa cotilóide.

3,5 mm a partir da borda pélvica superior para o acetábulo na coluna posterior paralelo à superfície quadrilateral (Fig. 17). Estes parafusos são dirigidos de proximal para distal, apontando para a espinha isquiática.

Cuidado deve ser tomado para evitar a colocação intra-articular desses parafusos que freqüentemente têm um comprimento de 110 mm. Isto requer uma cuidadosa apreciação da locação do acetábulo, levando em consideração os marcos anatômicos fixos, i.e., inferior à espinha ilíaca ântero-inferior, e sob a eminência iliopectínea. A adequação da redução da coluna posterior em relação à coluna anterior pode ser determinada por palpação da superfície quadrilátera e o uso de fluoroscopia intra-operatória. As vistas fluoroscópicas devem incluir uma incidência AP da pelve, oblíqua obturatriz e ilíaca; e uma incidência paralela à superfície quadrilátera apontando para o parafuso de compressão. A movimentação do quadril mantendo um dedo na superfície quadrilátera pode também ser utilizada para assegurar a ausência de qualquer crepitação na articulação.

Depois de terminadas a redução e a fixação da fratura, são inseridos drenos no espaço de Retzius, sobre a superfície quadrilátera e ao longo da fossa ilíaca interna. O músculo reto abdominal é refixado ao púbis. O assoalho do canal inguinal é reparado suturando o tendão conjunto dos músculos transverso abdominal e oblíquos internos para o ligamento inguinal com suturas não-absorvíveis. O teto do canal inguinal é restaurado pelo reparo da aponeurose do oblíquo externo e do anel inguinal externo, permitindo a passagem do cordão espermático no homem e do ligamento redondo na mulher. O músculo oblíquo externo é então refixado ao ligamento inguinal e à crista ilíaca, usando suturas não-reabsorvíveis. Um dreno de aspiração colocado no plano superficial é inserido e a pele é fechada.

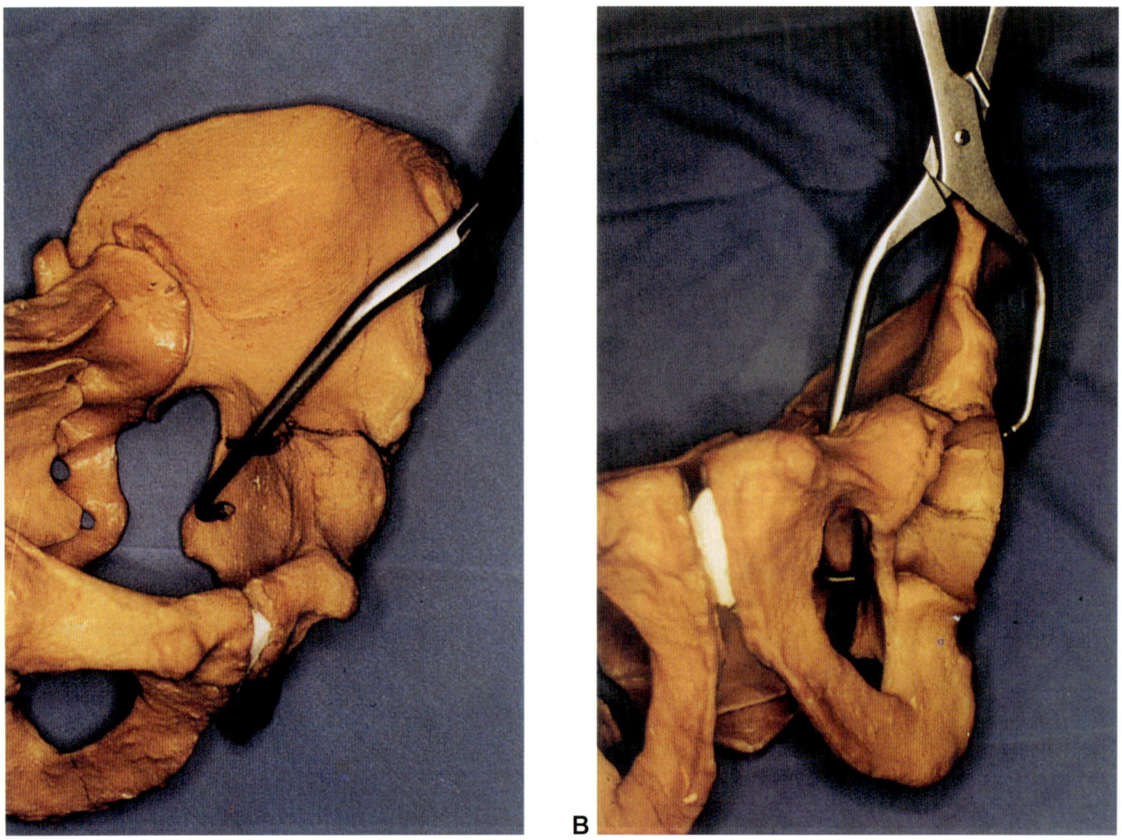

A B

Figura 19. Hemipelve esquerda "osso de serra": usando um grande grampo pélvico no começo, (Synthes, Paoli PA) para obter redução. O braço mais longo do grampo é colocado ao longo da placa quadrilateral e o braço mais curto inserido através de um intervalo entre as espinhas ilíacas superior anterior do anterior inferior para repousar sobre a superfície externa da asa ilíaca. **(A)** Vista ilíaca oblíqua. **(B)** Vista obturador oblíquo.

ABORDAGEM ILIOFEMORAL PROLONGÁVEL

A abordagem iliofemoral prolongável é anatômica, seguindo um plano internervoso definido pelo rebatimento anterior dos músculos inervados pelo nervo femoral e pelo rebatimento posterior pelos músculos inervados pelos nervos glúteos superior e inferior. O retalho posterior é mobilizado como uma unidade sem danificar seus feixes neurovasculares (Fig. 20).

Existem três estágios principais durante dissecção: elevação de todos os músculos glúteos junto com o tensor da fáscia lata, divisão dos rotadores externos do quadril, e uma capsulotomia estendida ao longo do lábio do acetábulo. O resultado final é uma completa exposição do aspecto externo do ílio e toda a coluna posterior até a parte mais superior da tuberosidade isquiática. Adicionalmente, a abordagem pode ser estendida para permitir uma exposição limitada da fossa ilíaca interna e da coluna anterior até o nível da eminência iliopectínea. Dessa forma, uma exposição simultânea de ambas as colunas é possível, o que permite a visualização direta da redução e fixação das fraturas das colunas anterior e posterior (Fig. 21).

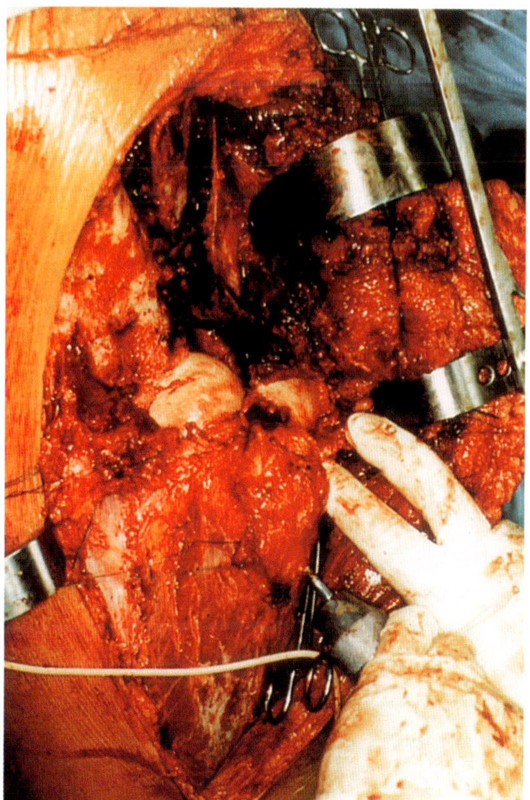

Figura 20. O método ilioinguinal estendido para a exposição de uma fratura acetabular esquerda pulverizada de ambas as colunas. A cabeça femoral pode ser vista, e há um parafuso de Schanz no trocânter maior, paralelo ao pescoço femoral.

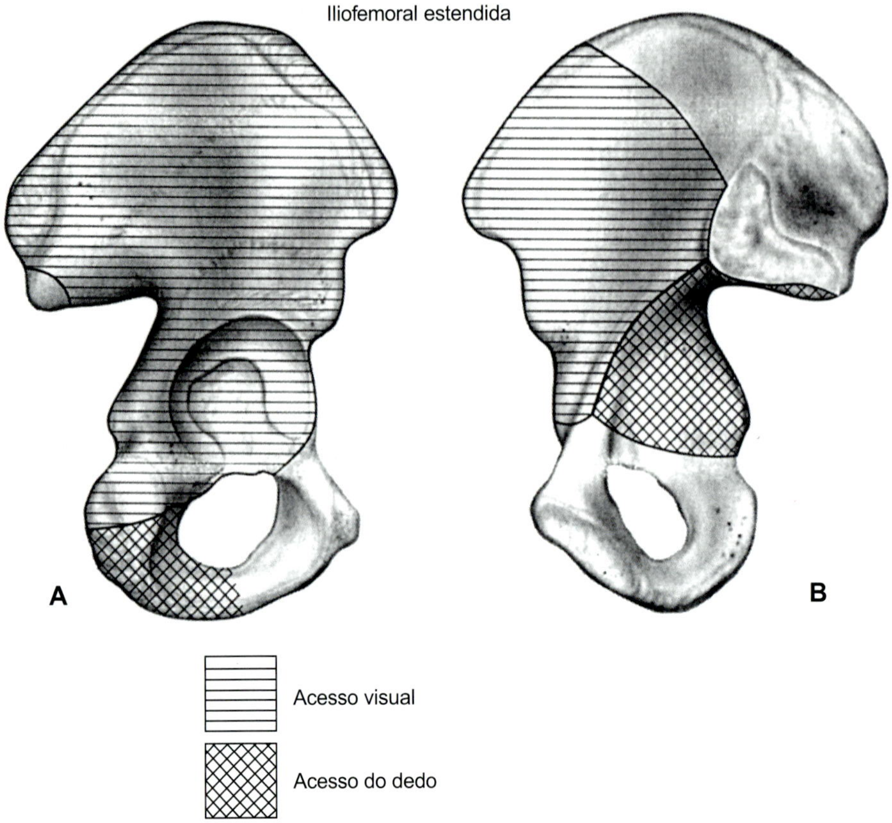

Figura 21. Acesso à pelve direita via método iliofemoral estendido. **(A)** A pelve óssea lateral (a mais externa) e **(B)** a pelve óssea medial (a mais interna).

Figura 22. Incisão da pele. **(A)** Incisão J invertida, lado direito. **(B)** Vista ântero-lateral: a incisão da pele J invertida com extensão distal para o iliofemoral estendido.

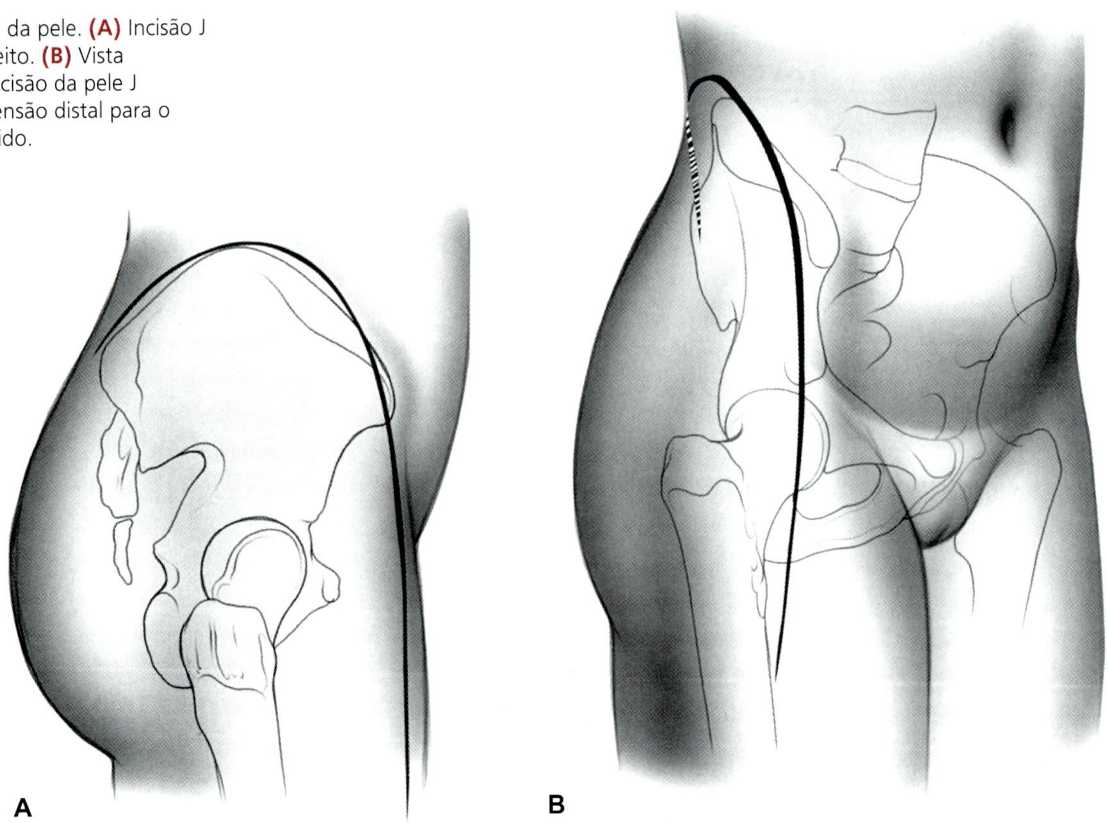

Essa abordagem está indicada para padrões de fraturas complexas quando a exposição de ambas as colunas, anterior e posterior, é necessária. O paciente é estabilizado com o uso de coxins e colocado na posição de decúbito lateral numa mesa de operação radiolucente. O quadril é mantido estendido e os joelhos flexionados durante todo o procedimento para minimizar a possibilidade de lesão ao nervo ciático.

A incisão é na forma de um J invertido (Fig. 22A). Ela começa na espinha ilíaca póstero-superior e segue a crista ilíaca na direção da espinha ilíaca ântero-superior estendendo-se em seguida pelo aspecto ântero-lateral da coxa (Fig. 22B). A exposição começa passo a passo, primeiro liberando com dissecção cortante o músculo tensor da fáscia lata e o glúteo médio subperiostealmente do aspecto externo da crista ilíaca. A borda distal da incisão é desenvolvida sobre a fáscia do músculo tensor da fáscia lata (Fig. 23).

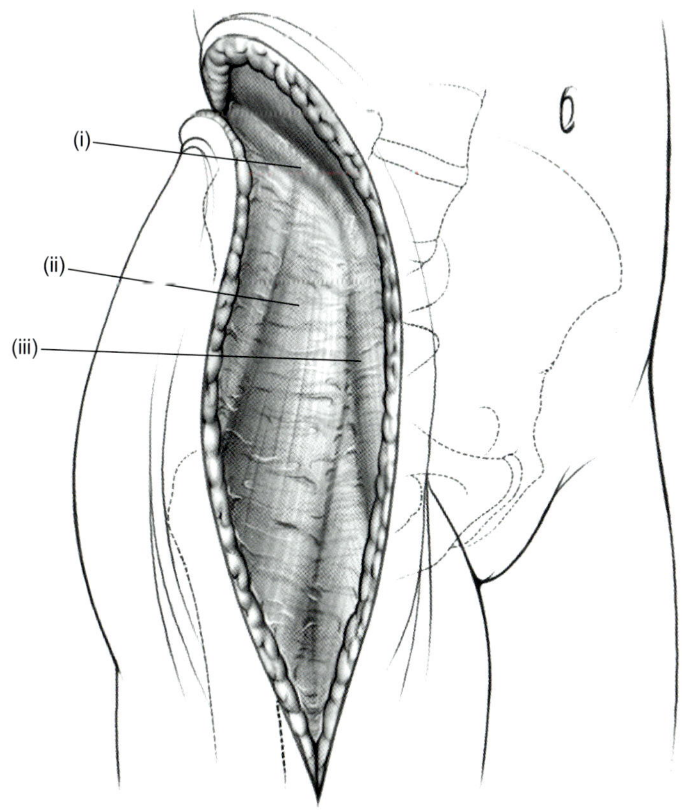

Figura 23. Exposição da crista ilíaca direita e borda distal anterior. (i) "Linha branca" avascular; (ii) fáscia cobrindo o músculo tensor da fáscia lata; (iii) fáscia cobrindo o músculo sartório.

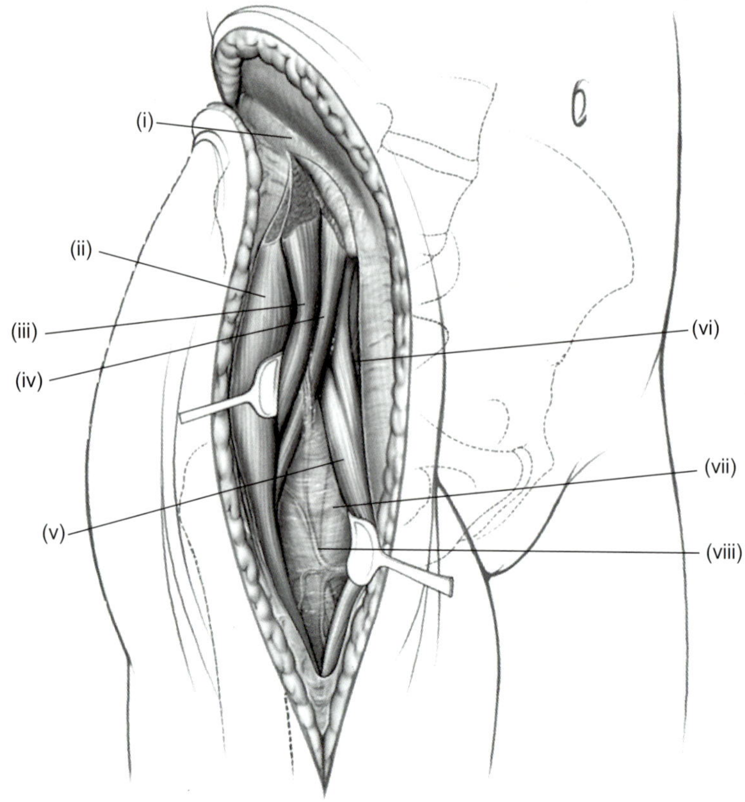

Figura 24. Reflexão subfascial do músculo tensor da fáscia lata e abdutor origina-se da crista ilíaca direita. (i) "Linha branca" avascular; (ii) músculo tensor da fáscia lata; (iii) músculo glúteo médio; (iv) músculo glúteo mínimo; (v) músculo reto femoral; (vi) músculo sartório; (vii) fáscia cobrindo vasto lateral "sem nome"; (viii) ramo ascendente da artéria circunflexa femoral lateral.

Tendo incisado a fáscia sobrejacente ao músculo tensor da fáscia lata, o ventre do músculo é rebatido da fáscia e afastado lateralmente para expor a fáscia sobrejacente ao reto femoral (Fig. 24). A exposição permanece lateral aos ramos do nervo femoral cutâneo lateral, que, portanto, ficam colocados sob risco mínimo. A camada fascial sobrejacente ao músculo reto femoral é dividida longitudinalmente, e as cabeças refletida e direta do músculo reto são afastadas medialmente expondo a fáscia sobrejacente ao músculo vasto lateral (Fig. 24). Os ramos ascendentes dos vasos circunflexos femoral lateral são isolados e ligados em sua localização por baixo da fáscia do músculo vasto lateral (Fig. 25).

A musculatura ao longo da superfície externa da asa ilíaca é solta até a incisura isquiática maior (Fig. 25). Podem resultar dano ao feixe neurovascular glúteo superior em caso de ocorrer grande deslocamento da incisura isquiática devido a uma fratura transversa alta com marcada rotação medial, ou um insulto iatrogênico durante a cirurgia. O feixe neurovascular está em risco maior durante a exposição da incisura isquiática maior e deve ser protegido de tração indevida ou de dano causado por afastadores. O feixe neurovascular glúteo superior está em risco na sua saída da incisura isquiática maior (Fig. 26). A seguir, o tendão do glúteo mínimo é identificado sobre o trocânter maior, etiquetado e seccionado, deixando uma pequena alça para reparo (Fig. 26). O músculo glúteo mínimo tem também fixações ao aspecto superior da cápsula do quadril que precisa ser liberada. O tendão glúteo médio é etiquetado e seccionado, deixando um pequeno segmento para reparo (Fig. 26). É importante seccionar e etiquetar seqüencial e cuidadosamente estas estruturas para subseqüente refixação. Os músculos tensor da fáscia lata e glúteos são mantidos em continuidade como um retalho e rebatidos posteriormente para expor os rotadores externos (Fig. 26).

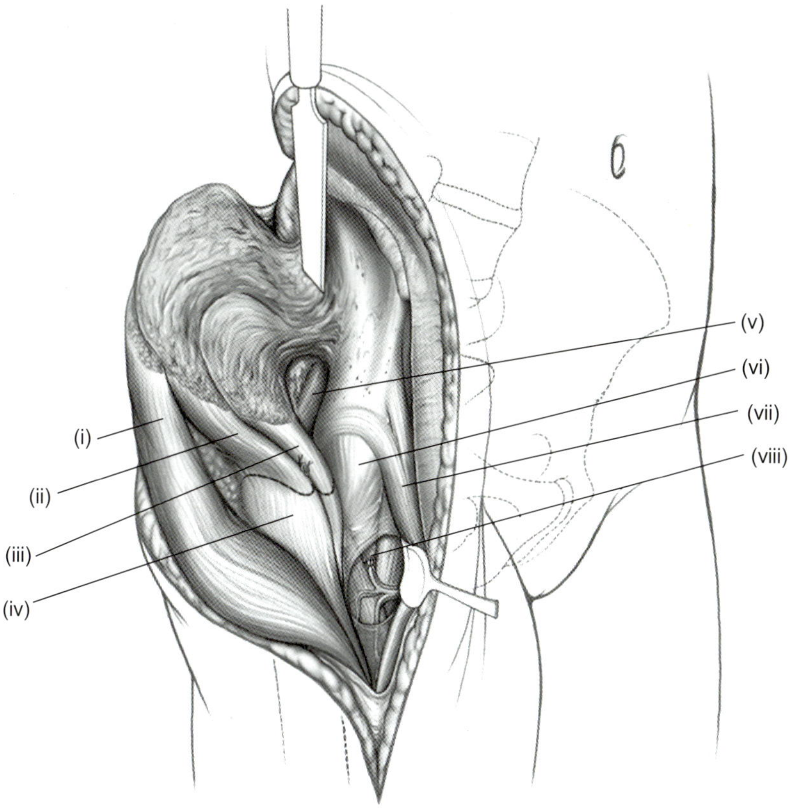

Figura 25. Proximalmente, os músculos abdutor e tensor da fáscia lata fora, descascados subperiosticamente da superfície externa do íleo direito. Distalmente, o ramo ascendente da artéria circunflexa lateral foi ligada. As inserções do abdutor foram marcadas para serem soltas. (i) Músculo tensor da fáscia lata; (ii) músculo glúteo médio; (iii) músculo glúteo mínimo; (iv) trocânter maior; (v) músculo piriforme; (vi) cápsula da articulação do quadril; (vii) duas cabeças do músculo reto; (viii) ramo ascendente ligado da artéria circunflexa femoral lateral.

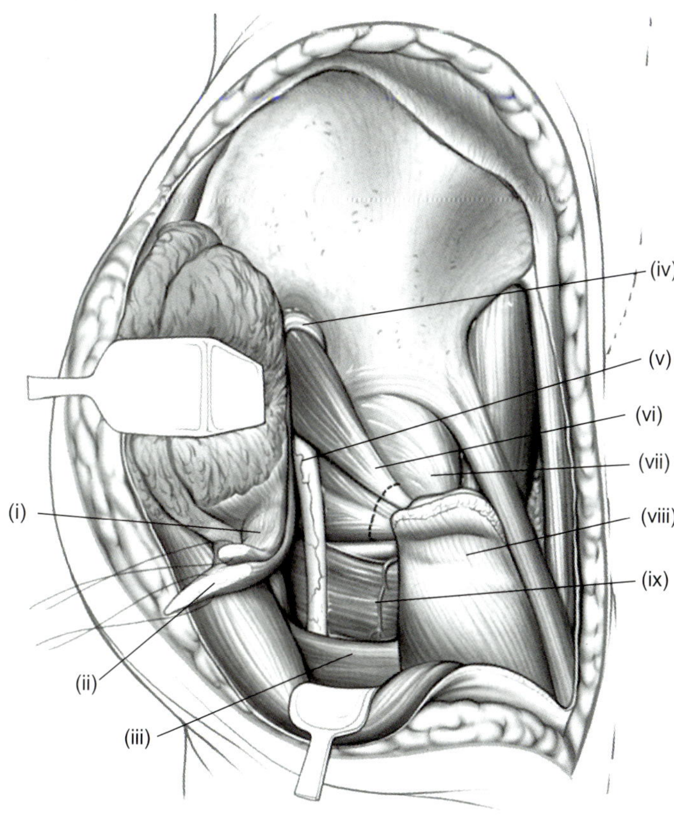

Figura 26. Os abdutores do quadril direito foram etiquetados e suas inserções no trocânter maior liberadas, permitindo que seu pedículo de músculo fosse retraído para expor o nervo ciático. Os rotadores externos também foram marcados para serem liberados. (i) Tendão do glúteo mínimo; (ii) tendão do glúteo médio; (iii) tendão do glúteo máximo; (iv) feixe neurovascular glúteo superior (v) nervo ciático; (vi) tendões conjuntos e piriforme; (vii) cápsula da articulação do quadril; (viii) trocânter maior; (ix) artéria circunflexa femoral medial sobrejacente ao quadrado femoral.

Os tendões dos músculos piriforme, obturador interno e gêmeos inferior e superior são seccionados e etiquetados (Figs. 26, 27) similarmente à abordagem de Kocher-Langenbeck (Figs. 4, 5). A seguir, a inserção femoral tendinosa do glúteo máximo é identificada e seccionada deixando um coto para reparo (Fig. 27). Segue-se o músculo piriforme em direção a incisura isquiática maior e o músculo obturador interno para a incisura isquiática menor, onde podem ser inseridos afastadores, permitindo uma completa exposição à coluna posterior do acetábulo (Fig. 27). O nervo ciático está em risco durante a exposição da coluna posterior e precisa ser identificado ao longo do ventre muscular do quadrado femoral do mesmo modo que na abordagem de Kocher-Langenbeck, e a seguir protegido por trás do tendão conjunto (Fig. 27). A aplicação de tração ao longo do nervo deve ser evitada mantendo o quadril estendido e o joelho flexionado todo o tempo.

Um acesso adicional ao acetábulo está disponível através de uma osteotomia das espinhas ilíacas inferior e superior para liberar o sartório e a cabeça direta do músculo reto femoral, respectivamente (Figs. 27, 28). O suprimento de sangue para a cúpula do acetábulo fica em risco durante a dissecção na espinha ilíaca ântero-inferior (27). O nervo femoral cutâneo lateral está em risco durante a exposição ao longo da espinha ilíaca ântero-superior. Ele pode também sofrer uma lesão por tração durante a mobilização dos tecidos moles. Os pacientes devem ser avisados pré-operatoriamente da possibilidade dessa complicação. A visualização da superfície articular acetabular pode ser realizada com uma capsulotomia marginal deixando um retalho de tecido para reparo, seguida de uma tração na articulação do quadril tanto com um parafuso de Schanz colocado na cabeça femoral ou com um distrator femoral (Fig. 29). A fossa ilíaca interna é exposta adicionalmente, liberando o músculo oblíquo externo da crista ilíaca (Fig. 28). Os limites da abordagem iliofemoral prolongável terão sido atingidos e a atenção é voltada para a redução dos fragmentos de fratura, que poderá ser realizada de acordo com o plano pré-operatório. A exposição medial da coluna anterior é limitada pelo músculo iliopsoas e pela eminência ileopectínea. portanto, dissecção medial adicional sem uma incisão ilioinguinal colocaria as estruturas neurovasculares femorais em grande risco (Fig. 28). É importante manter os retalhos de tecido mole úmidas com compressas molhadas por todo o procedimento.

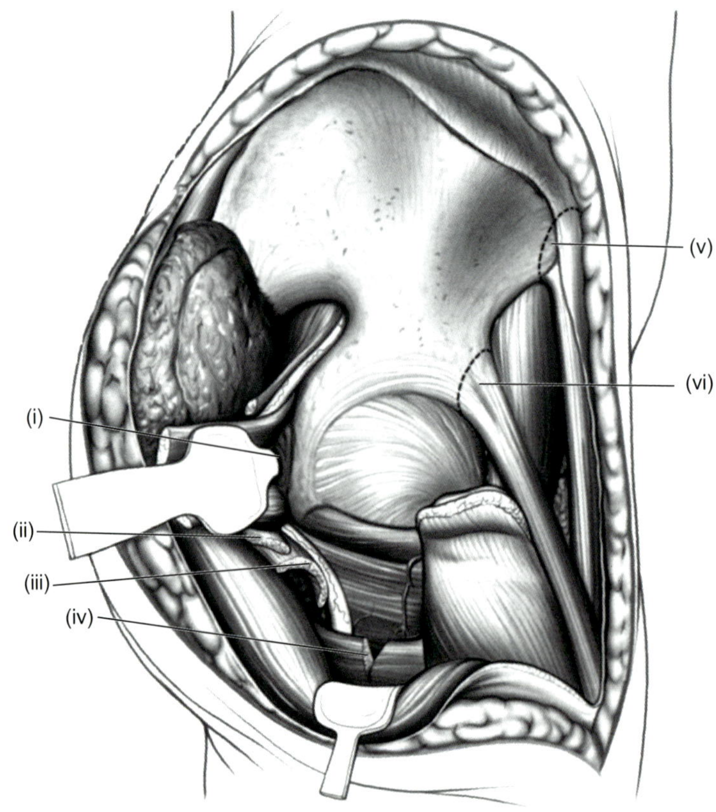

Figura 27. Retração do músculos rotadores externos do quadril direito e liberação da inserção do glúteo máximo distalmente. Medialmente, as espinhas ilíacas inferior e superior foram marcadas tanto para liberar ou para osteotomia. (i) Afastador de Hohmann cego no nó ciático menor. Os tendões conjuntos foram posicionados entre o afastador e o nervo ciático; (ii) tendão glúteo mínimo; (iii) tendão glúteo médio; (iv) liberação parcial do tendão do glúteo máximo; (v) espinha ilíaca superior anterior e origem do músculo sartório; (vi) espinha ilíaca inferior anterior e cabeça direta do músculo reto femoral.

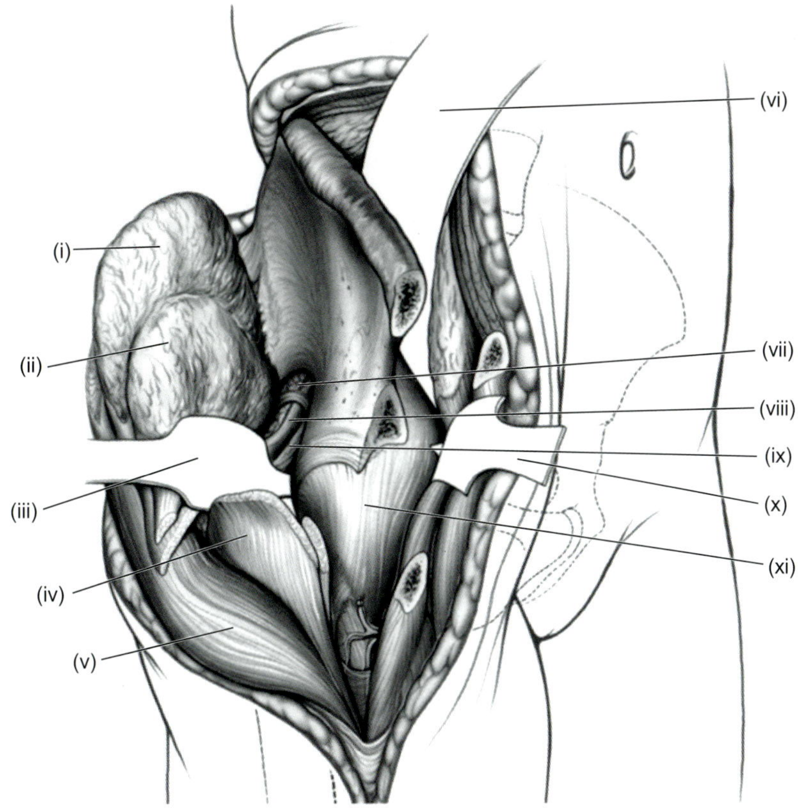

Figura 28. Exposição completa do acetábulo direito. (i) Músculo glúteo médio; (ii) músculo glúteo mínimo; (iii) afastador de Hohmann cego no nó ciático menor; (iv) trocânter maior; (v) músculo tensor da fáscia lata; (vi) afastador maleável sob o músculo ilíaco; (vii) feixe neurovascular glúteo superior; (viii) músculo piriforme; (ix) nervo ciático; (x) afastador de Hohmann reforçado sobre a cápsula anterior do quadril; (xi) cápsula da articulação do quadril.

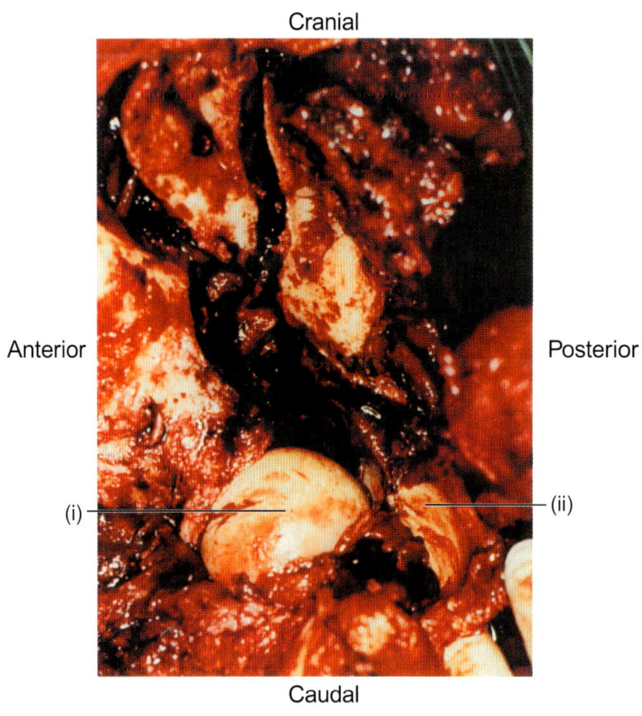

Figura 29. Foco na exposição da articulação acetabular de paciente. (i) Cabeça femoral; (ii) fragmento articular afrouxado.

Fraturas altas, ou transtectais, fraturas transversas ou em **T**, especialmente aquelas com envolvimento da cúpula, são freqüentemente mais bem reduzidas e estabilizadas através de uma abordagem prolongável. Isto permite um excelente acesso a toda a asa ilíaca, à coluna posterior, à coluna anterior superior, conseqüentemente permitindo a visualização direta da redução e fixação do acetábulo. Geralmente para fraturas transversas ou tipo **T**, uma pinça de redução pélvica com parafusos de 4,5 mm tanto proximal como distal à fratura da coluna posterior, permite a aplicação de distração e desbridamento da superfície da fratura. O controle adicional de rotação pode ser obtido por um parafuso de Schanz colocado no ísquio como um *joy-stick*. A adequação da redução da coluna posterior pode ser avaliada por visualização direta da superfície articular e também por palpação digital através das incisuras isquiáticas menor e maior. Como já foi discutido, na seção referente à abordagem ilioinguinal, a reconstrução da fratura geralmente evolui centípetamente a partir da periferia, ou seja, do topo da asa ilíaca em direção ao acetábulo (Fig. 30). Antes da redução definitiva, um orifício-guia pode ser inserido no aspecto proximal da coluna posterior de superior para inferior, assegurando a correta posição do orifício-guia no meio da coluna posterior. Após ser realizada a redução, é possível inserir um parafuso cortical de comprimento de 4,5 ou 3,5 mm na coluna posterior. A estabilização adicional é obtida com uma placa de reconstrução de 3,5 mm moldada à coluna posterior. Com a visualização direta da superfície articular do acetábulo, a coluna anterior pode então ser reduzida. Em uma fratura transversa, há um mau alinhamento rotacional das colunas, mas no padrão de fratura tipo **T** as colunas podem se encontrar separadas e mal rotacionadas. Nossa abordagem para estes padrões de fraturas complexas envolve a fixação das duas colunas com parafusos de compressão. Mais uma vez, o orifício-guia pode ser inserido do aspecto lateral da asa ilíaca em direção à coluna anterior porém superior e medial à superfície articular. Geralmente, isto requer a inserção de um parafuso de compressão colocado em um ponto situado na largura de 3 dedos proximal do aspecto superior da superfície articular e a largura de um dedo posterior à crista glútea no aspecto externo da crista ilíaca. O parafuso de compressão é então inclinado em uma direção de póstero-superior para ânte-

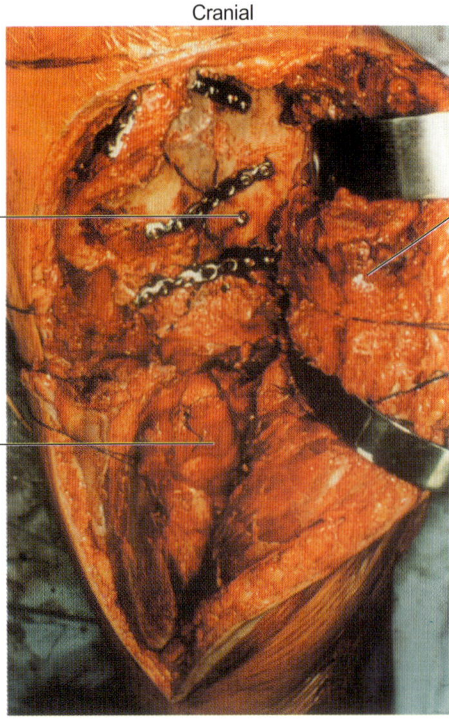

Figura 30. Reconstrução de fraturas acetabulares cominuídas de ambas colunas esquerdas. A reconstrução segue centripetamente a partir da periferia. (i) Parafuso de fixação (*lag screw*) da coluna anterior para posterior; (ii) trocânter maior; (iii) músculos abdutores e tensor fáscia lata.

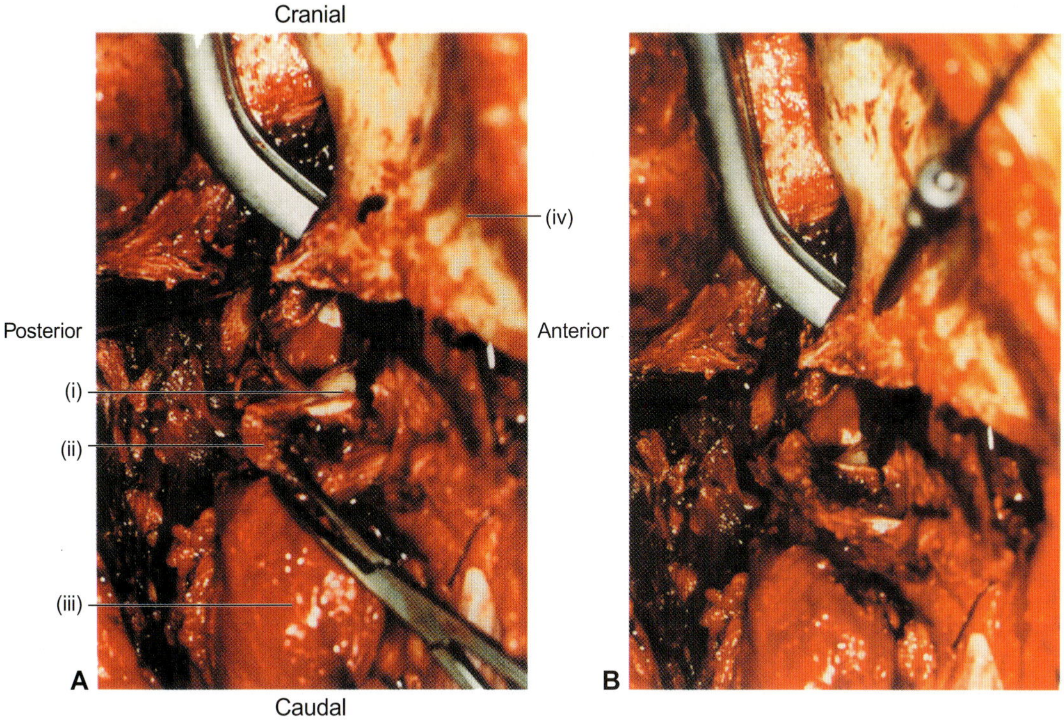

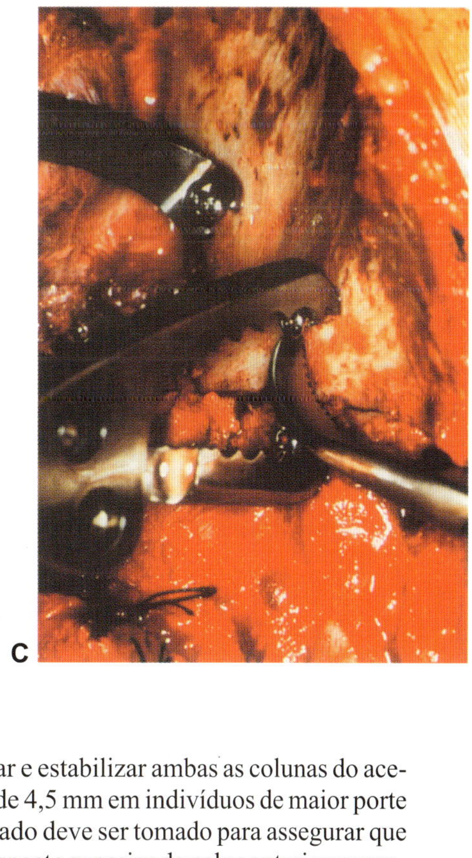

Figura 31. Redução de uma fratura acetabular direita associada a ambas as colunas. **(A)** Um disseminador laminar é colocado na região da fratura para expor a articulação e permitir a limpeza cirúrgica. (i) Cabeça femoral na articulação; (ii) fragmento de domo súpero-lateral com fixações capsulares; (iii) trocanter maior; (iv) asa ilíaca intacta. **(B)** O orifício-guia é pré-perfurado do parafuso da coluna anterior para posterior. **(C)** Um grampo de Farabeuf afixado aos parafusos é usado para reduzir a coluna anterior para o fragmento súpero-lateral, e um grampo de redução pélvica afixado aos parafusos é usado para reduzir a coluna anterior para posterior (a porção posterior da coluna que não é mostrada).

ro-inferior diretamente no ramo púbico superior para fixar e estabilizar ambas as colunas do acetábulo. Isto pode ser realizado com um parafuso cortical de 4,5 mm em indivíduos de maior porte ou um parafuso de 3,5 mm em indivíduos menores. Cuidado deve ser tomado para assegurar que este parafuso permaneça extra-articular e não penetre o aspecto superior da pelve anterior na proximidade da eminência iliopectínea, onde a vasculatura femoral está situada bem aderente. O uso de fluoroscopia intra-operatória para a inserção desse parafuso de compressão é obrigatório. Parafusos de compressão podem também ser inseridos anteriormente, no íleo intacto e na coluna posterior superior (Fig. 31A).

Para o caso com fraturas acetabulares associadas de ambas as colunas com uma coluna posterior cominuída, envolvimento da parede posterior, envolvimento da cúpula lateral, ou extensão até a incisura isquiática maior, a utilização de uma abordagem prolongável é a técnica de escolha para assegurar uma redução anatômica do acetábulo (Figs. 29 a 31). Esta situação requer uma redução anatômica de todas as fraturas na asa ilíaca, trabalhando da periferia em direção ao acetábulo, da mesma forma como é feito na abordagem ilioinguinal. Uma vez que a asa ilíaca esteja estabilizada, com os parafusos de compressão e/ou por placas de reconstrução de 3,5 mm aplicadas lateralmente, a coluna posterior é reduzida a asa ilíaca com visualização direta da superfície articular do acetábulo. A colocação do parafuso de compressão na coluna posterior e fixação com placa de reconstrução de 3,5 mm é executada do mesmo modo que para fraturas transversas ou do tipo **T**. A coluna anterior é então reduzida a coluna posterior intacta. Isto pode ser obtido com parafusos de compressão de 4,5 mm penetrando de anterior para posterior inseridos a partir da espinha ilíaca ântero-superior em direção à área de apoio isquiático e/ou dos parafusos de compressão na coluna anterior a partir do aspecto lateral da asa ilíaca, como foi previamente descrito. A adequação da redução tem que ser avaliada tanto por visualização direta do acetábulo como por palpação digital direta das incisuras isquiáticas maior e menor, e placa quadrilátera, e, se necessário, na fossa ilíaca interna. O uso de fluoroscopia é essencial para assegurar a adequação da redução e a posição da fixação.

Uma abordagem prolongável é sempre necessária quando for realizada redução aberta e fixação interna de uma fratura acetabular, que envolve ambas as colunas, anterior e posterior, no prazo de 21 ou mais dias depois de ocorrido a fratura. Por causa deste atraso na fixação cirúrgica, estes casos estão entre os mais difíceis que o cirurgião pode enfrentar. Isto é devido à necessidade de meticulosamente remover quantidades variáveis de hematomas de fratura organizado e/ou calo ósseo no local para poder obter uma redução anatômica de todas as linhas de fratura na crista ilíaca e acetábulo. Mesmo com a meticulosa redução e estabilização cirúrgica os resultados da reconstrução tardia de fraturas acetabulares são excelentes ou bons apenas em menos da metade dos casos (6).

Depois da finalização da reconstrução cirúrgica, são colocados drenos ao longo da superfície externa da asa ilíaca, ao longo da coluna posterior, da fossa ilíaca interna, e do músculo vasto lateral. A cápsula do quadril é reparada, seguida pela refixação da inserção femoral tendinosa do glúteo máximo e dos rotadores externos curtos. Os tendões dos músculos glúteo mínimo e glúteo médio são também suturados à suas respectivas áreas de fixação no trocânter maior. A refixação da origem dos músculos glúteos e do músculo tensor da fáscia lata à crista ilíaca pode ser facilitada pela abdução do quadril. A origem dos músculos sartório e cabeça direta do reto femoral é refixada a suas áreas de osteotomias usando parafusos de compressão através de perfurações de broca se uma exposição medial tão grande tiver sido necessária. Isto é seguido pela refixação do músculo oblíquo externo ao longo da crista ilíaca. Drenos subcutâneos são inseridos antes do fechamento da pele.

TRATAMENTO PÓS-OPERATÓRIO

Pós-operatoriamente, os pacientes são mantidos com cefazolina endovenoso por 48 a 72 horas. Nosso regime de anticoagulação no período pós-operatório inclui seis semanas de varfarin em conjunção com botas de compressão. A profilaxia para ossificação heterotópica é importante depois de utilizar abordagens posterior e prolongável, preferivelmente com indometacina 25 mg por via oral três vezes ao dia por seis semanas. Os drenos não são descontinuados até que a drenagem da ferida tenha diminuído para 10 a 20 ml por oito horas de intervalo.

Os pacientes são mobilizados cedo durante o período pós-operatório. É permitido que sentem numa cadeira dentro de 24 a 48 horas em seguida à cirurgia. Depois da remoção dos drenos, eles começam um protocolo de marcha com apoio dos artelhos no solo para suporte de 10 kg de peso com muletas por seis a oito semanas. Nos 3 meses seguintes há uma gradual progressão em direção a suporte total de peso. Não usamos movimentação passiva contínua durante o período pós-operatório, uma vez que não tivemos dificuldade de recuperar a movimentação do quadril nesta população de pacientes. O fortalecimento dos abdutores juntamente com treino para marcha é iniciado pelo fisioterapeuta durante o período pós-operatório. Fraturas acetabulares com concomitante lesão neurológica podem representar um difícil problema de reabilitação devido a falta de atividade motora ou devido dor neurogênica e freqüentemente requer tratamento especializado em conjunto com um serviço de tratamento de dor.

Obtemos rotineiramente radiografias (pelve ântero-posterior e incidências de Judet oblíquas de 45 graus) e um escaneamento com TC para avaliar criticamente a redução da fratura e a posição do material de osteossíntese.

Resultados clínicos de longo prazo se correlacionam de perto com o tipo de redução obtida durante a cirurgia. Letournel e Judet (5), numa revisão de 350 fraturas acetabulares com acompanhamento de 2 a 24 anos, relataram que uma redução anatômica foi alcançada em 74% de seus pacientes, dos quais 90% tiveram um bom resultado clínico. Dos 26% com um acetábulo reduzido com imperfeições, 55% tiveram um bom resultado clínico se a cabeça femoral estivesse situada abaixo da cúpula, e somente 11% se houvesse subluxação residual da cabeça femoral.

Mesmo 10 anos mais tarde, na reavaliação destes pacientes, Letournel (25) continuou a registrar resultados gratificantes. Em sua revisão de 569 fraturas acetabulares, tratadas num período de três semanas após instalação da lesão, ele alcançou uma redução anatômica (um máximo de 1 mm de deslocamento em qualquer das três incidências) em 74% dos casos, com 82% desses pacientes tendo resultados clínicos muito bons num acompanhamento por um período de até 33 anos. Dos 26% com um acetábulo imperfeitamente reduzido, foram obtidos resultados muito bons em 54% dos casos se a cabeça femoral estivesse centrada sob a cúpula, mas em somente 23% dos casos em que havia uma subluxação residual da cabeça femoral.

Tratamento das Complicações

Complicações observadas após o tratamento cirúrgico das fraturas acetabulares caem em dois grupos: complicações precoces e tardias. As complicações agudas incluem lesão iatrogênica do nervo ciático, lesão vascular, trombose profunda da veia, embolismo pulmonar, infecção, perda da redução e morte. O grupo de complicação tardia inclui ossificação heterotópica, condrólise, necrose avascular e artrite traumática. Lesão iatrogênica de novo do nervo ciático ou a piora de um déficit preexistente é um problema significativo. Pacientes de risco aumentado incluem aqueles com comprometimento pré-operatório do nervo ciático e aqueles com padrões de fraturas que envolvem a parede posterior ou coluna (10,11). Porém, com o uso de monitoramento intra-operatório do nervo ciático usando potenciais somatossensoriais evocados, a incidência de lesão iatrogênica do nervo ciático tem sido reduzida a 2% (10,11). Este risco é ainda diminuído pela adição de monitoramento operatório das vias motoras (8).

A lesão vascular, mais comumente à artéria glútea superior, ou à corona mortis, pode ocorrer tanto durante a exposição ou durante a redução da fratura (6,10). Nesta situação, o controle do sangramento é crucial. Inicialmente, o tamponamento da área pode produzir a hemostasia. Isto falhando, a ligadura dos vasos sangrando deve ser executada. Se um sangramento de vaso glúteo superior retrair na pelve no meio de uma abordagem posterior, então uma osteotomia da incisura isquiática pode ser executada para identificar e controlar o vaso com sangramento. É importante evitar a colocação indiscriminada de suturas de ligação ou pinças devido à proximidade do nervo glúteo superior. A lesão desta estrutura pode resultar em significativa perda funcional.

Uma complicação devastadora após uma fixação de fraturas acetabulares é a instalação de infecção profunda, com uma incidência que chega a 9%, porém provavelmente está mais próxima de 4 a 5% (6,12,20). Para minimizar a incidência de infecção pós-operatória, defendemos o uso de antibióticos profiláticos, o uso de múltiplos drenos de aspiração em todos os recessos para evitar formação de hematoma, de evacuação cirúrgica de hematomas, e se presente, desbridamento da lesão de Morel-Lavalle sobre o trocânter maior (6,16).

Outra ocorrência perturbadora é a perda da redução durante o período pós-operatório inicial. Isto é especialmente verdadeiro em pacientes idosos com ossos osteopênicos onde é importante utilizar placas com suporte na osteossíntese das fraturas (9). A penetração intra-articular de parafusos tem também sido relatada e pode levar a rápida condrólise. Verificamos a posição dos parafusos fazendo radiografias intra-operatórias usando incidências de Judet e clinicamente movimentando o quadril em um arco de movimento com um dedo colocado ao longo da superfície quadrilatátera para sentir qualquer anormalidade. Também fazemos escaneamento com TC no período pós-operatório para confirmar a redução da fratura e a posição do material de osteossíntese.

A complicação mais comum em seguida à fixação de fraturas acetabulares é a ocorrência de ossificação heterotópica com uma incidência na faixa de 18 a 90% (6,12,22). Ainda que cause limitações funcionais em somente 5 a 10% dos casos (20,25), a formação heterotópica de osso é particularmente comum e mais grave com a abordagem iliofemoral prolongável devido ao descolamento da superfície da asa ilíaca (6,12,22). A abordagem ilioinguinal tem a mais baixa incidência de ossificação heterotópica (6,12).

Rotineiramente submetemos todos os pacientes à profilaxia com indometacina se eles forem ser submetidos à abordagem de Kocher-Langenbeck ou a uma abordagem prolongável. A indometacima mostrou diminuir a incidência de ossificação heterotópica em pacientes com fraturas acetabulares (6). Não utilizamos profilaxia quando os pacientes vão ser submetidos à fixação através de uma abordagem ilioinguinal, a não ser que uma limitada exposição subperióstica da cortical externa do ílio tenha sido realizada para a inserção de pinças de redução pélvica. Pacientes para os quais a indometacina está contra-indicada, podem ser tratados com uma baixa dose de radioterapia dada numa só dose ou frações múltiplas (6,22,24).

A incidência de necrose avascular após o tratamento cirúrgico de fratura acetabular foi relatada como sendo na faixa de 3 a 9% (6,7,12), com a maioria dos casos identificados entre 3 e 18 meses após a cirurgia (6). Letournel (6) notou um aumento da incidência de necrose avascular da

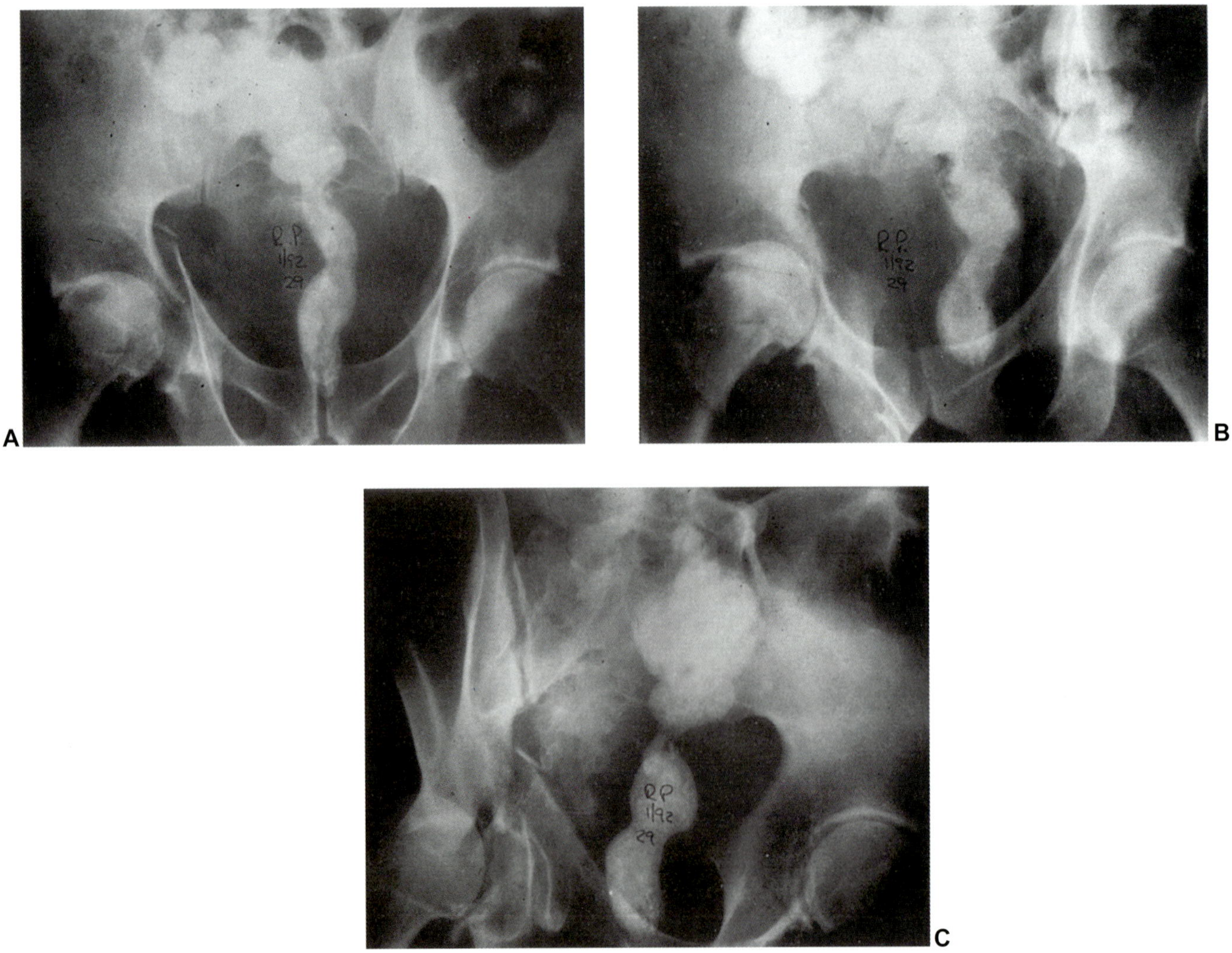

Figura 32. Radiografias pré-operativas de paciente com fratura acetabular transversa mais parede posterior direita cominuída. **(A)** AP pelve. **(B)** Vista oblíqua do ilíaco. **(C)** Vista obliqua do obturador.

cabeça femoral em casos que se apresentavam três semanas após a ocorrência da fratura e aqueles associados com uma fratura posterior/luxação. Provavelmente o destino da cabeça femoral é determinado no momento do traumatismo. Porém, a necrose avascular precisa ser diferenciada de uma etiologia devido a má redução ou impactação de parafuso como a causa da desintegração da cabeça femoral.

CASO ILUSTRATIVO DA TÉCNICA

Abordagem de Kocher-Langenbeck

Este homem de 29 anos apresentou-se com fratura cominutiva acetabular transversa direita juntamente com uma fratura da parede posterior com avulsão parcial do trocânter maior associada (Fig. 32). Múltiplos fragmentos intra-articulares e significativa impactação da parede posterior marginal foram vistas no escaneamento com TC. Um distrator femoral foi usado para permitir a remoção de fragmentos da parede posterior da articulação, a fratura foi reduzida, e a estabilização foi obtida com uma placa de reconstrução de 3,5 mm e parafusos de compressão.

Depois de um ano de acompanhamento, a consolidação da fratura e uma boa manutenção da redução foram notados, embora um leve pinçamento da articulação do quadril fosse observado (Fig. 33).

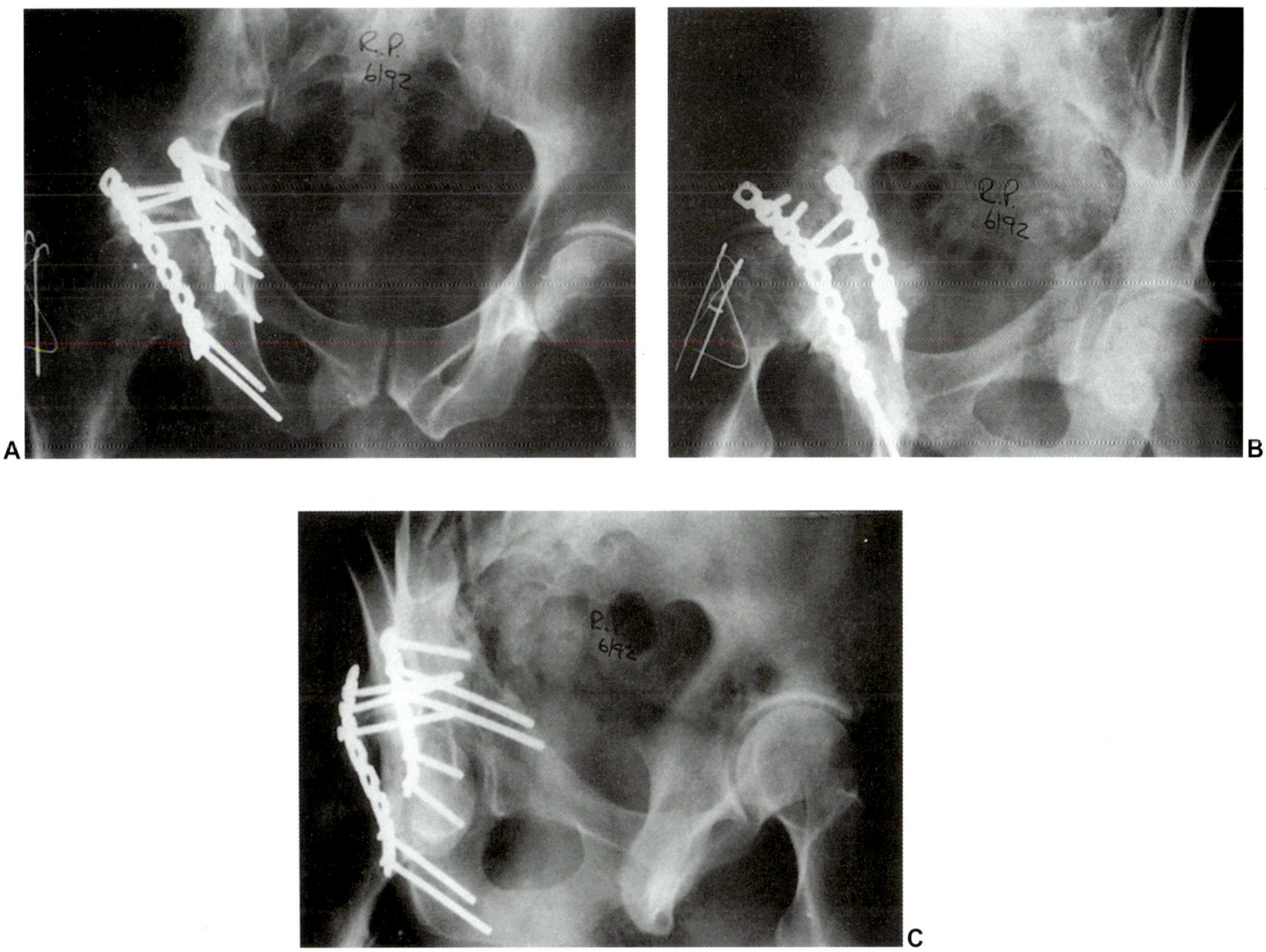

Figura 33. Radiografias mostrando um ano de acompanhamento do paciente da Fig. 31. **(A)** AP da pelve. **(B)** Vista oblíqua do ilíaco. **(C)** Vista do obturador oblíquo.

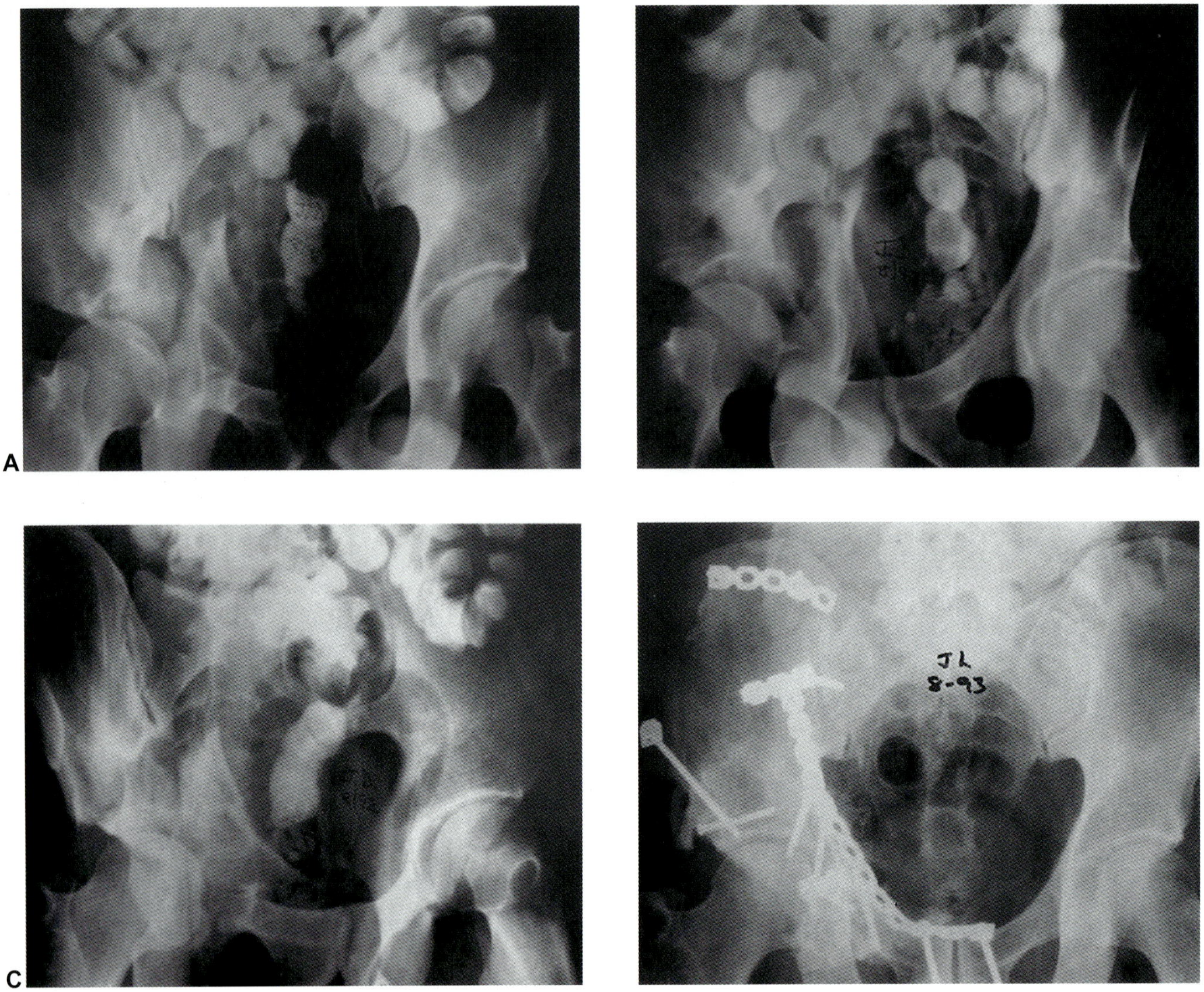

Figura 34. Radiografias de um paciente tratado de uma fratura cominuída associada de ambas colunas. **(A)** AP pelve. **(B)** Vista obliqua do ilíaco. **(C)** Vista obliqua do obturador; **(D)** AP da pelve a um ano de acompanhamento.

Abordagem Ilioinguinal Prolongável

Este paciente apresentou-se com uma fratura associada atingindo a coluna anterior e posterior com cominuição da cúpula (Fig. 34A a C). A coluna anterior foi inicialmente reduzida e estabilizada com uma placa de reconstrução de 3,5 mm, e a coluna posterior com parafusos de fixação de anterior para posterior. Um parafuso de compressão percutâneo foi colocado através dos músculos abdutores no fragmento da cúpula. A Figura 31D mostra os resultados pós-operatórios após um ano.

Abordagem Iliofemoral Prolongável

Moça de 18 anos com uma fratura acetabular direita afetando as duas colunas foi tratada com uma abordagem iliofemoral prolongável devido ao envolvimento significativo da cúpula e do acetábulo súpero-lateral (Fig. 35). A fratura foi reduzida com visualização direta e estabilizada com múltiplas placas e parafusos de compressão.

No acompanhamento de um ano, uma redução congruente com boa consolidação, e manutenção do espaço articular foram notadas (Fig. 36).

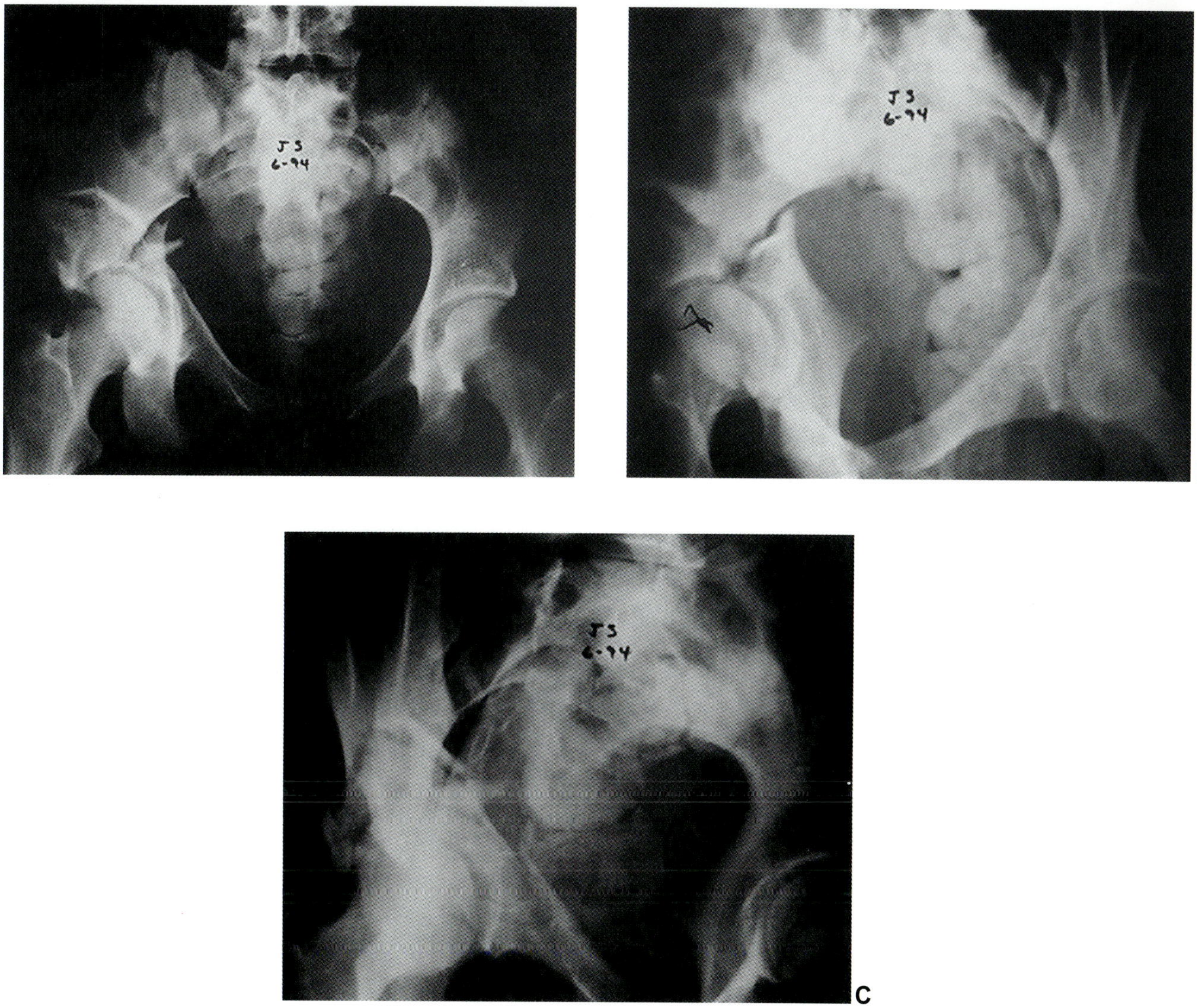

Figura 35. Radiografias de uma moça de 18 anos tratada de uma fratura acetabular direita associada às duas colunas. Note o envolvimento significativo do domo e da fratura acetabular súpero-lateral. **(A)** AP da pelve. **(B)** Vista oblíqua do ilíaco. **(C)** Vista oblíqua do obturador.

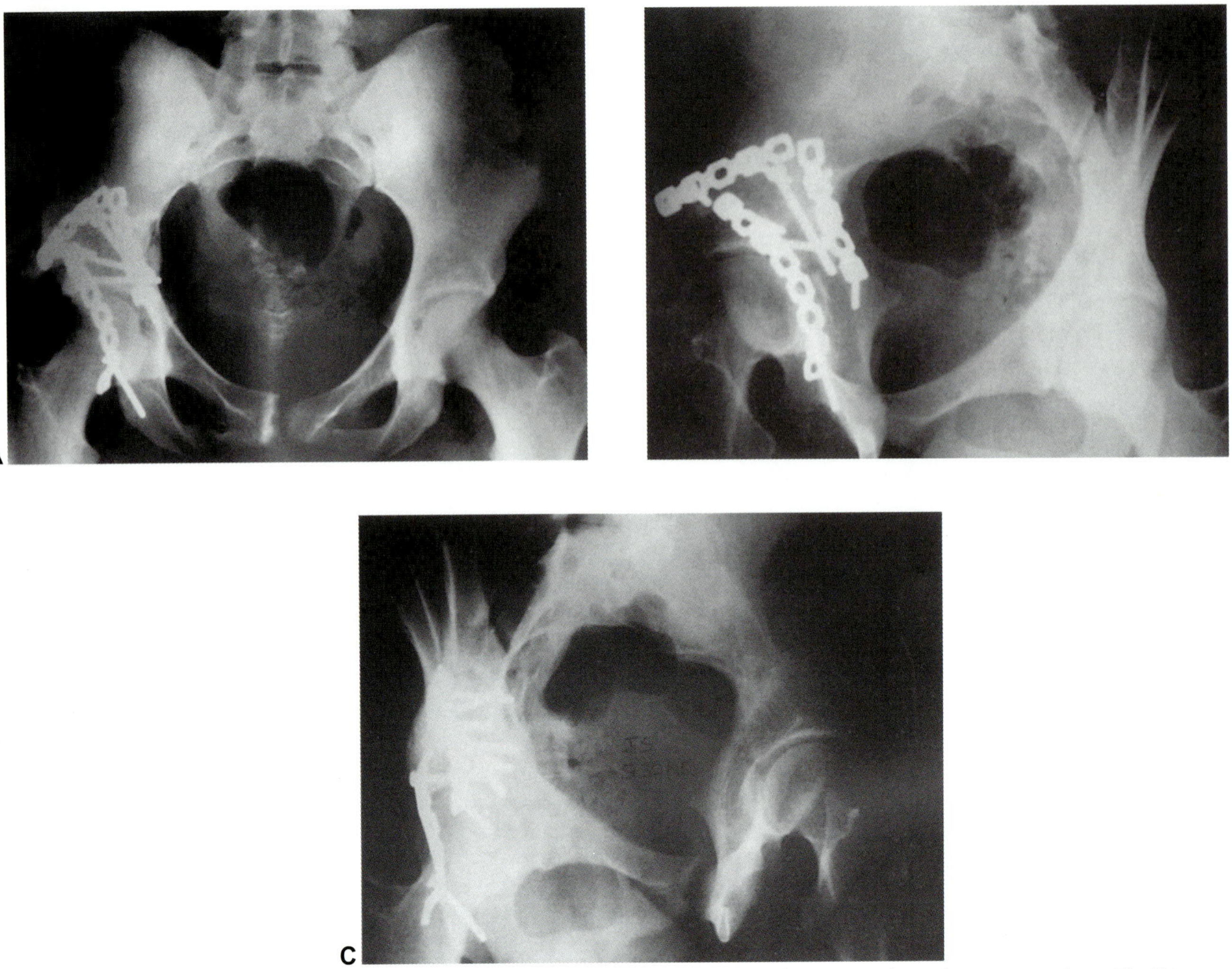

A B C

Figura 36. Radiografias mostrando o acompanhamento de um ano do paciente mostrado na Fig. 34. **(A)** AP da pelve. **(B)** Vista oblíqua do ilíaco. **(C)** Vista oblíqua do obturador.

LEITURAS RECOMENDADAS

1. Judet, R., Judet, J., and Letournel, E. Fractures of the acetabulum: Classification and surgical approaches for open reduction. Preliminary report. *J. Bone Joint Surg.*, 46(A):1615-1646.
2. Judet, R., and Lagrange, J. La voie postero-externe de Gibson Presse Med 66:263-264, 1958.
3. Letournel, E. Acetabulum fractures: Classification and management. *Clin. Orthop.*, 151:81-106, 1980.
4. Letournel, E. Surgical treatment of acetabular fractures. In: *The hip: Proceedings of the fifteenth open scientific meeting of The Hip Society*, pp. 157-180. St. Louis, C. V. Mosby Company, 1987.
5. Letournel, E., and Judet, R. *Fractures of the acetabulum.* Berlin, Springer-Verlag, 1981.
6. Letournel, E., and Judet, R. *Fractures of the acetabulum.* Berlin, Springer-Verlag, 1993.
7. Matta, J. M., Anderson, L. M., Epstein, H. C., and Hendricks, P. Fractures of the acetabulum: A retrospective analysis. *Clin. Orthop.*, 205:241-250, 1986.
8. Helfet, D. L., Anand, N., Malkani, A. L., Heise, C. W., Quinn, T. J., Green, D. S. T., and Burga, S. Intraoperative monitoring of motor pathways during operative fixation of acute acetabular fractures. *J. Orthop. Trauma*, 11:2-6, 1997.
9. Helfet, D. L., Borrelli, J. D., JR., Dipasquale, T. G., and Sanders, R. W. Stabilization of acetabular fractures in elderly patients. *JBJS*, 74(A):753-765, 1992.
10. Helfet, D. L., Hissa, E. A., Sergay, S., and Mast, J. W. Somatosensory evoked potential monitoring in the surgical management of acute acetabular fractures. *J. Orthop. Trauma*, 5:161-166, 1991.

11. Helfet, D. L., and Schmeling, G. J. Somatosensory evoked potential monitoring in the surgical treatment of acute, displaced acetabular fractures: Results of a prospective study. *Clin. Orthop.*, 301:213-229, 1994.
12. Matta, J. M. Fractures of the acetabulum: Accuracy of reduction and clinical results. *JBJS*, 78(A):632-1645, 1996.
13. Matta, J. M., Mehne, D. K., and Roffi, R. Fractures of the acetabulum: Early results of a prospective study. *Clin. Orthop.*, 205:241-250, 1986.
14. Pennal, G. R, Davidson, J., Garside, H., and Plewes, J. Results of treatment of acetabular fractures. *Clin. Orthop.*, 151:115-123, 1980.
15. Vrahas, M., Gordon, R. G., Mears, D. C., Krieger, D., and Sclabassi, R. J. Intraoperative somatosensory evoked potential monitoring of pelvic and acetabular fractures. *J. Orthop. Trauma*, 6(1):50-58, 1992.
16. Hak, D. J., Olson, S. A., and Matta, J. M. Management of the Morel-Lavalle lesion. Presented at the third annual International Consensus on Surgery of the Pelvis and Acetabulum. Pittsburgh, October 5-11, 1996.
17. Stickney, J. L., and Helfet, D. L. Deep vein thrombosis prevention in orthopaedic trauma patients (abstract). *J. Orthop. Trauma*, 5(2):227, 1991.
18. Montgomery, K. D., Potter, H. G., and Helfet, D. L. Magnetic resonance venography to evaluate the deep venous system of the pelvis in patients who have an acetabular fracture. *JBJS*, 77(A):1639-1649, 1995.
19. Mayo, K. A. Surgical approaches to the acetabulum. *Tech. Orthop.* 4:24-35, 1990
20. Matta, J. M. and Merritt, P. O. Displaced acetabular fractures. *Clin. Orthop.*, 230:83-97, 1988.
21. Johnson, E. E., Matta, J. M., Mast, J. W., and Letournel, E. Delayed reconstruction of acetabular fractures 21-120 days following injury. *Clin. Orthop.*, 305:20-30, 1994.
22. Bosse, M. J., Poka, A., Reinert, C. M., Ellwanger, R, Slawson, R., and McDevitt, E. R. Heterotopic ossification as a complication of acetabular fractur Prophylaxis with low-dose irradiation. *JBJS*, 70(A):1231-1237, 1988.
23. Leenen, L. P. H., Van Der Werken, C., Schoots, F. J., and Goris, R. J. A. Internal fixation of open unstable pelvic fractures. *J. Trauma*, 35:220-225, 1993.
24. Skura, D. S., and Buchsbaum, S. Prophylactic low-dose postoperative irradiation for the prevention of heterotopic ossification in acetabular fractures. *Orthop. Trans.*, 16:221, 1992 (abstract).
25. Mears, D. C., and Gordon, R. G. Internal fixation of acetabular fractures. *Techniques Orthop.*, 4(4):36-51,
26. Brumback, R. J., Holt, E. S., McBride M. S., Poka, A., Bathon, G. H., and Burgess, A. R. Acetabular depression fracture accompanying posterior fracture dislocation of the hip. *J. Orthop. Trauma*, 4(1):42-48, 1990.
27. Chapman, M.W: Effect of surgical approaches on the blood supply to the acetabulum. Presented at the First Annual International Consensus on Surgery of the Pelvis and Acetabulum. Pittsburgh, October 11-15th, 1992.
28. Geerts, W. H., Code, K. I., Jay, R. M., Chen, E., and Szalai, J. P. A prospective study of venous thromboembolism after major trauma. *N. Engl. J. Med.*, 332:1448-1449, 1995.

6

Tratamento Cirúrgico de Fraturas Intertrocantéricas

James F. Kellam

■ INDICAÇÕES/CONTRA-INDICAÇÕES

A restauração da função é a principal indicação para a intervenção cirúrgica de uma fratura intertrocantérica. A função deve ser apropriadamente avaliada para cada paciente individualmente. Num paciente que não anda, pode ser adequado tratar a fratura não operatoriamente (8). Porém, num indivíduo muito ativo a cirurgia é indicada para permitir ao paciente maximizar sua função.

As contra-indicações à intervenção cirúrgica para fraturas intertrocantéricas incluem condições médicas que tornam o paciente inadequado para intervenção anestésica. Um paciente com uma fratura completamente sem deslocamento e estável que possa usar muletas e permaneça sem suportar peso pode ser tratado não operatoriamente. Por último, se a função não tiver sido alterada por causa da fratura, a intervenção cirúrgica não está indicada.

■ PLANEJAMENTO PRÉ-OPERATÓRIO

O cirurgião deve estar familiarizado com a anatomia do fêmur proximal. A região intertrocantérica é composta de quatro segmentos. O segmento proximal consiste na cabeça e no colo femoral e suas fixações capsulares, fazendo com que o segmento se alinhe numa posição neutra ou internamente rodada. O segmento distal corresponde a diáfise femoral, a qual encurta e roda externamente. Os outros dois segmentos representam fragmentos de dimensões variáveis dos trocânteres maior e menor. A região trocantérica menor, ou fragmento póstero-medial, é responsável pela estabilidade da redução (Fig. 1).

J. F. Kellam, M. D.: Department of Orthopedic Surgery, Carolinas Health Care System: Carolinas Medical Center, Charlotte, North Carolina 28232.

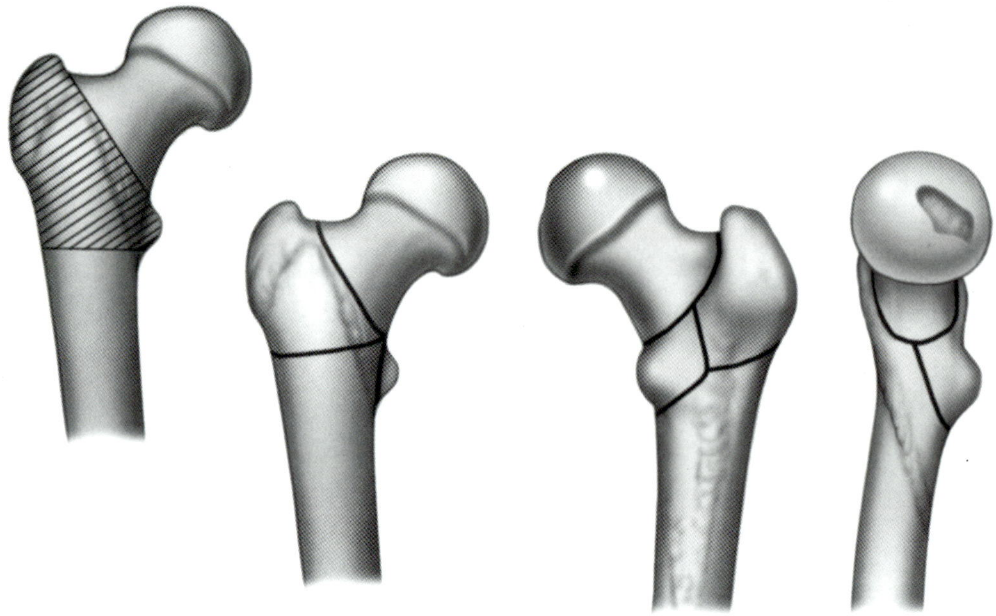

Figura 1. O segmento proximal do fêmur é definido por uma linha que passa através da borda inferior do trocânter menor. A área trocantérica pode ser definida como uma área compreendida superiormente da linha intertrocantérica e inferiormente até o limite distal do segmento proximal. Esta área pode ser dividida em quatro segmentos: **(A)** cabeça e pescoço; **(B)** região distal; **(C)** fragmento póstero-medial com o trocânter menor; **(D)** área trocantérica maior ou área intertrocantérica.

Tem havido numerosas classificações de fraturas intertrocantéricas objetivando apontar que fraturas representam potenciais problemas para redução ou estabilidade pós-redução. Para entender uma classificação e suas implicações para tratamento da fratura, deve-se apreciar o princípio da estabilização da fratura. Isto é o equivalente a uma haste intramedular em uma fratura da diáfise femoral. Conseqüentemente todas as diretrizes intramedular referentes para fixação não-bloqueada são aplicáveis. O principal objetivo é maximizar a estabilidade óssea e minimizar os estresses sobre a região da fratura e o implante. Obviamente, se as duas superfícies de fraturas estiverem completamente intactas e concentricamente reduzidas, a fratura será estável com o implante no lugar. Os raios X de avaliação da pré-redução devem determinar o quanto o padrão de fratura está próximo de permitir um encaixe concêntrico das duas superfícies da fratura. A quantidade de cominuição das superfícies da fratura irá determinar a estabilidade final. Isto usualmente está representado pelo tamanho do segmento póstero-medial da fratura. Quanto maior for este fragmento, maior será a instabilidade na linha de fratura. Presentemente, não há dados para determinar qual tamanho que este fragmento deve ter para que ocorra a instabilidade. Menos do que 50% de perda de contato entre os fragmentos da fratura permite uma redução estável, e mais do que 50% provavelmente é instável. Se o segmento posterior puder ser reduzido e estabilizado, então a estabilidade do conjunto implante-fratura aumentará substancialmente (Fig. 2).

Outra importante distinção na avaliação das fraturas intertrocantéricas é determinar qual é a linha de fratura primária. Um certo grupo de fraturas terá extensões subtrocantéricas, as quais irão afetar a escolha do implante. Em geral, o componente da fratura mais deslocado é usualmente a fratura primária. Conseqüentemente, as fraturas podem ser olhadas como fraturas intertrocantéricas com extensão subtrocantérica ou como fraturas subtrocantéricas com extensão intertrocantérica.

O tratamento operatório requer uma redução anatômica e estabilização através da colocação de tala com um parafuso de compressão do quadril com deslizamento. Os exames de raios X pré-operatórios incluem uma incidência ântero-posterior da pelve com visualização do quadril oposto não-fraturado, radiografias ântero-posterior e lateral, preferivelmente transversal à superfície do quadril envolvido.

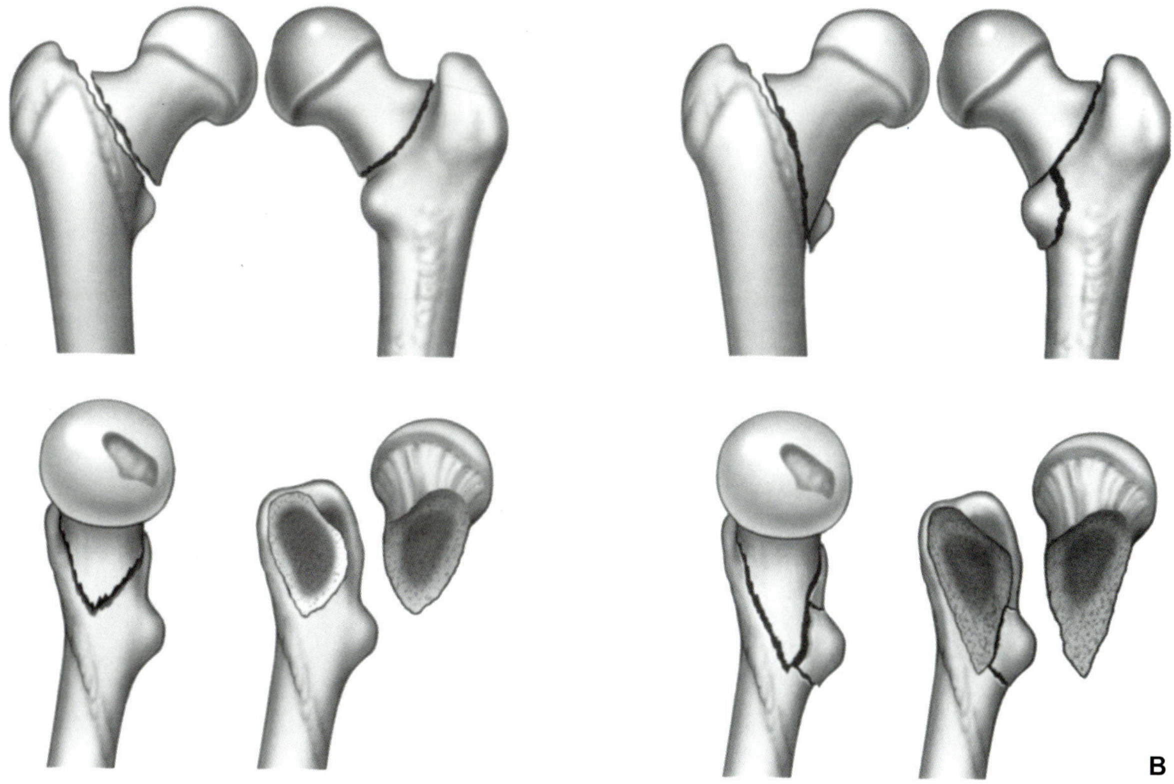

A

B

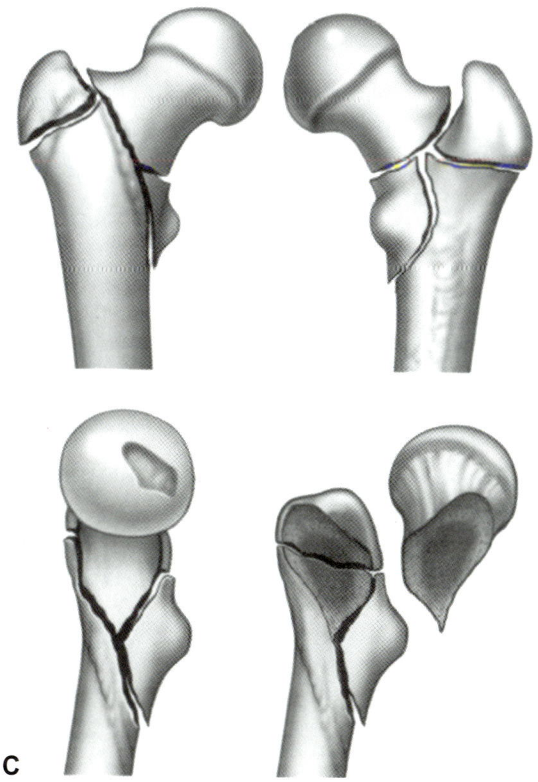

C

Figura 2. Este grupo de figuras demonstra uma representação visual do conceito de estabilidade na região intertrocantérica. Essencialmente é a posição das de grandes superfícies de osso esponjoso. A instabilidade ocorre na medida em que um ou outro dos lados desta construção se perde. **(A)** A figura representa uma fratura intertrocantérica estável de duas partes. Pode-se perceber que se trata de uma situação estável, uma vez que não há perda óssea tanto no fragmento distal como no fragmento proximal, e na redução duas grandes superfícies de osso estarão em contato. **(B)** A figura representa uma construção estável; porém, uma pequena peça do trocânter menor foi removida através da fratura. Como na situação anterior, pode-se apreciar o grande contato de osso representando uma situação estável na medida em que as superfícies da fratura impactam. **(C)** A figura representa uma situação instável na qual mais de 50% da superfície da fratura foi perdida devido a fratura póstero-medial de um fragmento de fratura, Outra vez, neste ponto pode se ver agora como ocorreria instabilidade na medida em que a fratura tende a impactar com o contato mínimo entre os dois maiores fragmentos da fratura.

A partir da imagem do quadril intacto é determinado o ângulo da placa que é dado pelo ângulo de interseção da linha traçada do centro da cabeça, centro do colo e do aspecto externo da cortical femoral lateral, e a linha ao longo da cortical femoral lateral. O comprimento do parafuso é determinado medindo a linha do centro da cabeça para a cortical lateral de forma que a ponta do parafuso fique localizada a 10 mm da placa subcondral e a extremidade distal esteja na cortical femoral lateral. É necessária uma placa que tenha pelo menos três orifícios distal à fratura.

CIRURGIA

Anestesia

Usualmente a anestesia será determinada pela condição médica o paciente e por outras lesões associadas. Na maioria dos pacientes idosos o uso de técnicas regionais, tais como raquianestesia ou epidural, é recomendado. Quando outras lesões associadas estão presentes, ou o paciente é incapaz de cooperar, uma anestesia geral endotraqueal pode ser indicada. Certamente independentemente da técnica usada, deve ser obtido um relaxamento muscular adequado durante o procedimento para facilitar a redução.

Posicionamento do Paciente

Para redução de fratura do quadril, um auxílio para redução tal como uma superfície de fratura é necessária. O cirurgião deve estar familiarizado com a superfície e seus mecanismos de redução bem como assegurar que o fluoroscópio C do intensificador de imagem seja compatível com a superfície, de forma que possam ser obtidas excelentes imagens nos planos ântero-posterior e lateral. Esta compatibilidade deve ser checada cada vez que o paciente é posicionado na superfície. Não é aceitável ter o paciente preparado para a cirurgia com campos e então tentar encontrar as posições apropriadas para visualizar a fratura. Embora uma redução anatômica possa usualmente

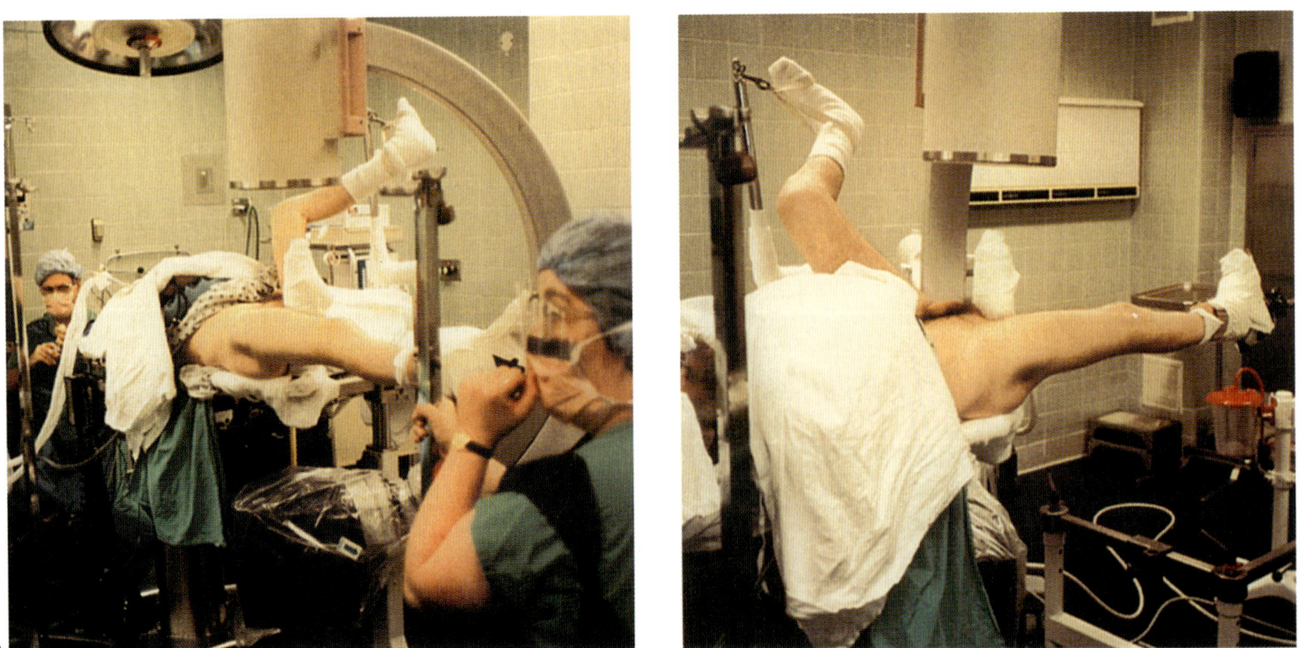

A B

Figura 3A, B. Esta figura mostra o posicionamento apropriado na mesa cirúrgica para redução e fixação de uma fratura intertrocantérica. O paciente encontra-se em decúbito dorsal e nesta figura a perna não danificada é colocada num suporte e fica abduzida e flexionada a 90 graus no quadril. Isto permite excelente acesso para o fluoroscópio do intensificador de imagem entre as pernas do paciente para obter boas incidências em AP e lateral do quadril.

ser obtida na superfície de fratura para a maioria dos pacientes idosos, os pacientes mais jovens com uma fratura de alta energia com grandes fragmentos de fratura podem ser mais bem tratados com uma técnica aberta numa superfície radiotransparente. O paciente nesta situação deve ser colocado na posição de decúbito dorsal com um pequeno rolo sob suas nádegas (Fig. 3). A vantagem em fazer isto numa mesa regular é a liberdade associada com a perna de maneira que a redução do fragmento de fratura póstero-medial posterior é facilitada devido à redução da tensão através do quadril que ocorre em conseqüência da mesa de fratura. Dispor de experiência com as diferentes técnicas é muito importante.

Técnicas de Redução

O paciente é colocado na superfície da fratura com a perna fraturada presa em uma bota de tração. A perna sadia é colocada no suporte que permite melhor acesso para o fluoroscópio do raio X obter uma incidência lateral, e não com a perna posicionada em abdução e extensão do quadril (Figs. 3, 4). A redução é a seguir executada. A redução depende de uma técnica de redução indireta que se baseia nas fixações do tecido mole na região do quadril. Uma vez que a perna estava encurtada, a primeira manobra de redução é a tração longitudinal na posição rodada externamente. Isto permitirá que o fragmento distal da fratura seja puxado para baixo até que o comprimento apropriado tenha sido restabelecido. Os guias para o comprimento apropriado são usualmente o restabelecimento do arco medial do esporão na região intertrocantérica, e a ponta do trocânter deve ficar nivelada com o centro da cabeça (Fig. 5). A redução deve ser feita sob controle de intensificação de imagem, de forma que o cirurgião possa ter a sensação do que está acontecendo. De tempos em tempos, as imagens com o intensificador devem ser obtidas se houver qualquer dúvida sobre o método de redução.

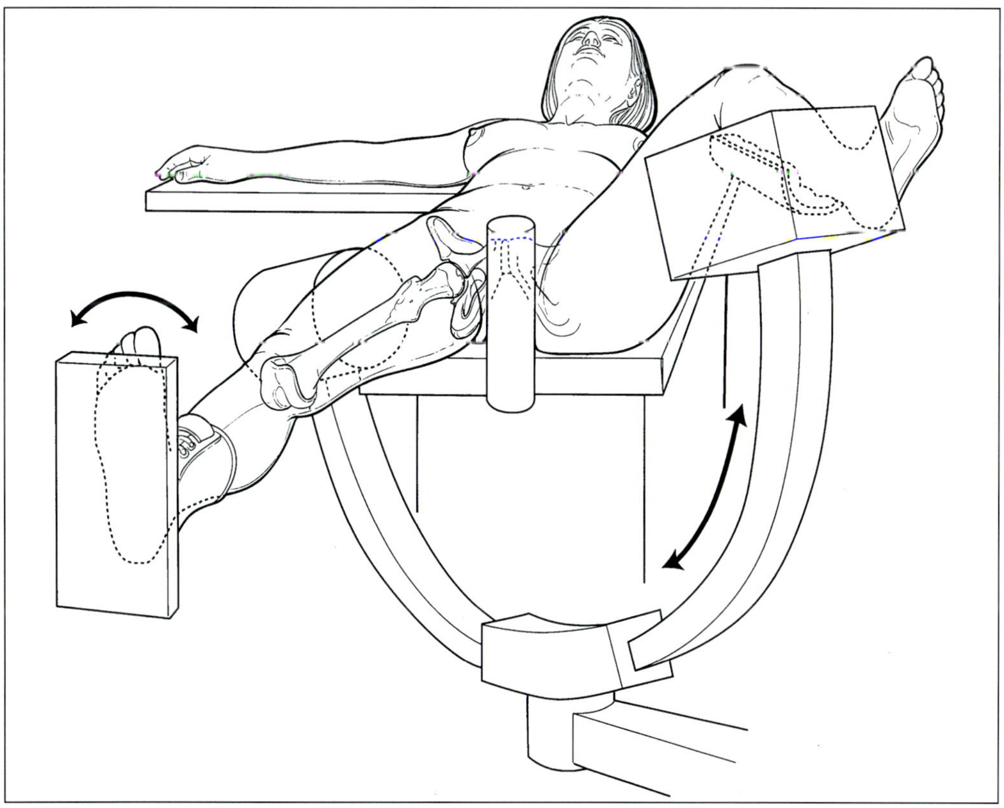

Figura 4. Uma posição alternativa para a redução e fixação é a posição de decúbito dorsal com o membro inferior sadio em abdução e extensão no nível do quadril. Isto significa que os membros inferiores devem estar separados e o fluoroscópio da unidade de fluoroscopia deve estar entre eles. Este posicionamento permitirá uma incidência ântero-posterior adequada mas irá dificultar a realização de uma incidência lateral verdadeira do fêmur, se esta for necessária.

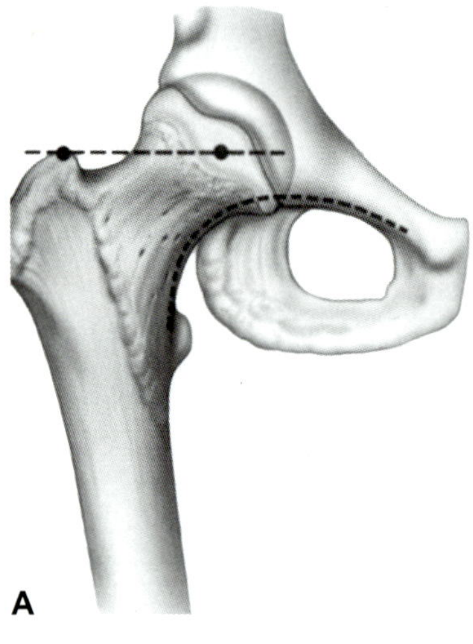

Figura 5. Esta figura representa os guias para uma redução adequada de uma fratura intertrocantérica. **(A)** Esta figura mostra na vista ântero-posterior como a região medial do esporão da cortical do fêmur proximal é realinhada de maneira que a fratura proximal é reduzida a partir da região em varo e que o contorno da linha de Shenton é reconstruído. Note também que a ponta do trocânter está no centro da cabeça. **(B)** Esta figura representa a vista lateral. Note como o ponto central na diáfise femoral, colo femoral, e centro da cabeça femoral estão todos alinhados. Note que não há angulação anterior ou posterior do ápice. Isto representa uma redução aceitável no aspecto lateral.

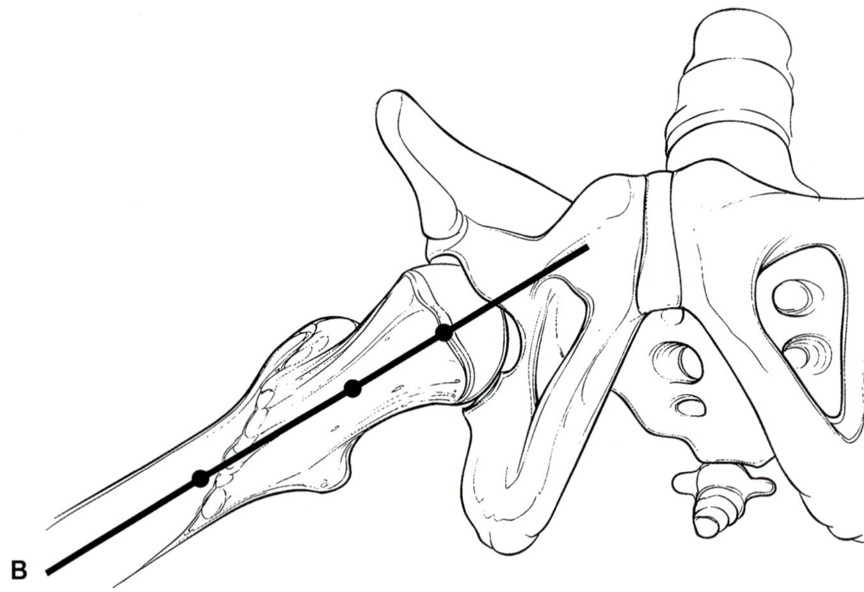

Uma vez que o comprimento tenha sido obtido, a perna é corrigida rotacionalmente. Como todas as fraturas ficam deslocadas em rotação externa, a primeira manobra será a rotação interna. Normalmente será executada a rotação interna para a posição neutra, isto é, a patela apontando para cima. Tenha cuidado ao usar o pé como um método de determinação da rotação, uma vez que isto poderá ser enganoso devido ao jogo dos ligamentos no tornozelo. Neste ponto, se o comprimento estiver correto e a rotação for neutra, ou levemente rodada internamente, então uma boa redução na incidência ântero-posterior deverá ser obtida. O fluoroscópio do aparelho de raios X deve então ser colocado na posição lateral e a redução deve ser confirmada nesta incidência. Ela pode requerer algum ajuste fino da rotação para corrigir a vista lateral. Deve ser lembrado que o comprimento e a rotação podem ser corrigidos na incidência ântero-posterior, mas a rotação é o mecanismo pelo qual a redução é melhorada na incidência lateral.

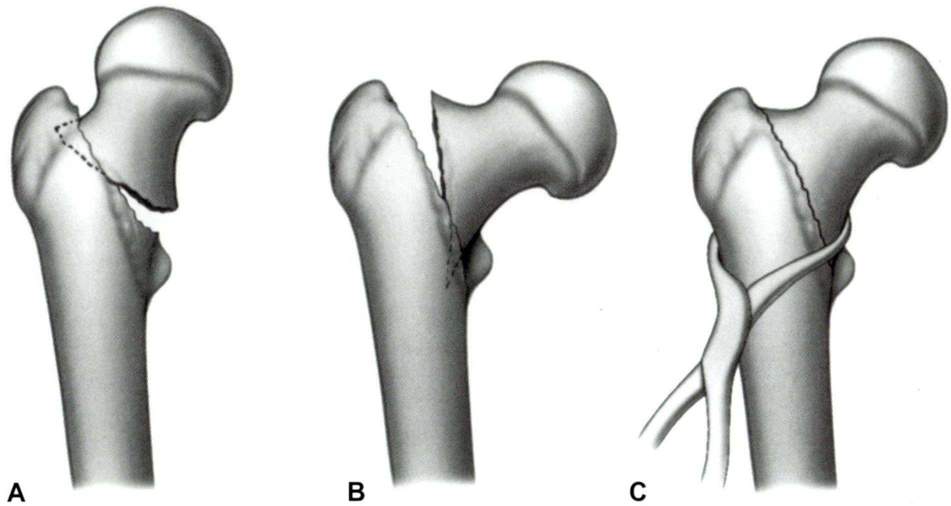

Figura 6. Fratura tipo cisalhamento com duas partes impactada. Isto mostra como a fratura tipo cisalhamento impactada pode dificultar a redução devido a uma impactação tanto proximalmente como distalmente na linha de fratura. **(A, B)** Normalmente uma redução aberta é necessária e os fragmentos reduzidos podem ser mantidos na posição reduzida utilizando uma pinça de redução pontuda estendendo-se da porção inferior do fragmento da cabeça e colo em volta do trocânter maior intacto, ou da cortical femoral lateral. **(C)** Isto normalmente permite obter uma estabilização provisória para permitir a fixação da fratura.

Situações Irredutíveis

Fraturas por Cisalhamento. As fraturas por cisalhamento resultantes de alta energia causam fraturas em duas partes ocorrendo ao longo da linha intertrocantérica. Normalmente essa fratura pode ser facilmente reduzida e terá excelente contato ósseo. Ocasionalmente haverá impactação do fragmento de fratura proximal no aspecto superior da região do trocânter maior, ou o cravo inferior do colo será direcionado para dentro do canal medular na região do trocânter menor. Por causa dessa impactação, a fratura será irredutível, e a tentativa de desimpactação com tração ou rotação não terá sucesso. É necessária uma redução aberta no foco da fratura, seguida por uma fixação provisória usando uma pinça de redução pontiaguda que envolva a fratura, tendo uma ponta no aspecto inferior do colo ou região do esporão e uma no aspecto mais externo da diáfise femoral ou região trocantérica (Fig. 6).

Deslocamento Posterior da Diáfise Femoral. Em outras fraturas intertrocantéricas instáveis devido à perda de um grande fragmento de fratura póstero-medial, a diáfise femoral tem uma tendência a deslocar-se em direção posterior em conseqüência da gravidade. A maioria dessas fraturas pode ser reduzida no plano ântero-posterior com restauração do comprimento dos membros e rotação apropriada. No aspecto lateral, a diáfise tende a estar deslocada para baixo, e é muito difícil conseguir a redução apropriada. Na vista lateral deveria haver colinearidade entre a diáfise, o colo e o centro da cabeça. Qualquer angulação posterior ou anterior levará a uma má redução e potencial instabilidade pós-operatória. Para superar esta queda posterior é usualmente necessário elevar a diáfise manualmente ou com um instrumento. Isto é então confirmado nas incidências lateral e AP. A fratura é provisoriamente fixada usando um pino de Steinmann de 3,2 mm ou um fio K. Este pino usualmente corre da região trocantérica maior ou região trocantérica superior para dentro do aspecto superior da cabeça. Tenha cuidado de não colocar este pino numa área onde o parafuso de compressão será aplicado. O segundo fio de estabilização será o fio-guia (Fig. 7A, B).

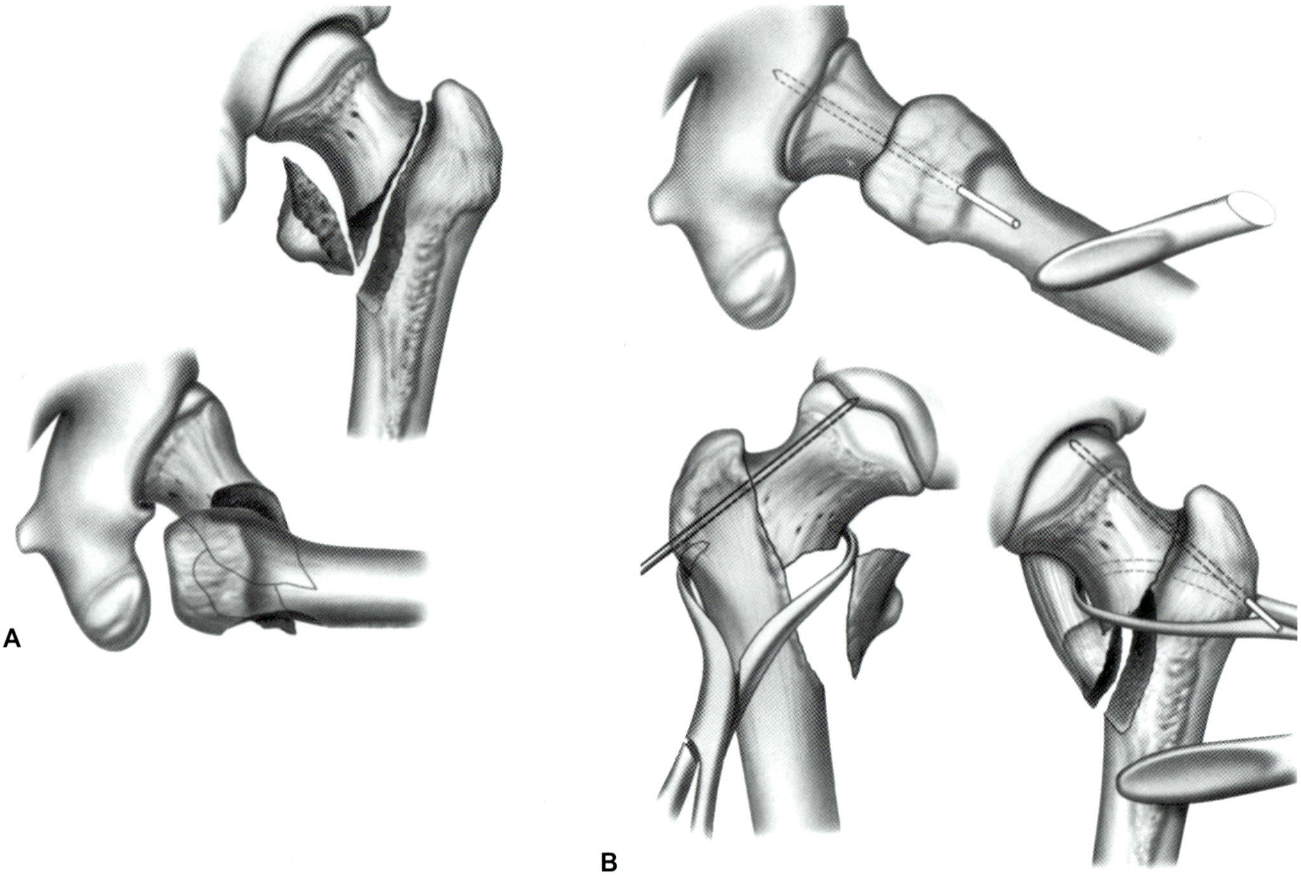

Figura 7. Esta figura demonstra o problema do deslocamento posterior da diáfise. **(A)** A situação usual que é vista no momento da redução. Na vista ântero-posterior uma razoável redução pode ser obtida; porém, na vista lateral há uma descontinuidade entre o fragmento de fratura distal e o proximal e normalmente há uma queda posterior do fêmur. **(B)** Demonstra como um instrumento pode ser colocado sob o segmento distal constituído pela diáfise femoral que é elevada para cima e um pino de Steinmann ou fio K extenso usado para fixação provisória colocado através do trocânter maior e porção alta da cabeça e colo femorais. Isto pode ser suplementado por uma pinça de redução pontuda, que permite reduzir a fratura medial posterior ou a região inferior do colo.

O fragmento de fratura póstero-medial secundário a tração pelo iliopsoas, desloca numa posição flexionada e é acentuado pelo quadril que está sendo posto em extensão. Embora este fragmento possa normalmente ser reduzido por via posterior, uma dissecção sobre o aspecto anterior da diáfise pode ser necessária para identificar o fragmento de fratura. Um gancho afiado pode ser usado para puxar o fragmento para a sua posição normal e para permitir que um fio K seja colocado da diáfise para dentro do fragmento para estabilização. Isto é executado após a fixação provisória dos dois maiores fragmentos de fratura, ou depois que o parafuso de compressão do quadril tenha sido aplicado. Em caso de osso osteoporótico, é melhor manter o fragmento no lugar utilizando fios de cerclagem (Fig. 8A, B); em osso normal, uma técnica com parafuso de compressão pode ser usada (Fig. 9).

Ocasionalmente, certos padrões de fratura deixarão o fragmento de fratura trocantérica fixado ao componente cabeça-colo. Devido ao fato de os rotadores externos estarem fixados ao fragmento proximal, ocorrem rotação externa e deslocamento em flexão. Conseqüentemente, as tentativas de reduzir esta fratura com rotação interna usualmente não serão bem-sucedidas. A fratura será mais bem reduzida fazendo uma rotação externa. Se isto não fornecer redução adequada, então será realizada uma redução aberta limitada.

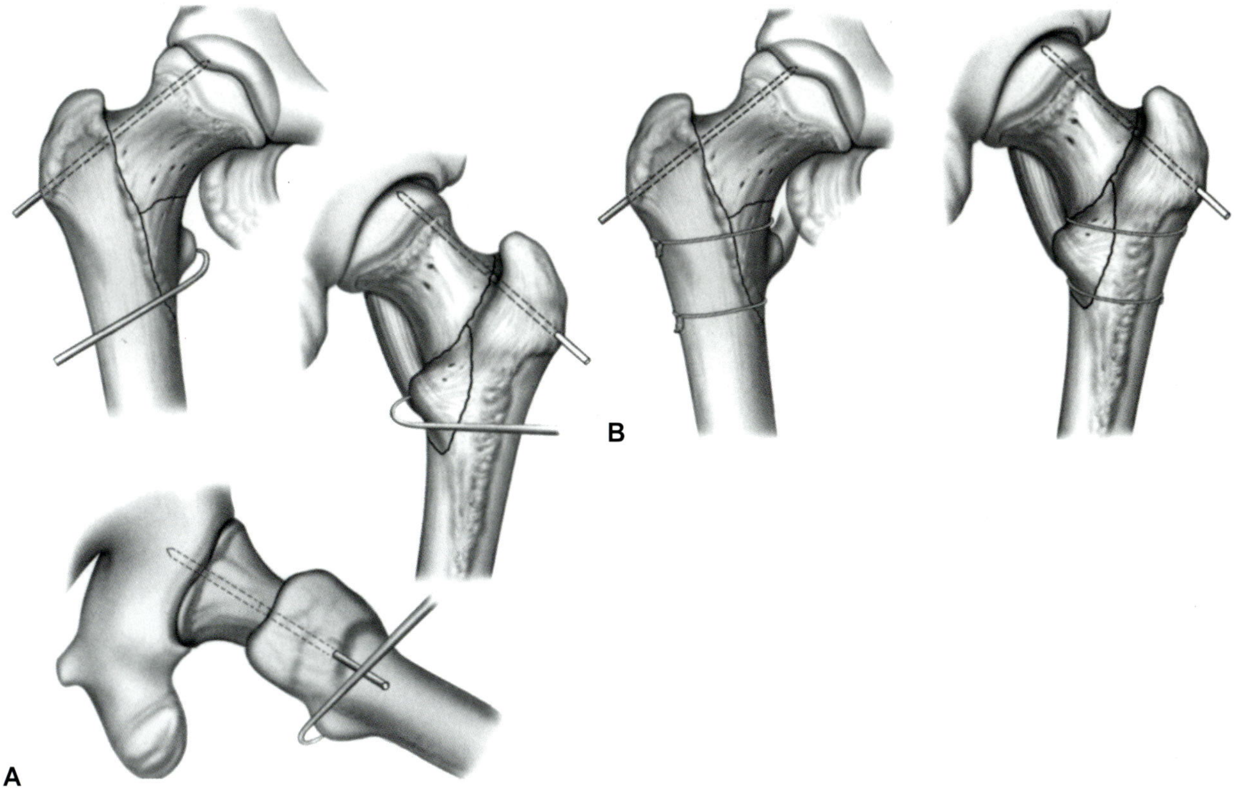

Figura 8. (A) O problema do fragmento de fratura póstero-medial não-reduzida está representado. Esta figura mostra o mecanismo de redução de um grande fragmento de fratura póstero-medial. Tanto um gancho afiado ou um instrumento pontudo podem ser passados sobre o aspecto anterior da diáfise ou através do aspecto posterior e o fragmento de fratura enganchado e puxado par baixo. **(B)** Com o fragmento de fratura seguro no lugar, um fio K ou um pino de Steinmann podem ser colocados nele para segurar a fixação provisória. Usando passadores de fio e evitando a ruptura do tecido mole medial, dois fios de cerclagem podem ser passados em torno desse fragmento de fratura. Um fio de cerclagem deve ser usado para tentar segurar o fragmento inferior em seu ápice para fixá-lo no lugar, e o segundo fio deve ser passado tanto através ou logo acima do tendão para segurar o fragmento superior. Os fios podem ser amarrados sobre ou sob a placa, ou em torno do osso, conforme a situação permitir.

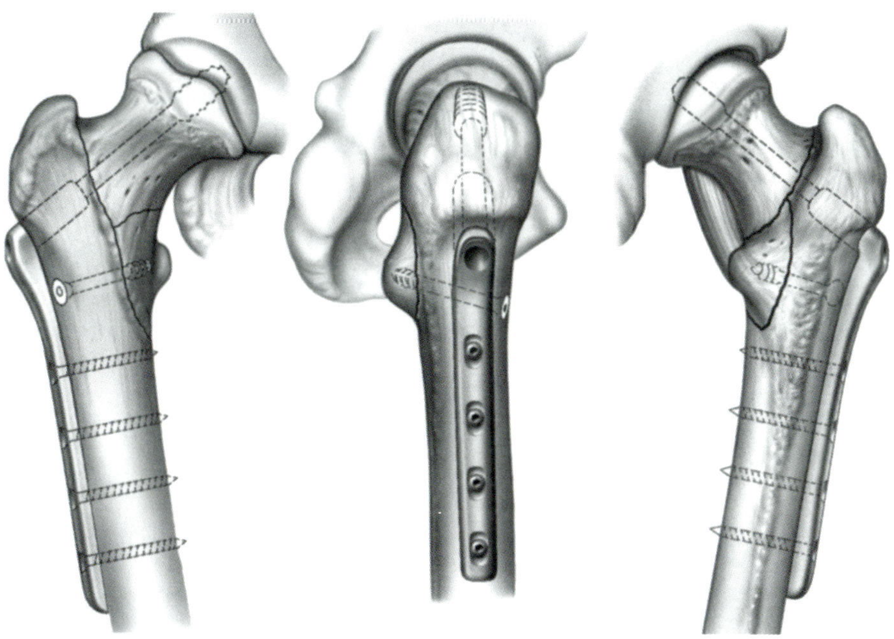

Figura 9. Em osso de boa qualidade a fixação do fragmento de fratura póstero-medial pode ser feita com parafusos de compressão. Isto pode produzir compressão interfragmentar. Porém, é difícil conseguir colocar o parafuso de fixação através da placa dentro do fragmento de fratura. Normalmente isto deve ser feito separadamente e vir do canto ântero-lateral da diáfise para dentro do fragmento de fratura póstero-medial.

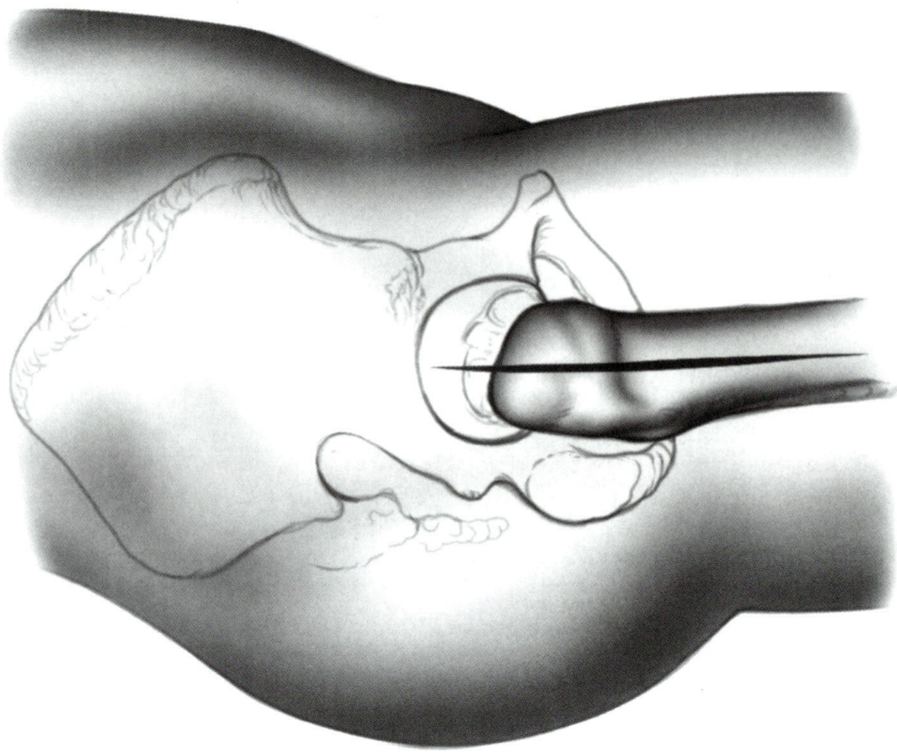

Figura 10. Depois que o paciente é colocado na superfície de fratura, e após ser obtida a redução, é feita uma incisão distalmente de 10 a 14 cm começando na ponta do trocânter.

Exposição

A incisão obedece a uma abordagem lateral direta ao fêmur proximal (Fig. 10). Ela começa no topo do trocânter maior e estende-se em direção à diáfise femoral por aproximadamente 10 a 14 cm. Lembre de fazer esta incisão sobre a metade posterior da diáfise porque isto facilita a exposição do aspecto posterior do fêmur. A dissecção expõe a fáscia, que é dividida longitudinalmente revelando o vasto lateral (Fig. 11).

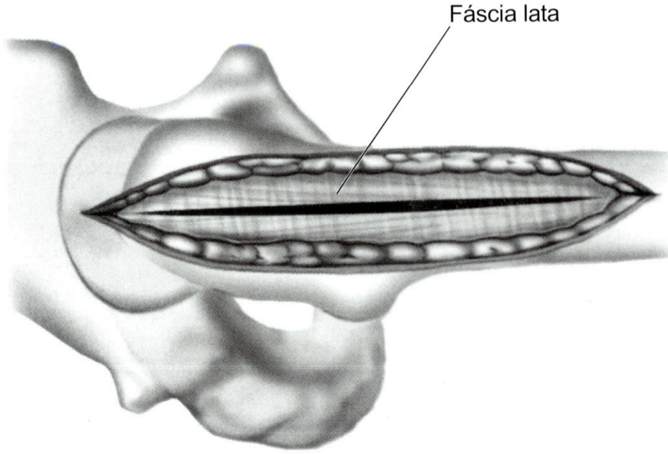

Figura 11. Esta incisão é aprofundada de modo a identificar a fáscia profunda da coxa.

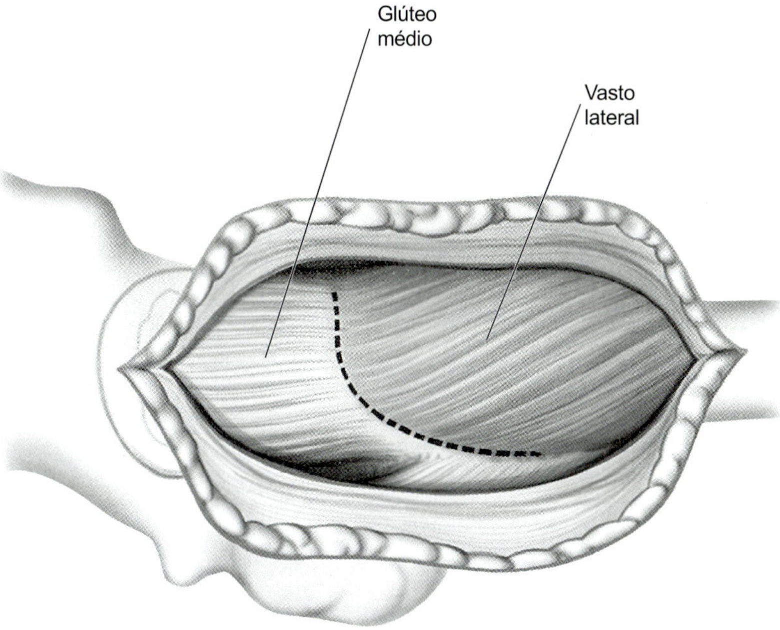

Figura 12. A fáscia sobre o vasto lateral é dividida na direção de suas fibras e afastada anteriormente e posteriormente. Isto revela o vasto lateral no aspecto lateral do fêmur. A seguir é realizada a mobilização do vasto lateral mediante uma incisão ao longo da origem do vasto lateral que continua ao longo da borda fascial posterior do músculo.

A origem do vasto lateral ao longo da crista intertrocantérica é liberada por uma incisão executada paralelamente à crista estendendo-se até a fixação posterior do músculo (Fig. 12). A fáscia sobrejacente ao vasto lateral é dividida ao longo do comprimento da incisão. A inserção do músculo no fêmur é descolada por dissecção romba usando um elevador de periósteo afiado trabalhando num ângulo agudo em relação às fibras do músculo. Esta técnica, se feita cuidadosamente, permite a identificação dos vasos perfurantes de forma que eles possam ser ligados. O vasto lateral é então rebatido em direção anterior para expor toda a cortical lateral do fêmur (Fig. 13). A vantagem desta abordagem é que ela pode facilmente ser convertida em uma abordagem de Watson-Jones para o aspecto anterior do quadril se for necessário.

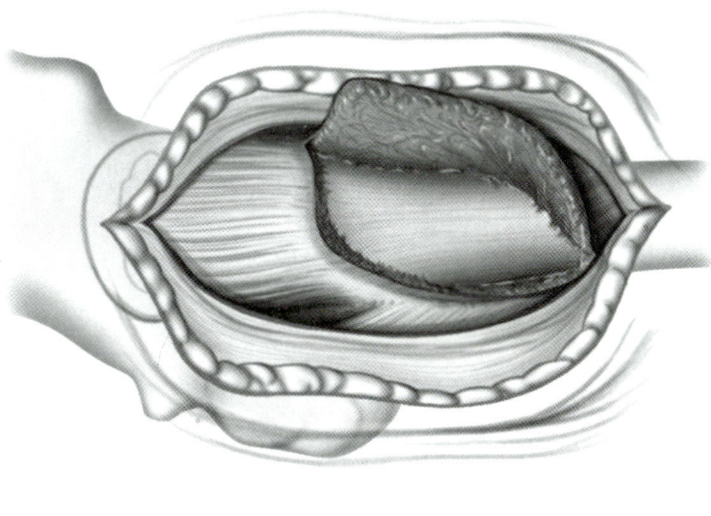

Figura 13. Usando um elevador periosteal afiado trabalhando na direção das fibras, o músculo pode ser rebatido anteriormente e os vasos perfurantes que são encontrados são ligados. Isto revelará o aspecto lateral do fêmur e também a área intertrocantérica.

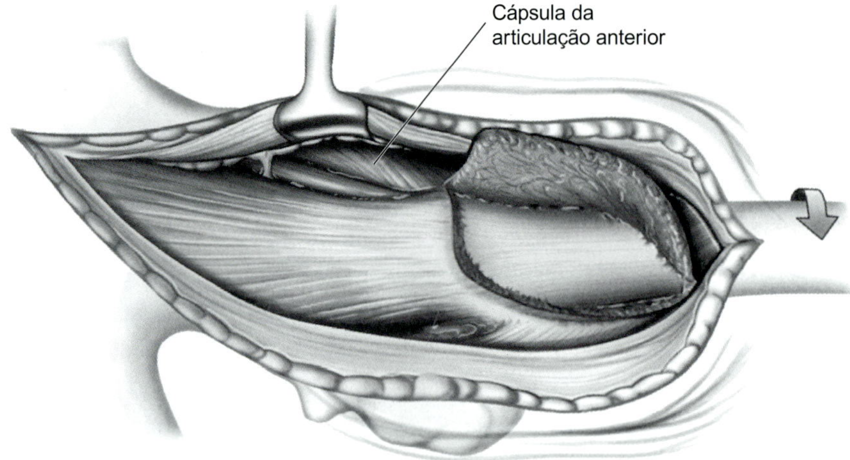

Figura 14. A extensão desta incisão para revelar o aspecto anterior da articulação do quadril e a fratura intertrocantérica com vistas a uma redução aberta pode ser executada estendendo a incisão proximalmente passado o topo do trocânter maior e a identificação do intervalo entre o glúteo médio e o tensor da fáscia lata. Este intervalo é usualmente marcado por gordura, e sob isto a cápsula da articulação do quadril poderá ser visualizada. A dissecção pode então continuar para cima de modo a expor a parede anterior do acetábulo.

Estabilização da Fratura

Neste ponto, se for executada uma redução aberta, a fratura pode ser mais completamente visualizada mediante uma exposição anterior. A cápsula anterior do quadril é abordada e o componente intertrocantérico da fratura é identificado. Se necessário, se o cirurgião trabalhar em direção posterior, a fratura também pode ser exposta (Fig. 14). Com a fratura reduzida e fixada provisoriamente, a inserção do guia do fio para o parafuso de compressão é executada (Fig. 15). O ângulo da placa deve ter sido determinado a partir do planejamento pré-operatório. Pelo uso deste ângulo predeterminado e o guia apropriado, o fio-guia será inserido. O guia deve ser colocado diretamente na cortical femoral lateral de maneira que não seja angulado e que esteja na porção do meio da cortical lateral do fêmur. Para facilitar a colocação do fio-guia, um guia livre para

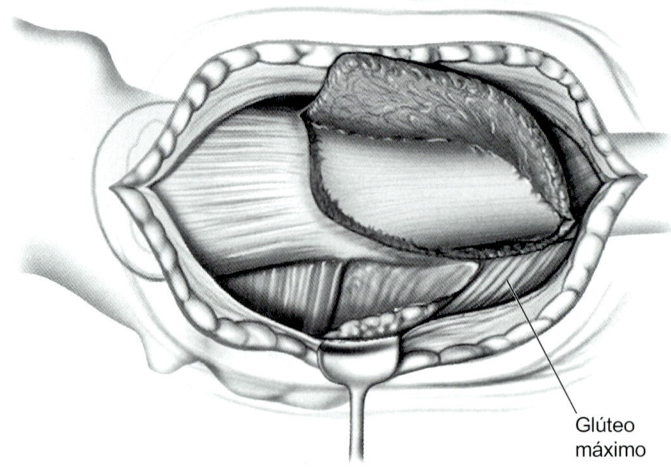

Figura 15. Esta figura representa a inserção do glúteo máximo no fêmur. Esta é uma estrutura forte e de base ampla, que se insere no aspecto póstero-lateral do fêmur. Está situada diretamente oposta ao trocânter menor. Este é usualmente um excelente marco para determinar a área para iniciar o fio-guia para a inserção do parafuso de compressão.

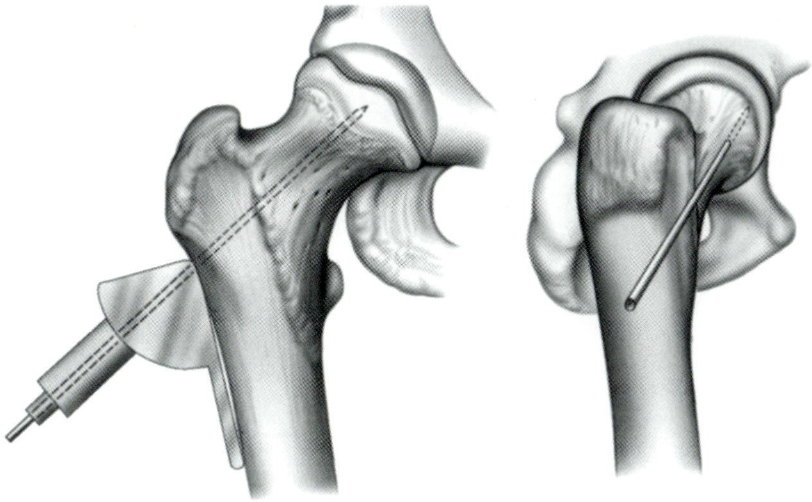

Figura 16. É importante que o ângulo da placa seja pré-determinado por gabaritagem. Com este ângulo predeterminado, então o guia apropriado para os sistemas pode ser usado para colocar um fio-guia temporário acima do aspecto anterior do colo. Se este fio-guia for posicionado no centro da cabeça e paralelo ao pescoço e então pregado na cabeça femoral, ele servirá como guia temporário para a colocação do fio-guia final. Esta técnica é particularmente útil para minimizar o tempo operatório, bem como para assegurar uma colocação perfeita do parafuso.

o fio é colocado no ângulo determinado ao longo do colo anterior e inserido na cabeça femoral. No ponto onde se cruzam as imagens radiográficas do fio-guia e a cortical femoral lateral, o segundo fio-guia é inserido através do osso (Fig. 16). Este fio livre irá também permitir a determinação da anteversão. A anteversão pode ser confirmada pela radiografia na lateral, que alinha em uma linha reta a haste, o colo o e centro da cabeça. Com estes dois guias, então a anteversão e a colocação do fio-guia são facilitadas (Fig. 17).

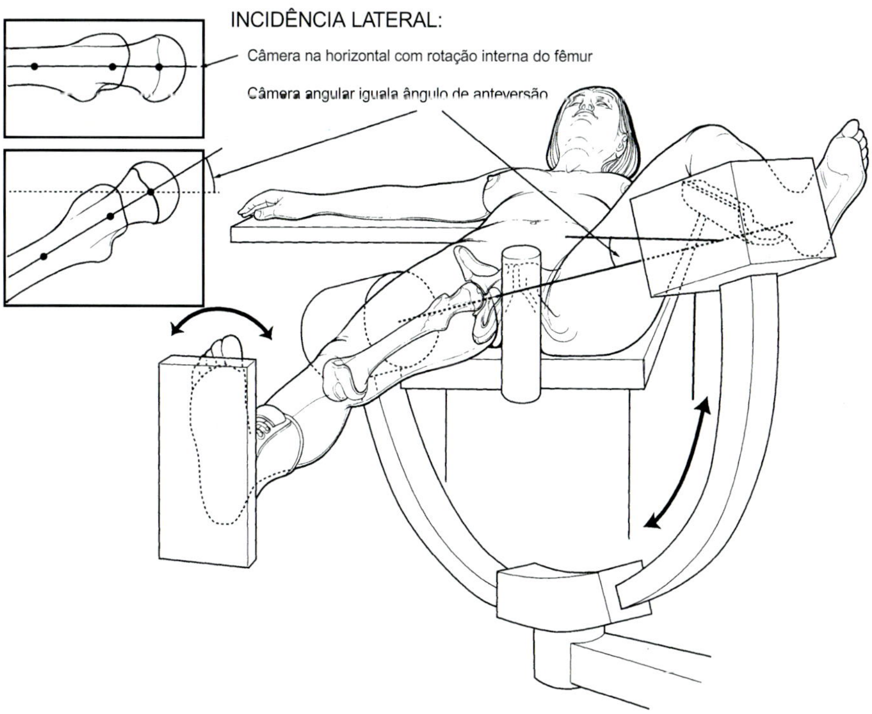

Figura 17. Outro método de determinar a anteversão é o angulo na incidência lateral. O fluoroscópio do intensificador de imagem obtém uma incidência lateral verdadeira do fêmur proximal. Esta incidência lateral verdadeira ocorre quando a diáfise, colo e cabeça estão perfeitamente alinhados. O ângulo de rotação do fluoroscópio irá determinar onde isto ocorre. Obviamente, quanto maior for a rotação externa com a redução, mais fluoroscópio será inclinado na rotação externa. Se a perna for rotacionada internamente, de forma que a patela aponte para cima ou fique rotacionada internamente cerca de 20 graus, então a anteversão é removida e, quando se coloca o fio-guia, ele está diretamente paralelo ao assoalho.

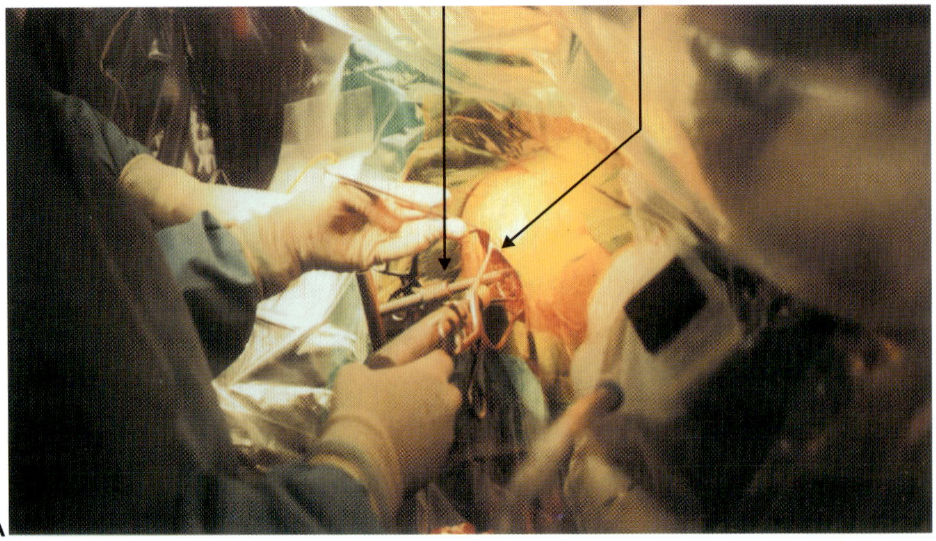

A

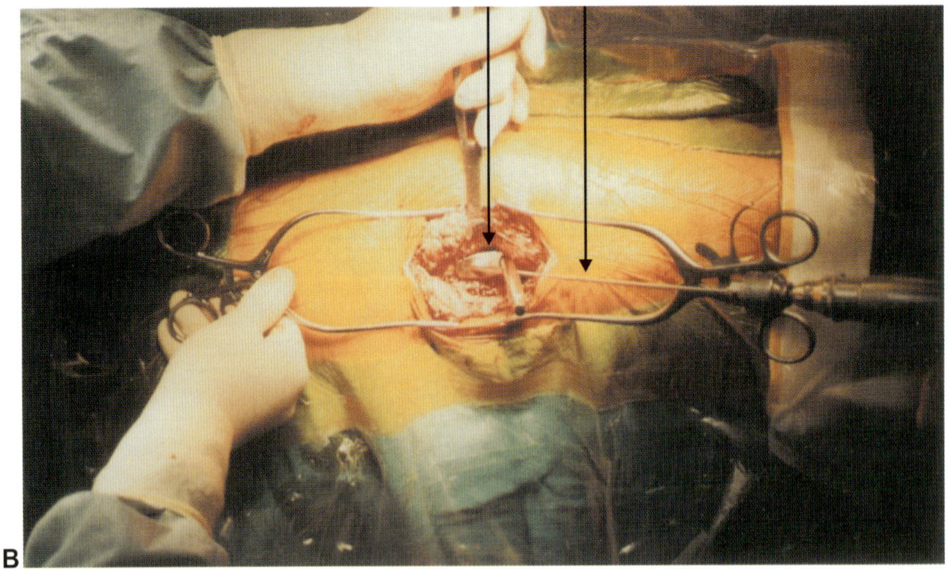

B

Figura 18. Para se obter um excelente resultado com a fixação utilizada do parafuso de compressão no quadril, é imperativo uma correta inserção do fio-guia (setas). Isto pode ser feito usando os apropriados fios-guias e guias. **(A, B)** O guia do fio-guia é colocado contra a cortical femoral lateral.
É importante que isto seja diretamente contra o osso e na porção do meio do osso.
A anteversão é determinada como foi mostrado previamente. **(C, D)** Mostram excelente posição do fio-guia. Note que o fio se encontra no centro da cabeça em ambas as incidências, bem como toca o osso subcondral.

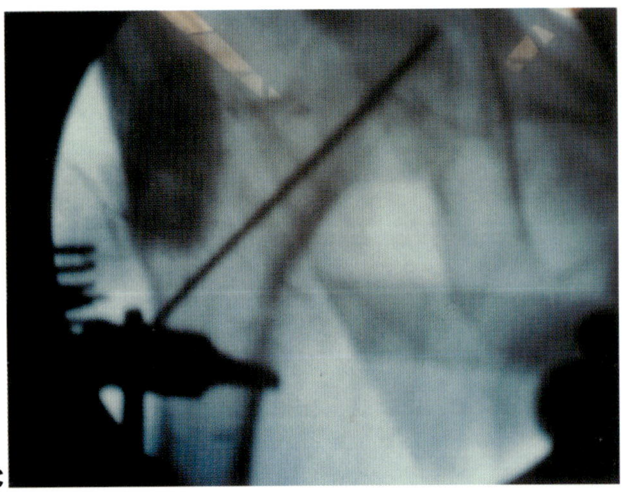

C

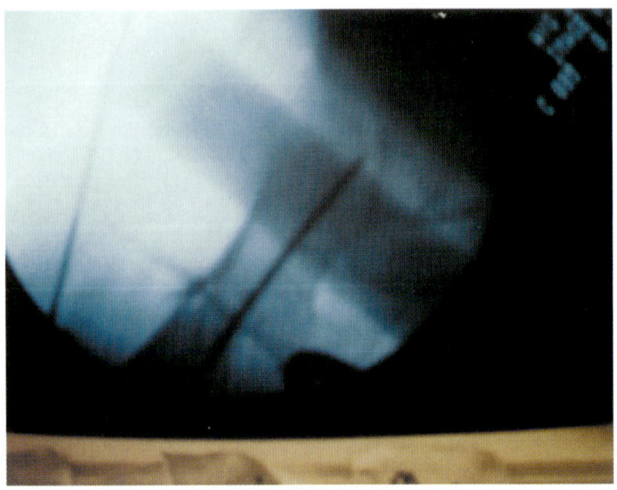

D

A posição do fio-guia deve estar no centro da cabeça em ambas as incidências, ântero-posterior e lateral (Fig. 18A, B, C, D). A ponta rosqueada do fio-guia deve tocar a placa óssea subcondral para assegurar a colocação estável do fio-guia. Se ocorrer qualquer erro na colocação, o único lugar aceitável para o fio-guia ficar é no quadrante póstero-inferior da cabeça. Porém isto deve ser evitado devido à possibilidade de perfurar a cabeça se estiver demasiadamente perto da placa subcondral. O fio-guia não deve ser colocado atravessando as superfícies articulares da articulação do quadril no acetábulo, porque o fio deveria penetrar o interior da pelve ou ser amputado e então deve ser removido do quadril.

Inserção do Parafuso de Compressão

Com o fio-guia no lugar, a maioria dos sistemas permitirá ao cirurgião medir o comprimento do parafuso. É importante entender o sistema que está sendo usado porque alguns deles levam em conta a quantidade de fio-guia projetada para fora da cortical lateral e alguns dão uma leitura direta. O que é importante é que os 10 mm rosqueados do fio-guia não fiquem superpenetrados para evitar que o fio-guia venha para fora automaticamente. Conseqüentemente, quando se está medindo o parafuso, deve-se estar garantido de que o último centímetro de osso tenha sido deixado intocado.

Após a mensuração apropriada a quantidade que deve ser perfurada e fresada para a inserção do parafuso de compressão é determinada (Fig. 19). A fresa, que na maioria dos sistemas é uma tripla frisa, é então fixada a uma máquina de furar e é colocada sobre o fio-guia. Durante o procedimento, é imperativo que se tenha certeza de que o fio-guia seja mantido retificado senão ocorrerá uma amputação do fio-guia. Do mesmo modo, a canulação na tripla fresa deve ser checada para se ter certeza de que está livre e não irá impactar ou ficar presa ao fio-guia. Várias imagens da tripla fresa sendo inserida são obrigatórias para se ter certeza de que ela está na rota adequada e não está avançando o fio-guia. A fresa deve então ser completamente inserida de forma que a cortical femoral lateral esteja aberta e fresada para aceitar a placa. Uma vez que a fresa esteja no lugar, uma vista lateral deve ser checada. A fresa é então removida (Fig. 20).

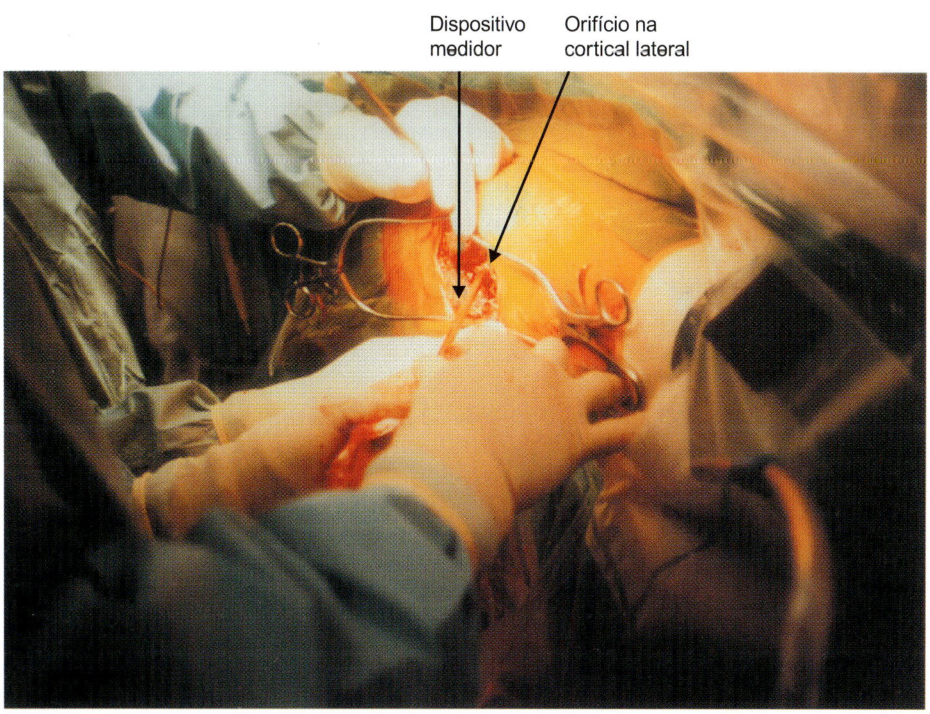

Figura 19. Usando o dispositivo apropriado para mensuração o comprimento do fio-guia é então determinado. Isto irá definir o comprimento correto do parafuso de compressão.

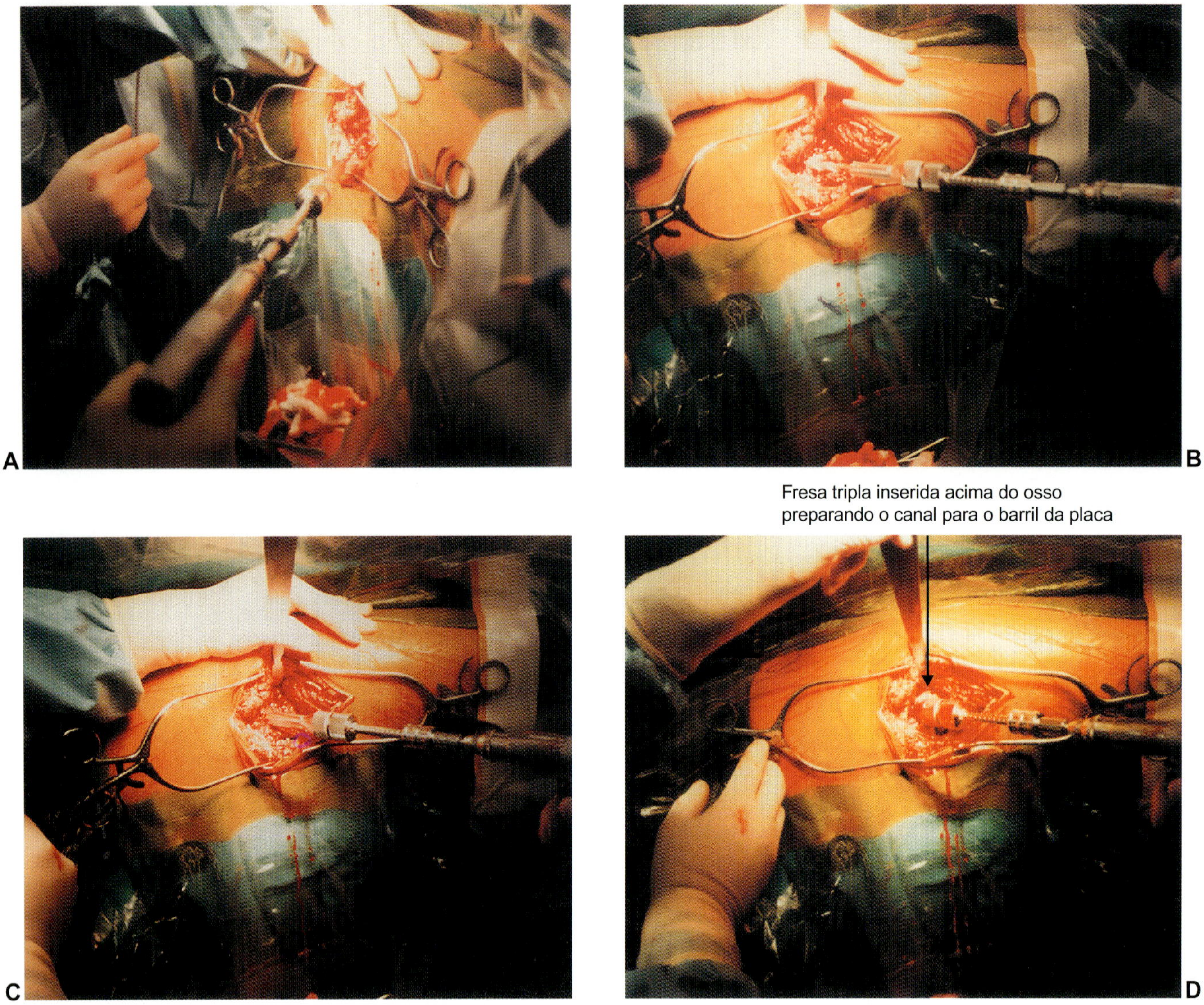

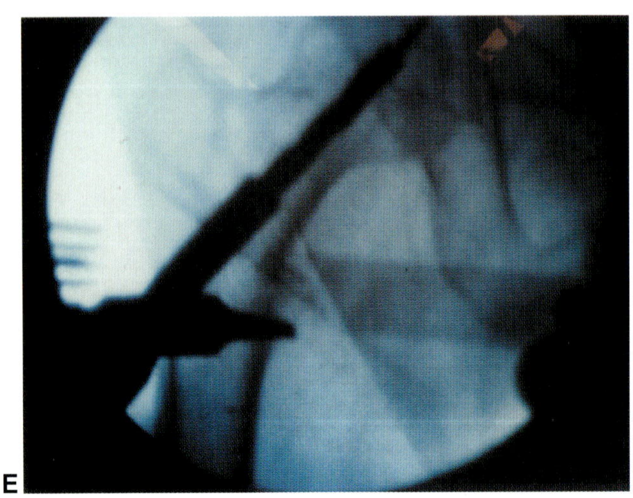

Figura 20. (A, B) A fresagem para preparar o canal no colo e cabeça para o parafuso de compressão é então executado com um dispositivo de fresagem tripla. A fresagem deve ser ajustada para o comprimento exato do parafuso. Cuidado deve ser tomado para não furar demais a porção rosqueada do fio-guia. **(C, D)** A fresa deve ser inserida quanto mais longe lhe for permitida e o cirurgião deve estar absolutamente certo de que a porção dilatada da última parte da fresa possa contatar a cortical lateral para abrir o orifício nessa área para permitir que a placa assente facilmente. **(E)** Mostra a visualização da fresa no intensificador de imagem. Isto é importante ser repetido várias vezes por todo o procedimento para garantir que o fio-guia não tenha avançado e que a fresa está indo no canal apropriado.

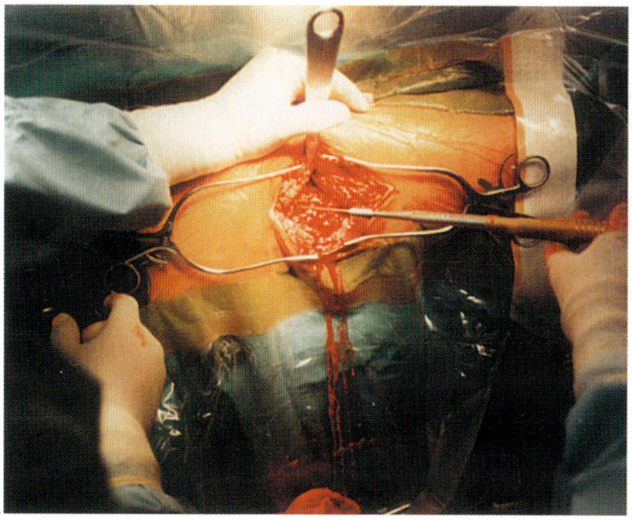

A

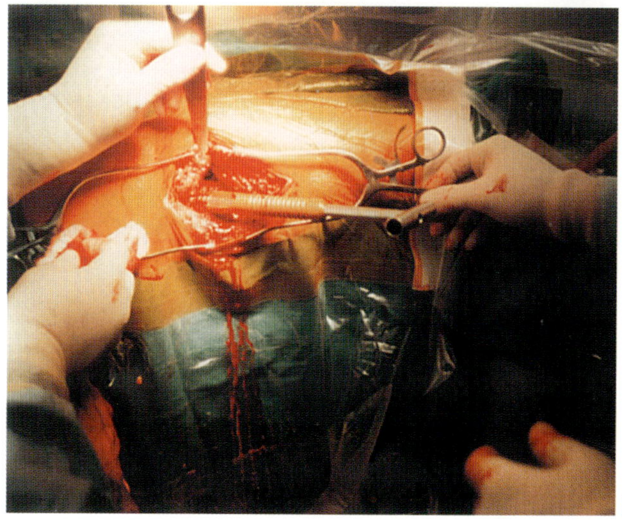

B

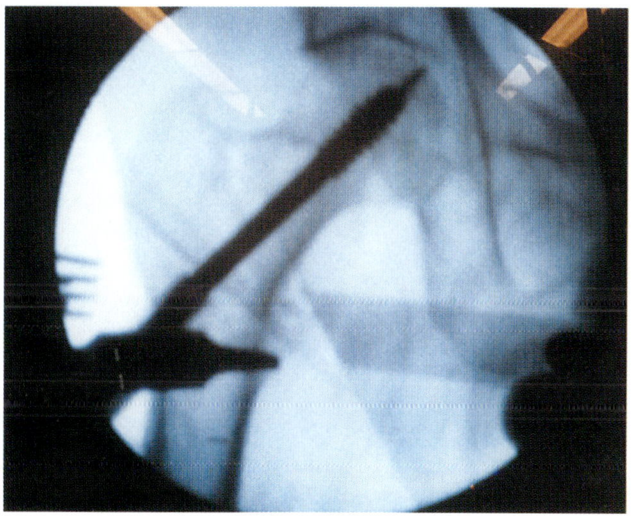

C

Figura 21 A, B, C. Por meio da inserção apropriada dos guias, o parafuso de compressão pode ser acomodado sobre o fio-guia. A visualização com o intensificador de imagens deve ser realizada para que se tenha certeza de que o parafuso tenha tamanho apropriado e se acomode a uma distância de 10 mm do osso subcondral.

Neste ponto a cabeça femoral e o colo podem ser macheados. Uma vez que o parafuso está indo para dentro do centro da cabeça, é provavelmente aconselhável, na maior parte dos pacientes, bater o parafuso. A não ser que haja uma grande osteoporose, a maior parte dos pacientes tem um osso com adequada resistência para fixar o parafuso, e no momento da inserção do parafuso, se não tiver sido feito um macheamento, pode ocorrer uma má redução devido à rotação porque as roscas espanam dentro do osso. Isto pode levar a uma má posição e perda da redução no momento da inserção do parafuso. Após o trajeto do parafuso ter sido macheado, um parafuso do tamanho apropriado é inserido. Deve ser lembrado que se existir um intervalo ou se a fratura mais tarde sofrer impactação, o parafuso se projetará através do barril. Isto pode causar desconforto para o paciente. Por isto, devemos fazer uma estimativa da quantidade de impactação que irá ocorrer e encurtar o parafuso na quantidade necessária. Porém, devemos estar certos de que pelo menos metade do barril estará preenchida pelo parafuso. Isto evitará que o parafuso balance e se esfole na chapa barril, impedindo assim que o componente móvel do sistema funcione como era esperado. O parafuso a seguir será inserido e dependendo do sistema, a manopla do dispositivo de inserção do parafuso deve ficar alinhada ao longo do comprimento do fêmur (Fig. 21A, B, C). Todos os sistemas têm um dispositivo que permite que a placa seja inserida no parafuso.

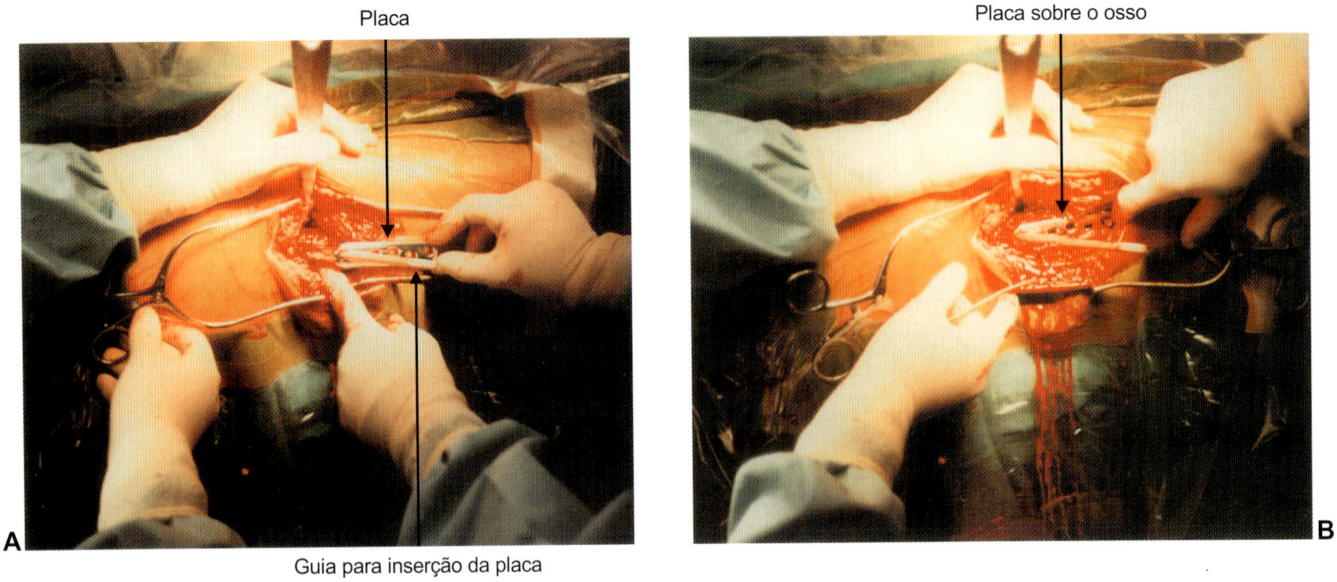

Figura 22 A, B. A seguir, a placa de quatro orifícios escolhida é deslizada sobre o equipamento de extensão apropriado e centralizada sobre o parafuso. Pequenos ajustes podem ser feitos neste ponto, de modo que a placa se localize diretamente ao longo da cortical lateral. A placa deve se acomodar facilmente. Não deve haver a necessidade de uma pinça para manter a placa contra o osso.

Inserção da Placa

A placa é deslizada sobre o guia até o parafuso. A placa deve ser deslizada na direção do parafuso através de pressão manual, exceto talvez nos últimos 2 a 3 mm, onde pode ser suavemente impactada com um martelete. A placa deve se posicionar em contato com a diáfise (Fig. 22). Se a placa não se move facilmente ou se ela não se posicionar em contato com a diáfise, ou foi escolhido um ângulo errado ou existe um bloqueio ósseo impedindo a inserção da placa. A reavaliação do orifício ao redor do parafuso de compressão irá remover qualquer detrito e permitir que a placa se acomode. Novas medidas do ângulo irão identificar este problema. Se em vez disto for tentada a fixação da placa contra a diáfise com o uso de uma pinça estando errado o ângulo de placa, pode ocorrer a propagação da fratura para o grande trocânter e para a região subtrocantérica. Neste estágio, deve-se aceitar o ângulo presente e mudar a placa de modo a se encaixar melhor com o osso. A placa é então fixada à diáfise. Se uma pinça for necessária, deve ser utilizada pinça de Verbrugge, que irá proteger os tecidos moles mediais (Fig. 23).

Fixação Adicional ou Suplementar

Com a fratura estabilizada, é apropriado tentar reduzir o grande fragmento póstero-medial. Isto é feito da maneira como foi mencionado anteriormente. Em pacientes idosos com osso osteoporótico, o uso de dois fios de cerclagem para segurar o fragmento em geral é aconselhável. Um pode ser colocado abaixo do trocânter menor sobre o fragmento, e um pode ser colocado acima do trocânter menor. Isto irá travar o fragmento de fratura em seu lugar, e a cerclagem tanto pode ser apertada sobre a placa como a placa pode ser um pouco afrouxada, e o fio passado sob a placa e apertado; então, a placa pode ser reaplicada.

No osso que não é osteoporótico, a fratura pode ser reduzida e provisoriamente fixada com um fio de cerclagem ou com uma pinça pontiaguda ou fio K e depois estabilizada com um parafuso interfragmentar, o que irá comprimir a fratura. Dependendo do tamanho do fragmento da fratura, um ou dois parafusos podem ser necessários. Já que este fragmento é posterior medial e a placa está na superfície lateral, é muito difícil se comprimir o fragmento posterior medial da fratura de modo bem-sucedido com um parafuso passando através da placa. O parafuso geralmente está em um ângulo em relação à fratura e normalmente irá captar somente uma pequena porção dela. É muito melhor se reduzir provisoriamente a fratura e depois passar o parafuso por fora da

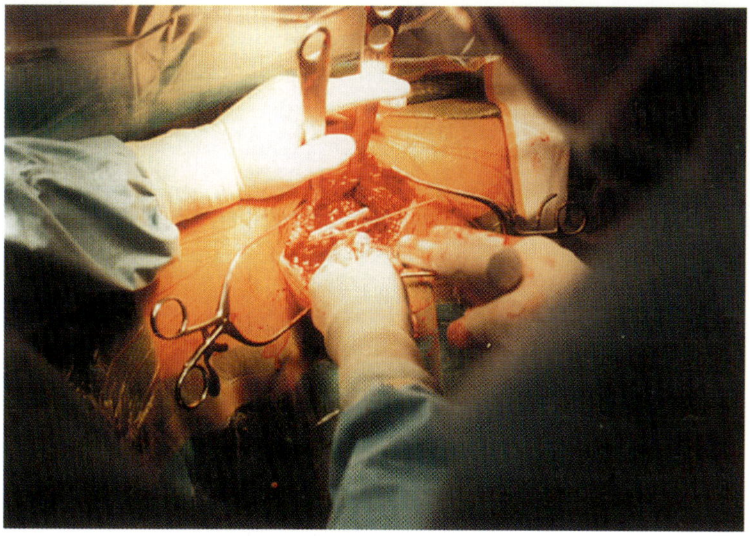

Figura 23. A placa é então fixada ao osso com o uso dos parafusos corticais apropriados.

placa a partir do canto anterior lateral da cortical femoral para a porção póstero-medial do fragmento da fratura. Isto significa que o parafuso interfragmentar estará em ângulo reto em relação à fratura com uma compressão muito melhor. Em casos raros, um fragmento de fratura do trocânter maior pode estar deslocado. Se esta for a situação, a fratura precisa ser reduzida para restabelecer o mecanismo abdutor. Isto pode ser feito através de uma técnica em banda de tensão utilizando fios K de 2 mm, que são passados através da ponta do trocânter na substância da inserção do glúteo médio. Estes fios são empalados no osso cortical femoral medial em ambos os lados do parafuso de compressão. Um fio calibre 16, um ou dois, é então passado ao redor e atrás do tendão do glúteo médio e dos fios K, que são então amarrados com a técnica em formato de oito, seja abaixo do barril da placa ou através de um orifício separado no osso abaixo da placa. O aperto duplo deste fio irá manter o fragmento da fratura do grande trocânter reduzido em sua posição. Os fios K são então curvados e golpeados com martelete de modo que fique penetrando no osso esponjoso do trocânter maior travem o fio no lugar (Fig. 24).

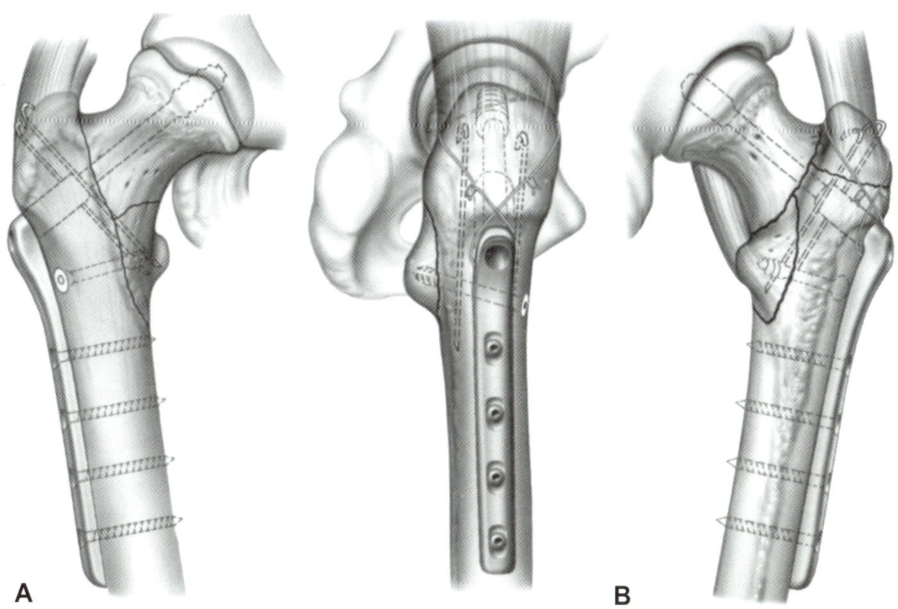

Figura 24. Ocasionalmente, o trocânter maior é puxado como uma peça ou pode se fraturar durante a inserção da placa. Podem ser necessárias sua redução e fixação. **(A, B)** Demonstram que isto pode ser feito por meio de uma técnica de banda de tensão utilizando dois fios K em cada lado do barril do parafuso de compressão e um fio em banda de tensão através e ao redor do barril ou do osso para estabilizar este componente de fratura.

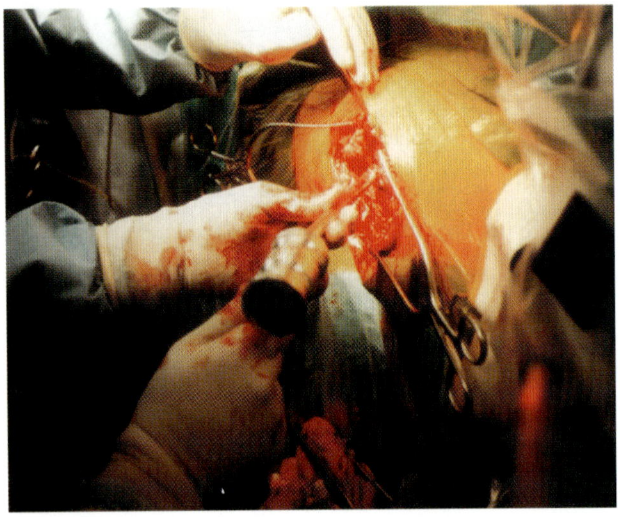

Figura 25. Estabilização intra-operatória por impactação da fratura é imperativa. Isto deve ser feito sob controle fluoroscópico e pode ocorrer tanto após a liberação da tração pela impactação da fratura através de golpes de martelete em um impactador colocado sobre o trocânter maior, ou placa, ou pelo uso de parafuso de compressão interfragmentar através da placa. Isto deve ser visualizado com o fluoroscópio.

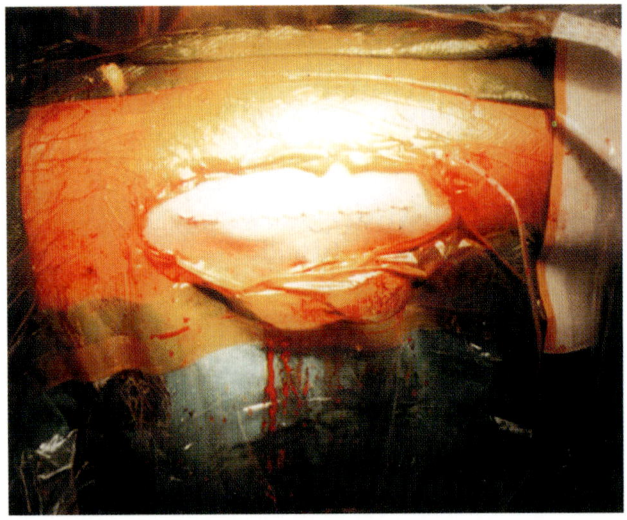

Figura 26. A ferida é fechada de acordo com as preferências do cirurgião e um curativo é aplicado.

Estabilização Intra-Operatória da Fratura

Neste ponto, é obrigatório que a fratura seja impactada. Isto proporciona ao cirurgião o recurso de poder controlar a impactação da fratura e obter uma melhor estabilidade da fixação. O cirurgião libera a tração de modo que o joelho se posicione em cerca de 20 graus de flexão, e com um equipamento de impactação curvado para se encaixar sobre o grande trocânter ou se encaixar sobre a placa mas não penetrar no barril, a fratura é impactada com suaves golpes de martelete (Fig. 25). Isto permite que os dois componentes principais da fratura entrem em colapso ao mesmo tempo que são visualizados com o fluoroscópio. A outra técnica é através da utilização do parafuso de compressão, que vai dentro do parafuso maior na cabeça. Este parafuso é apertado contra o barril e novamente os fragmentos da fratura podem ser empurrados um contra o outro. Deve ser tomado cuidado durante ambos os procedimentos para que se observe se o parafuso na cabeça femoral não é solto pelos golpes de martelete ou puxado para fora pelo aperto do parafuso de compressão intra-operatório. O parafuso pode ser removido ou mantido no lugar. Se o comprimento original do parafuso de compressão utilizado foi de tal tamanho que mais da metade do barril foi preenchido, o desencaixe dos dois componentes é altamente improvável. Portanto, o parafuso pode ser removido.

Fechamento

A ferida é fechada por planos com sutura corrida ou pontos interrompidos. Drenos de aspiração são mantidos sobre o osso e no tecido subcutâneo, se isso estiver indicado devido a lesão ou obesidade. A pele é fechada com grampos. Neste momento, a perna deve ser retirada do apoio para o pé e, sob controle fluoroscópico, o quadril é levado a uma completa amplitude de movimentos tanto em uma visualização AP como lateral, para se ter a certeza de que não houve a penetração do parafuso na articulação do quadril (Fig. 26).

TÉCNICAS ALTERNATIVAS

Conceito do Parafuso Intramedular de Quadril

Os implantes são hastes intramedulares curtas que têm aproximadamente 20 cm de comprimento. Elas são construídas em um padrão tipo folha de trevo com uma curvatura proximal de medial para lateral para permitir inserção através da ponta do trocânter maior. Eles têm uma extremidade proximal grande que permitirá a inserção de um parafuso de compressão do quadril na cabeça e colo do componente. Dois parafusos colocados distalmente permitirão que o sistema seja travado. O implante é inserido após a redução da fratura e fresagem do canal (Fig. 27).

A posição do paciente utilizada é similar à utilizada para um parafuso de compressão de quadril convencional em uma mesa ortopédica. Deve haver um acesso excelente ao fêmur proximal, de modo que a acomodação dos parafusos distais possa ser realizada, se necessário, como um método à mão livre. Isto definitivamente irá requerer o uso de um suporte de perna. A redução da fratura é realizada da forma como foi descrito anteriormente. Uma vantagem deste sistema é que a colocação do fio-guia no fragmento distal da fratura em fraturas intertrocantéricas instáveis tende a ajudar o realinhamento desta fratura, e a colocação subseqüente da haste também tende a corrigir o deslocamento posterior. Conseqüentemente, as fraturas podem ser reduzidas anatomicamente no plano AP, e o plano lateral pode ser corrigido no momento da inserção do fio-guia e da haste. Entretanto, deve ser destacado novamente que uma redução anatômica em ambos os planos é imperativa.

A incisão para esta técnica tem cerca de 5 a 8 cm de comprimento, começando na ponta do trocânter e prosseguindo proximalmente. Isto permite a dissecção até a ponta do trocânter maior. O trocânter é aberto com um furador. Ele deve ser aberto pela ponta, não fazendo uma abertura muito medial ou lateralmente. A haste no plano lateral é colocada a partir do terço médio do trocânter maior. Esta posição é confirmada com o fluoroscópio. Na incidência lateral do fluoroscópio deve haver quantidades iguais de cabeça femoral em ambos os lados da imagem radiográfica do furador. Isto irá demonstrar que o ponto de partida no plano lateral está diretamente no centro do colo. Uma vez que o ponto inicial tenha sido estabelecido, o fio-guia é passado através do sítio de fratura (Fig. 28).

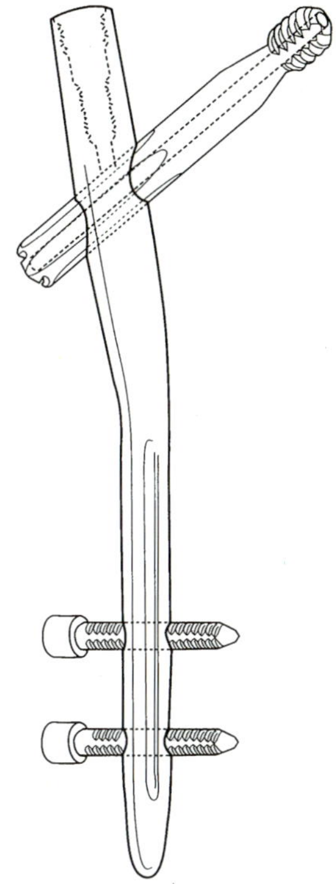

Figura 27. Os sistemas de parafusos intramedulares do quadril são compostos de uma haste intramedular curta com uma curvatura medial lateral. Esta curvatura é variável entre 6 e 10 graus. A extremidade proximal é expandida de modo a permitir a inserção de um único parafuso de compressão de quadril padrão. Os orifícios distais permitem o bloqueio distal. Existe algum mecanismo de fixação entre a haste e o parafuso de compressão para permitir que estes sejam um sistema chaveado e evitem a rotação do parafuso na cabeça. Mas ao mesmo tempo permite o deslizamento.

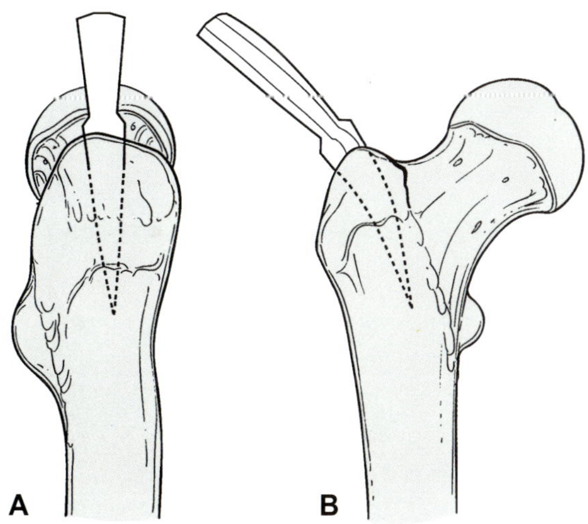

Figura 28 A, B. A posição inicial para o parafuso intramedular de quadril deve ser na ponta do trocânter maior em uma visão ântero-posterior. O furador deve ser inserido de modo que assuma um local na imagem fluoroscópica na posição exata onde a porção proximal da haste irá se acomodar. Na lateral, o ponto inicial é no terço médio do trocânter maior. Isto permitirá que a cabeça femoral seja visualizada em cada um dos lados do furador e irá criar um trato para a passagem do parafuso de compressão diretamente para o centro da cabeça. Esta haste não deve ser inserida na posição-padrão para a fixação intramedular regular, já que esta é para posterior.

O canal deve ser fresado por aproximadamente 30 cm. Isto deve ser determinado através do controle fluoroscópico e de medida com o equipamento de fresagem propriamente dito. Deve haver um mínimo de 2 mm de fresagem a mais do que o tamanho de haste a ser utilizado. Se a região do trocânter maior não estiver fraturada, esta área deve ser fresada até 17 mm para aceitar a extremidade proximal da haste. A fratura do trocânter maior não contra-indica o uso desta haste porque os tecidos moles que mantêm a fratura unida não se romperam (Fig. 29).

Uma vez que a fresagem tenha terminado, a haste determinada pela gabaritagem é inserida. O planejamento pré-operatório pode ser realizado com o uso de moldes para determinar o tamanho da haste, que geralmente tem ângulo de 130 graus e 12 mm de diâmetro. A haste é empurrada manualmente pelo canal de modo que o cabo de inserção se acomode sobre o trocânter maior. Isto deve posicionar o orifício para o parafuso de compressão no nível do esporão inferior. Normalmente parece que a haste foi muito longe; entretanto, este é um problema de paralaxe radiológica, e o fio-guia estará no centro da cabeça. Com a haste posicionada e os guias de ângulo apropriados fixados, o parafuso de compressão pode ser inserido através da haste na direção do centro da cabeça. Isto é feito através de uma série de guias, marteletes e fresas.

As preocupações técnicas neste estágio são de que a passagem do fio-guia e a fresagem devem ser feitas manualmente, exceto em um osso extremamente duro. O aprisionamento da fresa na haste irá ocorrer por causa de uma leve rotação da haste, e se for utilizada força, o risco de danificar a haste ou a fresa ou ainda de quebra do fio-guia está presente. Conseqüentemente, a fresa deve ser suavemente passada manualmente através da haste e na direção da cabeça. O parafuso de compressão é inserido de modo que fique posicionado 1 cm dentro do osso subcondral e de modo que a face externa da extremidade do parafuso esteja no bordo externo da cortical lateral do fêmur. O parafuso não pode prosseguir para dentro da cortical femoral lateral, pois isso impedirá o deslizamento (Fig. 30A, B). O equipamento para travar o parafuso em seu local para evitar

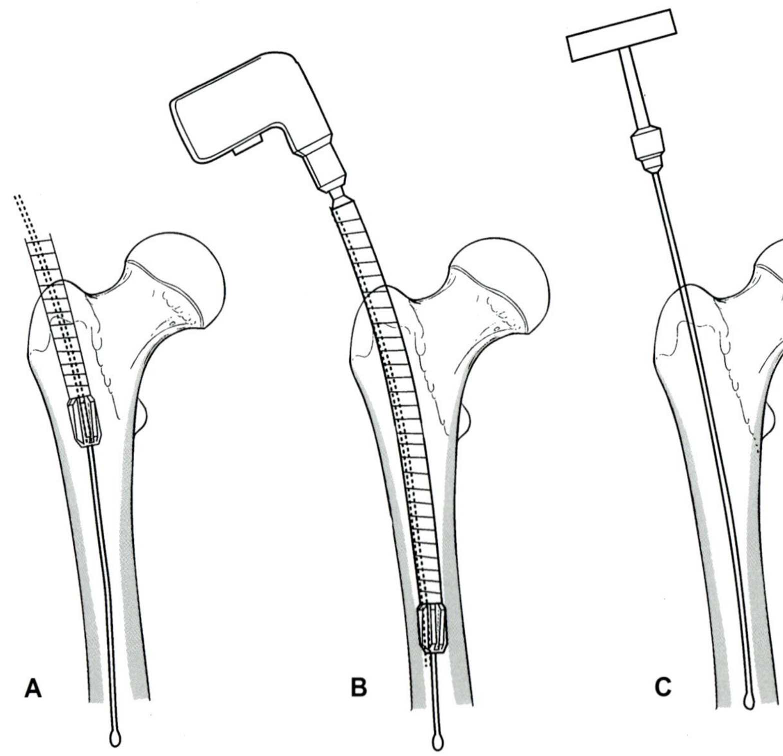

Figura 29 A, B, C. Depois do estabelecimento do portal de entrada, um fio-guia deve ser passado através do fêmur para passar o istmo na direção da porção distal, e os 25 a 30 cm proximais do fêmur são fresados até um tamanho 2 mm maior do que a haste a ser utilizada. O componente proximal da área, particularmente a região intertrocantérica, deve ser fresado até um tamanho 17. Se parecer que a haste irá criar impacto com sua porção mais larga sobre a área em formato de trompete no istmo, esta área também deve ser fresada até o tamanho 17. Isto evitará um impacto da haste durante seu posicionamento.

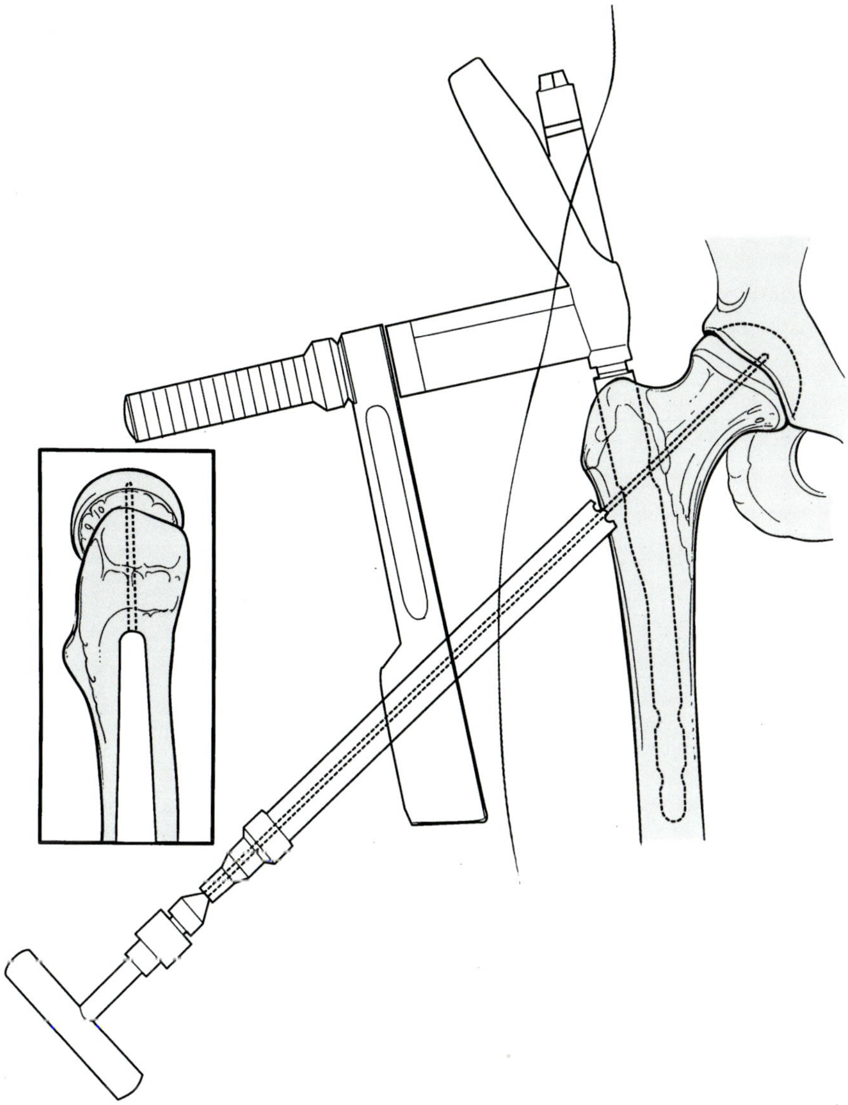

A

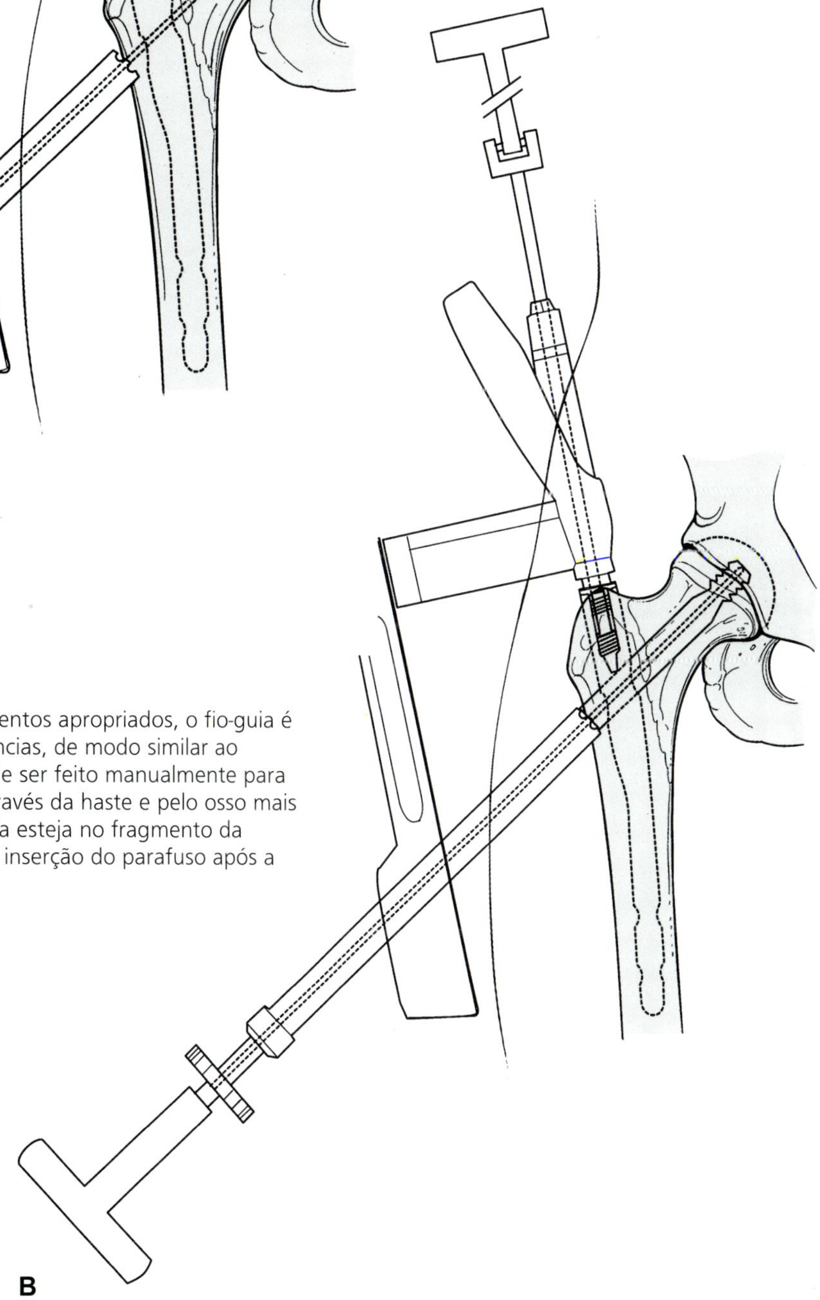

B

Figura 30. (A) Com os guias canulados e instrumentos apropriados, o fio-guia é inserido no centro da cabeça em ambas as incidências, de modo similar ao utilizado com o parafuso de compressão. Isto pode ser feito manualmente para que se tenha a certeza de que o fio-guia passa através da haste e pelo osso mais duro da cabeça; se necessário, uma vez que o guia esteja no fragmento da cabeça, pode ser utilizada força. **(B)** Demonstra a inserção do parafuso após a fresagem.

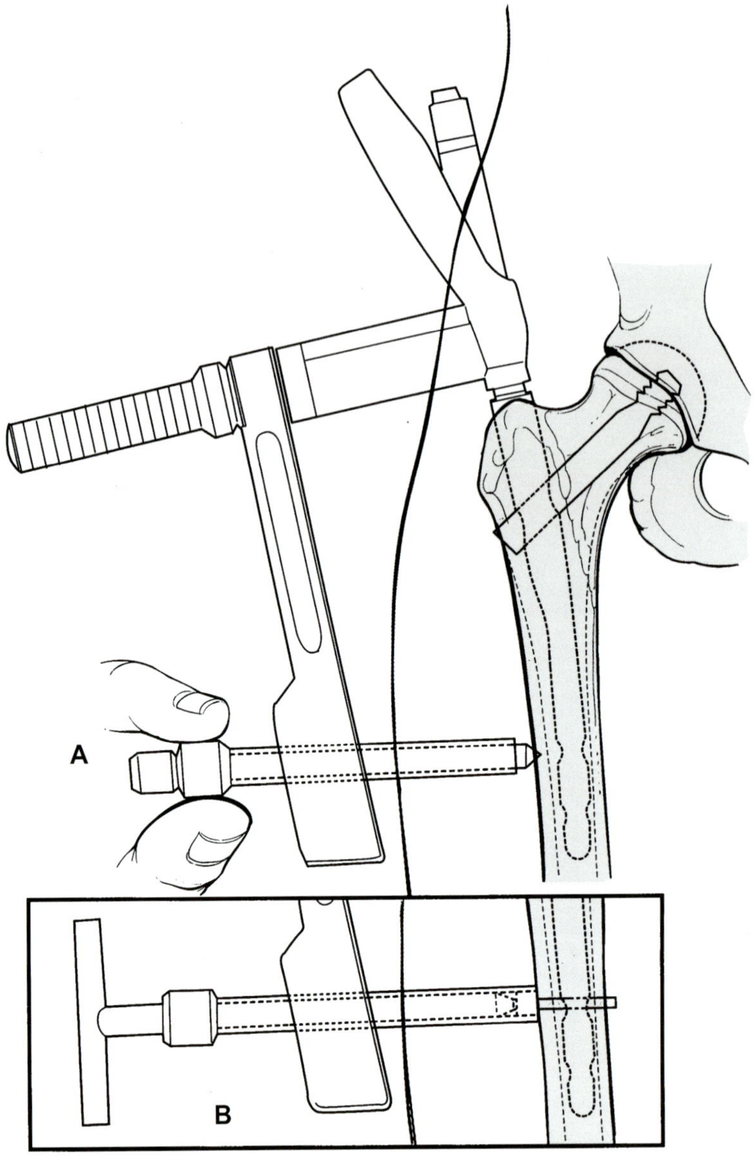

Figura 31 A, B. Bloqueio distal da haste. Na maioria das fraturas somente o parafuso distal no orifício mais proximal é necessário. Se a fratura se estende inferiormente por alguns centímetros do parafuso distal mais proximal, dois parafusos devem ser utilizados. O bloqueio deve ser feito com o equipamento canulado apropriado e o furador para perfurar o córtex sem golpear e com a inserção da broca e do parafuso sob o controle do fluoroscópio.

a rotação é então inserido. Através de uma série de guias apropriadas, os parafusos de travamento distal são inseridos. Quando se faz o travamento distal, não se deve utilizar um martelete para golpear o furador para estabelecer o orifício inicial. Isto irá causar microfraturas no fêmur e pode aumentar o potencial para fraturas pós-operatórias do fêmur (Fig. 31A, B).

Advertência

Como este é um equipamento intramedular, existem várias áreas de preocupação que devem ser destacadas. Como a haste é curta e reta, pacientes que possuem uma significativa curvatura anterior dos fêmures ou deformidades femorais proximais podem não ser candidatos a este procedimento. Se este for o procedimento escolhido para utilização, a haste de menor diâmetro deverá ser inserida. Novamente pode ser necessária uma fresagem excessiva. Isto pode forçar o cirurgião a abandonar esta técnica. Também é importante lembrar que a cortical lateral do trocânter maior não pode ser fresada, pois isto irá permitir que o ponto inicial se desvie posterior e lateralmente. Isto fará com que a haste se posicione atrás da fratura, e então ficará bastante difícil se manter a redução e inserir o parafuso de compressão na cabeça.

Redução Aberta e Fixação Interna

Ocasionalmente, é necessário que este procedimento seja feito como uma técnica aberta sem uma mesa ortopédica. Nestes casos, o paciente deve ser posicionado em uma mesa de cirurgia radiolucente e o intensificador de imagens com o fluoroscópio posicionado para que seja obtida uma incidência AP do quadril. Um pequeno coxim deve ser colocado sob a nádega do lado envolvido. Isto irá permitir que seja realizada uma abordagem lateral padronizada ao fêmur, bem como a conversão desta abordagem para uma abordagem anterior de Watson Jones. Em um procedimento aberto, a fratura é reduzida e então estabilizada. Com o fluoroscópio e a superfície radiolucente, uma incidência ântero-posterior é facilmente obtida. Se a fratura pode ser reduzida e fixada provisoriamente com fios K ou parafusos interfragmentares, então uma incidência lateral na posição de rã também pode ser obtida. Se o paciente for rolado até 40 graus, uma incidência lateral pode ser obtida através do posicionamento do braço C do fluoroscópio por sob a superfície até a posição lateral. Se isso não for possível, a imagem lateral do quadril pode ser obtida através de uma incidência lateral do fragmento proximal da fratura na posição de rã. Se um fio-guia puder ser colocado pelo colo femoral, pode ser obtida uma incidência lateral na posição de rã para determinar a posição exata do fio-guia. Isto geralmente significa que a fratura proximal deve estar reduzida. O parafuso de compressão do quadril pode ser posicionado, a placa presa e o fragmento distal da fratura então reduzido à placa. Esta também é uma técnica bastante viável para uma pinça angulada de 95 graus como a placa laminada ou para um parafuso de compressão dinâmica (Fig. 32A, B, C, D, E, F).

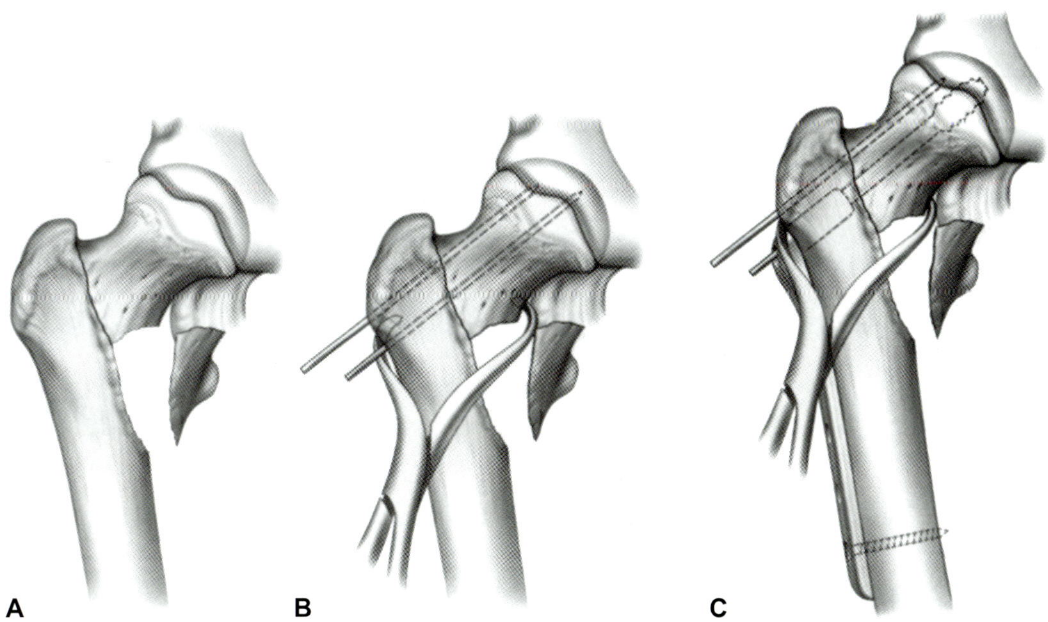

Figura 32. Redução aberta e fixação interna de uma fratura intertrocantérica é realizada através de uma abordagem lateral padrão ao fêmur com uma extensão de Watson Jones. A dissecação posterior pode ser necessária para a identificação do fragmento medial da fratura e para reduzi-la com uma técnica indireta de preservação dos tecidos moles. **(A)** Representa uma fratura intertrocantérica instável com um grande fragmento medial posterior da fratura. **(B)** Após a exposição em uma redução aberta, o colo proximal e o fragmento da cabeça são reduzidos ao principal fragmento distal da fratura ou a área trocantérica. A fixação provisória é feita com fios K. Uma incidência ântero-posterior apropriada pode ser obtida com o fluoroscópio, e se o membro inferior é colocado em 90 graus de flexão do quadril e 20 graus de abdução, uma incidência lateral pode ser obtida. Isto permitirá a visualização da posição do fio-guia para a inserção do parafuso de compressão. **(C)** Após a inserção do parafuso de compressão e da placa que podem ser afixados com um parafuso à diáfise. Utilizando um instrumento com ponta fina como uma sonda dentária ou gancho ósseo, o fragmento posterior medial da fratura pode ser reduzido. *(Continua.)*

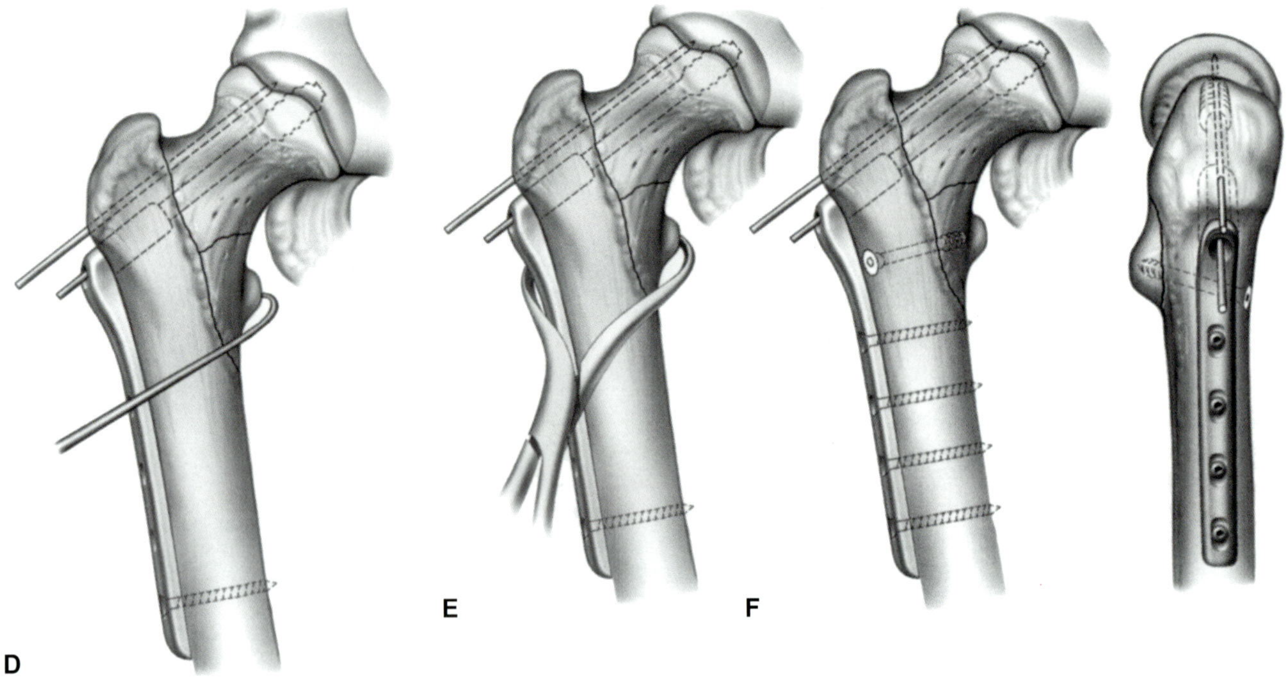

Figura 32. *Continuação* **(D, E)** O fragmento de fratura medial posterior é a seguir reduzido usando-se um gancho amolado ou uma sonda dental e segura no lugar por um grampo de redução pontudo. Com isto no lugar, a seguir pode ser colocado o parafuso interfragmental apropriado a partir do córtex femoral lateral anterior no fragmento de fratura medial posterior ou pode ser executado o envolvimento com fio. **(F)** Na finalização desta etapa, a seguir a placa é finalmente fixada ao osso. Então os fios-guia são removidos e a incisão pode ser fechada.

TRATAMENTO PÓS-OPERATÓRIO

O objetivo em todas essas fraturas é obter uma redução anatomicamente estável que é então estabilizada com fixação interna. Por causa da dificuldade de os pacientes idosos serem capazes de fazer uma descarga parcial do peso, a osteossíntese deve ser suficientemente forte para suportar a descarga de peso tolerável ao paciente no período pós-operatório imediato. Dentro de 24 horas o paciente deve ser mobilizado para sentar em uma cadeira durante várias horas por dia em base intermitente. Em seguida, o paciente pode evoluir para um andador com descarga do peso como tolerado na perna envolvida. Em qualquer grupo de idosos com fratura, um programa que discuta a fratura do quadril abordando o aspecto psicossocial bem como físico deve caminhar em passo com o trabalho de reabilitação para melhorar a recuperação dos pacientes. No indivíduo jovem, o uso de marcha com suporte parcial de peso ou marcha sem peso, é aceitável porque eles podem tolerar estes programas. Se houver bom contato osso-osso, o suporte de peso parcial pode ser começado.

Se a fixação da fratura estiver estável, o paciente pode retirar as suturas em duas semanas e, se o suporte de peso for aumentado, em seis semanas será feito controle radiográfico. Após três meses, uma consulta com controle radiográfico é realizada. O acompanhamento adicional ocorre em 6 e 12 meses. O controle radiográfico será determinado pela queixa do paciente e pelo estágio de consolidação da fratura. Se a fixação for instável, o controle radiográfico será obrigatório em seis semanas ou até mesmo antes dependendo da sintomatologia do paciente. Durante esta fase, será usada a fisioterapia para ensinar a andar e para o uso de dispositivos para caminhar. Se a consolidação da fratura estiver progredindo bem no período de seis semanas está indicado iniciar exercícios para fortalecimento muscular. Isto é ainda mais importante em casos com lesões de alta energia em que ocorre com freqüência enfraquecimento dos abdutores do quadril.

Se a redução tiver sido adequadamente realizada, com boa estabilização da fratura, os resultados esperados são usualmente muito bons, com taxa de consolidação de 95%, sem a presença de anormalidades rotacionais ou de comprimento dos membros. Nos casos com fratura instável, um encurtamento de até 3 cm pode ocorrer, dependendo da instabilidade da fratura, mas consolidação ainda estará na faixa positiva de 95%. A maior parte dos pacientes idosos leva aproximadamente um ano para recuperação completa, mas usualmente abandona os dispositivos de ajuda para andar após cerca de 3 a 4 meses. Eles podem continuar a usar bengala durante este período por conforto e confiança. Indivíduos mais jovens usualmente dispensam os dispositivos de ajuda em cerca de 3 a 4 meses e na maioria das vezez retornam à atividade razoavelmente rápido a não ser que tenha havido lesões graves de partes moles em decorrência do trauma.

COMPLICAÇÕES

Infecção

Com este método, é incomum se ver maiores infecções do ferimento. Porém, ocasionalmente pode ocorrer uma infecção, sendo necessária uma rápida atenção para tratar a infecção articular. Neste caso a ferida deve ser aberta sendo realizado desbridamento, irrigação e fechamento sobre drenos. Alternativamente, a ferida pode ser deixada aberta e tamponada depois de limpeza cirúrgica apropriada.

Consolidação Viciosa

Por causa da instabilidade potencial da redução, ocorrem consolidações viciosas, mas raramente são significativas. Se o objetivo de conseguir uma redução anatômica e fixação estável com impactação for obtido no momento da cirurgia, as consolidações viciosas podem usualmente ser previstas e o paciente pode ser informado sobre isto e ficar a par de qualquer eventual anormalidade rotacional ou de comprimento da perna.

Pseudo-artrose

Em fraturas intertrocantéricas a ocorrência de pseudo-artrose é muito rara, uma vez que estas fraturas são através de ossos esponjosos e a consolidação óssea é usualmente rápida. Porém, pseudo-artroses ocasionais irão ocorrer. As pseudo-artroses associadas com varo requerem uma osteotomia valgizante para restabelecer forças compressivas horizontais dinâmicas através da linha de fratura. Se a pseudo-artrose não tiver um componente em varo, uma simples compressão com um enxerto ósseo será suficiente.

Falha Óssea

Devido a uma colocação inadequada da fixação e ocasionalmente por causa de grave osteoporose, toda a construção pode entrar em colapso e falhar. Conseqüentemente, um acompanhamento clínico cuidadoso é relativamente importante nas primeiras quatro a seis semanas. Em situações nas quais existem preocupações quanto ao resultado da fixação, devem ser tiradas radiografias semanalmente por três a quatro semanas e em seguida a cada seis semanas. A evidência precoce de falha do osso ou do implante pode ser identificada, e medidas apropriadas devem ser tomadas. Limitação da descarga de peso, ficar na cama em repouso, tração, ou revisão podem ser necessários. Se a fixação falhar e a cabeça é destroçada em seguida pelo corte do parafuso, pode ser necessário nos idosos realizar uma substituição total do quadril. Nos indivíduos mais jovens, isto pode ser realizado por uma técnica diferente de fixação interna. Com técnicas apropriadas, uma boa consolidação óssea pode ser esperada, e a artroplastia do quadril não é aceitável neste grupo, a não ser que a cabeça esteja completamente destruída.

CASO ILUSTRATIVO DA TÉCNICA

J.L é uma mulher de 69 anos. Enquanto jogava golfe ela tropeçou e caiu. Por causa do desconforto e dor na região do quadril, ela ficou incapacitada para continuar jogando e foi levada ao hospital. As radiografias de seu quadril (Fig. 33) revelaram uma fratura intertrocantérica. Esta fratura foi considerada como uma variedade instável. Ela era saudável e, depois de um exame apropriado para descartar quaisquer outras potenciais condições de risco de vida, foi levada para

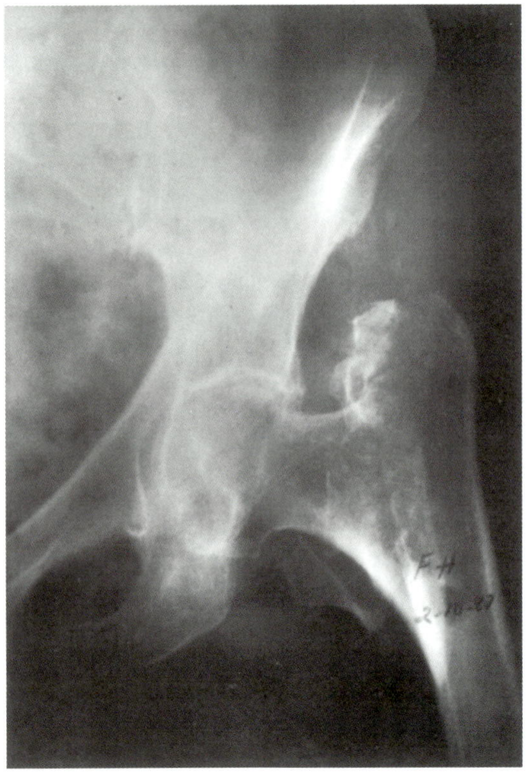

Figura 33. Esta figura representa a radiografia ântero-posterior de uma fratura intertrocantérica. Ela mostra encurtamento significativo e varo, bem como rotação externa com o trocânter maior no perfil. O trocânter menor está deslocado.

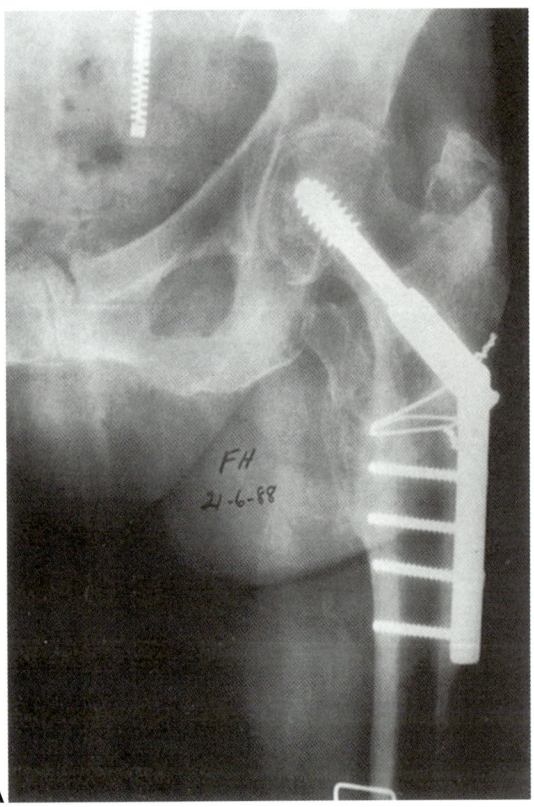

A

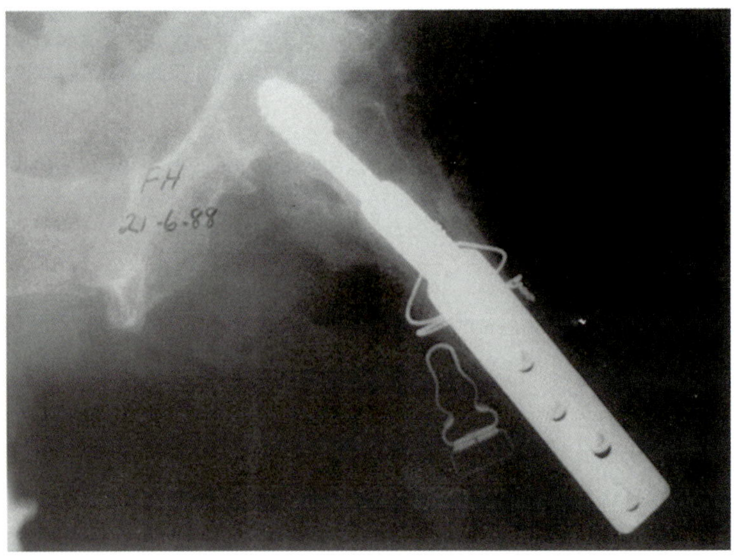

B

Figura 34 A, B. Esta representa o raio X recuperado num período de seis meses. Note que a redução foi obtida e os fios de cerclagem aplicados para segurar a ponta do esporão no lugar. Eles criaram uma redução estável e houve um colapso mínimo.

a sala de operação. Um redução fechada foi obtida, e a fratura foi estabilizada com um parafuso de compressão de quadril. Foram aplicados fios de cerclagem em torno da ponta do esporão para segurá-lo no lugar e assim aumentar a estabilidade da fixação.

A evolução pós-operatória transcorreu sem problemas e em seis meses a radiografia (Fig. 34) mostrou consolidação da fratura. Houve colapso mínimo. Neste estágio, ela abandonou o uso de bengala e retornou às suas completas atividades funcionais.

LEITURAS RECOMENDADAS

1. Bridle, S., Patel, A., Bircher, M., and Calvert, P.: Fixation of intertrochanteric fractures of the femur: A randomized prospective comparison of the gamma nail and the dynamic hip screw. *J. B. Joint* S., 73(B):330-334,1991.
2. Chang, W. S., Zuckerman, L, Kumar, F., Frankel, V.: Biomechanical evaluation of anatomical reduction versus medial displacement osteotomy in unstable intertrochanteric fractures. *Clin. Orthop.,* 225:141-146, 1987.
3. Clark, D. W., and Ribbans, W. J.: Treatment of unstable intertrochanteric fractures of the femur: A prospective trial comparing anatomical reduction and valgus osteotomy. *Injury,* 21:84-88, 1990.
4. Davis, T., Sher, J., Horsman, A., Simpson, M., Porter, B., and Checketts, R.: Intertrochanteric femoral fractures: Mechanical failure after internal fixation. *J. Bone Joint Surg.,* 72(B):26-31, 1990.
5. Foubister, G.: Outcome of proximal femoral fractures. *Sem. in Orthop.,* 5:95-100, 1990.
6. Grosse, A., and Tagland, G.: *Gamma locking nail: Surgical Technique.* Howmedica, London. 1990.
7. Halder, S. C.: The gamma nail for peritrochanteric fractures. *J. Bone Joint Surg.,* 74(B):340-344, 1992.
8. Hornby, R., Grimley-Evans, J., and Varden, V. Operative or conservative treatment of the trochanteric fractures of the femur. *J. Bone Joint Surg.,* 71(B):619-623, 1989.
9. Jensen, J. B.: Classification of trochanteric fractures. *Acta Orthop. Scand.,* 51:803-810, 1980.
10. Jensen, J. B., Sonne-Holm, S., and Tondevold, E.: Unstable intertrochanteric fractures: A comparative analysis of four methods of internal fixation. *Acta Orthop. Scand.,* 51:949-962, 1980.
11. Leung, K., So, W., Shen, W., and Hui, P., Gamma nails and dynamic hip screws for peritrochanteric fractures. *J. Bone Joint Surg.,* 74B:345-351, 1992.
12. Meislin, R. J., Zuckerman, J., Kumar, F., and Frankel, V.: A biomechanical analysis of the sliding hip screw. The question of plate angle. *J. Orthop. Trauma,* 4:130-136, 1990.
13. Mohomend, N. Hearn, T., and Kellam, J.: Biomechanical comparison of the gamma nail and the sliding hip screw. Proceedings sixth annual meeting of the Orthopedic Trauma Association, 1990:57.
14. Rosenblum, S., Zuckerman, J., Kumar, F., and Fam, B.: A biomechanical evaluation of the gamma nail. *J. Bone J. Surg.,* 74(B):352-357, 1992.
15. Walheim, J., Barrios, C., Stark, A., Brostrom, L., and Olsson, E.: Postoperative improvement of walking capacity on patients with trochanteric hip fractures.: *J. Orthop. Trauma,* 4:137-143, 1990.

7

Pacientes Jovens com Fraturas da Cabeça Femoral

M. L. Chip Routt, Peter T. Simonian e Sigvard T. Hansen

INDICAÇÕES/CONTRA-INDICAÇÕES

Fraturas da cabeça femoral representam sérias lesões ortopédicas que ocorrem usualmente em associação com luxações de quadril depois de acidentes de alto impacto envolvendo automóvel ou motocicleta. As vítimas mais comuns desta lesão são adultos jovens (12), tipicamente ocupantes do assento frontal de automóveis sem cintos de segurança sujeitos a rápida desaceleração. Oitenta e dois por cento das luxações do quadril têm direção posterior, havendo uma incidência de 18% de fraturas da cabeça femoral associadas (12). As luxações anteriores são de longe menos comuns, embora 77% das luxações anteriores apresentem uma fratura da cabeça femoral associada (5).

As fraturas da cabeça femoral estão agrupadas em duas categorias principais. O tipo mais comum é uma fratura por cisalhamento (ou clivagem) associada a uma luxação posterior do quadril. A cabeça femoral é fraturada quando a superfície da cabeça femoral entra em contato com a borda acetabular no momento da luxação (Fig. 1A). O segundo tipo de fraturas, fraturas por esmagamento, está associado com fraturas-luxações acetabulares centrais. A impactação do quadrante súpero-lateral da cabeça femoral contra a borda pélvica intacta produz uma fratura com depressão ou impressão da cartilagem articular no osso esponjoso da cabeça femoral (Fig. 1B). Este tipo de lesão é incomum (2). Ambos os tipos de fraturas da cabeça femoral alteram a forma esférica da articulação do quadril e criam uma predisposição anatômica para a instalação de artrose.

O objetivo do tratamento definitivo deve ser de restaurar a anatomia normal do quadril, otimizando a área de contato entre a cabeça femoral e o acetábulo. Uma anatomia normal não pode ser restaurada a não ser que toda a cabeça femoral possa ser reconstruída. Uma redução precisa dos fragmentos da cabeça femoral é vital para reduzir os picos de estresse na cartilagem articular, particularmente depois que a área correspondente à superfície de suporte de peso foi destruída. A maior parte dos autores concorda que as fraturas da cabeça femoral com mais de 2,0 mm de deslocamento necessitam de tratamento cirúrgico. O persistente alargamento do espaço articular depois da redução fechada é causado por uma obstrução tal como um lábio deslocado ou por detritos ósseos ou condrais, e é uma indicação absoluta para artrotomia (6). Roeder e

M. L. C. Routt, M.D. e P. T. Simonian, M.D.: Department of Orthopaedics, University of Washington Medical Center, Seattle, Washington 98195.

S. T. Hansen, M. D.: Department of Orthopaedics, Harborview Medical Center, Seatle, Washington 98104-2499.

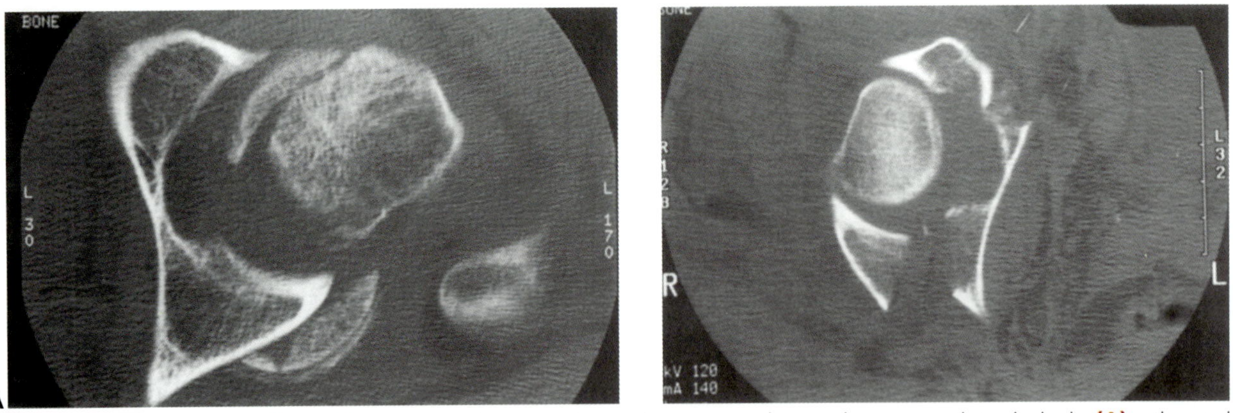

A B

Figura 1. As fraturas da cabeça femoral são agrupadas em duas categorias principais: **(A)** o tipo mais comum de dano é a fratura de corte (ou clivagem) associada com um deslocamento posterior do quadril. Neste exemplo, uma porção clivada da cabeça femoral é posterior ao acetábulo. **(B)** A fratura dilacerada mais incomum da cabeça femoral, que é associada com os deslocamentos-fraturas acetabulares centrais. A impactação do quadrante súpero-lateral da cabeça femoral na borda pélvica intacta produz uma depressão ou fratura de impressão da cartilagem articular e o osso esponjoso da cabeça femoral.

DeLee (12) identificaram várias situações nas quais a intervenção cirúrgica está indicada. Essas situações incluem reduções fechadas inadequadas de fraturas da cabeça femoral ou luxação de quadril, importante cominuição da fratura, dano do nervo ciático não presente antes da redução fechada, fratura do colo femoral e envolvimento da área da cabeça femoral que suporta peso por um único grande fragmento (Fig. 2).

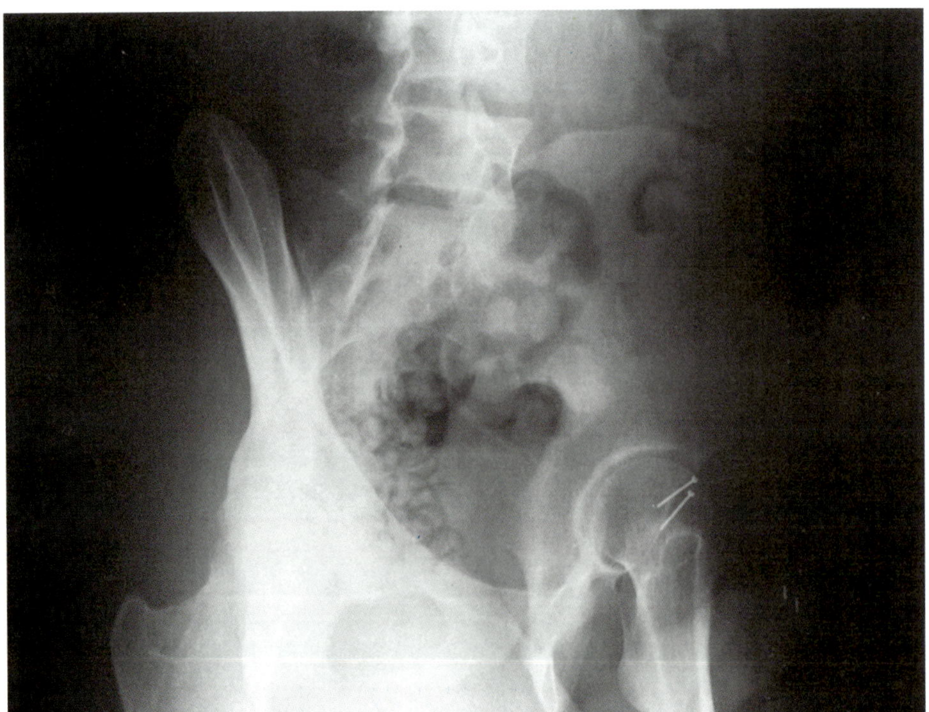

Figura 2. Uma das indicações para fixação operatória de uma fratura da cabeça femoral é o envolvimento de um único grande fragmento da porção que suporta peso. O grande e único fragmento foi fixado com dois parafusos de 1,5 mm.

Para fraturas da cabeça femoral minimamente deslocadas e estáveis, a utilização de tração é recomendada. Pacientes idosos e inativos também são candidatos a tratamento fechado. Um dispositivo de tração pode ser montado em casa para pacientes que vivem em asilos ou para aqueles que se encontram institucionalizados.

Substituição Protética do Quadril

A substituição endoprotética da cabeça femoral é reservada para pacientes idosos. A substituição total do quadril está indicada nos poucos indivíduos com artrite subjacente que venham a sofrer fraturas da cabeça femoral.

PLANEJAMENTO PRÉ-OPERATÓRIO

Uma abordagem multidisciplinar é recomendada para tratamento dos pacientes com essas lesões. Um histórico da lesão pode ser obtido do paciente ou de um paramédico que estava presente na cena do acidente. A típica configuração de deformidade da extremidade inferior pode ser alterada quando a vítima é removida da cena do acidente. Na ausência de uma fratura ipsilateral do colo femoral, a redução de uma luxação de quadril assume a mais alta prioridade depois de serem asseguradas a restauração da ventilação e hemostase. Um cuidadoso exame neurológico pré-redução do membro inferior afetado deve incluir uma avaliação das funções do nervo femoral e ciático. Manobras de redução atraumáticas podem ser tentadas depois que o paciente estiver adequadamente relaxado. A função neurológica do paciente pós-redução deve ser documentada.

Lesões Associadas

Nervo. Luxações posteriores de quadril podem causar dano ao nervo ciático por meio de contusão direta, hemorragia local ou tração por deslocamento. Vigorosas tentativas de redução fechada também podem causar dano ao nervo.

Colo Femoral. Fraturas associadas do colo femoral podem ser lesões ocultas ou sem desvio. Radiografias iniciais de boa qualidade são críticas para fazer um diagnóstico preciso, e um cuidadoso e minucioso exame das radiografias pré-redução usualmente revela estas fraturas. Fraturas iatrogênicas de colo femoral podem resultar de tentativas forçadas de redução fechada. A redução fechada de uma luxação do quadril com ou sem fratura da cabeça femoral é contraindicada na presença de uma fratura do colo femoral.

Fratura da Parede Posterior Acetabular. Uma tríade comum de dano consiste em fratura da cabeça femoral, luxação do quadril e fratura da parede posterior acetabular. Forças de alta energia produzindo estes danos podem também causar cominuição da parede acetabular. Uma fratura da parede acetabular posterior raramente consiste em um simples fragmento, mas usualmente inclui vários fragmentos osteocondrais. A impactação de fragmentos osteocondrais de osso esponjoso na coluna posterior também pode estar presente (3). Estes achados influenciam as estratégias de tratamento.

Joelho. Os achados clínicos que levam um médico com discernimento a suspeitar de presença de uma fratura de cabeça femoral num paciente politraumatizado incluem fratura patelar, contusão do joelho, lacerações ou deficiência ligamentar do joelho e derrame traumático.

Aorta Torácica. Este tipo de lesão requer a manutenção de um alto índice de suspeita para a possibilidade da ocorrência de danos à aorta torácica. O diagnóstico é feito a partir de uma radiografia do tórax de alta qualidade e confirmado por arteriografia. Tratamento imediato é obrigatório.

Diáfise Femoral. A presença de uma óbvia fratura da diáfise femoral pode obscurecer ou prejudicar o diagnóstico de uma fratura ipsilateral da cabeça femoral. Médicos de triagem geralmente falham em não obter radiografias das articulações acima e abaixo das fraturas. Quando ocorre uma luxação posterior do quadril simultaneamente com uma fratura da diáfise femoral, a posição do fragmento proximal da fratura da diáfise femoral pode alertar o examinador para a presença de uma lesão associada da cabeça femoral. Fragmentos proximais de uma fratura da diáfise femoral associados com luxação posterior do quadril se encontram aduzidos, rodados internamente, flexionados e encurtados. Fraturas isoladas da diáfise femoral demonstram uma deformidade do fragmento proximal em rotação externa, abdução e flexão. Estas pistas sutis são válidas para se fazer um diagnóstico preciso.

Diagnóstico por Imagem

Radiografias da coluna cervical, da pelve e do tórax são obtidas durante a ressuscitação inicial de todos os pacientes politraumatizados. Uma radiografia pélvica ântero-posterior (AP) é examinada para identificar anormalidades e estabelecer a necessidade para estudo diagnóstico mais específico. Fraturas da cabeça femoral com luxação posterior do quadril associado necessitam de radiografias do quadril e do fêmur proximal em AP, laterais e oblíquas de Judet. Fraturas do colo femoral ocultas precisam ser descartadas antes das tentativas de redução fechada. A imagem do quadril com radiografias biplanar pós-redução é usada para avaliar uma redução concêntrica.

Uma tomografia axial computadorizada (CAT) da pelve, que também define a condição da cabeça femoral, é útil no planejamento do tratamento. Recomendamos fazer cortes de 5 mm através da pelve, reservando cortes de 3 mm para a cabeça femoral e a área acetabular. Os escaneamentos CAT são úteis na localização de corpos livres intra-articulares, na classificação de fraturas acetabulares associadas, na identificação de danos ocultos no anel pélvico posterior e no planejamento da exposição cirúrgica.

Moed e Maxey (10) recomendaram a obtenção de incidências radiográfica de Judet direcionada por CAT. A radiografia simples é obtida depois que o escaneamento CAT revela a presença de uma fratura oblíqua da cabeça femoral. O paciente é a seguir orientado de acordo com o grau de inclinação similar a uma radiografia de Judet oblíqua. Radiografias tomadas com esta inclinação direta são o método mais barato de acompanhamento do progresso dessas fraturas, particularmente quando são tratadas não-operatoriamente.

Classificação das Lesões

A utilidade dos esquemas de classificação das fraturas da cabeça femoral é variável porque a aplicação de vários esquemas é freqüentemente confusa, e as recomendações de tratamento são inconsistentes. Assim, os resultados clínicos após o tratamento destas lesões permanecem uniformemente fracos (9,13,15). Existem numerosos esquemas de classificações para fraturas da cabeça femoral, e cada esquema tem alguma vantagem. Em 1954, Stewart e Milford (13) classificaram luxações do quadril com fraturas da cabeça femoral e de colo femoral como lesões de grau IV. Thompson e Epstein (15) classificaram luxações posteriores do quadril com fraturas da cabeça femoral associada como de tipo V. Brav (1) combinou as lesões IV e V de Thompson e Epstein em sua própria classificação, chamando de fratura-luxação de tipo III. Pipkin (11) mais tarde subdividiu as fraturas-luxações de Stewart e Milford de grau IV em quatro tipos de acordo com a localização da fratura da cabeça femoral. A classificação de Pipkin (Fig. 3) inclui:

Tipo I: Luxação posterior do quadril com fraturas da cabeça femoral caudais à fóvea.

Tipo II: Luxação posterior do quadril com fraturas da cabeça femoral cefálicas à fóvea da cabeça do fêmur.

Tipo III: Luxações de tipo I ou II com fraturas do colo femoral associadas.

Tipo IV: Luxações de tipo I ou II com fraturas da borda acetabular associadas.

Embora a classificação de Pipkin exclua luxações anteriores, ela inclui a combinação de lesões e fornece informações para prognóstico.

Brumback (2) ofereceu um sistema de classificação detalhado que inclui tanto luxação posterior como anterior. Ele incluiu lesões combinadas e graduação da gravidade em seu sistema, bem como fraturas com indentação (Fig. 3):

Tipo 1: Luxação posterior do quadril com fratura da cabeça femoral envolvendo a porção ínfero-medial, que não suporta peso, da cabeça femoral.

Tipo 1A: Uma fratura mínima ou sem fratura da borda acetabular e articulação do quadril estável depois da redução.

Tipo 1B: Com fratura acetabular significativa e estabilidade da articulação do quadril.

Tipo 2: Uma luxação posterior do quadril com fratura da cabeça femoral envolvendo a porção súpero-medial da cabeça femoral de suporte de peso.

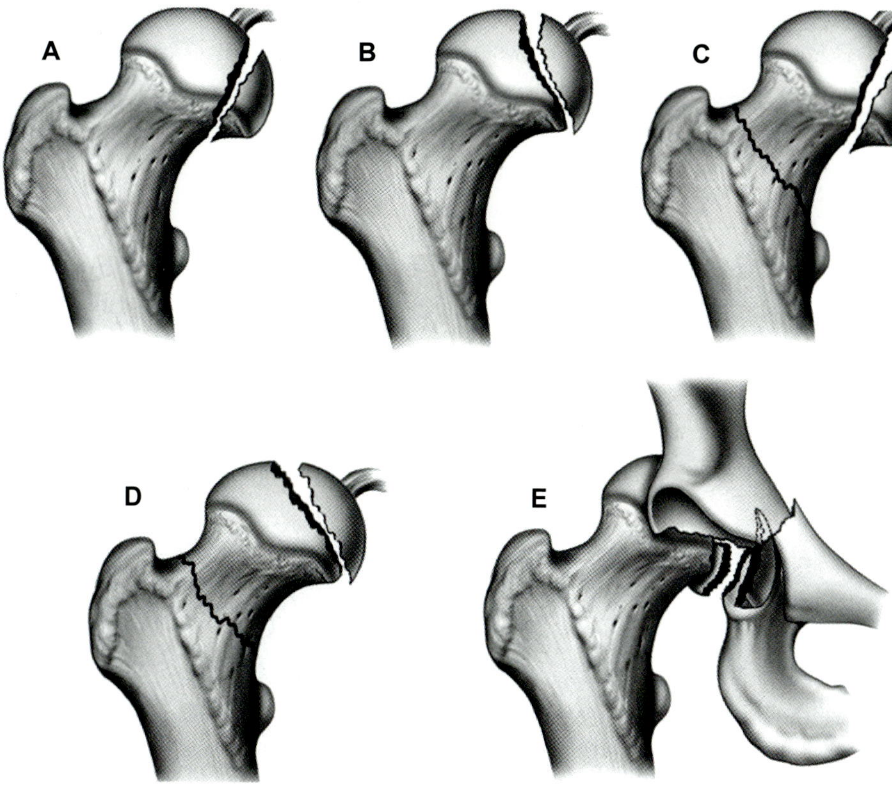

Figura 3. (A) Fratura infrafoveal; Pipkin I, Brumback 1A. **(B)** Fratura suprafoveal; Pipkin II, Brumback 2A. **(C e D)** Tanto A ou B associados com uma fratura do colo femoral; Pipkin III, Brumback 3B. **(E)** Qualquer configuração da cabeça femoral com uma fratura acetabular; Pipkin IV, Brumback 1B, 2B.

Tipo 2A: Com fratura mínima ou sem fratura da borda acetabular e articulação do quadril estável depois da redução.
Tipo 2B: Com significativa fratura acetabular e instabilidade da articulação do quadril.
Tipo 3: Luxação do quadril (direção não-especificada) com fratura do colo femoral associada.
Tipo 3A: Sem fratura da cabeça femoral.
Tipo 3B: Com fratura da cabeça femoral.
Tipo 4: Luxação anterior do quadril com fratura da cabeça femoral.
Tipo 4A: Tipo indentação; depressão da porção súpero-lateral da superfície que suporta peso da cabeça femoral.
Tipo 4B: Tipo transcondral; fratura osteocartilaginosa por cisalhamento envolvendo a superfície de suporte de peso da cabeça femoral.
Tipo 5: Fratura-luxação central do quadril com fratura da cabeça femoral.

CIRURGIA

Fraturas Isoladas da Cabeça Femoral

Recomendamos uma abordagem cirúrgica anterior para pacientes com fraturas da cabeça femoral sem envolvimento do acetábulo posterior. O paciente é posicionado em decúbito dorsal em uma mesa de cirurgia radiolucente que é compatível com a utilização de fluoroscopia. Um suporte lombossacral macio, tal como um pequeno cobertor dobrado, é colocado sob o paciente para elevar o quadril e permitir um amplo acesso à extremidade afetada e à área pélvica. A unidade de fluoroscopia é posicionada de acordo com as recomendações de Moed (10) para confirmação do posicionamento correto do paciente e facilidade de obtenção de imagem durante a cirur-

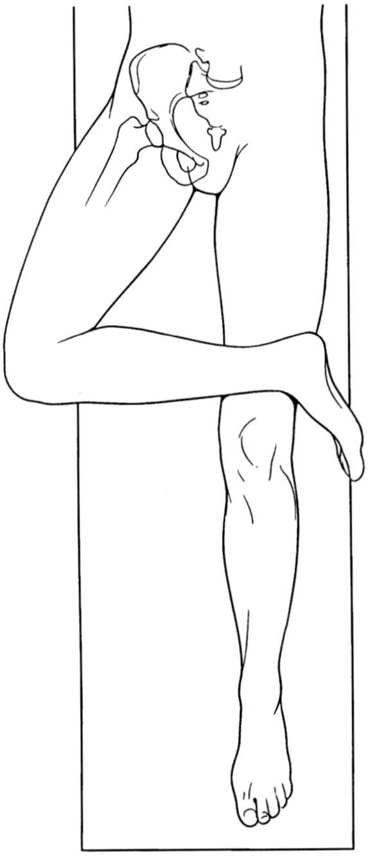

Figura 4. Preparação do campo cirúrgico deixando a perna livre permite a posição "figura do quatro" intra-operatoriamente, o que realça muito a exposição.

gia. A pele de toda a extremidade inferior e do flanco é preparada com solução antiséptica. A inclusão de toda a extremidade inferior dentro do campo cirúrgico é obrigatória para permitir a realização de manipulação intra-operatória do quadril sem interferência (Fig. 4). O cirurgião e o primeiro assistente usam lâmpadas de testa. É administrada ao paciente uma generosa dose de cefalosporina endovenosa, e o antibiótico é continuado a cada 6 ou 8 horas.

Utilizamos a abordagem anterior de Smith-Petersen, que envolve a dissecção entre os grupos de músculos inervados pelos nervos femoral e glúteo (veja Fig. 10). A incisão à pele, paralela à crista do ilíaco, se curva na direção da patela lateral perto da espinha ilíaca ântero-superior (IIAS) (Fig. 5). Se a pele em volta da IIAS for muito fina, uma incisão mais lateral da pele é apropriada. O nervo cutâneo femoral lateral é protegido durante a exposição e o afastamento.

O intervalo entre os músculos sartório e tensor da fáscia lata é identificado. A origem periosteal do tensor da fáscia lata na crista ilíaca é parcialmente dividida e os músculos glúteo e tensor da fáscia lata são liberados subperiostealmente do ílio lateral como necessário. Em certos pacientes, estes músculos podem ser afastados em vez de serem descolados. A bainha do músculo tensor da fáscia lata é incisada distalmente e as fibras do músculo são afastadas lateralmente, produzindo uma abordagem a IIAS partir de ambos os braços da incisão (Fig. 6). A seguir, a fáscia profunda, ou póstero-medial, do tensor é incisada para expor o músculo reto femoral, que é afastado medialmente.

A próxima camada fascial separa o músculo reto femoral do vasto lateral. A dissecção desta camada expõe os ramos ascendentes da artéria circunflexa femoral lateral. Estes freqüentemente numerosos vasos podem ser inteiramente controlados por ligaduras. A dissecção profunda é facilitada pela retração dos músculos glúteos médio e mínimo em adição ao músculo tensor da fáscia lata. Quando esta abordagem

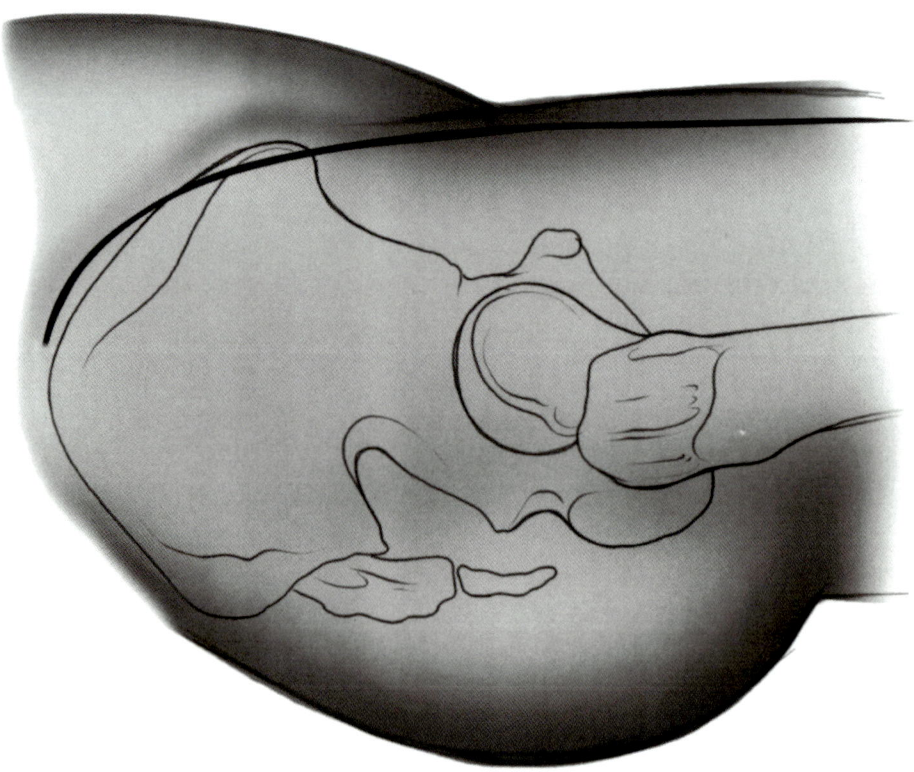

Figura 5. A incisão da pele é feita paralela à crista ilíaca e se curva na direção da patela lateral perto da espinha ilíaca ântero-superior. (Redesenhado por HT.)

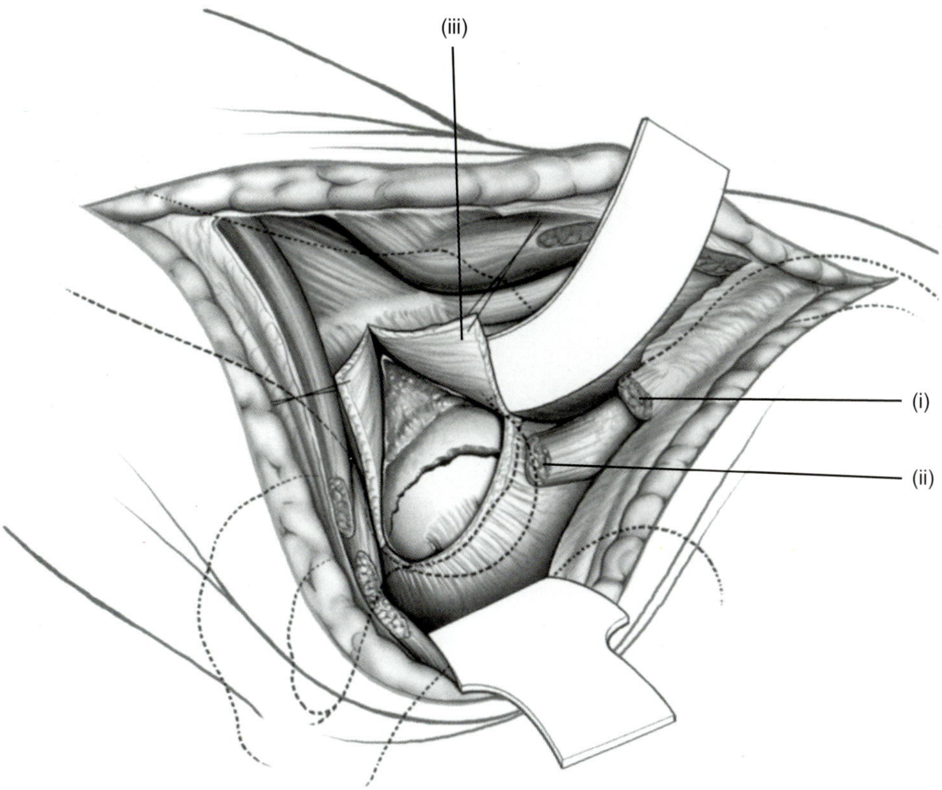

Figura 6. Exposição profunda. A bainha do músculo tensor da fáscia lata é incisada distalmente e as fibras do músculo são afastadas lateralmente, permitindo uma abordagem para o EIAS de ambos os braços da incisão. A seguir, a fáscia profunda ou póstero-medial que envolve o tensor é incisada para expor o músculo reto femoral, que é afastado medialmente. Uma capsulotomia anterior tipo T, em forma de L ou marginal é executada para permitir acesso à articulação. (i) O sartório não está dentro do campo cirúrgico durante a operação. (ii) A cabeça reta e freqüentemente a cabeça refletida do tendão do reto femoral são incisadas para exposição. (iii) As bordas capsulares são marcadas com suturas.

é realizada, a retração traumática e o deslocamento do músculo abdutor devem ser limitados à quantidade necessária para a visualização da articulação do quadril anterior e da cabeça femoral.

A cabeça refletida do reto femoral se origina na região supra-acetabular e se divide em contribuições capsulares. A cabeça refletida é incisada e afastada. Uma capsulotomia anterior tipo T, em forma de L, ou marginal é executada para permitir acesso à articulação (Fig. 6). A fratura da cabeça femoral é desbridada de hematomas. Um parafuso de Schanz é colocado percutaneamente ao nível da linha trocantérica para tracionar o fêmur proximal distalmente e lateralmente e para melhorar a visualização, a irrigação e a limpeza cirúrgica da articulação. O posicionamento adequado do fêmur proximal usualmente mediante abdução e rotação externa maximiza a exposição da fratura da cabeça femoral. Aspiradores de pontas de diâmetro estreito e lâmpadas de testa são usadas para melhorar a visualização, e ganchos dentais são usados para manipular os fragmentos de fratura.

Pequenos fios de Kirschner são inseridos fora da cartilagem articular como fixação provisória para segurar a redução. Os fios são colocados fora da localização antecipada dos implantes cirúrgicos, a não ser que a inserção de um parafuso canulado seja planejada. Imagens oblíquas com fluoroscopia são usadas para confirmar a adequada redução neste ponto. A escolha da fixação é variável e depende do padrão da fratura. Geralmente usamos parafusos de Herbert ou parafusos de compressão de 3,5 mm ou 2,7 mm, que ficam embutidos. Parafusos miniatura também são úteis para fragmentos pequenos (Fig. 7). Alguns cirurgiões preferem usar parafusos canulados de 4,0 mm. Os fios de Kirschner não são recomendados para fixação permanente porque tendem a migrar de suas posições originais. Uma colocação ótima do parafuso terá sido alcançada

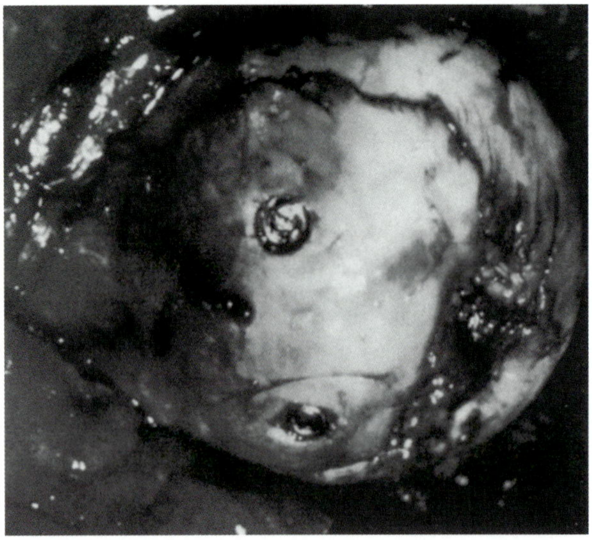

Figura 7. Redução e fixação com dois parafusos corticais de compressão 3,5 mm que ficam embutidos. Reproduzido de *Orthopaedic Trauma Protocols*, (Hansen/ Swiontkowski) p. 241, Fig. 3D.

quando a cabeça do parafuso pode ficar localizada na reflexão da cartilagem articular. Quando são usados parafusos canulados, os fios de Kirschner provisórios servem para duas funções: eles produzem fixação temporária e guiam a colocação estratégica do parafuso. A estabilidade da fixação é avaliada sob visualização direta durante a manipulação do fragmento de fratura (rotação e compressão). A articulação é completamente irrigada e a cápsula é alinhada anatomicamente. A cabeça refletida do reto femoral é freqüentemente difícil de reaproximar perfeitamente. Drenos de sucção percutâneo e profundo são colocados no lugar, e as feridas da pele (incluindo a incisão feita para o parafuso de Schanz) são fechadas.

Fraturas Simultâneas do Colo e Cabeça Femorais

Pacientes com fraturas da cabeça femoral e fraturas do colo femoral requerem considerações especiais. A redução fechada de uma luxação do quadril é contra-indicada nestes pacientes. O posicionamento operatório é o mesmo daquele utilizado na abordagem anterior, e a redução e fixação da cabeça femoral são executadas por uma abordagem de Watson-Jones com dissecção distal, que expõe o fêmur proximal e o colo femoral. A abordagem de Watson-Jones é geralmente impopular porque o intervalo entre os músculos glúteos e o tensor da fáscia lata não é um verdadeiro plano internervoso e é difícil de identificar. No entanto, a abordagem ântero-lateral de Watson-Jones é preferida por alguns cirurgiões principalmente porque a formação de osso ectópico é comum após uma abordagem de Smith-Petersen. A incisão na pele é centrada sobre o trocânter maior e se estende distalmente em linha com a diáfise femoral. O membro proximal da incisão se curva anteriormente e pára diversos milímetros antes de atingir a crista ilíaca. O tubérculo do vasto lateral é identificado através de dissecção profunda. O intervalo entre o glúteo médio e o tensor da fáscia lata é incisado para permitir a retração anterior do tensor da fáscia lata e a retração posterior do glúteo médio. A realização de osteotomia trocantérica não é recomendada. A dissecção é continuada ao longo do colo femoral. A cápsula do quadril é identificada, e é realizada uma capsulotomia do tipo T. Ocasionalmente, a cabeça refletida do músculo reto femoral deve ser destacada para permitir uma completa visualização da fratura da cabeça femoral. A fratura do colo femoral é reduzida e estabilizada temporariamente com fios de Kirschner ou grampos. Um parafuso de Schanz femoral proximal é usado a seguir para direcionar cuidadosamente a redução aberta da articulação do quadril. Depois que o quadril é reduzido, a fratura do colo femoral é anatomicamente reduzida e definitivamente estabilizada por meio de fixação com parafuso de compressão. A colocação dos parafusos é planejada para evitar sua interferência com os implantes da fratura da cabeça femoral. A cabeça femoral é então reduzida e estabilizada. Por causa da manipulação do fêmur proximal, é necessário visualizar e reduzir adequadamente a fratura da cabeça femoral, e a fixação do colo femoral deve ficar estável. Drenos de aspiração são inseridos no fechamento da ferida.

Excisão dos Fragmentos de Fratura

A excisão dos fragmentos de fratura pode ser indicada em certas situações. A excisão é usualmente reservada para fraturas da cabeça femoral localizadas caudais à fóvea central femoral (Pipkin do tipo 1) ou fraturas com significativa cominuição. A opção de tratamento pode também ser benéfica para pacientes idosos que não são candidatos a substituição do quadril por outras razões.

Ocorrência Simultânea de Fraturas da Cabeça Femoral e Fraturas Acetabulares Posteriores

O deslocamento da parede posterior da coluna posterior ou fraturas associadas da parede posterior e colunas acetabulares são indicações para a fixação através de uma abordagem de Kocher-Langenbeck. Quando uma abordagem posterior é usada por causa de envolvimento acetabular posterior e o fragmento é difícil de visualizar e reduzir, o cirurgião deve resistir à tentação de simplesmente excisar o fragmento. Ao invés, uma exposição anterior é adicionada para facilitar a fixação na mesma operação. Estas exposições podem ser executadas tanto simultaneamente quanto seqüencialmente.

TRATAMENTO PÓS-OPERATÓRIO

No período pós-operatório, o paciente recebe indometacina ou uma baixa dose de radiação (600 cGY), particularmente quando os músculos abdutores foram descolados durante a exposição cirúrgica. O uso de indometacina não é recomendado em politraumatizados ou em pacientes com trauma craniano porque neste caso ela teria que ser administrada por via retal, e a quantidade de absorção é imprevisível. Para esses pacientes preferimos usar a radiação dirigida às origens musculares dos abdutores pericapsulares.

A mobilização articular é iniciada com aparelhos de movimentação passiva contínua no caso de a movimentação não ser contra-indicada por outras lesões. A flexão do quadril é limitada a 60 graus em pacientes com lesões acetabulares associadas. Depois de seis semanas de pós-operatório, a flexão do quadril pode ser aumentada se as radiografias mostrarem evidência de consolidação óssea. A mobilização do paciente é ditada pelo padrão de lesão. O suporte de peso na extremidade afetada é restrito ao toque do dedo do pé andando de muletas. Exercícios de fortalecimento do quadril são realizados com a assistência de fisioterapia. As atividades são gradualmente aumentadas, tendo por objetivo obter uma marcha independente depois de três meses de pós-operatório.

Radiografias AP de rotina e oblíquas CAT dirigidas são tiradas para acompanhar o progresso da consolidação da fratura. As radiografias são obtidas imediatamente ao pós-operatório, em seis semanas e em três meses. O material de osteossíntese usualmente é deixado no lugar e não removido rotineiramente.

Resultado Funcional

Variações nas classificações e regimes de tratamento diferentes fazem com que uma comparação sobre os resultados funcionais da maior parte das séries sobre esta prática seja difícil. Além dessas dificuldades, os acompanhamentos da maior parte das séries são confusos, e as avaliações dos resultados clínicos não são uniformes (7,8,10,11). Por exemplo, Epstein, Wiss e Cozen (8) declararam que, de 46 pacientes de suas séries que tiveram acompanhamento adequado, somente 47% tiveram um bom resultado (8). Entretanto, não foi deixado claro se outros fatores poderiam ser responsáveis pelos resultados medíocres. Não ficou claro se fatores como redução retardada de uma luxação do quadril, reduções ineficazes, lesões associadas do acetábulo ou colofemoral, lesões nervosas ou outros fatores contribuíram para o resultado final.

COMPLICAÇÕES

Necrose Avascular

Como a necrose avascular é uma potencial complicação de fraturas da cabeça femoral, uma discussão de anatomia deve incluir considerações vasculares. Os estudos vasculares de Trueta da cabeça femoral fornecem importantes informações nesta área (16). Ele identificou três artérias terminais que fornecem sangue para a cabeça femoral:

1. A artéria do ligamento redondo proveniente do sistema obturatório.
2. O ramo terminal da artéria circunflexa femoral lateral.
3. A artéria epifisária lateral, que é o ramo terminal da artéria circunflexa femoral medial.

A artéria epifisária lateral fornece sangue para a maior parte da superfície de suporte de peso da cabeça femoral (Fig. 8). Trueta também realizou estudos de injeção para demonstrar que o suprimento de sangue que vai para a cabeça femoral a partir da cápsula anterior do quadril é de pequena monta (16).

Essas considerações anatômicas influenciam o tratamento de fraturas da cabeça femoral e das luxações posteriores do quadril. Lesões de tensão e oclusão da artéria epifisária lateral demandam redução urgente da cabeça femoral de volta ao acetábulo. Connoly observou que as luxações do quadril colocam sob tensão o vaso circunflexo femoral medial e que a pressão da borda da cápsula posterior do quadril posterior lesada ou o lábio acetabular podem provocar oclusão da artéria epifisária lateral, colocando em risco a viabilidade da cabeça femoral (4).

O suprimento de sangue para o fragmento da cabeça femoral deslocado é também lesado pelo traumatismo. A inserção do ligamento redondo na fóvea central e os fragmentos de fratura localizados inferior ao ligamento não são ligados por tecidos moles. A presença de fraturas (cefálicas) acima da fóvea sugere que o ligamento redondo pode ainda estar preso ao fragmento da fratura da cabeça femoral. As fraturas que ocorrem acima da fóvea provavelmente destruirão as arteríolas terminais da artéria epifisária lateral (14).

A incidência de necrose avascular da cabeça femoral aumenta com o tempo que o quadril fica luxado (8). A incidência de necrose avascular da cabeça femoral é de 13% para luxação posterior e aumenta para 18% para luxação posterior associada com fraturas da cabeça femoral. A incidência mais alta provavelmente é devida a danos de alto impacto e grave destruição de tecido mole. Outros fatores que contribuem para necrose avascular incluem redução retardada, redução não-anatômica das superfícies da fratura e interposição de fragmentos ou de estruturas de tecido

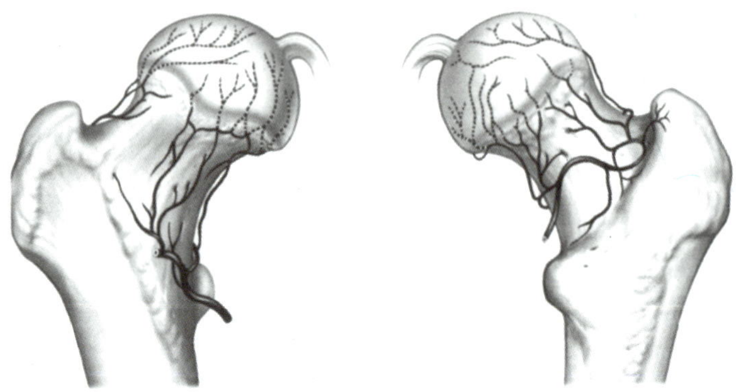

Figura 8. A artéria epifisária lateral é responsável pelo suprimento sanguíneo para a maior parte da área da cabeça femoral que suporta peso.

mole. A redução retardada também tem sido associada a uma incidência mais alta de formação ectópica de osso (17).

Osso Ectópico

A ossificação heterotópica está diretamente relacionada à quantidade de afastamento do músculo abdutor do quadril e descolamento do ílio lateral durante a exposição de Smith-Petersen. A irradiação de baixa dosagem ou o uso de indometacina limitou a formação à classe I de Brooker ou menos.

Redução Insatisfatória

A ocorrência de cominuição complica a redução da fratura da cabeça femoral. Os fragmentos osteocondrais e condrais puros são freqüentemente pequenos demais para estabilizar. As interdigitações da fratura não podem ser usadas para melhorar as reduções nestes casos.

Implante

Pequenos parafusos podem ser necessários para segurar várias dessas fraturas. Esses parafusos são sempre que possível colocados fora da cartilagem articular. Ocasionalmente os parafusos precisam ser embutidos através da cartilagem. Parafusos de Herbert são defendidos nestes casos.

CASO ILUSTRATIVO DA TÉCNICA

Uma mulher de 28 anos foi acidentada num desastre de automóvel. Ela sofreu fratura do anel pélvico e da cabeça femoral esquerda (Fig. 9A). Ela foi tratada operatoriamente usando uma exposição de Smith-Petersen. A fratura da cabeça femoral estava cominuída e havia vários fragmentos de cartilagem com mínima quantidade de osso subcondral. A subluxação da cabeça femoral facilitou a redução e fixação. Parafusos de pequeno diâmetro foram usados para estabilizar os fragmentos. Os parafusos miniatura ficam embutidos abaixo da cartilagem articular. No seu primeiro dia de pós-operatório, ela recebeu 800 cGy de irradiação dirigida aos abdutores pericapsulares do quadril. Devido às fraturas do anel pélvico, ela ficou restrita a uma cadeira nas primeiras quatro semanas depois da cirurgia e a seguir mobilizada usando muletas por mais seis semanas. Ela voltou ao trabalho pleno cinco meses depois do acidente. Retornou oito meses após a cirurgia se queixando de dor na virilha do lado esquerdo. Não havia sintomas constitucionais.

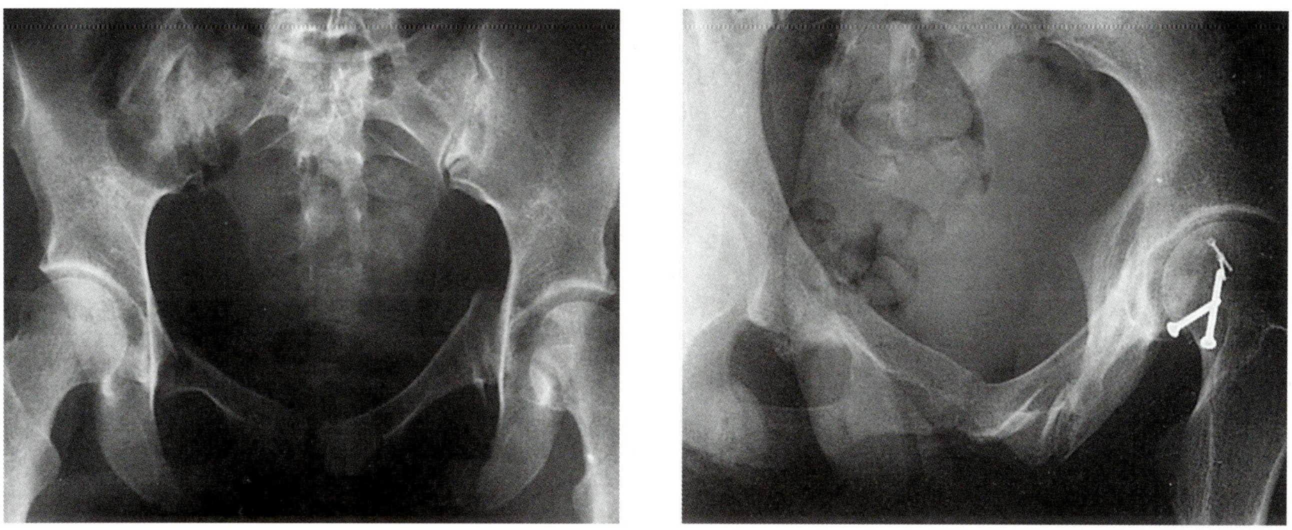

A B

Figura 9. (A) Uma mulher de 28 anos acidentada num desastre de automóvel. Ela sofreu fraturas do anel pélvico e uma fratura da cabeça femoral esquerda. **(B)** Parafusos de pequeno diâmetro foram usados para estabilizar os fragmentos. Os parafusos miniatura ficaram embutidos por baixo da cartilagem articular. *(Continua.)*

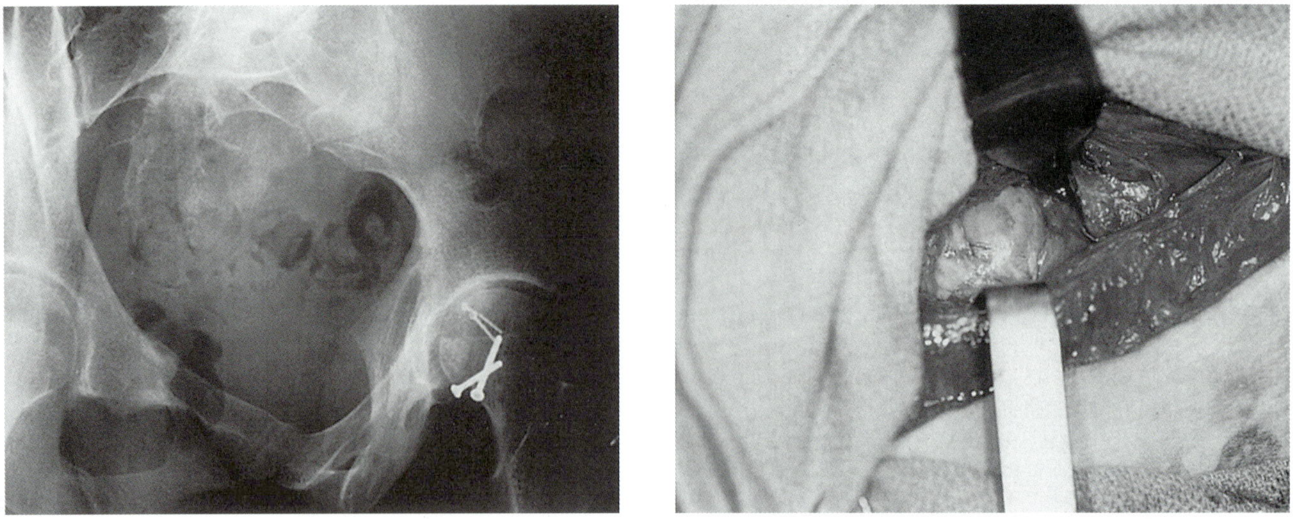

C D

Figura 9. *Continuação* **(C)** Ela retornou oito meses depois da cirurgia se queixando de dor na virilha esquerda, e as radiografias revelaram um parafuso miniatura quebrado. **(D)** No momento da remoção do parafuso quebrado, as fraturas da cabeça femoral estavam consolidadas e as superfícies de cartilagem estavam visivelmente lisas.

Ela usava muleta somente de um lado para diminuir a dor no quadril quando andava. Seu quadril esquerdo estava irritado no exame com movimentação ativa e passiva diminuídas. Não havia inchaço. As radiografias revelaram um parafuso miniatura quebrado. A cabeça do parafuso e a porção proximal estavam deslocadas na fossa acetabular. Ela foi submetida a uma exploração da articulação usando a abordagem anterior, e o fragmento do parafuso quebrado foi removido sem problemas. As fraturas da cabeça femoral consolidaram, e as superfícies de cartilagem estavam visivelmente regulares. Ela voltou ao trabalho seis semanas mais tarde, e permanece assintomática.

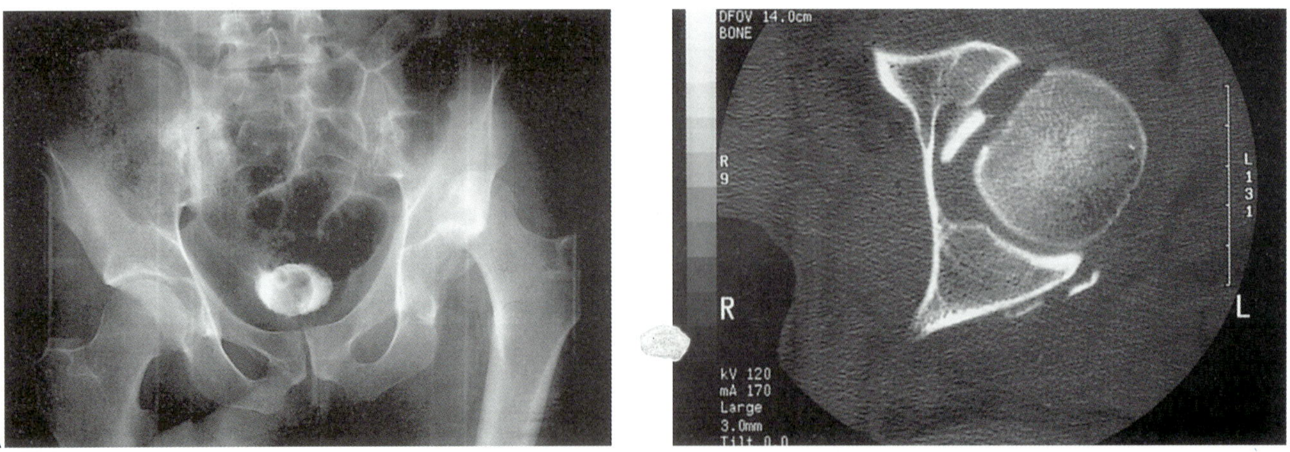

A B

Figura 10. (A) O paciente foi acidentado num desastre de automóvel. Uma radiografia AP da pelve identificou uma fratura da cabeça femoral em associação com uma luxação posterior do quadril e pequena fratura da parede acetabular posterior (Pipkin do tipo IV). Uma redução fechada foi executada atraumaticamente e emergencialmente usando sedação endovenosa. **(B)** Um escaneamento em TC delineou uma fratura da porção anterior da cabeça femoral, fragmentos osteocondrais intra-articulares livres e uma pequena fratura por avulsão da parede acetabular posterior. O fragmento da fratura da cabeça femoral estava deslocado caudalmente no colo femoral anterior.

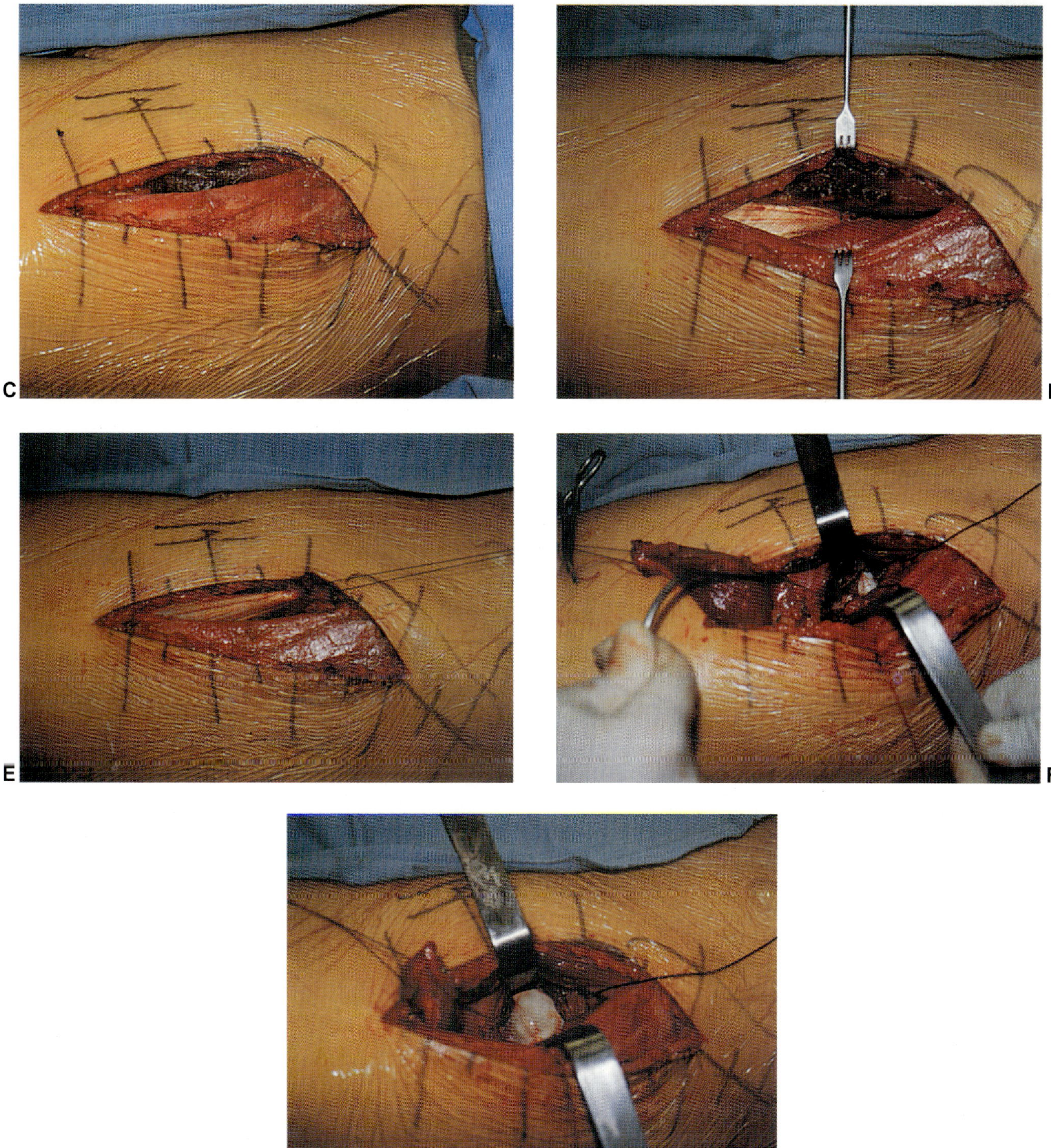

Figura 10. *Continuação* **(C)** Esta fotografia intra-operatória demonstra a exposição cirúrgica. O paciente estava em decúbito dorsal com a cabeça virada para a direita do leitor e o pé para a esquerda. A incisão foi paralela somente à porção anterior da crista ilíaca e a seguir foi curvada distalmente ao nível do EIAS. **(D)** O intervalo entre os músculos sartório e tensor foi dividido e a retração revelou o tendão conjunto do reto femoral no fundo do ferimento. A elevação subperiosteal do músculo tensor e dos abdutores do quadril a partir do ílio não foi necessária neste paciente magro. **(E)** O tendão conjunto foi incisado e marcado para futuro reparo.
(F) O músculo reto femoral foi retraído distalmente. Uma capsulotomia em forma de T foi feita cuidadosamente para evitar um dano direto à cabeça femoral. O afastamento capsular melhorou a visualização do fragmento de fratura da cabeça femoral. **(G)** A rotação externa do quadril combinada com a tração manual distal longitudinal permitiu que o fragmento de fratura fosse visto por completo dentro do ferimento. *(Continua.)*

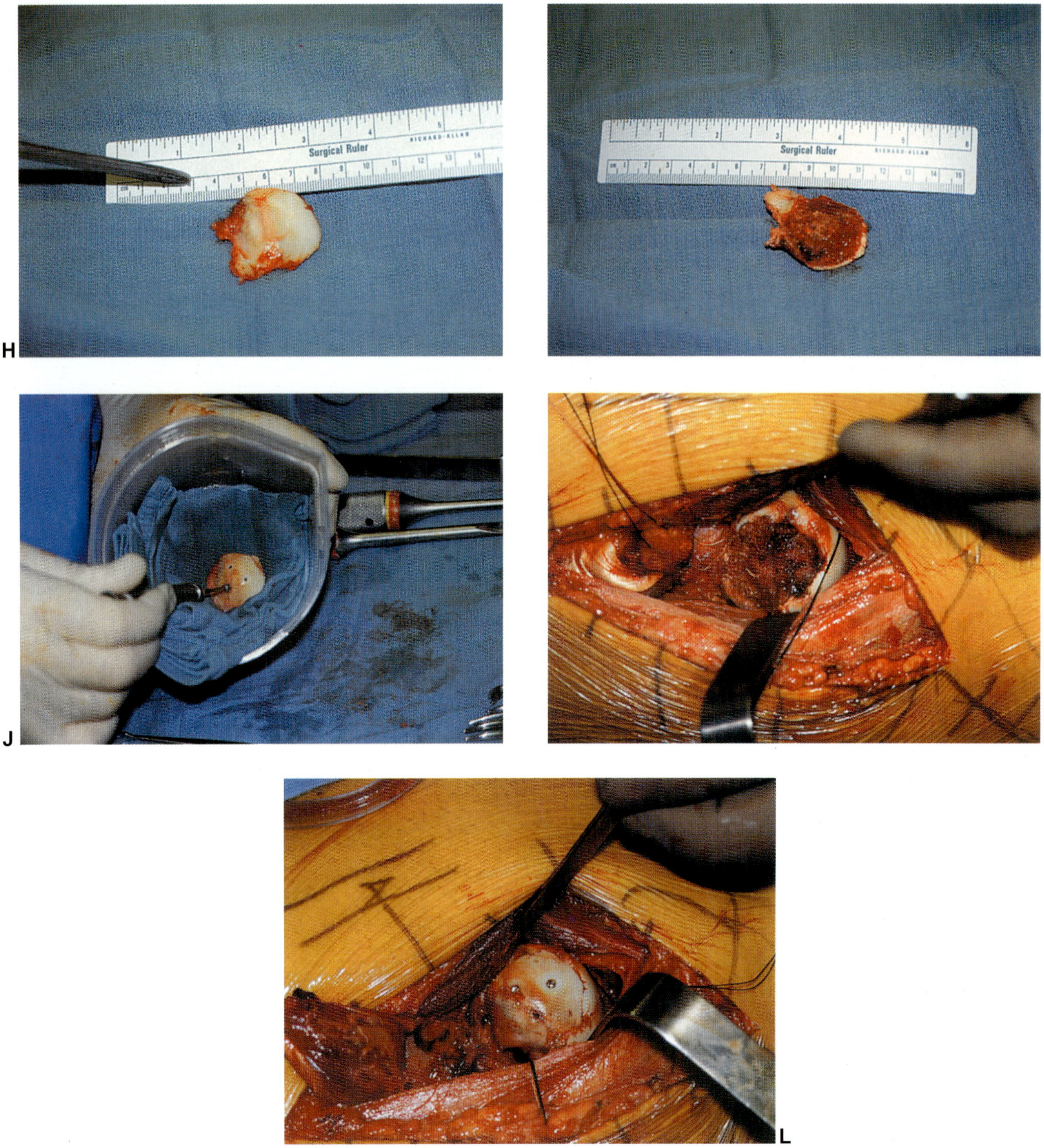

Figura 10. *Continuação* **(H, I)** As superfícies articulares e contendo osso esponjoso do fragmento de fratura são demonstradas. **(J)** O fragmento de fratura da cabeça femoral foi preparado para fixação numa toalha umedecida dentro de um recipiente. A superfície contendo osso esponjoso foi limpa de coágulos e de calo ósseo em organização. Orifícios de deslizamento foram estrategicamente perfurados e a seguir embutidos. **(K)** Fragmentos soltos foram removidos da articulação do quadril. Relaxamento farmacológico, a tração manual e iluminação de testa foram úteis para assegurar um limpeza completa. O fêmur proximal foi a seguir colocado dentro do ferimento usando a rotação externa do quadril e abdução. A região da fratura foi limpa, e o fragmento de fratura foi reduzido anatomicamente. A cominuição periférica não complicou a redução. **(L)** Parafusos de compressão de pequeno diâmetro foram usados para este paciente. O parafusos foram embutidos ao nível do osso subcondral abaixo da cartilagem articular. O quadril foi a seguir reduzido, e foi assegurada uma movimentação completa do arco de movimento. A ferida foi irrigada e fechada por planos sobre um dreno. A tenotomia do reto femoral foi reparada. A indometacina oral causou sintomas gastrointestinais depois de uma semana, e seu uso interrompido.

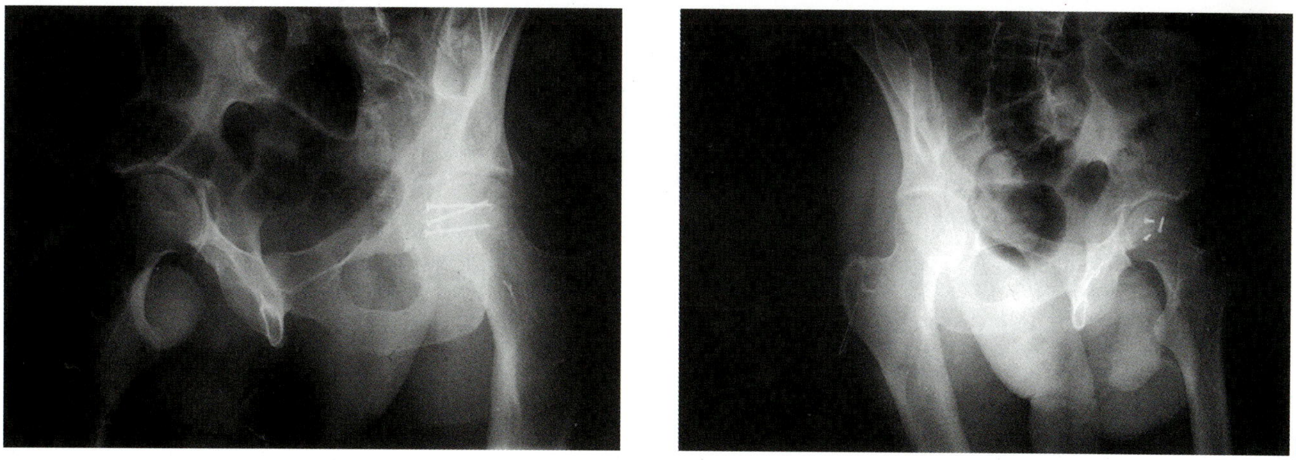

M N

Figura 10. *Continuação* **(M, N)** As radiografias oblíquas de Judet de acompanhamento confirmaram a consolidação da fratura e a redução esférica.

LEITURAS RECOMENDADAS

1. Biav, E. A.: Traumatic dislocation of the hip: Army experience and results over a twelve-year period. *J. Bone Joint Surg.* [Am], 44:1115, 1962.
2. Brumback, R. J., Kenzora, J. E., Levitt, L. E., Burgess, A. R., and Poka, A.: Fractures of the femoral head. In: *Proceedings of the 1986 Hip Society.* St. Louis, MO: CV Mosby, pp. 181-206, 1987.
3. Brumback, R. J., Holt, E. S., McBrid M. S., et al: Acetabular depression fracture accompanying posterior fracture-dislocation of the hip. *J. Orthop. Trauma*, 4:42, 1990.
4. Connolly, J. F.: Acetabular labrum entrapment associated with a femoral head fracture-dislocation. *J. Bone Joint Surg.*, 56A(8):1735, 1974.
5. DeLee; J. C., Evans, J. A., and Thomas, J.: Anterior dislocation of the hip and associated femoral head fractures. *J. Bone Joint Surg.* [Am], 62:960-964, 1980.
6. Epstein, H. C.: Traumatic dislocations of the hip. *Clin. Orthop.*, 92:116, 1973.
7. Epstein, H. C.: Posterior fracture dislocation of the hip: long term followup. *J. Bone Joint Surg.* [Am] 56:1103, 1974.
8. Epstein, H. C., Wiss, D. A., and Cozen, L.: Posterior fracture dislocation of the hip with fractures of the 1 femoral head. *Clin. Orthop.*, 201:9-17, 1985.
9. Gross, A. E.: Reconstruction of the femur in revision arthroplasty of the hip. In: Galant J. O., Rosenberg A. G., Callaghan, J. J. eds. *Total hip revision surgery.* New York: Raven Press, 1995.
10. Moed, B., and Maxey, J.: Evaluation of fractures of the femoral head using the CT-directed pelvic oblique radiograph. *J. Orthop. Trauma*, 7(2):189, 1993.
11. Pipkin, G.: Treatment of grade IV fracture dislocation of the hip. *J. Bone Joint Surg.* [Am], 39:1027-1041, 1957.
12. Roeder, L. F., and DeLe J. C.: Femoral head fracture associated with posterior hip dislocations. *Clin. Orthop.*, 147:121-130, 1980.
13. Stewart, M. J., and Milford, L. W: Fracture dislocation of the hip: An end result study. *J. Bone Joint Surg.* [Am], 36:315, 1954.
14. Swiontkowski, M. F., Thorp M., Seiler, J. G., and Hansen, S. T.: Operative management of displaced femoral head fractures: Case matched comparison of anterior versus posterior approaches for Pipkin I and Pipkin II fractures. *J. Orthop. Trauma*, 6(4):437-442, 1992.
15. Thompson, V. P., and Epstein, H. C.: Traumatic dislocation of the hip: A survey of 204 cases covering a period of 21 years. *J. Bone Joint Surg.* [Am], 33:746, 1951.
16. Trueta, J., Harrison, M. H. W The normal vascular anatomy of the femoral head in adult man. *J. Bone Joint Surg.* [Br], 35:442-461, 1953.
17. Watson–Jones, R.: *Fractures and joint injuries.* 5th ed. Churchill Livingston, New York, 1976.

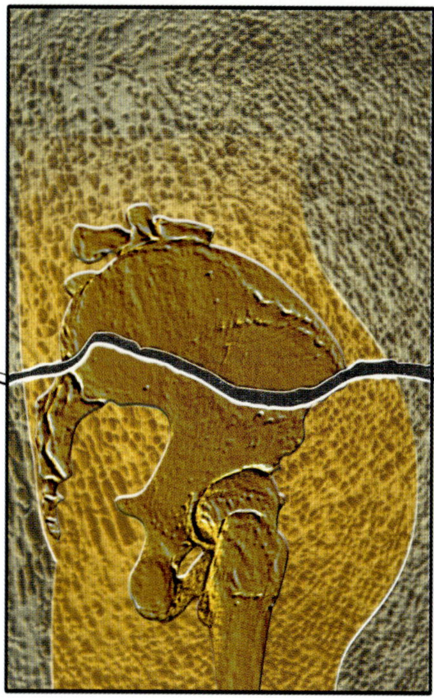

PARTE III

Alternativas para a Artroplastia Total do Quadril

8

Osteotomias Reconstrutivas da Pelve para Correção de Displasia Acetabular

Michael B. Millis

■ INDICAÇÕES/CONTRA-INDICAÇÕES

A displasia do quadril em desenvolvimento ainda constitui a etiologia mais freqüente da artrose do quadril (1,10). A artroplastia oferece uma boa solução para o quadril artrítico doloroso no paciente mais velho ou inativo. Infelizmente, um acetábulo displásico, particularmente se estiver presente uma subluxação, irá freqüentemente deteriorar para uma artrose dolorosa e irreversível num período tão curto como já na terceira década de vida, muito cedo para que a artroplastia seja uma opção de tratamento satisfatória. Esta história natural desfavorável da displasia do quadril não-corrigida é um forte argumento para realizar a correção desta anormalidade antes que se instalem as conseqüências desastrosas (6,7).

O desalinhamento predominante na displasia residual do quadril em um paciente adulto jovem usualmente está localizado no lado acetabular. A não ser que uma necrose isquêmica do tratamento na infância tenha complicado o quadro, a excelente congruência e excelente amplitude de movimento estão freqüentemente preservadas no momento em que o paciente se torna sintomático pela primeira vez (o que pode acontecer já com a idade de 14 ou 15 anos, mas pode surgir tão tarde como aos 25 ou 30 anos).

M. B. Millis, M.D.: Department of Orthopaedic Surgery, The Children's Hospital, Boston, Massachusetts 02115.

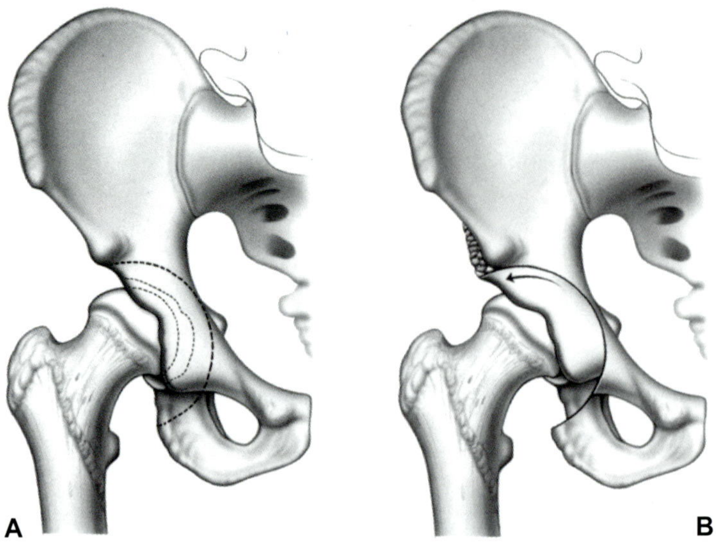

Figura 1 A, B. A osteotomia acetabular esférica emprega cinzel esférico para osteotomizar o acetábulo numa distância de 15 a 20 mm a partir da superfície articular. O suprimento sangüíneo para o fragmento acetabular isolado tem origem a partir das ramificações da artéria acetabular e da cápsula articular do quadril intacta.

As duas osteotomias a serem discutidas, a acetabular esférica (OAE) (Fig. 1) (5,11,12,13) e a osteotomia periacetabular (OPA) (Fig. 2) (2), são técnicas poderosas para reorientar um acetábulo displásico que está funcionalmente mal alinhado e que no entanto preservou um apropriado relacionamento com a cabeça femoral. São pré-requisitos essenciais que o espaço radiográfico da cartilagem ainda esteja razoavelmente preservado, que a artrose radiográfica ainda seja leve ou ausente e que uma amplitude boa de movimentos esteja preservada.

Estas osteotomias são portanto do tipo reconstrutivo (5,6,15), significando que sua principal indicação é durante a fase da doença do quadril antes que alterações degenerativas irreversíveis tenham se estabelecido. Especificamente, estes procedimentos estão indicados em situações em que o prognóstico não é bom sem uma cirurgia a tempo, mas que possa ser grandemente melhorada pela osteotomia. Estes procedimentos não são tão claramente indicados para articulações nas quais a artrose está bem estabelecida. Suas melhores indicações são para pacientes relativamente jovens abaixo de 30 anos, nos quais a instalação de artrose será inevitável sem cirurgia. Wagner considera a osteotomia acetabular redirecional relativamente contra-indicada em pacientes com mais de 25 a 30 anos de idade (17,18). Ganz et al. estão operando pacientes mais velhos que tenham uma indicação para estes procedimentos, mas os resultados de longo prazo em pacientes com esta idade ainda não são conhecidos (2,16).

Em geral, a osteotomia acetabular esférica ou a osteotomia periacetabular são indicadas em pacientes maduros com displasia acetabular aceitável com ângulos laterais e anterior centro-borda menores que cerca de + 10 graus. Pacientes com displasia mais discreta podem freqüentemente ser tratados satisfatoriamente por simples osteotomia do osso inominado.

A osteotomia acetabular esférica está contra-indicada se a cápsula precisar ser aberta, porque a cápsula transporta os vasos responsáveis pela maior parte do suprimento de sangue para o fragmento esférico acetabular osteomizado. Ambas as osteotomias são contra-indicadas antes do fechamento da cartilagem trirradial porque a proximidade das osteotomias com estes centros fisários pode causar fechamento prematuro da placa de crescimento.

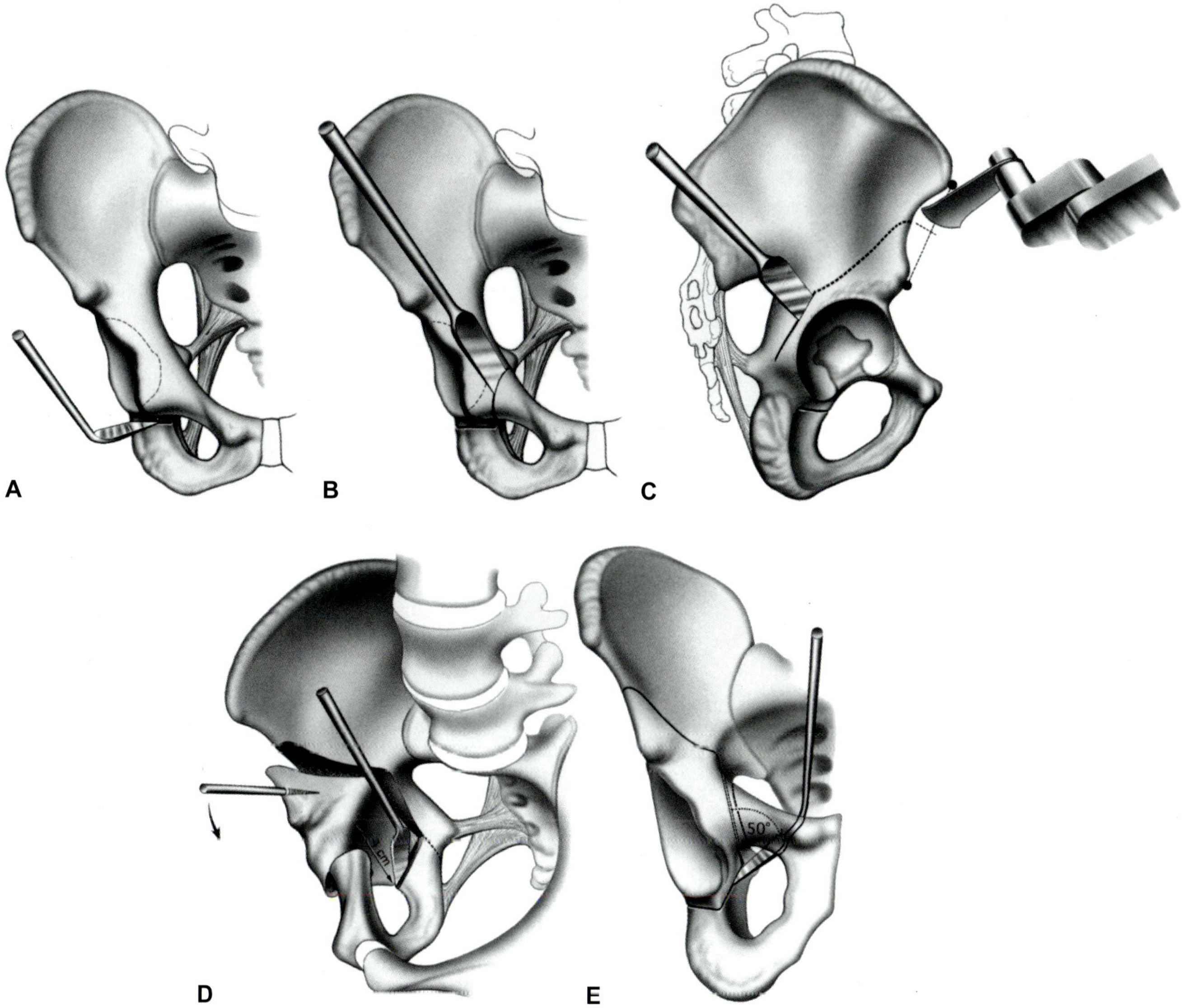

Figura 2 A, B, C, D, E. A osteotomia periacetabular de Bernese foi elaborada por Ganz et al. Reproduzido com a permissão de Ganz, R et al.: A new periacetabular osteotomy for the treatment of hip dysplasias: Technique and preliminary results. *Clin. Orthop.* 232:26-36, 1988.

PLANEJAMENTO PRÉ-OPERATÓRIO

O conceito de Ian McNab de que "a decisão correta é mais importante que a localização da incisão" representa o primeiro estágio do planejamento pré-operatório no qual se deve decidir se o paciente e seu quadril se qualificam para este tipo de cirurgia complexa, que tem tanto importância profilática como terapêutica. O paciente deve entender a base filosófica bem como a base mecânica desta cirurgia.

Sendo considerado que o paciente será beneficiado pela cirurgia de redireção acetabular, devido à presença de displasia acetabular pré-artrósica, então é executada uma detalhada análise antes da cirurgia. Especificamente, precisa-se primeiro decidir se o paciente está na categoria reconstrutiva, o que significa que o mau alinhamento, e portanto o prognóstico pode ser normalizado. Deve-se avaliar o fêmur proximal e de fato todo o membro, para decidir se o realinhamento femoral está indicado. Ainda que nenhuma quantidade de realinhamento femoral possa normalizar um acetábulo oblíquo, se o fêmur proximal for deixado excessivamente antevertido ou em valgo, esta falha poderá comprometer o resultado do que seria de outra maneira um procedimento de realinhamento acetabular perfeitamente executado.

Uma avaliação do acetábulo displástico deveria incluir as seguintes radiografias: AP da pelve; AP do quadril em adução; incidência lateral tipo *faux profil* de cada quadril (Fig. 3). Estes estudos permitem que se caracterize a quantidade de deficiência lateral e anterior no lado acetabular e confirmar que nenhuma incongruência ou nenhuma abdução em prateleira esteja presente. Vale lembrar que os limites inferiores do normal para o ângulo centro-borda lateral de Wiberg são aproximadamente de 24 graus em mulheres e cerca de 28 graus em homens, com o ângulo médio centro-borda sendo aproximadamente de 35 graus. O ângulo centro-borda anterior medido na incidência lateral *faux profil* tem um limite inferior do normal de 20 graus.

As radiografias simples são usualmente suplementadas em nossa instituição com a realização da TC tridimensional, que pode ser usada com *software* apropriado para simular várias quantidades e direções de reorientação acetabular (3,8,9).

Um elemento importante na análise de imagens pré-operatórias é a determinação de se uma simples reorientação do acetábulo está indicada ou se algum grau de medialização também é necessário. Num estágio relativamente inicial, a articulação do quadril displásica pode migrar lateralmente e anteriormente, com um resultante aumento na unidade de carga devido ao aumento de comprimento do braço de alavanca correspondente ao peso do corpo.

Tanto a osteotomia acetabular esférica como a osteotomia periacetabular permitem uma reorientação acetabular praticamente ilimitada. A osteotomia esférica pode ser modificada através do uso de um corte suplementar da osteotomia do tipo Chiari, para permitir a medialização (13). Esta medialização é portanto executada somente a expensas de algum encurtamento. A osteotomia periacetabular é facilmente modificada para permitir a medialização, sem a modificação do procedimento de qualquer outra maneira, sendo necessário às vezes utilizar uma placa de reconstrução suplementar de pequenos fragmentos ao longo da parede medial da pelve, em adição à colocação dos três parafusos-padrão (2).

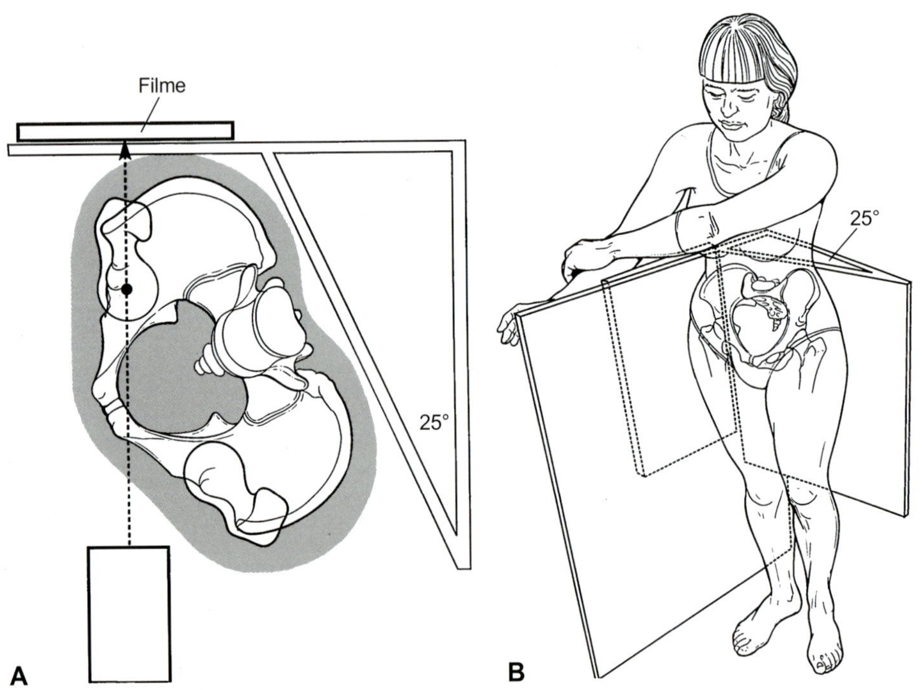

Figura 3 A, B. Diagrama da vista *faux profil* de Lequesne e de deSeze. Uma moldura deve ser construída para manter o paciente na posição desejada, com a pelve rotacionada 25 graus em relação ao feixe de RX e à posição lateral reta. O paciente fica com o pé direito paralelo ao plano do filme. O centro do cassete fica atrás do quadril que deve ser examinado.

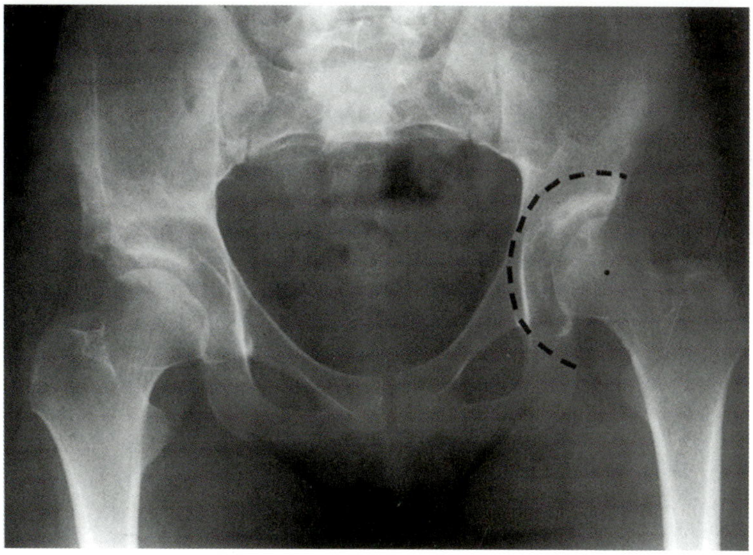

Figura 4. Um gabarito cirúrgico similar a um guia de Mose permitindo uma ampliação de aproximadamente 15% num filme da pelve padrão AP é usado para delinear uma osteotomia acetabular esférica proposta de raio de 40 mm, mantendo uma distância de 15 a 20 mm entre a linha proposta de osteotomia e a superfície articular do acetábulo. No acetábulo displásico ideal para correção com a osteotomia esférica, as superfícies articulares tanto da cabeça femoral quanto do acetábulo são esféricas, e os centros de rotação da cabeça femoral e do acetábulo se encontram no mesmo ponto. Quanto maiores forem os desvios destes parâmetros ideais, maiores as dificuldades no planejamento e na execução técnica da osteotomia.

Em geral, temos empregado a osteotomia acetabular esférica em pacientes com articulações displásicas mas esféricas que requerem reorientação acetabular sem medialização. Tendemos a empregar a osteotomia periacetabular em pacientes cujas articulações não são tão esféricas, cuja artrose é mais do que mínima ou tendo as duas situações e nos quais algum grau de medialização foi sentido ser indicado.

Se for escolhida a osteotomia esférica, as radiografias AP pré-operatórias da pelve devem ser gabaritadas (Fig. 4). A osteotomia esférica é desenhada, mantendo a distância de 15 a 20 mm da superfície da articulação. O raio da osteotomia ideal é notado, assim como o ponto de entrada planejado e o ângulo de entrada do cinzel na parede lateral do ílio. Os cinzéis acetabulares disponíveis (fabricados por Aesculap) têm tanto um raio de curvatura de 40 mm ou 50 mm, assegurando uma osteotomia esférica com estes parâmetros (Fig. 5).

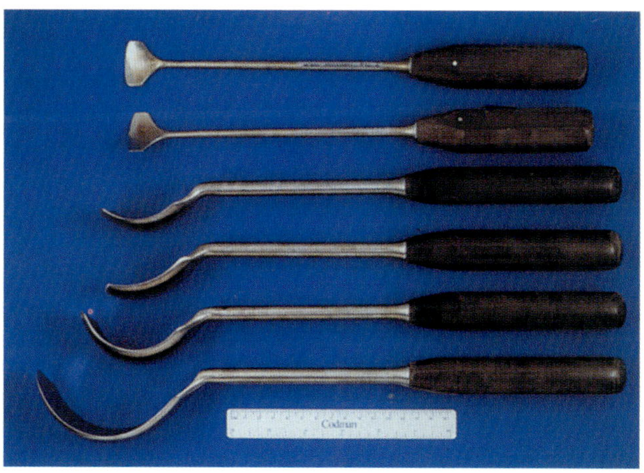

Figura 5. Os cinzéis acetabulares esféricos empregados na modificação de Wagner da osteotomia esférica são fabricados pela Aesculap e têm raio de curvatura de 40 a 50 mm. Estão disponíveis em ambos os raios de curvatura, lâminas longas e curtas. Existe um cinzel especial de início para cada raio de curvatura.

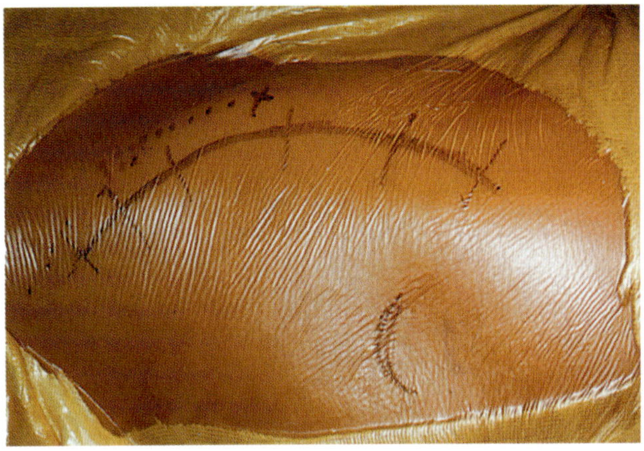

Figura 6. A incisão da pele para a abordagem anterior de Smith-Petersen (quadril direito) é convexa anteriormente e localizada lateral à crista ilíaca, com sua porção central 2 a 3 mm lateral à espinha ilíaca ântero-superior. Ela é uma incisão extensível e útil tanto para a osteotomia acetabular esférica quanto para a osteotomia periacetabular.

CIRURGIA

Osteotomia Acetabular Esférica

O paciente é posicionado em decúbito dorsal numa mesa radiolucente, elevado alguns centímetros da mesa por meio de almofadas radiolucentes. A extremidade operativa e o flanco são preparados e cobertos. É empregada uma lâmina de plástico incisional impregnada de Betanide.

Abordagem Cirúrgica. A incisão da pele é semicircular, anteriormente convexa, centrada aproximadamente 2 cm lateral à espinha ilíaca ântero-superior (Fig. 6). A abordagem profunda é pela técnica de Smith-Petersen. O nervo cutâneo femoral lateral é cuidadosamente protegido entrando pelo intervalo entre o sartório e o tensor dentro do envelope fascial do tensor. Isto permite que o tensor e os abdutores sejam rebatidos atraumaticamente da parede lateral do ílio posteriormente e proximalmente o bastante para facilitar a colocação de um afastador rombo de Hohmann na incisura isquiática à medida que se deixa a perna levemente abduzida e estendida para relaxar o nervo ciático. Isto permite que a parede externa da pelve seja exposta anterior à incisura isquiática e posterior à cápsula (Fig. 7).

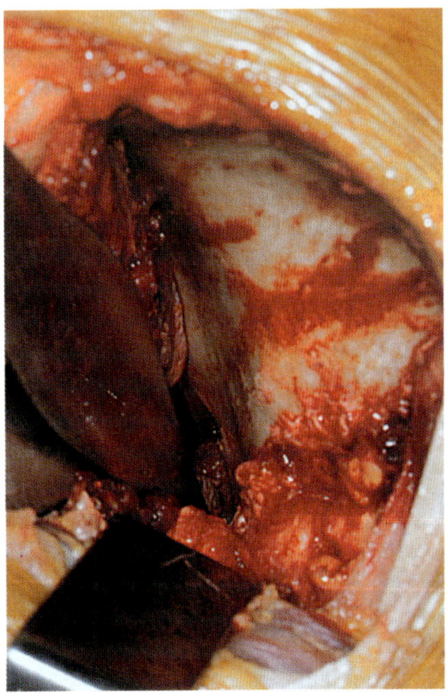

Figura 7. Uma exposição atraumática da parede lateral do ílio direito é obtida medialmente por um rebatimento não-traumático dos abdutores a partir do aspecto lateral da crista ilíaca, mantendo a perna numa leve abdução e extensão. A exposição da coluna posterior por trás da cápsula articular do quadril e anterior à incisura isquiática é possível e desejável.

A porção medial da exposição requer que o quadril seja flexionado à medida que o sartório e o ilíaco são rebatidos medialmente da porção anterior da parede medial do ílio. O ilíaco capsular é cuidadosamente dissecado da cápsula anterior. A cápsula não deve ser aberta, uma vez que ela carrega a maior parte do suprimento de sangue para o acetábulo osteomizado. É executada uma dissecção subperióstica ao longo do ramo púbico superior com um elevador de Cobb, protegendo cuidadosamente o iliopsoas e as estruturas neurovasculares femorais com um afastador de ponta romba. À medida que a dissecção é executada medialmente sobre e além da eminência iliopectínea, um afastador de Hohmann pontiagudo é suavemente impactado no ramo púbico superior. A colocação deste afastador pode ser facilitada fazendo-se um orifício inicial medial à eminência iliopectínea com um pino de Steinmann grande e liso ou com uma broca.

Usando o Hohmann pontiagudo como afastador e mantendo o quadril flexionado, é possivél a colocação de um afastador de dorso Hohmann de ponta romba no canto súpero-lateral do forâmen obturador (Fig. 8). Um segundo afastador de Hohmam de ponta romba é também colocado mais proximalmente, abaixo da borda pélvica, sendo assentado dentro da incisura isquiática medialmente.

Com as porções lateral, posterior e medial da dissecção assim completadas, agora é possível colocar o fio-guia e executar a osteotomia.

A seguir, um pino liso de Steinmann é colocado no ílio supra-acetabular, aproximadamente 30 mm acima da linha da articulação, como determinado com o intensificador de imagem (Fig. 9). A posição do fio de Kirschner é ajustada como necessário de acordo com o plano pré-operatório. A seguir, os cinzéis Aesculap iniciais são empregados para marcar o delineamento da osteotomia na superfície externa do ílio, começando logo acima da espinha ilíaca ântero-superior e trabalhando posteriormente. A osteotomia deve permanecer na mesma distância da cápsula em cada ponto. Osteotomias retas ou curvas podem ser empregadas para aprofundar o delineamento da osteotomia na cortical ilíaca lateral.

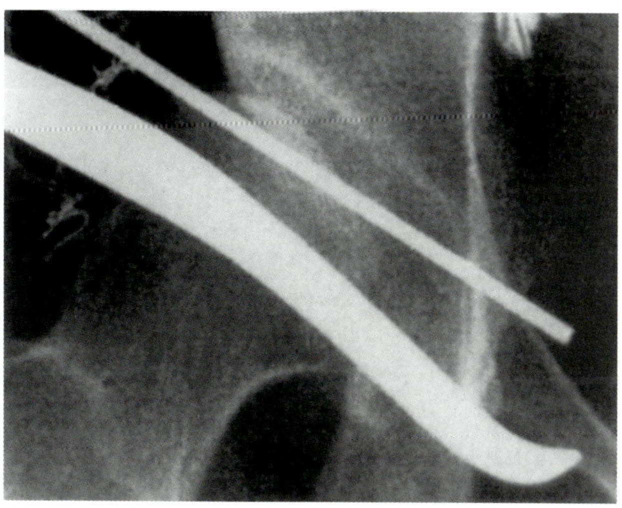

Figura 8. Para confirmar que a dissecção medial está suficientemente extensiva, a extensão da exposição subperiosteal do ramo púbico superior deve ser marcada com um fio de Kirschner e a imagem intensificadora empregada para confirmar que o fio de Kirschner repousa medial à gota de lágrima radiográfica. Um afastador de Hohmann rombo colocado no canto súpero-lateral do forâmen obturado facilita a exposição medial.

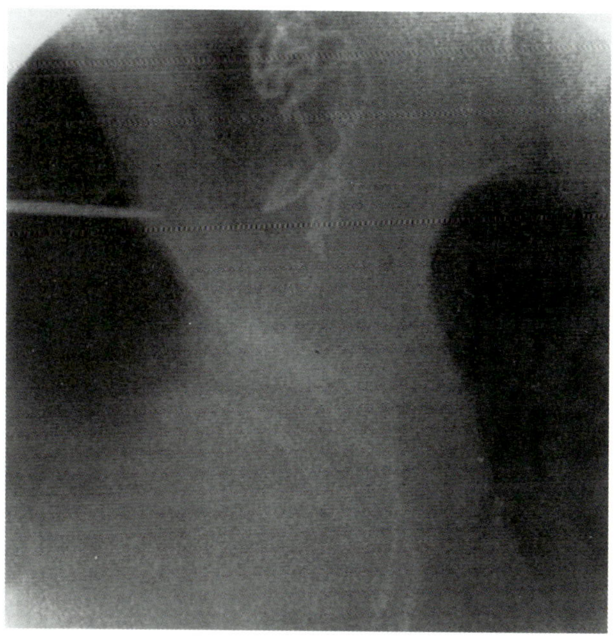

Figura 9. Um fio-guia é colocado na cortical do osso ilíaco lateral cerca de 20 mm diretamente proximal à superfície articular. O nível e a posição deste fio-guia devem permitir uma perfeita colocação do perfil da osteotomia na cortical ilíaca lateral.

Um cinzel esférico acetabular de dimensões apropriadas é a seguir selecionado, e a osteotomia acetabular é iniciada. Um cinzel esférico de um terço é empregado primeiro, com o corte começando de lateral para medial, a seguir de ântero-lateral para póstero-medial e de anterior para posterior. Assim que a osteotomia for começada em cada direção, o intensificador de imagem é posicionado de maneira tal que o feixe tenha uma direção perpendicular à direção do corte, de forma que a posição do corte possa ser precisamente controlada (Fig. 10A, B).

Em toda a pelve, exceto na parte mais espessa, é necessário que o cinzel acetabular saia da parede medial do ílio antes de reentrar na pelve justamente medial à eminência iliopectínea à medida que o cinzel vai da parte lateral para a parte medial. Uma cuidadosa proteção do tendão psoas e das estruturas neurovasculares femorais é obrigatória durante esta etapa. A flexão do quadril e o uso do afastador de Hohmann pontiagudo no ramo púbico superior são importantes (Fig. 11A, B).

A lâmina do cinzel deve ser visualizada à medida que reentra o osso. É prudente marcar com um corte o ponto no qual a goiva irá reentrar a pelve com um osteótomo curvo, de modo que o cirurgião esteja seguro dos pontos nos quais a lâmina irá reentrar a pelve.

Se a posição da osteotomia tiver sido apropriadamente controlada, e pequenas alterações na direção do cinzel tiverem sido feitas como indicado, então a direção que o cinzel acetabular vai tomar depois que reentra a pelve será apropriada. Uma distância de 15 a 20 mm é mantida entre a osteotomia esférica e a superfície da articulação.

É usualmente necessário substituir a goiva esférica de um terço pela goiva hemisférica (180 graus de curvatura) para completar a última porção da osteotomia afastada ínfero-medialmente. Esta porção da osteotomia não é executada sob visualização direta, mas o som do cinzel à medida que esteja impactando com o martelo dá uma boa noção de quando a última cortical está sendo encontrada e cortada.

Colocar afastadores ósseos dentro da fenda da osteotomia facilita a realização da última parte da osteotomia.

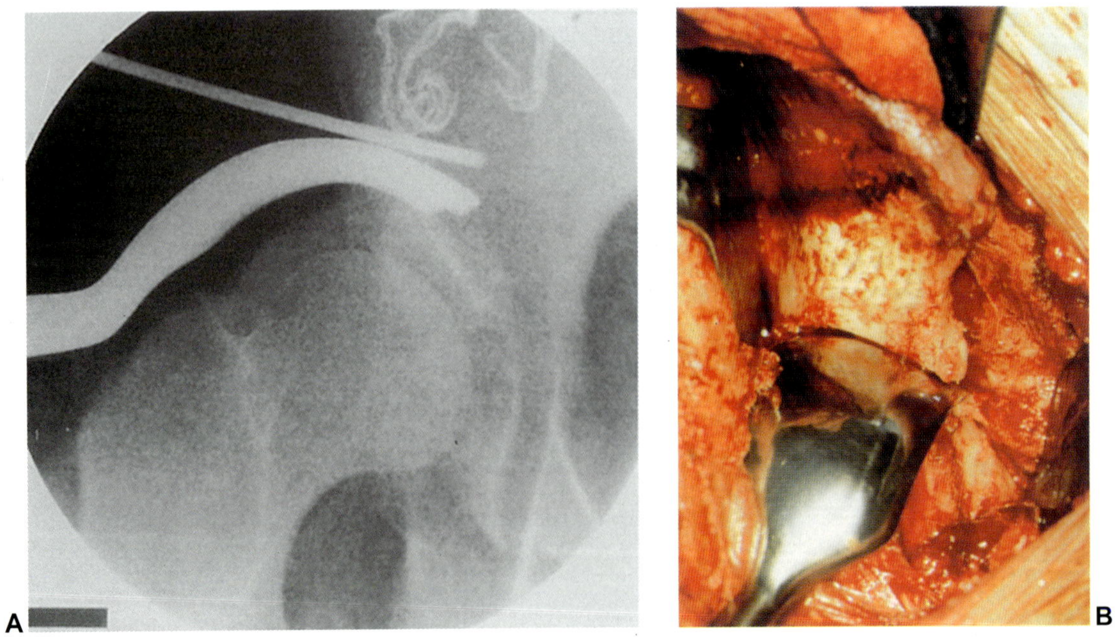

Figura 10. Depois que é realizada a osteotomia cortical com o cinzel inicial, um cinzel esférico apropriado é empregado para aprofundar o corte para 1 a 2 cm. Neste ponto, o intensificador de imagem deve ser empregado para confirmar que a osteotomia repousa no nível apropriado e está na direção apropriada. **(A)** Radiografias mostrando a porção inicial da osteotomia começando logo abaixo do fio-guia. **(B)** Cinzel esférico *in situ* direcionado medialmente e levemente posterior.

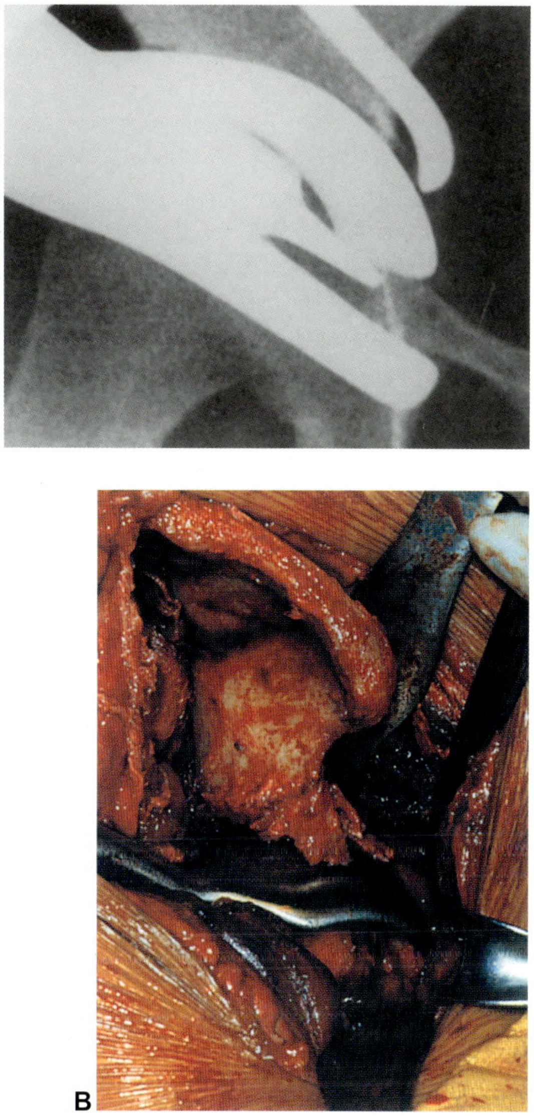

Figura 11. Reentrada do cinzel acetabular no ramo púbico superior e ílio medial. **(A)** Radiografia ilustrando a direção apropriada do cinzel acetabular na direção da gota de lágrima. **(B)** O cinzel acetabular *in situ* reentrando o ramo púbico superior mais do que 1 cm medial à eminência iliopectínea.

Deslocamento da Osteotomia

A osteotomia é deslocada usando afastadores ósseos dentro da cavidade da osteotomia e colocando-se um afastador em garra ou um pequeno afastador de Hibbs de borda ântero-lateral da superfície cruenta do fragmento acetabular. Isto se faz necessário para estirar as fibras capsulares refletidas que de outra forma limitariam a quantidade de deslocamento. Entretanto, neste ponto da cirurgia, o fragmento acetabular deve estar livre para rodar, livre de qualquer tendência para movimento em dobradiça. Qualquer tendência para que o fragmento simplesmente rode em dobradiça ântero-lateralmente, à medida que é tracionado, indica que existe uma pequena ponte de osso que permanece não-cortada. Se este for o caso, a goiva acetabular deve ser reinserida mais uma vez cuidadosamente na fenda da osteotomia e executada uma cuidadosa batida com o martelo até que qualquer ponte óssea remanescente seja cortada.

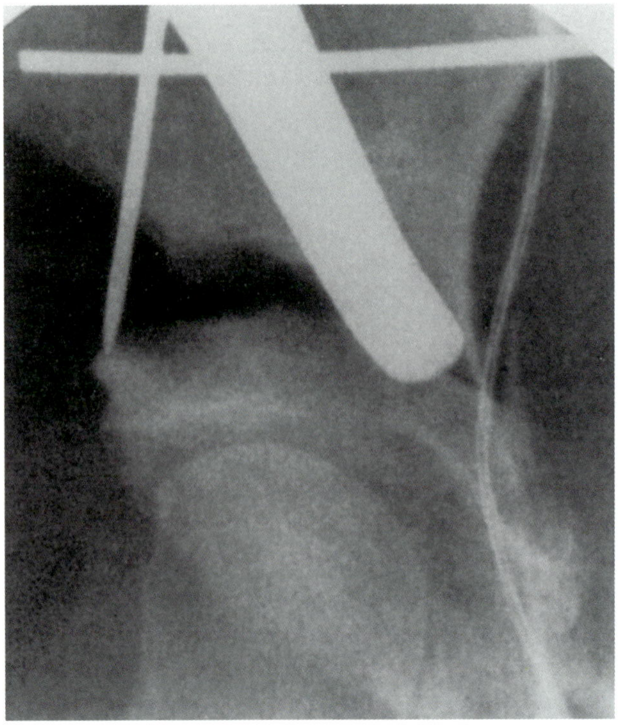

Figura 12. A fixação provisória de fragmento de osteotomia acetabular deslocada, fio de Kirschner transverso acima da articulação, define o plano transverso do corpo.

Um fio de Kirschner liso é a seguir colocado passando da crista ilíaca até o fragmento acetabular para fixação provisória. Um fio de Kirschner reto é então colocado através da frente da pelve, seguro por uma fita estéril a cada espinha ilíaca ântero-superior para dar referência radiográfica para o plano transversal da pelve. Pode ser usado o intensificador de imagem ou uma radiografia AP da pelve, para determinar a cobertura da cabeça femoral obtida (Fig. 12). Uma incidência oblíqua também pode ser tomada com o intensificador de imagem para simular a incidência lateral *faux profile*. A linha acetabular deve estar situada transversalmente. O ângulo centro-borda deve ser normal, ou seja, maior do que 25 graus.

Fixação da Osteotomia

Depois de ser confirmado o realinhamento acetabular apropriado é realizada a fixação definitiva. O dispositivo de fixação-padrão consiste em duas placas semitubulares com portas que são impactadas na superfície livre do fragmento acetabular e dois parafusos bicorticais em cada placa segurando o implante à parede externa do ílio (Fig. 13A, B). Estes implantes fornecerão fixação interna satisfatória, uma vez que os músculos abdutores tenham sido reconstruídos sobre a crista ilíaca e o tônus muscular retorne para o paciente. Um parafuso oblíquo adicional ou pino de Steinmann pode ser empregado se necessário. Quaisquer espaços existentes na fenda da osteotomia são a seguir preenchidos com enxerto ósseo tirado da parede medial do ílio..

Fechamento da Ferida. Depois de copiosa irrigação da ferida, o ilíaco e o periósteo medial são reaproximados sobre a crista ilíaca para a origem do abdutor e periósteo lateral. Perfurações de broca podem ser feitas através da crista ilíaca para suplementar o reparo abdutor como requerido. Drenos para aspiração são colocados, e os tecidos mais superficiais são fechados na forma usual. São aplicados curativos estéreis volumosos presos por uma bandagem. O paciente é transferido para a cama, colocado sobre sobre um pequeno travesseiro para manter uma leve flexão do quadril e joelho, colos laterais são colocados para evitar rotação externa do quadril no período pós-operatório inicial. Não é aplicada tração longitudinal, para minimizar o risco de deslocamento da osteotomia.

A 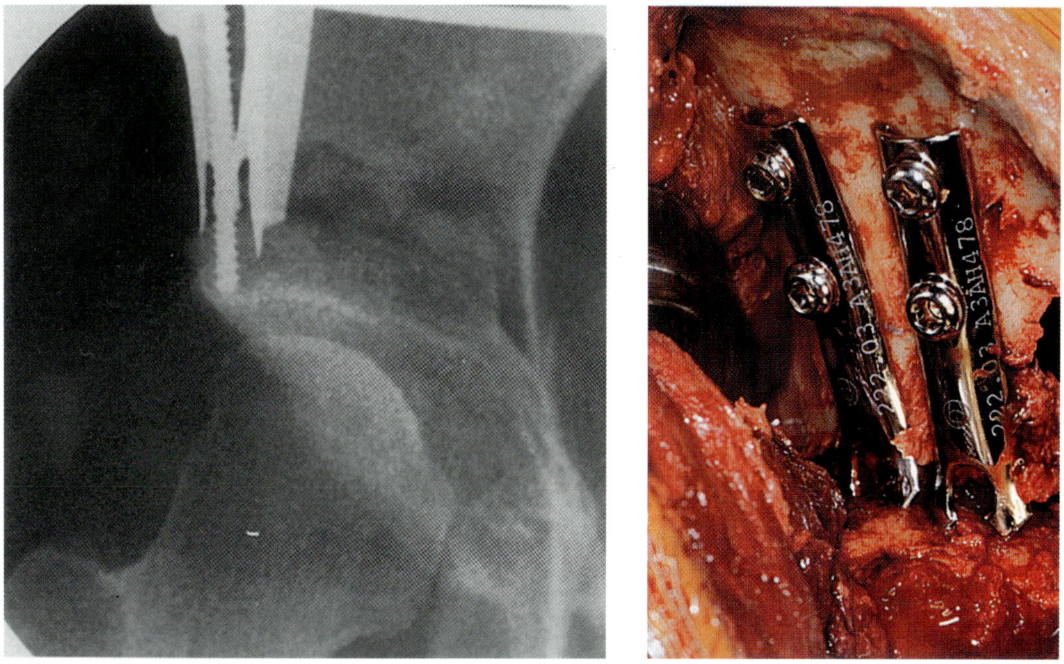 B

Figura 13. Fixação definitiva da osteotomia com placas um terço tubulares AO modificadas com três orifícios e duas pontas. As pontas afiadas são impactadas na superfície de osso esponjoso do fragmento acetabular. **(A)** Radiografia mostrando a fixação definitiva. O fio transverso acima da articulação define o eixo horizontal. **(B)** Fixação definitiva.

TÉCNICA CIRÚRGICA

Osteotomia Periacetabular

O paciente é posicionado em decúbito dorsal sobre uma mesa cirúrgica radiolucente e elevado alguns centímetros da mesa com almofadas. A extremidade e o flanco que serão operados são preparados e colocados campos. Uma lâmina plástica impregnada com Betadine é aplicada. A incisão é idêntica à que é empregada na abordagem anterior básica. Como alternativa, uma abordagem ilioinguinal pode ser empregada (4,6,7).

Certas modificações podem ser feitas na abordagem anterior, especificamente osteotomizando um fragmento de osso da espinha ilíaca ântero-superior para deslocar medialmente o sartório e o ilíaco anterior. Uma pequena lasca de osso pode também ser rebatida da porção lateral da espinha ilíaca ântero-superior, para afastar lateralmente e posteriormente o tensor da fáscia lata e a porção anterior dos abdutores. Estas pequenas osteotomias podem facilitar a consolidação no período pós-operatório e a recuperação da função muscular (veja Adendo no final deste capítulo).

A porção medial da exposição para a osteotomia periacetabular é quase idêntica àquela realizada por Wagner para a osteotomia acetabular esférica, incluindo a exposição do ramo púbico superior para e além da eminência iliopectínea, facilitada pela colocação de um afastador pontiagudo de Hohmann no ramo púbico superior. As paredes medial e lateral do ílio são liberadas subperiostealmente como na abordagem anterior usual.

Anteriormente e distalmente, é necessário dissecar no intervalo entre o tendão de psoas e a cápsula, distal à borda da pelve. Colocando uma tesoura de cabo longo neste intervalo, é possível palpar o ísquio com a ponta da tesoura no nível do chamado sulco infracotilóide. Pode-se usar o

A
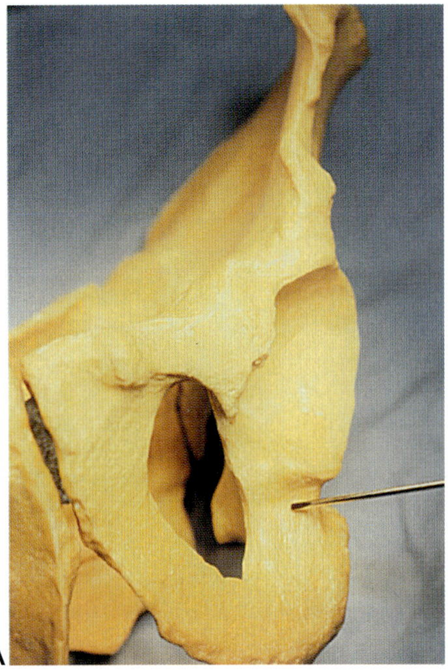

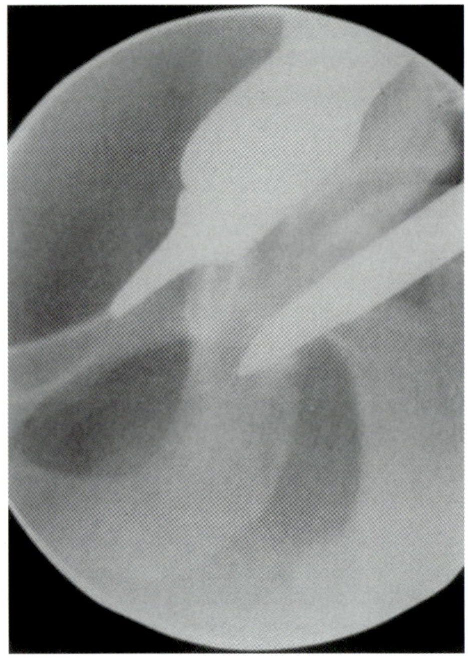
B

C
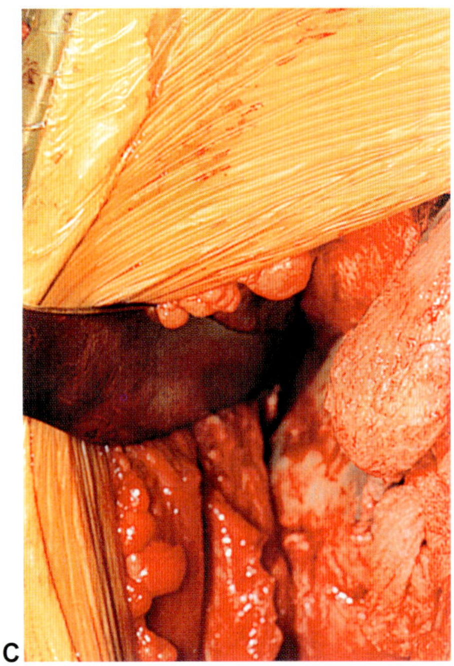

Figura 14. A dissecção medial deve entrar no intervalo entre o tendão do psoas e a cápsula medial, estendendo-se para baixo em direção ao sulco infracotilóide do ísquio diretamente abaixo da cápsula articular do quadril. **(A)** Nível do sulco infracotilóide demonstrado pela ponta do fio de Kirschner no esqueleto. **(B)** A ponta da tesoura comprida repousa no sulco infracotilóide, como confirmado pelo intensificador de imagem. **(C)** Tesoura repousando no intervalo entre a cápsula medial e o tendão do psoas. A espinha ântero-superior é o centro na fotografia mostrando esta vista anterior do quadril esquerdo. A empunhadura da tesoura está fora da foto para a esquerda. O afastador de Richardson está logo distal à tesoura.

lado da tesoura para sentir a margem do forâmen obturador medialmente. O intensificador de imagem pode ser usado para confirmar a localização da ponta da tesoura (Fig. 14A a C). Este ponto é bem distal ao nervo obturador, que fica superiormente no forâmen obturador.

Seqüência das Osteotomias. As osteotomias são facilitadas pelo uso de osteótomos especiais fabricados pela Synthes. Estes osteótomos são angulados de 30 graus em um ponto a 4 cm da ponta do osteótomo. Os osteótomos vêm em duas larguras, 15 e 20 mm (Fig. 15).

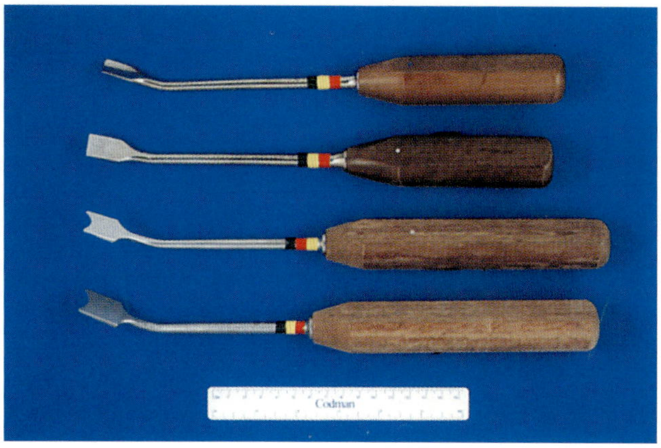

Figura 15. Osteótomos especiais úteis para executar osteotomia periacetabular de Bernese. Os dois osteótomos inferiores são angulados de 30 graus num ponto a 4 cm de suas pontas. As cabeças chanfradas são disponíveis em larguras de 15 a 20 mm (fabricadas pela Synthes). As duas goivas superiores têm cabeças de forma levemente diferente e haste curva (fabricada por Aesculap).

A primeira parte da osteotomia é a marcação do corpo do ísquio numa direção anterior para posterior realizada ao nível do sulco infracotilóide. Para executar esta osteotomia, o osteótomo é cuidadosamente inserido no intervalo entre a cápsula lateralmente e o tendão do psoas medialmente até que a ponta do osteótomo entre em contato com o sulco infracotilóide logo abaixo do acetábulo e imediatamente lateral ao forâmen obturador. A posição da ponta do osteótomo é confirmada usando-se o intensificador de imagem (Fig. 16A, B). A seguir o osteótomo é impactado a uma profundidade de pelo menos 15 a 20 mm numa direção posterior, para cortar através de ambas as paredes do ísquio, medial e lateral.

A 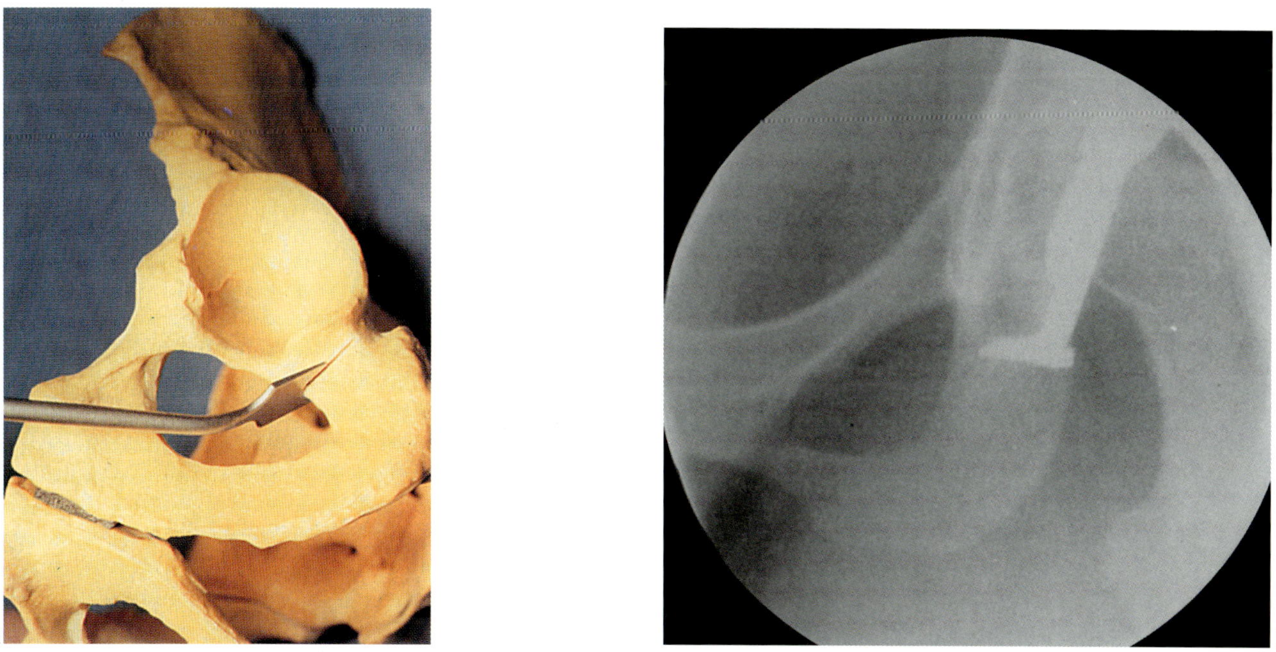 B

Figura 16. Osteotomia do sulco infracotilóide. **(A)** O osteótomo Synthes chanfrado está colocado no sulco infracotilóide no ponto previamente identificado pela ponta da tesoura. **(B)** A localização e a posição da ponta do osteótomo confirmadas pelo intensificador de imagem.

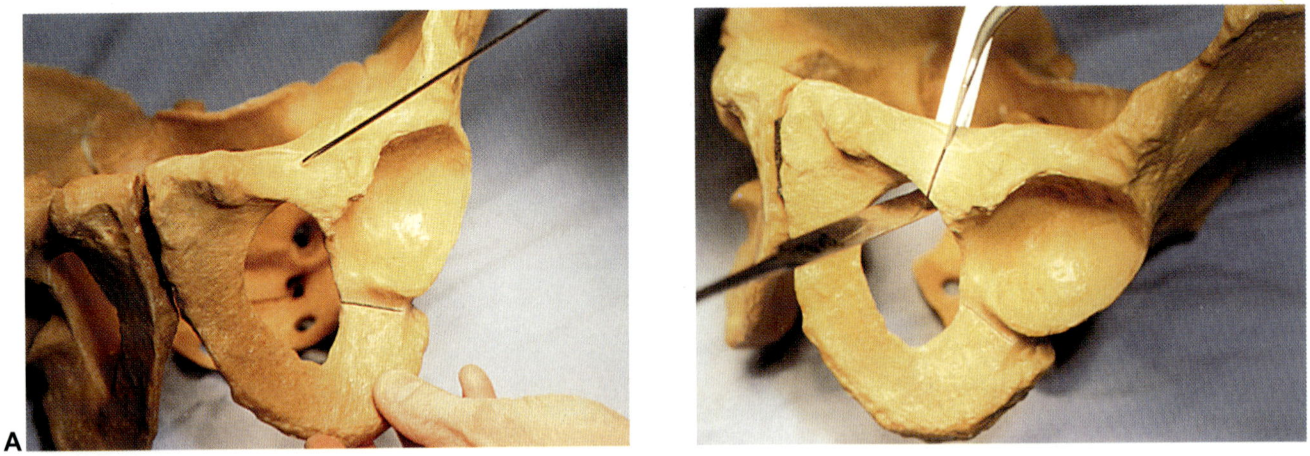

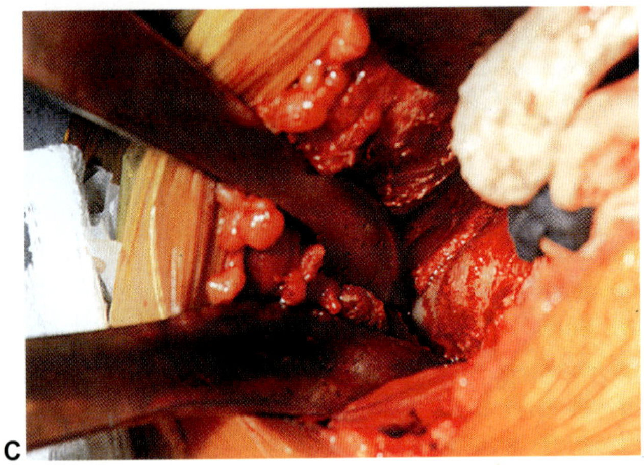

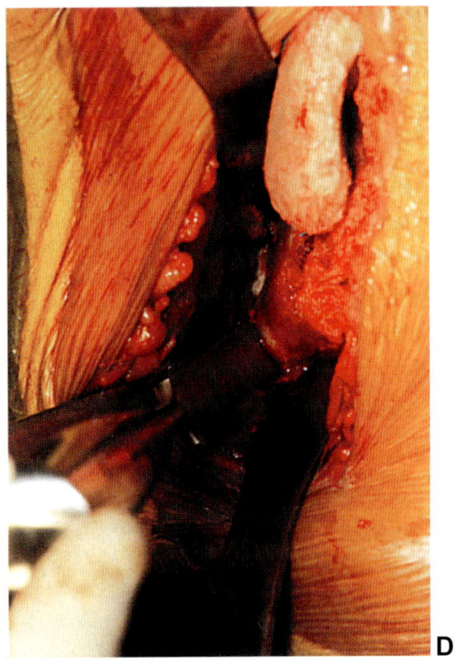

Figura 17. Osteotomia do ramo púbico superior. **(A)** A localização desejada da osteotomia do ramo púbico superior é mostrada pela ponta do fio de Kirschner, que fica pelo menos 1 cm medial à eminência iliopectínea. Este ponto fica medial à gota de lágrima radiográfica e pode ser confirmado com o intensificador de imagem. **(B)** Dois afastadores de Hohmann são colocados profundos ao ramo púbico superior para proteger o nervo obturatório durante o corte da osteotomia do ramo púbico superior. **(C)** Fotografia intra-operatória mostrando o afastador de Hohmann impactado no ramo púbico superior esquerdo medial à osteotomia púbica superior com afastadores de Hohmann suplementares logo abaixo do ramo púbico superior. **(D)** Osteotomia do ramo púbico superior com osteótomo.

A segunda osteotomia é um corte completo através do ramo púbico superior (Fig. 17A a D). Este corte é feito flexionando e aduzindo o quadril e substituindo o afastador de Hohmann pontiagudo no ramo púbico superior pelo menos 1 cm medial à extensão mais medial da eminência iliopectínea. Dois afastadores de Hohmann de ponta romba são colocados anteriormente e posteriormente logo abaixo do ramo púbico superior no topo do forâmen obturador para proteger o nervo obturador. Um osteótomo reto e largo é posicionado no ramo púbico superior imediatamente lateral ao Hohmann pontiagudo. O intensificador de imagem confirma a localização do osteótomo antes de ser feita uma osteotomia completa através do ramo púbico superior. Esta osteotomia deve ser feita num ponto que está localizado imediatamente à gota de lágrima como é vista na projeção AP no intensificador de imagem. A grande tendência aqui é fazer este corte muito afastado em direção lateral e entrar na articulação medialmente. O corte *deve* ser feito bem medial à eminência iliopectínea.

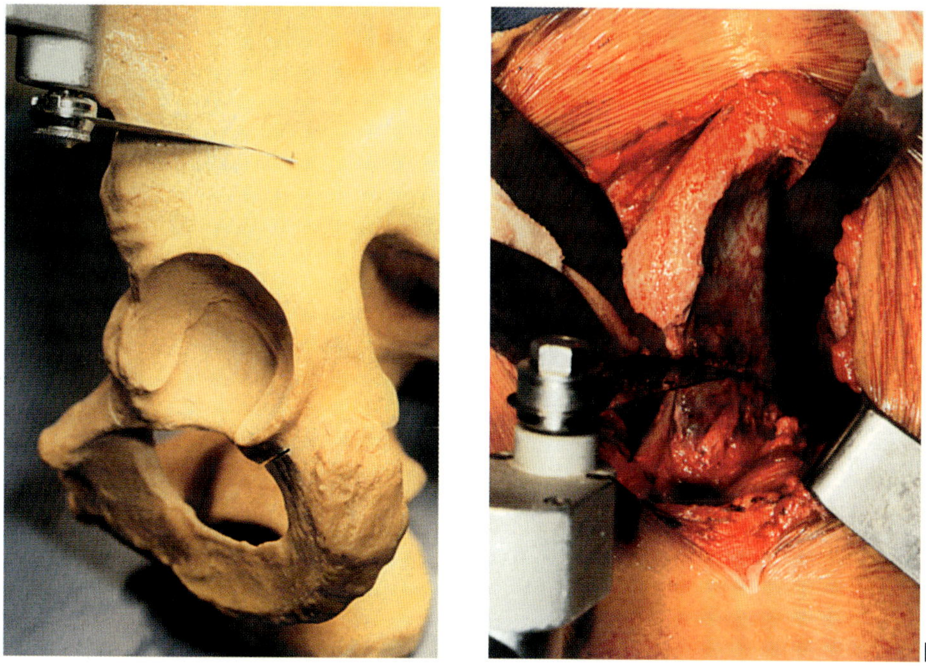

A B

Figura 18. Osteotomia do ílio. **(A)** O corte com serra oscilante começa a meio caminho entre a espinha ântero-superior e ântero-inferior direcionado posteriormente em linha reta, estendendo a um ponto imediatamente posterior à cápsula. **(B)** Vista anterior do quadril esquerdo, mostrando a serra oscilante fazendo a osteotomia do ilíaco de anterior para posterior.

A terceira parte da osteotomia é a porção supra-acetabular, que é similar em sua orientação à direção da porção anterior da osteotomia inominada de Salter, embora mais proximal (Fig. 18A, B). O traçado para este corte é feito ao longo da cortical lateral do ílio, aproximadamente na metade da distância entre as espinhas ilíacas ântero-superior e anterior inferior, direcionado posteriormente para um ponto imediatamente proximal à extensão mais proximal da incisura isquiática. Este corte é feito para uma profundidade aproximadamente igual àquela da lâmina da serra oscilante AO. Os tecidos moles são cuidadosamente protegidos medial e lateralmente enquanto este corte é executado.

A seguir um único parafuso de Schanz é inserido de anterior para posterior, começando anteriormente num ponto imediatamente proximal à espinha ilíaca ântero-inferior, porém distal à osteotomia anterior (Fig. 19).

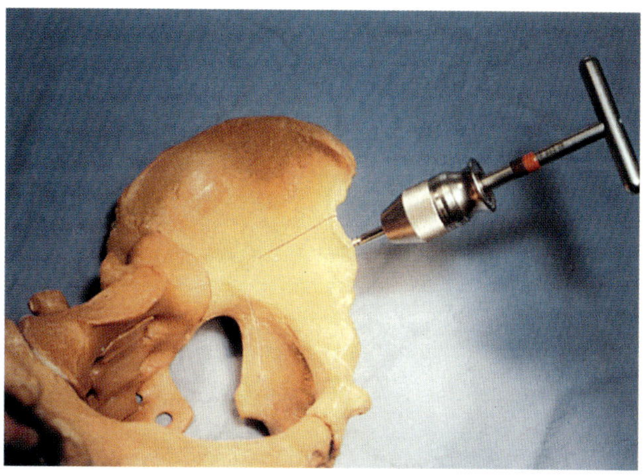

Figura 19. Colocação do parafuso de Schanz paralelo à osteotomia do ilíaco e imediatamente inferior a ela.

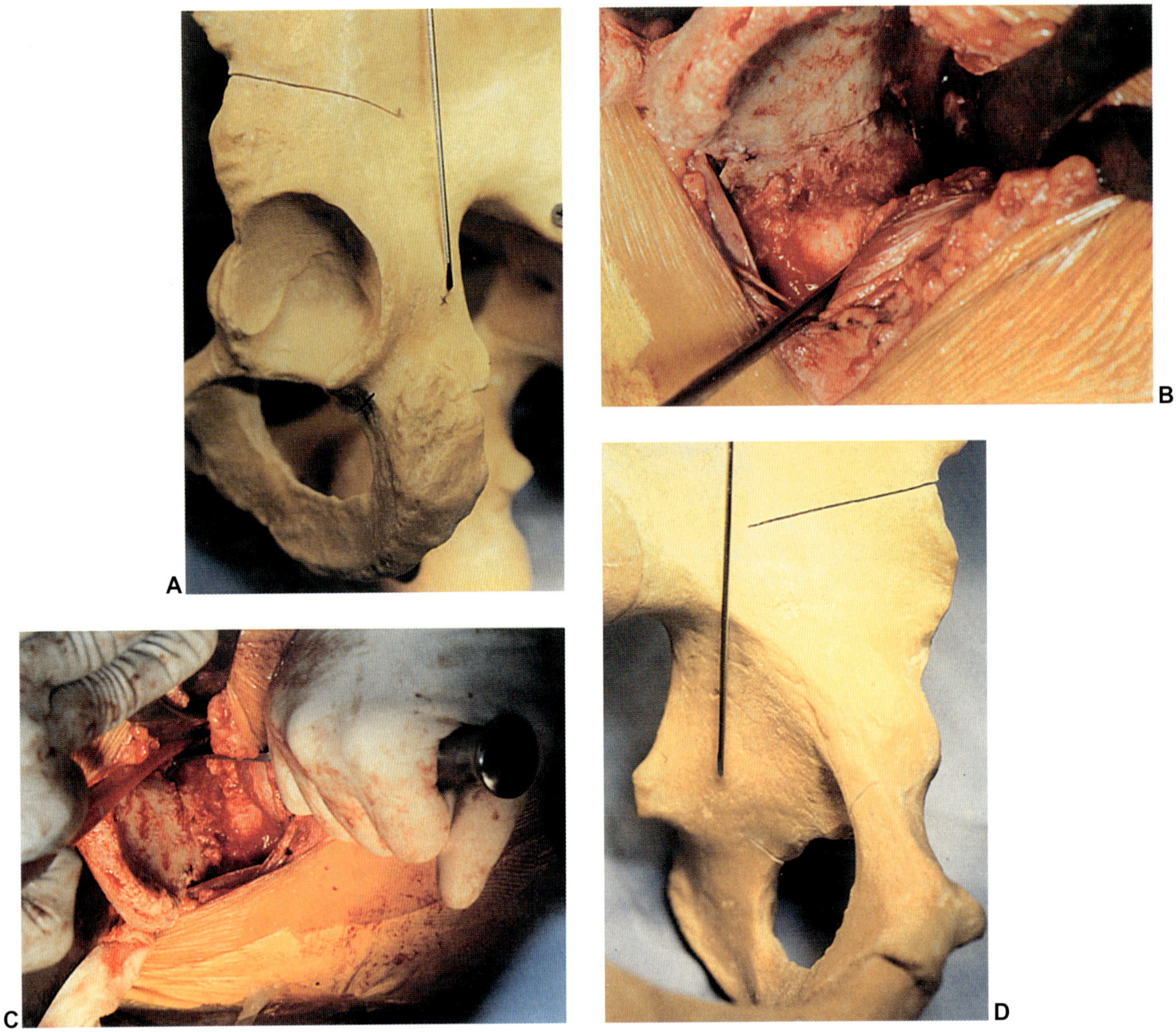

Figura 20. Perna posterior da osteotomia. **(A)** O fio de Kirschner liso mostra a direção da perna posterior da osteotomia a um ângulo de aproximadamente 110 graus em relação à primeira perna e paralela à borda anterior à incisura isquiática. A osteotomia fica ao longo de uma linha aproximadamente na metade da distância entre a cápsula posterior e a incisura isquiática. **(B)** Osteótomo curvo começando a perna posterior da osteotomia ao longo da cortical ilíaca lateral. A espinha ântero-superior fica no centro do topo da fotografia. A cabeça do paciente está à direita da fotografia. **(C)** A extensão da perna posterior da osteotomia pode ser vista na cortical lateral direcionada paralelo ao aspecto anterior à incisura isquiática. **(D)** O fio de Kirschner liso ilustra a direção e a colocação do aspecto medial do membro posterior da osteotomia, estendendo sobre a borda pélvica até um ponto 4 cm abaixo dele.

O segmento posterior da osteotomia (Fig. 20) é feito a um ângulo de 110 a 120 graus com o segmento anterior e é marcado ao longo das paredes medial e lateral do ílio com um osteótomo. Esta porção da osteotomia fica paralela à borda anterior da incisura isquiática e fica a meio caminho entre a incisura isquiática e a cápsula posterior. Os 15 a 20 mm iniciais deste segmento posterior são completados aprofundando o corte do osteótomo da lateral para medial e da medial para a lateral até que se juntem.

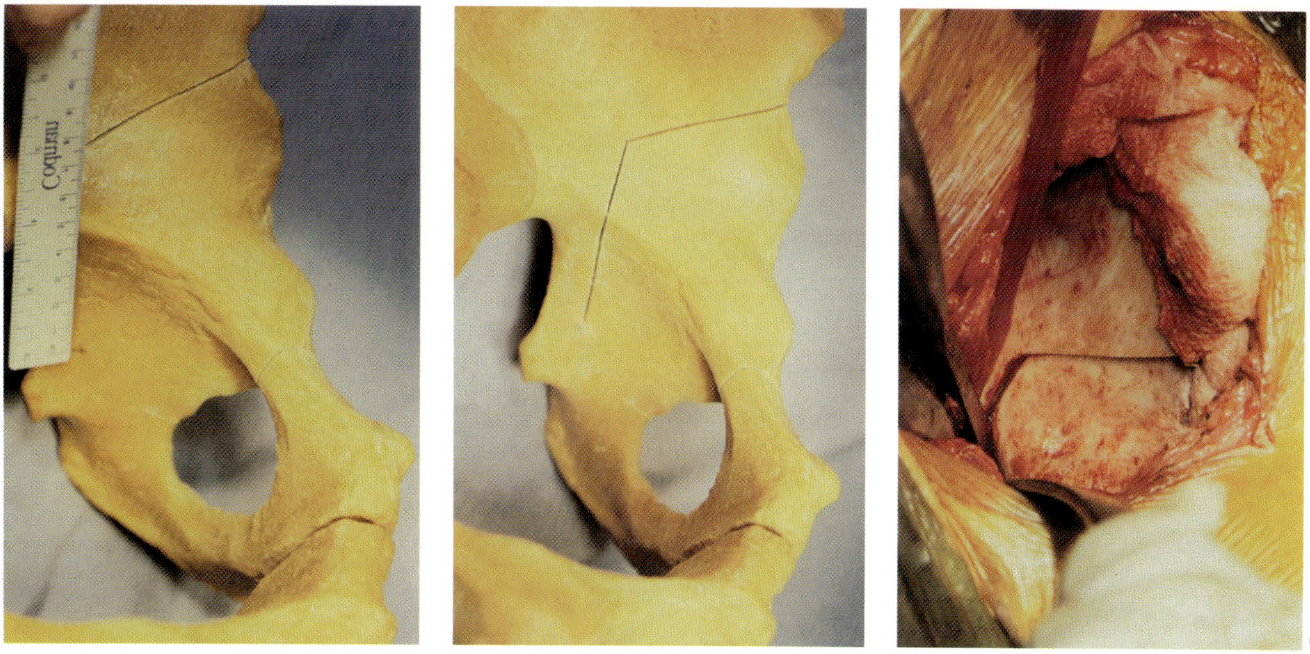

E, F G

Figura 20. *Continuação* **(E)** A extensão distal do aspecto medial da perna posterior da osteotomia deve ficar pelo menos 4 cm abaixo da borda da pelve. **(F)** Membro posterior da osteotomia completado a partir do aspecto medial. **(G)** Foto intra-operatória do membro posterior e do canto posterior da osteotomia a partir do aspecto medial.

A seguir, os afastadores de osso são colocados na porção posterior da osteotomia anterior a partir dos lados medial e lateral (Fig. 21). Neste ponto, pode ser demonstrado que o fragmento periacetabular está quase livre. Uma liberação adicional ocorre à medida que o segmento posterior da osteotomia se propaga em direção à espinha isquiática. (Isto é representado pela linha pontilhada na Fig. 1C.)

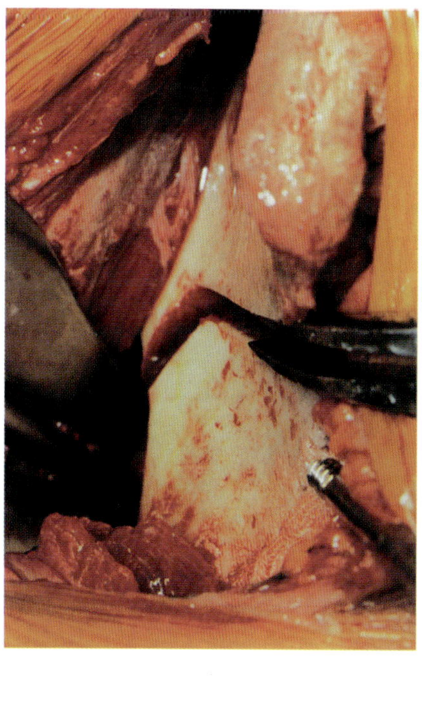

Figura 21. Distração inicial da porção posterior da osteotomia com um separador ósseo. A espinha ilíaca ântero-superior está no topo à direita. O parafuso de Schanz entrando na espinha ilíaca ântero-inferior está à direita embaixo.

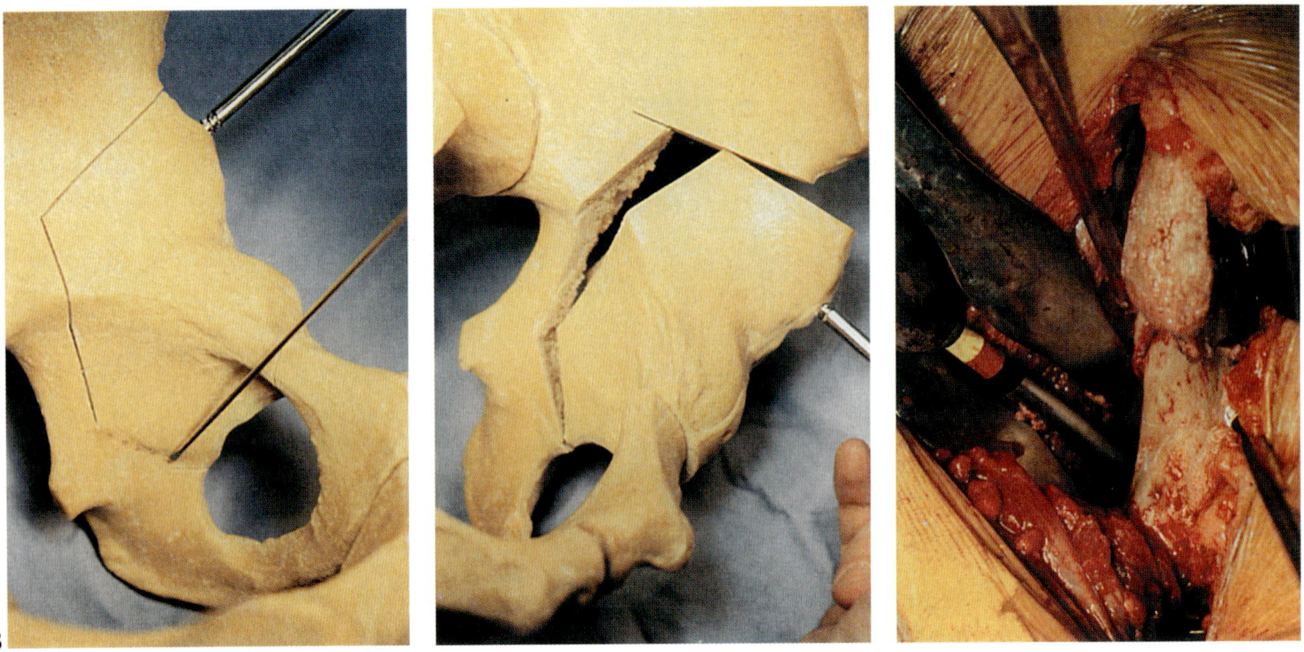

A, B C

Figura 22. Delineamento da osteotomia medial. **(A)** ponta do fio de Kirschner marca o nível da osteotomia medial, 4 cm abaixo da borda da pelve e paralela a ela. **(B)** Osteotomia medial executada com osteótomo com a ponta em ângulo de cerca de 50 graus para a cortical medial. O corte começa posteriormente no final da perna posterior da osteotomia e avança anteriormente em direção do forâmen obturador. **(C)** Foto intra-operatória da osteotomia medial em progressão.

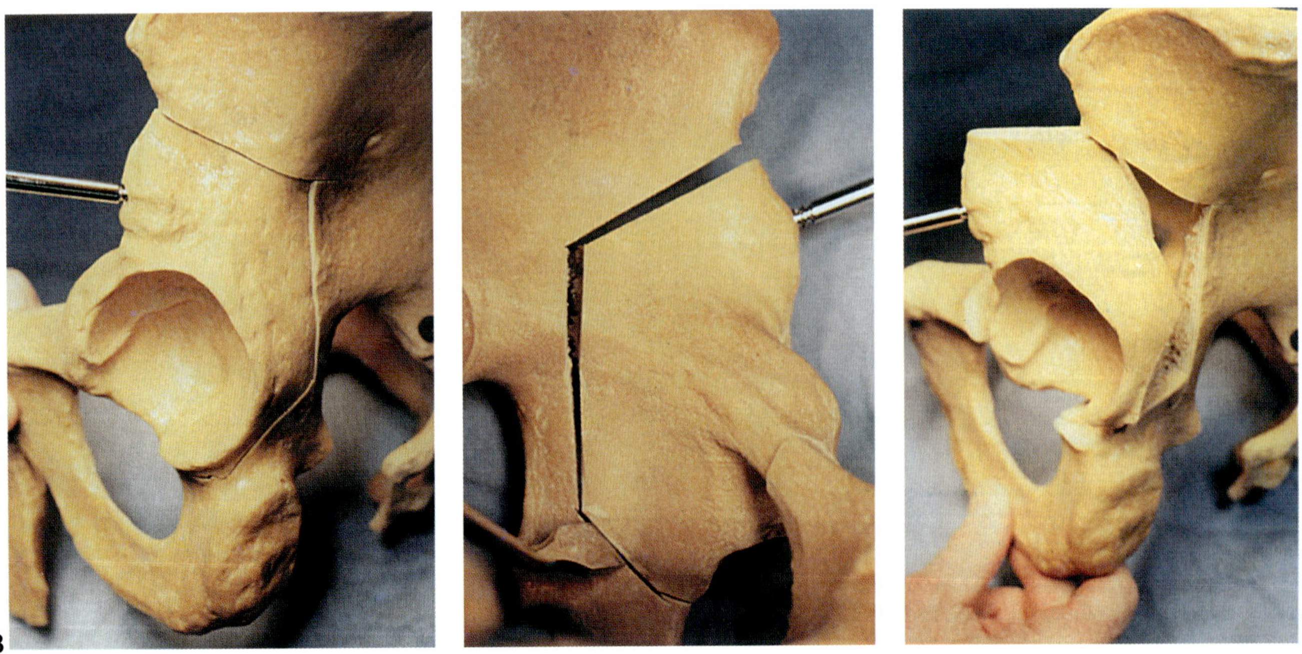

A, B C

Figura 23. Fase final da osteotomia. **(A)** A colocação de parafuso de Schanz anterior ajuda a completar a osteotomia (vista lateral). **(B)** Depressão do parafuso de Schanz na liberação do fragmento (vista medial). **(C)** Finalização da osteotomia com rotação anterior (vista lateral).

A última parte da osteotomia é feita com o cinzel angulado ao longo da parede medial da pelve (Fig. 22A, B, C). O quadril é flexionado e aduzido e os afastadores de Hohmann de ponta romba são colocados fundo medialmente, sendo um colocado anteriormente no canto medial lateral do forâmen obturador e o mais posterior colocado medialmente na incisura isquiática. O osteótomo é aplicado 4 cm abaixo da borda da pelve e orientado a 50 graus em relação à placa quadrilátera da pelve. Esta última osteotomia é realizada começando posteriormente na extensão mais profunda do segmento posterior da osteotomia previamente executada e continuando anteriormente até que a margem do forâmen obturador seja alcançado. Esta osteotomia deve ser feita *pelo menos* 4 cm abaixo da borda da pelve, e o ângulo da lâmina do cinzel com o espaço quadrilátero não deve ser mais do que 50 graus, sob pena de a articulação do quadril ser penetrada.

À medida que este último corte é completado, e os afastadores ósseos posteriores são um pouco abertos, e o parafuso de Schanz é alavancado em uma direção distal e a osteotomia é previamente incompleta, embora certas fixações de tecido mole permaneçam (Fig. 23A, B, C).

Deslocamento da Osteotomia

O parafuso de Schanz anterior é usado para reorientar o fragmento acetabular em qualquer posição desejada. Para ajudar no deslocamento, um segundo parafuso de Schanz, menor, pode ser inserido da direção lateral para a medial na porção posterior do fragmento acetabular atrás da articulação. A utilização de uma pinça de redução pélvica (Synthes) é também útil na rotação do acetábulo. Neste ponto pode ser decidido se é desejado simplesmente rodar o acetábulo no lugar sobre a cabeça femoral, variando a quantidade de rotação lateral *versus* a rotação anterior como desejado, ou se pode medializar como desejado, caso em que, o eixo de rotação da osteotomia é no ponto proximal à osteotomia. Como Ganz apontou (Fig. 24), deve-se evitar ter a rotação da osteotomia distal ao centro da articulação do quadril, caso em que se estaria lateralizando a articulação, o que é biomecanicamente indesejável.

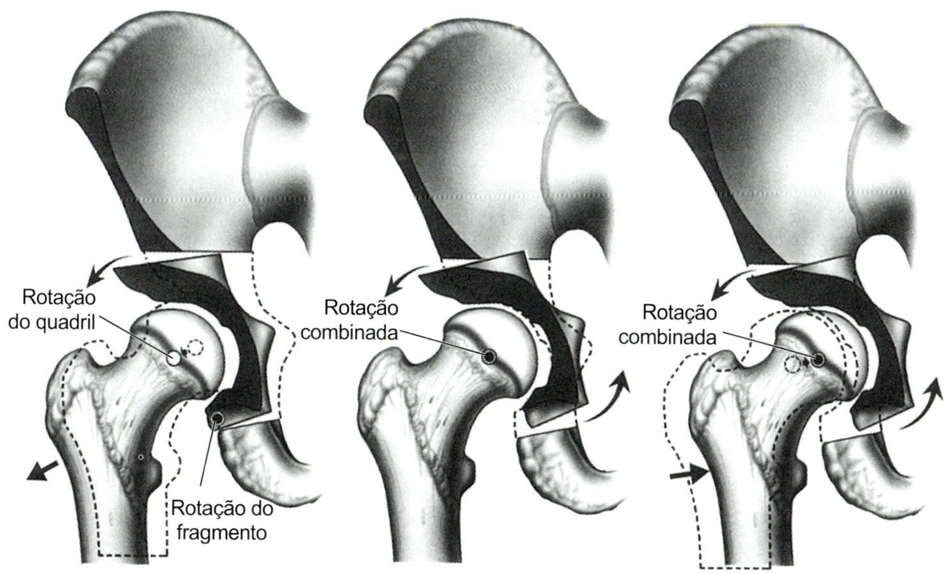

Figura 24. Diagrama do redirecionamento acetabular direito. Efeito da localização do centro de abdução-rotação no deslocamento medial-lateral do fragmento acetabular. (Redesenhado de A new periacetabular osteotomy for the treatment of hip dysplasia: Technique and preliminary results. *Clin.Orthop.* 232:26-36, 1988.) Um centro distal de rotação com uma correção proximalmente e facilmente visível resulta em deslocamento lateral biomecanicamente indesejável. Se o fragmento for rotacionado em volta do centro da cabeça, não haverá deslocamento nem medial nem lateral. A localização proximal do centro de rotação resulta num deslocamento medial da cabeça femoral num deslocamento pouco visível das linhas da osteotomia supra-acetabular. O deslocamento medial pode ser benéfico e intencionalmente desejável intra-operatoriamente.

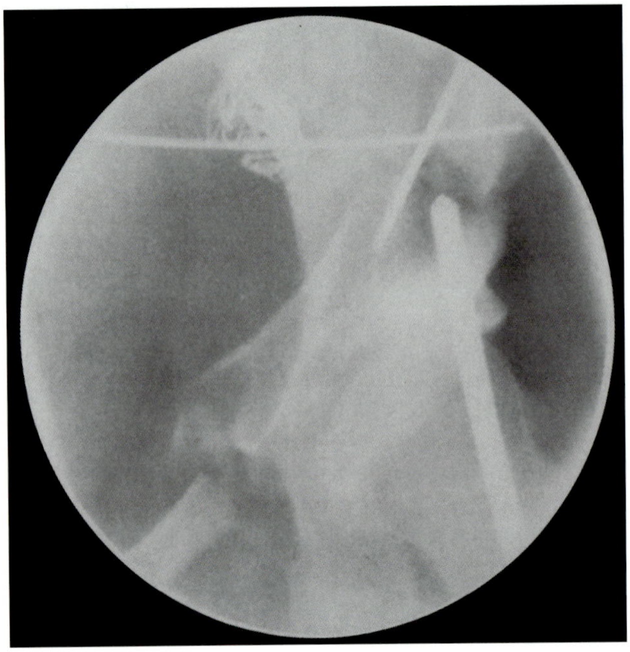

Figura 25. Vista do intensificador de imagem de uma osteotomia fixada temporariamente. O fio de Kirschner transversal define o eixo horizontal. Uma radiografia AP da pelve oferece ainda mais segurança.

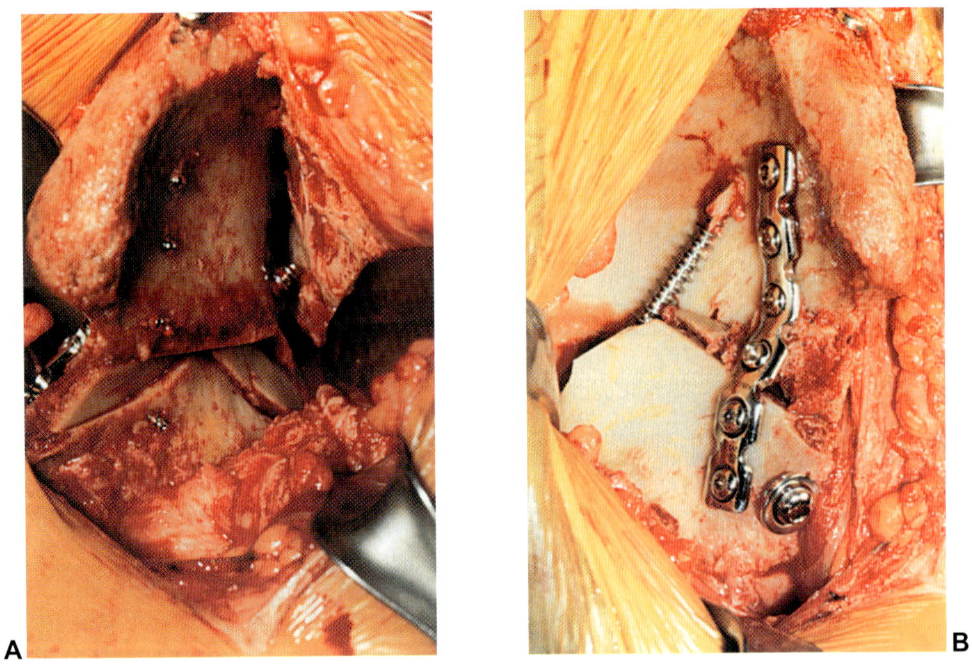

Figura 26. Fixação definitiva. **(A)** Vista lateral do quadril esquerdo depois da fixação final. Enxerto de interposição no intervalo anterior. Múltiplos parafusos corticais e placa de reconstrução visível do aspecto ântero-lateral. **(B)** Aspecto medial da osteotomia com fixação definitiva. Está bem visível, no sentido anterior para posterior, o parafuso esponjoso completamente rosqueado que penetra o fragmento acetabular logo acima da articulação e abaixo da linha da osteotomia passando na coluna posterior. A placa de reconstrução moldada de pequeno fragmento e parafuso mostrado na parede medial do ílio e fragmento acetabular. Parafuso ilíaco longo passando do aspecto posterior da crista ilíaca para a coluna posterior do fragmento distal. Note-se a medialização do fragmento acetabular.

Fixação da Osteotomia

A seguir, fixe provisoriamente o fragmento acetabular com um ou dois pinos de Steinmann e tire uma radiografia AP da pelve ou use uma incidência do intensificador de imagem do braço C cuidadosamente controlada para confirmar que a desejada reorientação foi alcançada (Fig. 25). Uma incidência oblíqua adicional pode ser tomada com o intensificador de imagem para confirmar que a cobertura anterior está como desejado. A posição do fragmento é ajustada como indicado. A seguir, a fixação provisória é substituída pela fixação definitiva. Isto usualmente consiste em três parafusos corticais ou esponjosos. É freqüentemente desejável colocar um parafuso cortical longo ou um parafuso esponjoso totalmente rosqueado em uma posição de anterior para o posterior, passando da região da espinha ilíaca inferior numa direção posterior penetrando na coluna posterior. Um ou dois parafusos adicionais são colocados da crista ilíaca para dentro do fragmento acetabular, usualmente passando posterior à articulação. Uma placa de reconstrução pode ser colocada na parede medial do ílio e na parede medial do fragmento acetabular se for necessário (Fig. 26).

A posição anterior do fragmento acetabular é aparada se estiver proeminente. Enxerto ósseo é tirado da parede medial do ílio para preencher quaisquer fendas na osteotomia, particularmente na área do ramo púbico superior, para reduzir as chances de ocorrer um retardo de consolidação ou uma pseudo-artrose.

Fechamento da Ferida

A ferida é irrigada copiosamente e fechada por planos sobre drenos de aspiração (Fig. 27). Uma cuidadosa reconstrução dos abdutores sobre a crista ilíaca é realizada. Parafusos de pequenos fragmentos podem ser empregados para refixar os fragmentos de osso destacados com a inserção dos músculos sartório e tensor da fáscia lata.

A

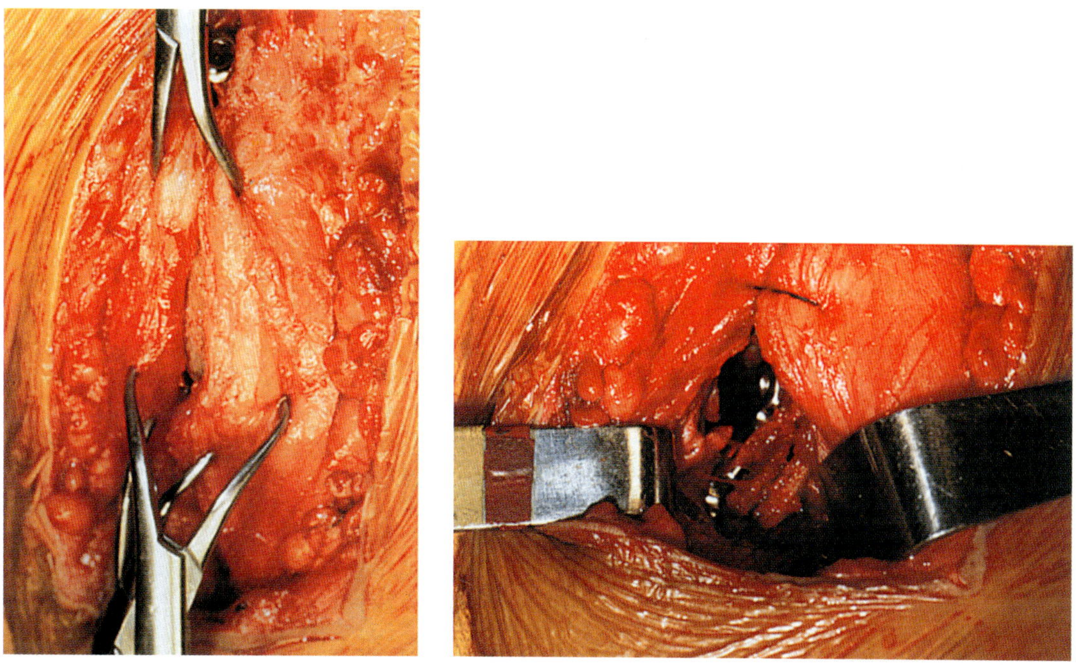

B

Figura 27. Cuidadoso fechamento da ferida é realizado por planos. **(A)** Cuidadosa reaproximação dos abdutores sobre a crista ilíaca é executada com múltiplas suturas; se necessário são usados orifícios na crista ilíaca. **(B)** É visto o intervalo sartório-tensor. Este intervalo é usualmente drenado.

TRATAMENTO PÓS-OPERATÓRIO

O paciente tem permissão para sentar no segundo dia de pós-operatório. Uma marcha com descarga parcial de peso que foi ensinada ao paciente já no período pré-operatório é iniciada a partir de então. Sete a 10 kg de peso são descarregados sobre duas muletas durante os primeiros três meses. Uma marcha com toque no chão ou sem suporte de peso é absolutamente proibida. Depois de três meses, de acordo com a recuperação observada nas radiografias e o retorno da força dos abdutores, é permitido descarga de peso em uma muleta, depois com bengala, e a seguir descarga completa de peso.

Para os pacientes que se submeteram a osteotomia periacetabular, a descarga do peso pode progredir um pouco mais rapidamente devido à maior estabilidade obtida pela fixação interna mais extensa. Uma vigorosa amplitude de movimentação e exercícios de resistência são evitados pelo menos por 6 a 8 semanas, depois das quais o suporte de peso pode ser aumentado se uma consolidação óssea for notada nas radiografias.

A fisioterapia pós-operatória é simples, enfatizando muito mais a função do que a força ou a amplitude de movimento. Quase sem exceção, esses pacientes pré-operatoriamente têm boa força e uma excelente amplitude de movimento. Exercícios de resistência são evitados pelo menos por 3 meses.

Osteotomia Acetabular Esférica

A obtenção da redireção acetabular desejada tem sido quase universal em nossa experiência (5). Tanto, a subcorreção quanto a sobrecorreção ocorreram principalmente muito cedo em nosso aprendizado, ambas antes que a necessidade de uma adequada liberação das fibras capsulares refletidas fosse apreciada e antes que uma precisão no controle intra-operatório do fragmento acetabular fosse obtida rotineiramente. Discretas limitações de flexão e abdução são usualmente notadas durante os primeiros 6 a 12 meses pós-operatórios. Como estes pacientes tendem a ser constitucionalmente ligamentosamente frouxos, eles rotineiramente recuperaram o senso de flexão total e abdução, exceto dois pacientes de nossos quatro primeiros, que foram sobrecorrigidos em extensão.

Pré-operatoriamente, 83% de nossos pacientes tiveram alguma dor. No último acompanhamento, em média cinco anos após a cirurgia, somente 15% tiveram alguma dor, e houve somente um paciente cuja dor não melhorou com a cirurgia. O ângulo centro-borda lateral pré-operatório médio era de 9 graus; este mesmo ângulo após a cirurgia foi em média de 30 graus.

Osteotomia Periacetabular

A osteotomia periacetabular é uma técnica desenvolvida muito mais recentemente, e, portanto, nossa experiência é mais limitada, embora os redirecionamentos obtidos com essa técnica tenham sido satisfatórios. A quantidade de redirecionamento acetabular possível com esse procedimento é aproximadamente equivalente àquela que temos alcançado com a osteotomia acetabular esférica. Praticamente todos os pacientes tiveram restauração do acetábulo para um alinhamento horizontal. A medialização do centro da articulação de até 2 cm também foi possível.

Uma redução da dor e da claudicação encontrada no período pré-operatório tem sido universal. A eliminação total da dor e da claudicação tem sido usual, porém isto tem sido dependente da quantidade de artrose pré-operatória (16). Em pacientes que têm cabeça esférica e acetábulo esférico porém displásico, pode-se esperar alívio dos sintomas de longa duração e provavelmente permanente, além da prevenção da artrose, desde que tenham sido evitadas complicações perioperatórias e que seja obtida uma restauração do alinhamento acetabular para o normal.

COMPLICAÇÕES

As complicações potenciais, que devem ser ativamente evitadas, são as mesmas tanto para a osteotomia acetabular esférica como para a periacetabular.

1. A osteotomia intra-articular pode resultar tanto do mau direcionamento do corte da osteotomia no quadril ou de uma fratura inadvertida ocorrendo no acetábulo durante a osteotomia. Este tipo de complicação pode ser evitado por uma meticulosa atenção na manutenção de uma distância mínima entre a linha de osteotomia e a superfície articular acetabular de pelo menos 10 mm. Em articulações com artrose prematura, a técnica de osteotomia periacetabular pode ser preferível à osteotomia esférica, porque é menos provável que a serra oscilante cause uma fratura não-controlável através de um acetábulo esclerótico do que quando é realizado um corte utilizando cinzéis esféricos.
2. A ocorrência de lesão vascular constitui a segunda maior complicação potencial. Vasos em risco incluem os vasos femorais, os vasos do obturador e vasos do glúteo superior. Ainda que não tenham ocorrido lesões vasculares importantes em nossas séries, o dano a vasos femorais tem sido relatado informalmente em outras séries em associação com a abordagem ilioinguinal. Para minimizar o risco de maiores complicações vasculares, se faz necessária uma cuidadosa atenção em manter o quadril flexionado e aduzido durante a parte da exposição medial, bem como prestar atenção a um cuidadoso manuseio dos tecidos moles mediais.
3. As lesões neurológicas representam a terceira maior categoria de complicações. O nervo femoral está sob algum risco durante a osteotomia periacetabular quando se aproxima tanto do ramo púbico superior como do sulco infracorticóide. É de boa praxe manter o quadril flexionado e aduzido e o joelho estendido, reduzindo assim a tensão no nervo femoral. Além disso, liberando completamente as origens do músculo reto femoral da espinha ilíaca ântero-superior permitirá que tanto o reto femoral quanto o nervo femoral se retraiam distalmente e medialmente, reduzindo o risco de neurapraxia.

   O nervo obturador está muito perto do lado de baixo do ramo púbico superior e deve ser cuidadosamente protegido por afastadores durante as duas osteotomias acetabulares que envolvem o ramo púbico superior.

   O nervo ciático poderia teoricamente ser danificado durante cada uma das osteotomias se o calibrador ou cinzel ficarem mal posicionados. É importante um cuidadoso posicionamento dos afastadores para proteger o nervo ciático na incisura, bem como manter o quadril estendido durante essas porções de cada osteotomia que são executadas próximo à incisura.

   O nervo isquiático cutâneo femoral lateral está em risco de dano durante toda a abordagem anterior para o quadril. A incidência de disestesia pós-operatória causada por dano a este nervo pode ser reduzida realizando-se a dissecção no intervalo sartório-tensor a partir do envelope fascial do tensor.
4. A ossificação heterotópica tem sido historicamente e freqüentemente associada à abordagem anterior para o quadril. Em nossas séries de casos, a ossificação heterotópica nos músculos abdutores tem sido muito rara, e quando ocorre não é grande. Uma cuidadosa manipulação dos músculos abdutores é importante para minimizar a instalação de ossificação heterotópica. Certamente, nossas abordagens mais recentes, que têm enfatizado deixar os abdutores fixados à crista ilíaca, irão provavelmente reduzir nossa já baixa incidência de ossificação heterotópica.
5. O mau alinhamento, ou correção imprecisa do acetábulo osteotomizado, representa a última grande complicação. Com estas técnicas poderosas de realinhamento acetabular, o cirurgião corre o risco de corrigir em excesso o acetábulo displástico, bem como de subcorrigi-lo. Um cuidadoso controle por meio do intensificador de imagem da posição final do acetábulo tanto na projeção ântero-posterior como lateral *faux profile* é importante antes de realizar a fixação final. Ganz enfatizou a importância de ser obtida uma radiografia intra-operatória ântero-posterior de toda a pelve antes que a osteossíntese final seja completada.

■ CASO ILUSTRATIVO DA TÉCNICA

Osteotomia Acetabular Esférica

Uma adolescente sem histórico de doença do quadril na infância apresentou dor na virilha bilateral aos 14 anos de idade (Fig. 28A). Ela foi submetida a uma osteotomia acetabular esférica com 15 anos e a uma osteotomia acetabular esférica esquerda aos 16 anos (Fig. 28B). No acom-

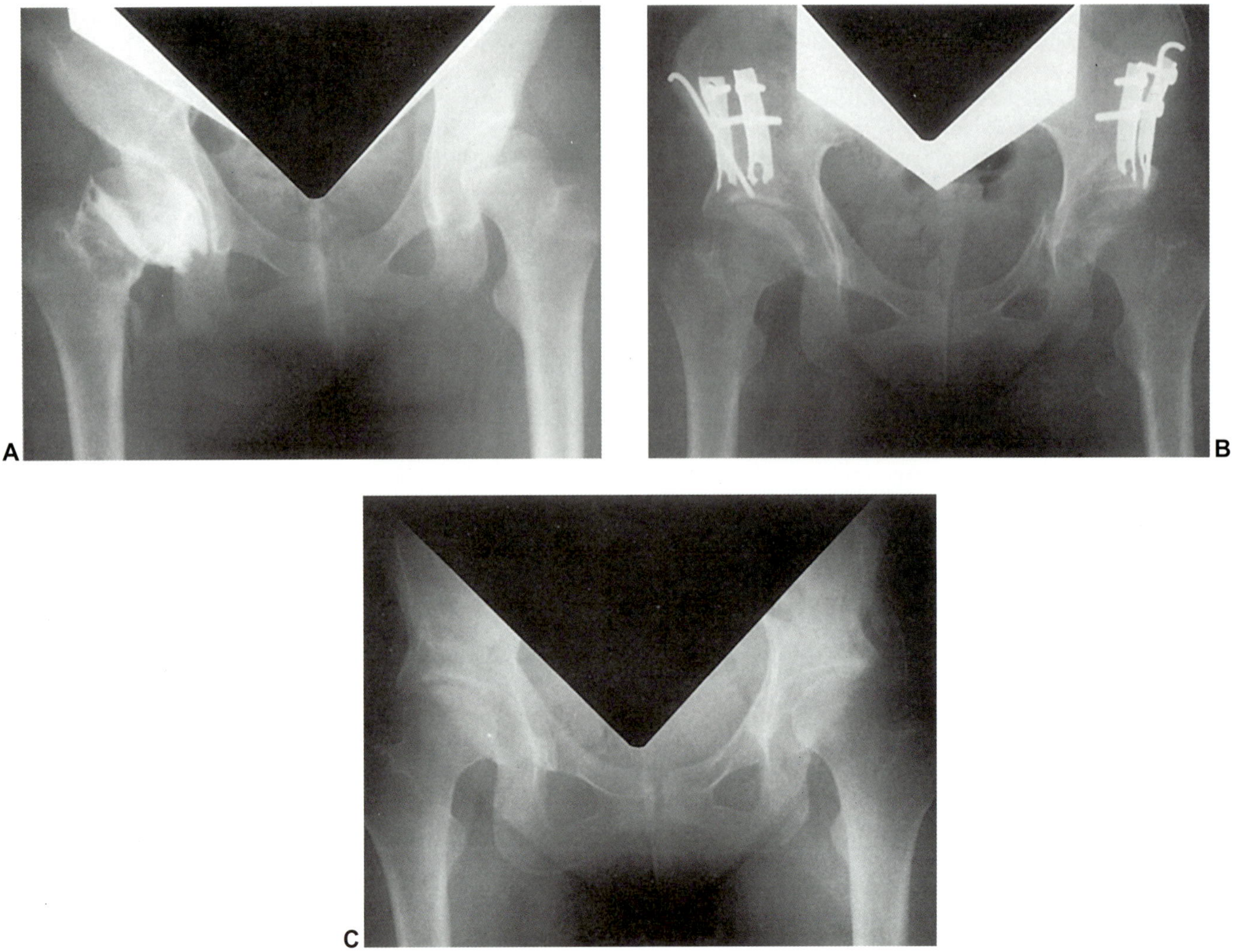

Figura 28. (A) Radiografia pré-operatória de moça de 14 anos. **(B)** Radiografia pós-operatória precoce 7 meses depois de uma osteotomia esférica direita e um mês depois da osteotomia esférica esquerda. **(C)** Vista pós-operatória 5 e 6 anos depois das osteotomias.

panhamento de cinco anos depois da osteotomia do quadril esquerdo e seis anos depois da osteotomia do quadril direito ela permanece sem dor e sem limitação de movimento do membro. Ela está completamente ativa.

O espaço articular e a cartilagem e a estrutura óssea permanecem normais (Fig. 28C). A correção do ângulo lateral centro-borda foi de aproximadamente + 5 graus para mais de 30 graus bilateralmente. Uma correção similar foi notada nas incidências *faux profile* (não mostradas aqui).

CASO ILUSTRATIVO DA TÉCNICA

Osteotomia Periacetabular

Um estudante de 20 anos de idade não tinha histórico de doença do quadril na infância mas uma história de quatro anos de dor progressiva bilateral da coxa durante atividade (lado esquerdo maior do que o lado direito). As radiografias realizadas mostraram subluxação anterior e cobertura anterior da cabeça femoral insuficiente (Fig. 29A, B).

O paciente se submeteu a uma osteotomia periacetabular. Radiografias pós-operatórias mostraram terem sido obtidas boa correção e cobertura anterior (Fig. 29C, D).

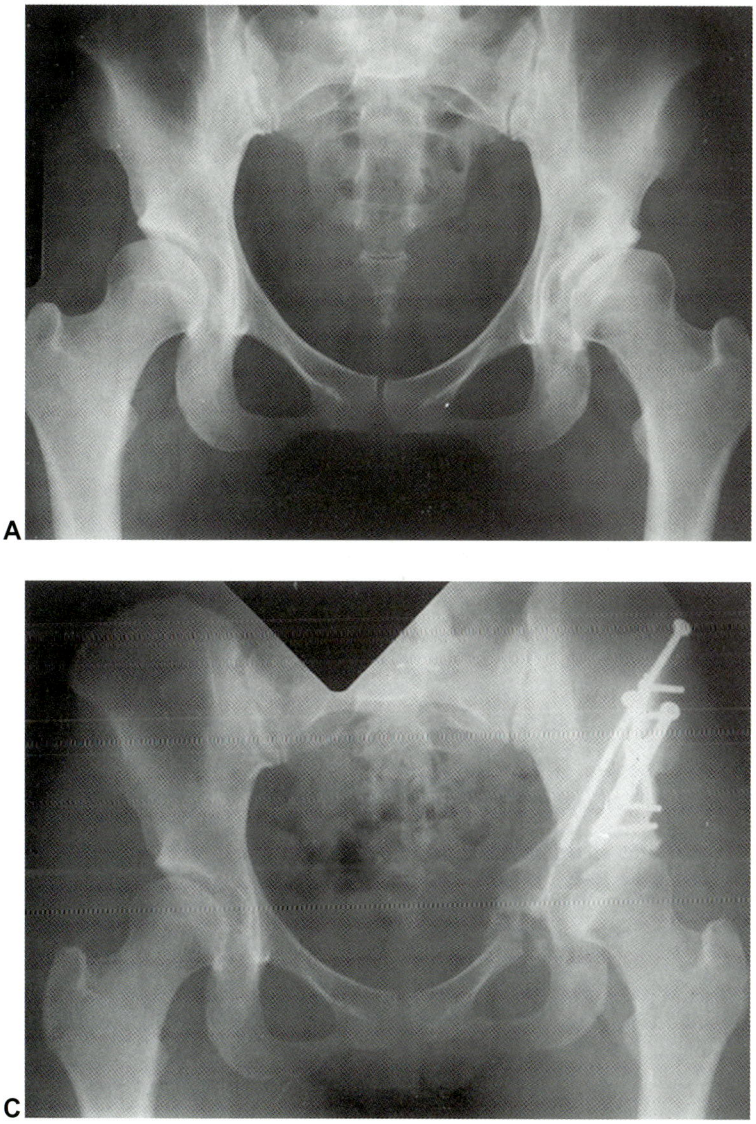

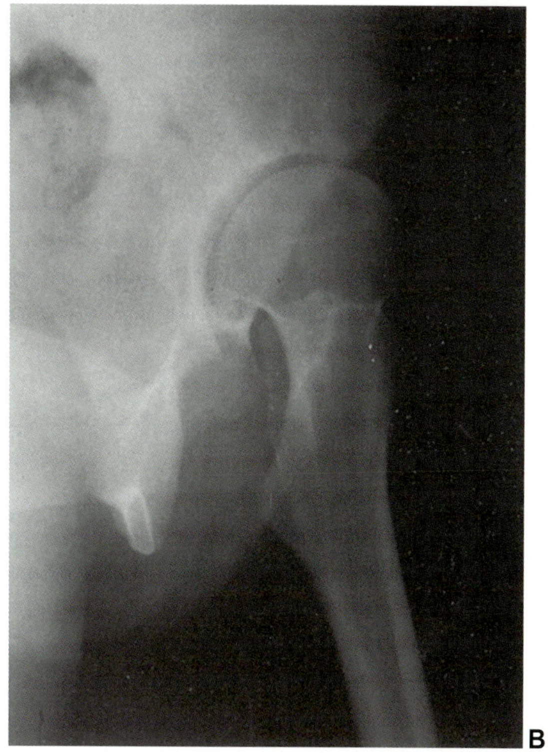

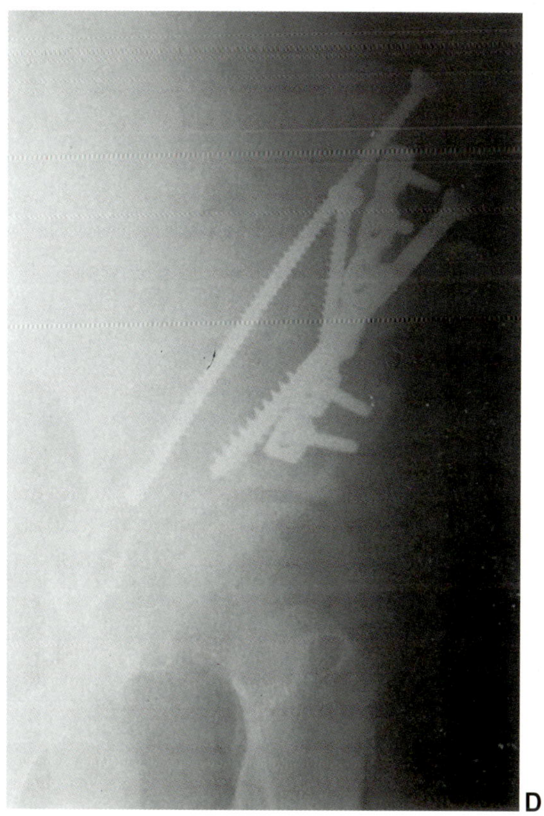

Figura 29. (A) Radiografia pré-operatória mostra um grande cisto supra-acetabular esquerdo e esclerose precoce. O ângulo centro-borda lateral pré-operatório é de 7 graus. **(B)** Radiografia pré-operatória *faux profile* mostra subluxação anterior e falta de cobertura anterior (ângulo centro-borda menor do que zero graus). **(C)** Correção pós-operatória do ângulo centro-borda lateral para 31 graus. A superfície de suporte de peso do acetábulo agora está horizontal. Medialização alcançada da articulação do quadril esquerdo de aproximadamente 1 cm. **(D)** Vista *faux profile* pós-operatória mostra uma boa cobertura anterior (o ângulo centro-borda anterior é maior do que 20 graus).

Adendo: Durante os últimos três anos, temos empregado a chamada "abordagem anterior direta" na qual é realizada uma osteotomia da espinha ântero-superior para deslocar o sartório e o ilíaco medialmente, evitando-se desta maneira, realizar um descolamento desses músculos abdutores da crista ilíaca. Somente uma pequena janela é feita ao longo do ílio lateral, sem perturbação da origem dos abdutores, o que permite se fazer um corte por serra do ílio supra-acetabular sem danificar os músculos abdutores. Tal abordagem pode ser realizada com ou sem dissecção ilioinguinal medial ao músculo psoas. Embora ela melhore grandemente a recuperação pós-operatória da função dos abdutores após a osteotomia periacetabular, ela oferece uma visualização direta do relacionamento da linha de osteotomia posterior em relação ao acetábulo e, portanto, somente deverá ser empregada depois que o cirurgião adquirir alguma experiência na abordagem de Smith-Petersen, que é mais propícia ao cirurgião.

LEITURAS RECOMENDADAS

1. Aronson, J.: Osteoarthritis of the young adult hip: etiology and treatment. *Instr. Course Lec.,* 55:119-125, 1986.
2. Ganz, R., Klaue, K., Vinh, T. S., and Mast, J.: A new periacetabular osteotomy for the treatment of hip dysplasias: technique and preliminary results. *Clin. Orthop.,* 232:26-36, 1988.
3. Klaue, K., Wallin, A., and Ganz, R.: CT evaluation of coverage and congruency of the hip prior to osteotomy. *Clin. Orthop.,* 232:15-25, 1988.
4. Macnicol, M., ed. *Color atlas and text of osteotomy of the hip.* Mosby-Wolfe, London, 1996.
5. Millis, M. B., Kaelin, A., Curtis, B., Schluntz, K., and Hey, L.: Spherical acetabular osteotomy for the treatment of acetabular dysplasia in adolescents and young adults. *J. Pediatr. Orthop.* Part B. 3:47-53, 1994.
6. Millis, M. B., Poss, R., and Murphy, S. B.: Osteotomies of the hip for the prevention and treatment of osteoarthritis. *J. Bone Joint Surg.* 77-A:426-437, 1995.
7. Millis, M. B., Poss, R., and Murphy, S. B.: Osteotomies of the hip in the prevention and treatment of osteoarthritis. *AAOS Instructional Course Lec.* 45:209-226, 1996. AAOS, Park Ridge.
8. Millis, M. B., and Murphy, S. B.: Use of computed tomographic reconstruction in planning osteotomies of the hip. *Clin. Orthop.* 274:154-159, 1992.
9. Murphy, S. B., Kijewski, P., Millis, M. B., and Hatless, A.: Acetabular dysplasia in the adolescent and young adult. *Clin. Orthop.,* 261:214-223, 1991.
10. Murphy, S. B., Ganz, R., and Mueller, M. E.: The prognosis in untreated hip dysplasia: factors predicting outcome. *J. Bone Joint Surg.* 77–A:985-989, 1995.
11. Ninomiya, S., and Tagawa, H.: Rotational acetabular osteotomy for the dysplastic hip. *J. Bone Joint Surg.* 66A:430-439, 1984.
12. Ninomiya, S.: Rotational acetabular osteotomy for the severely dysplastic hip. *Clin. Orthop.,* 247:127-137, 1988.
13. Tonnis, D.: A modified technique of triple pelvic osteotomy. *J. Ped. Ortho.,* 1:241-249, 1981.
14. Tonnis, D.: Triple pelvic osteotomy, pp. 370-381, In: *Congenital dysplasia and dislocation of the hip.* Springer-Verlag, Heidelberg, 1984.
15. Tonnis, D.: Treatment of residual dysplasia after developmental dysplasia of the hip and prevention of early coxarthrosis. *J. Pediatr. Orthop.* Part B. 2:133-144, 1993.
16. Trousdale, R. T., Ekkernkamp, A., Ganz, R., and Wallrichs, S. L.: Periacetabular and intertrochanteric osteotomy for the treatment of osteoarthrosis in dysplastic hips. *J. Bone Joint Surg.* 77-A:73-85, 1995.
17. Wagner, H.: Experiences with spherical acetabular osteotomy for the correction of the dysplastic acetabulum. *Prog. Orthop. Surg.,* 131-146, Springer-Verlag, Heidelberg, 1978.
18. Wagner, H.: Spherical acetabular osteotomy for the correction of the dysplastic acetabulum: long-term results of 100 patients followed 14 to 25 years. Fourth Harvard Medical School Continuing Education course on Osteotomy of the Hip and Knee, Boston, MA, May, 1992.

9

Osteotomia Intertrocantérica

Robert Poss e Alastair Younger

INDICAÇÕES/CONTRA-INDICAÇÕES

A osteotomia intertrocantérica pode ser benéfica no tratamento da displasia de desenvolvimento, de alguns distúrbios pós-traumáticos e de necrose avascular. Em pacientes jovens e ativos, uma osteotomia pode permitir aos pacientes atender suas necessidades funcionais sem os riscos de uma artroplastia total do quadril no grupo dos mais jovens. Nossas indicações centram-se em três áreas que afetam os adultos jovens, causando problemas sintomáticos do quadril, que, se não-tratados, têm um mau prognóstico.

Displasia de Desenvolvimento do Quadril

A displasia de desenvolvimento do quadril está associada com anormalidades anatômicas do acetábulo e do fêmur proximal. Recentemente, a importância do redirecionamento acetabular no tratamento cirúrgico deste problema tem sido reconhecida. Em vários pacientes, uma osteotomia simultânea acetabular e femoral proximal é requerida. Em alguns pacientes com deformidade acetabular mínima, somente uma osteotomia proximal femoral é suficiente.

Pacientes com envolvimento artrítico mínimo são mais ajudados por osteotomias redirecionais acetabulares e osteotomias redirecionais proximais femorais. Estes pacientes apresentam sintomas progressivos. À apresentação, eles se encontram completamente funcionais e têm uma amplitude de movimentos completa. As radiografias irão mostrar uma articulação congruente, com fraca cobertura da cabeça femoral. Alterações ósseas e cartilaginosas ainda não ocorreram. Para estes pacientes, uma intervenção em tempo (osteotomia reconstrutiva) possibilita um bom resultado em longo prazo.

Em pacientes com alterações artríticas indicadas pelo estreitamento do espaço articular e osteófitos, as indicações para osteotomia, em oposição à artroplastia, são menos claras. Alguns pacientes podem desenvolver uma cabeça femoral ovóide ou elíptica como alteração secundária. Estes pacientes têm sintomas significativos comprometendo suas funções e têm uma mobilidade articular limitada. O prognóstico para uma osteotomia de salvamento bem-sucedida é menos certo do que para uma bem-sucedida osteotomia reconstrutiva. A decisão entre osteotomia ou artroplastia total deve ser feita numa base caso a caso, com o paciente e o cirurgião a par das vantagens e desvantagens de cada procedimento.

R. Poss, M. D. e A. Younger, M. B., CH.B., M.SC., F.R.C.S.C.: Department of Orthopaedics, Brigham and Women's Hospital, Boston, Massachusetts 02115.

Artrite Pós-Traumática

Algumas condições traumáticas levam a uma articulação do quadril incongruente. Se a congruência puder ser restaurada, esses pacientes se beneficiarão de uma osteotomia intertrocantérica. Um exame clínico e radiológico permitirá ao cirurgião identificar os pacientes nos quais a congruência pode ser alcançada.

Osteonecrose

Pacientes com osteonecrose de estágio III podem se beneficiar de uma osteotomia intertrocantérica. A osteotomia pode remover a lesão necrótica da superfície de suporte de peso ou resultar em contenção de uma pequena lesão central. Em nossa revisão, 80% dos pacientes tiveram alívio de dor sem progressão da osteonecrose em um mínimo de cinco anos de acompanhamento.

As osteotomias para todas as três condições são contra-indicadas em pacientes sofrendo de artrite inflamatória. Pacientes mais velhos (acima de 50 anos) são mais bem servidos por uma artroplastia total do quadril, independentemente do diagnóstico. Em geral, pacientes com doenças do quadril de origem não-mecânica, (i.e., degeneração secundária a uma sobrecarga focal da cartilagem articular) são maus candidatos a osteotomia femoral. Pacientes com necrose avascular e envolvimento extenso da cabeça femoral não são candidatos a uma osteotomia, uma vez que nenhum segmento não-envolvido está disponível para ser rodado para a zona de suporte de peso. Pacientes em estágios mais iniciais de necrose avascular podem ser mais bem servidos por uma observação expectante, uma vez que 80% não progredirão. Um cuidadoso acompanhamento identificará os 20% que progredirão, e uma osteotomia intertrocantérica poderá ser realizada no estágio apropriado.

PLANEJAMENTO PRÉ-OPERATÓRIO

O sucesso da cirurgia é completamente dependente de um planejamento pré-operatório preciso. Na displasia de desenvolvimento, o objetivo da cirurgia é restaurar a congruência e a biomecânica normal. As radiografias pré-operatórias ântero-posterior (AP) e falso perfil do quadril são essenciais. O exame fluoroscópico determinará se a congruência pode ser alcançada. O examinador pode determinar se uma cabeça femoral lateralmente colocada ficará reduzida com a abdução do quadril. Quadris com alterações artríticas secundárias podem já não ter uma cabeça femoral esférica. Estes quadris podem se tornar menos congruentes com a abdução quando eles giram como uma dobradiça no acetábulo superior. Estes quadris podem se tornar mais congruentes na adução.

Pacientes sofrendo de osteonecrose requerem radiografias em AP e lateral na posição de quadril afetado. Um escaneamento com TC irá permitir ver o tamanho e a posição do segmento afetado e com isso fazer o planejamento da osteotomia redirecional. O escaneamento com TC é portanto o procedimento de escolha para o planejamento pré-operatório. Um escaneamento RM é sensível para fazer o diagnóstico de osteonecrose, mas a imagem não é suficientemente clara para ser utilizada no planejamento do procedimento.

Os candidatos a osteotomia devem ter uma articulação com suficiente mobilidade para acomodar a correção planejada. Por exemplo, se o paciente requer 30 graus de abdução para tornar a articulação congruente, então o paciente deve ter pelo menos 50 graus de abdução pré-operatória para deixar 20 graus de amplitude de movimento em abdução depois da osteotomia em varo. As osteotomias em varo resultam em perda de abdução e ganho de adução. A extensão da correção em varo deve permitir de 10 a 20 graus de abdução depois da osteotomia.

Correções angulares podem ser realizadas para melhorar o arco de movimento funcional nos planos sagital e coronal. A existência de um arco movimento de flexão de pelo menos 90 graus é um pré-requisito para realizar uma osteotomia intertrocantérica. Uma contratura em flexão pode ser neutralizada por uma osteotomia de extensão em adição à correção de abdução e adução no plano coronal.

A osteotomia intertrocantérica não resulta numa alteração na amplitude total de mobilidade, mas arcos de movimentação podem ser alterados para favorecer necessidades funcionais. O objetivo da osteotomia é portanto alterar a amplitude de movimento do paciente em benefício da aquisição de um arco funcional de movimento.

O candidato adequado para osteotomia tem portanto uma anormalidade artrítica ou pré-artrítica da articulação do quadril, corrigível por osteotomia redirecional e que dispõe de um arco de movimento suficiente. Além disso, o paciente deve compreender as alternativas, riscos e benefícios do procedimento.

O procedimento cirúrgico é planejado como o estágio final da avaliação pré-operatória. Com a ajuda da colocação de linhas no fêmur, a osteotomia pode ser personalizada para a anatomia e necessidade do paciente. Nós favorecemos a impactação da osteotomia na medida em que isto reduz a angulação ao nível da osteotomia e mantém o comprimento pré-operatório dos membros. O efeito do planejamento da osteotomia no comprimento das pernas pode ser determinado usando a marcação femoral. O tipo de placa de fixação que melhor atende aos objetivos técnicos é escolhido. Mapeando a cirurgia em papel com antecedência, o cirurgião reduz a operação real a um exercício técnico que funciona como um roteiro bem-ensaiado.

Os pacientes são encorajados a depositar sangue autólogo. A perda média durante o procedimento é de 2 a 3 unidades. A necessidade de sangue heterólogo é minimizada. São administrados antibióticos, usualmente cefalosporina, pré-operatoriamente e por 24 horas pós-operatoriamente.

TÉCNICA CIRÚRGICA

Para reduzir o risco de infecção, o procedimento deve ser executado numa sala de operação equipada para a realização de artroplastia total do quadril. Nosso hospital dispõe de luz ultravioleta para reduzir o número de organismos viáveis transportados pelo ar.

Posicionamento do Paciente

Utilizando uma abordagem cirúrgica do tipo ântero-lateral de Watson-Jones, preferimos executar a osteotomia intertrocantérica com o paciente na posição de decúbito dorsal. O paciente é posicionado numa mesa para osteotomia radiolucente de 1,5 m de comprimento. A mesa de osteotomia é uma extensão da mesa de operação comum; ela permite o acesso do anestesista às vias aéreas do paciente. A extremidade inferior é posicionada na mesa de maneira que toda a pelve e os membros inferiores possam ser visualizados usando o intensificador de imagem. Um pequeno coxim é colocado sob as nádegas, de maneira que a pele possa cair livremente. O braço ipsilateral é dobrado para fora do caminho sobre o peito do paciente para dar espaço ao cirurgião e a dois assistentes no lado que será operado (Fig. 1). A Figura 2 mostra a posição do paciente

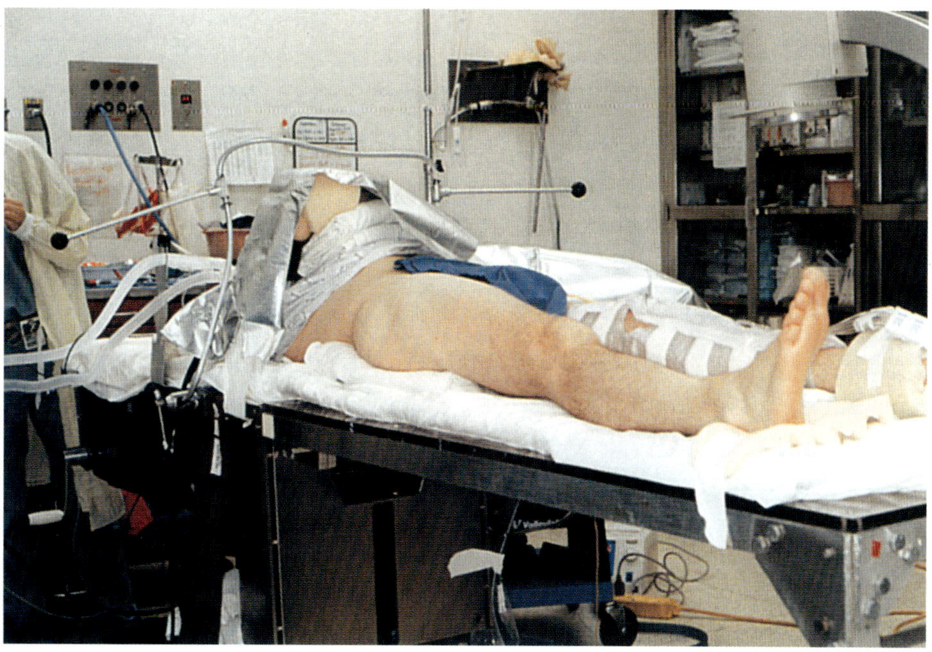

Figura 1. O paciente é posicionado com o braço ipsilateral sobre o peito. Nenhuma tábua de apoio para o braço é usada no lado operatório, de forma que o ferimento possa ser acessado pelos dois cirurgiões e pelo intensificador de imagem.

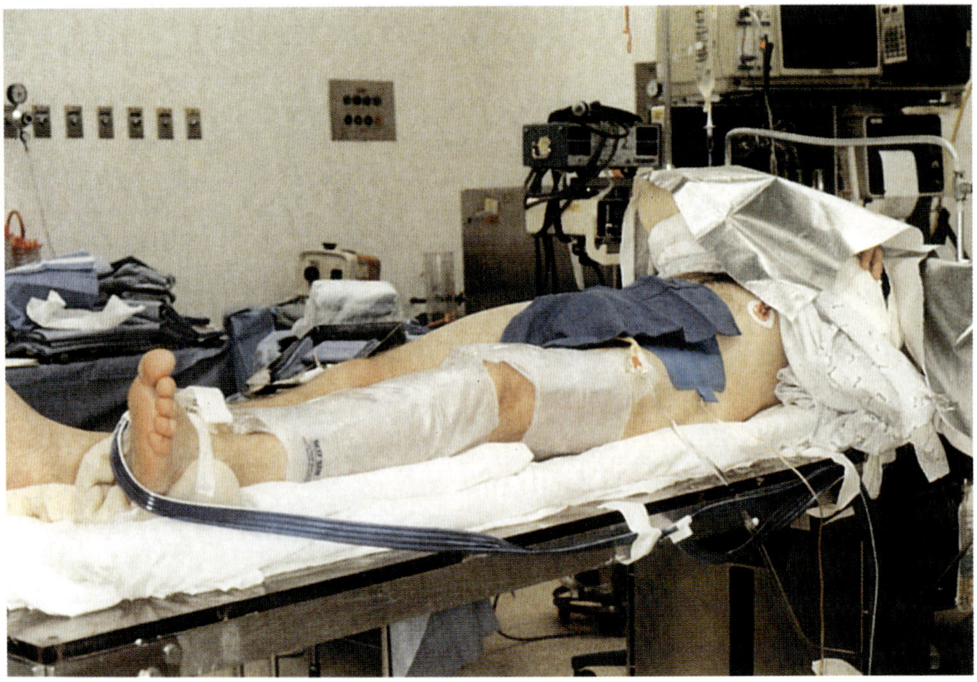

Figura 2. Uma vista do lado oposto da mesa cirúrgica. Um cobertor isolante é usado. Meias de compressão pneumática são usadas na perna oposta durante a cirurgia.

pelo lado oposto ao da cirurgia. Uma meia de compressão pneumática é usada para evitar trombose venosa. As proeminências ósseas são bem almofadadas. Uma sonda de Foley permanente é colocada para prevenir a distensão da bexiga; ela causa menos infecção urinária do que a cateterização intermitente. Todos os pacientes são submetidos a anestesia epidural, suplementada se necessário por um anestésico geral. Um cobertor isolante ou um cobertor de ar quente é usado para manter a temperatura do corpo.

Exposição

A extremidade é preparada expondo a pelve e incluindo a crista ilíaca (Fig. 3). Se a articulação do quadril tiver de ser aberta ou uma capsulotomia estiver prevista, então a incisão ilustrada é

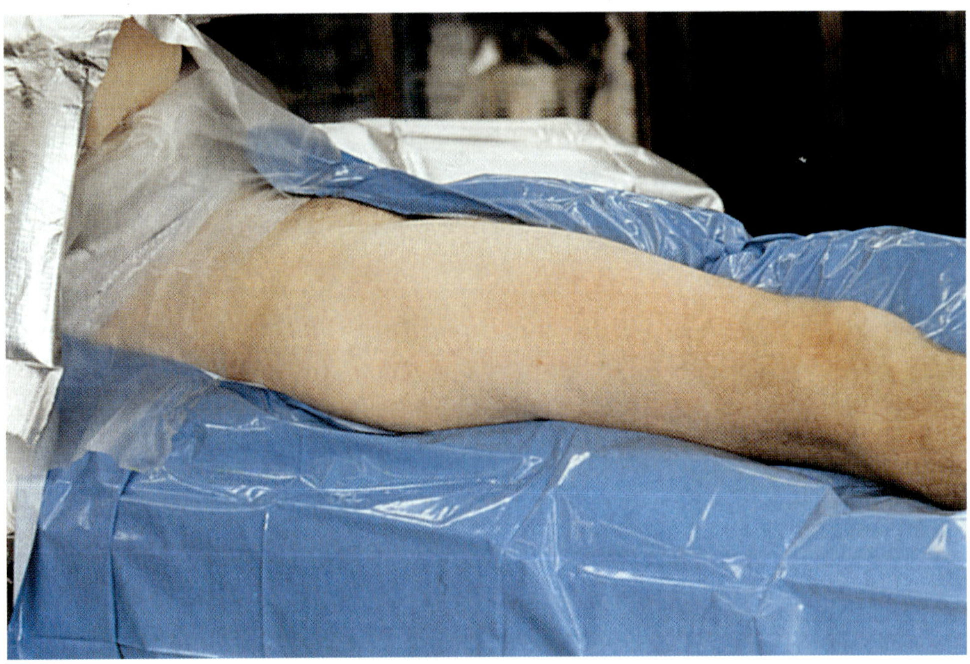

Figura 3. A região pélvica é preparada até um ponto acima da crista ilíaca e são colocados campos. A perna fica livre para poder ser manipulada.

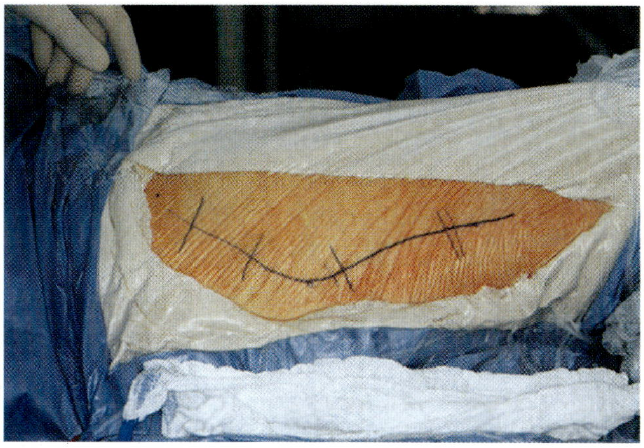

Figura 4. A incisão completa é ilustrada estendendo-se 10 cm acima e 15 cm abaixo do trocânter maior.

usada em sua totalidade. Esta incisão se estende distalmente 15 cm da ponta do trocânter ao longo da diáfise do fêmur. A parte proximal da incisão se estende do trocânter maior 10 cm em direção à espinha ilíaca ântero-superior (Fig. 4). A faixa iliotibial e o tensor da fáscia lata são incisados na linha da incisão da pele. O retalho anterior é retraído usando-se dois ganchos de osso. A retração abrirá o plano entre o tensor da fáscia lata e o limite anterior do glúteo médio (Renato Bombelli, MD, comunicação pessoal) (Fig. 5).

A cápsula anterior é facilmente exposta colocando-se afastadores ao longo das margens medial e lateral do colo femoral. Numa osteotomia de flexão deve ser realizada uma ampla capsulectomia anterior para permitir que o fragmento proximal seja hiperestendido (Fig. 6). Se a capsulectomia não for realizada, resultará uma contratura em flexão do membro e a osteotomia não trará o segmento osteonecrótico da cabeça para uma nova posição fora da área de suporte de peso da articulação. Se a osteotomia intertrocantérica e a periacetabular forem executadas em conjunto, a artrotomia deve ser executada através da abordagem iliofemoral ou ilioinguinal usada para o procedimento acetabular.

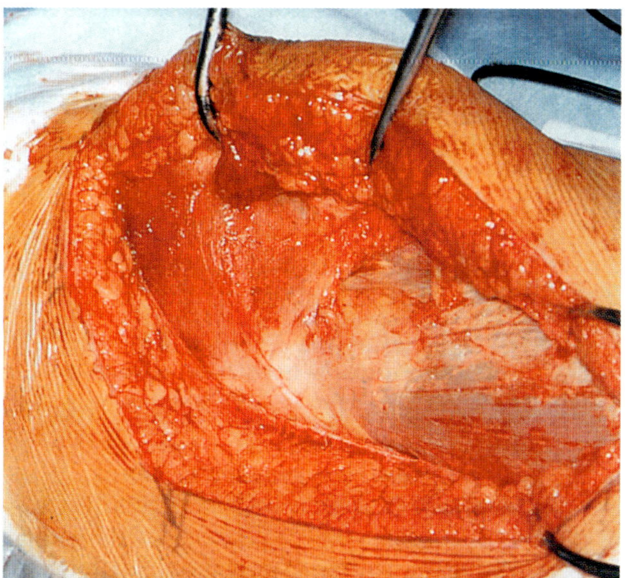

Figura 5. O retalho anterior é afastado com dois ganchos de osso. O plano entre o tensor da fáscia lata e o glúteo médio é aberto.

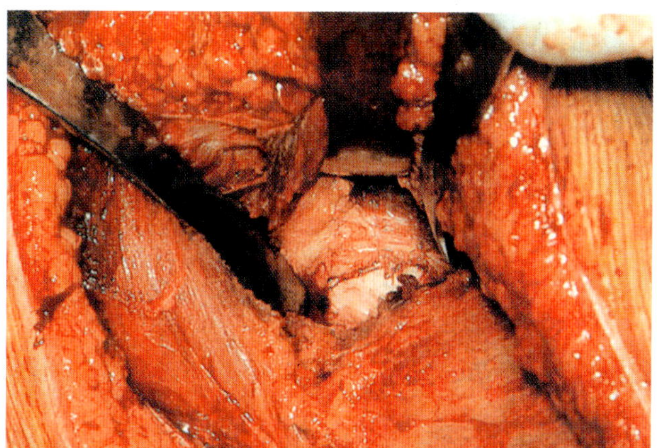

Figura 6. A cápsula anterior é facilmente visualizada. Se necessário, uma capsulectomia pode ser realizada.

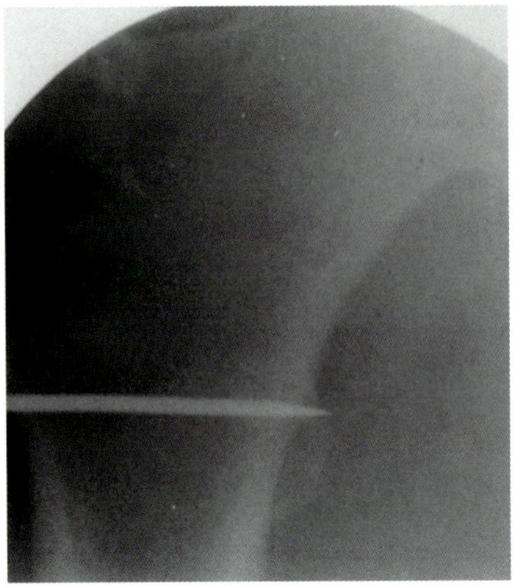

Figura 7. As radiografias mostram a colocação correta do primeiro pino de Steinmann ao nível da osteotomia.

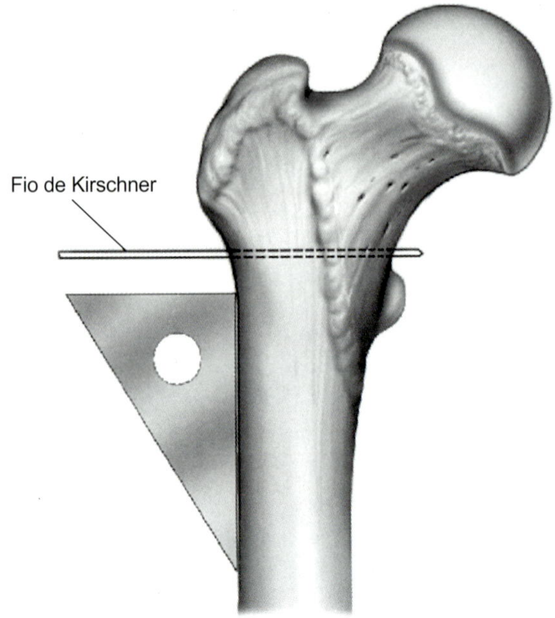

Figura 8. A colocação perpendicular do pino de Steimann na região da osteotomia é alcançada usando-se o triângulo de 90 graus como guia.

Técnicas

Esse procedimento requer controle por raio X por meio de um intensificador de imagem. Um pino de Steinmann é colocado perpendicular ao eixo longo do fêmur ao nível do limite proximal do trocânter menor. É vital que a osteotomia seja executada neste nível (Figs. 7 e 8). Todas as outras colocações de pino são indexadas neste pino inicial. Um segundo pino de Steinmann é colocado começando pelo menos 1,5 cm acima do primeiro pino na cortical femoral lateral. Este pino marca a posição da lâmina da placa angulada e é angulado dependendo da correção requerida (Fig. 9).

Placas laminadas de diferentes ângulos estão disponíveis de 90 a 130 graus em incrementos de 10 graus. O ângulo escolhido deve permitir uma colocação central da lâmina no colo femoral depois da correção angular correta. A placa correta deve casar com aquela escolhida na gabaritagem pré-operatória. O ponto de entrada fica 1,5 cm acima da região da osteotomia para manter uma ponte cortical lateral que possa dar suporte à placa e evitar a saída da lâmina e a perda da fixação. Um pino de Steinmann adicional é colocado paralelo à superfície anterior do colo femoral em linha com a direção desejada do assentamento do cinzel. Os dois pinos de Steinmann proximais permitem a orientação correta do assentamento do cinzel em dois planos (Fig. 10).

A diáfise femoral é exposta descolando-se o músculo vasto lateral do septo intermuscular lateral. Os vasos perfurantes são identificados e ligados. A origem do vasto lateral é liberada do tubérculo do vasto lateral e rebatida em direção anterior. A diáfise proximal, o trocânter maior, e o colo femoral são agora expostos. Isto permite a colocação da placa angulada (Fig. 11).

Um canal é preparado para o assentamento do cinzel. O orifício de entrada na cortical femoral lateral é aberto com uma broca e rugina. O orifício de entrada deve permitir a inserção do cinzel paralelo à cortical do colo femoral. Usualmente o trocânter maior fica posterior ao colo femoral, requerendo um orifício de entrada anterior em relação ao meio do trocânter maior. A anteversão femoral aumentada irá requerer um orifício de entrada mais posterior na cortical lateral femoral. Um cuidadoso exame com fluoroscopia na incidência lateral irá permitir determinar o ponto inicial correto. O canal é angulado na flexão ou extensão desejada se uma osteotomia de flexão ou extensão for necessária. Para a osteotomia de flexão cuja realização é mais comum, o guia é rodado em direção anterior ao longo do eixo do fêmur na medida necessária. O orifício de entrada

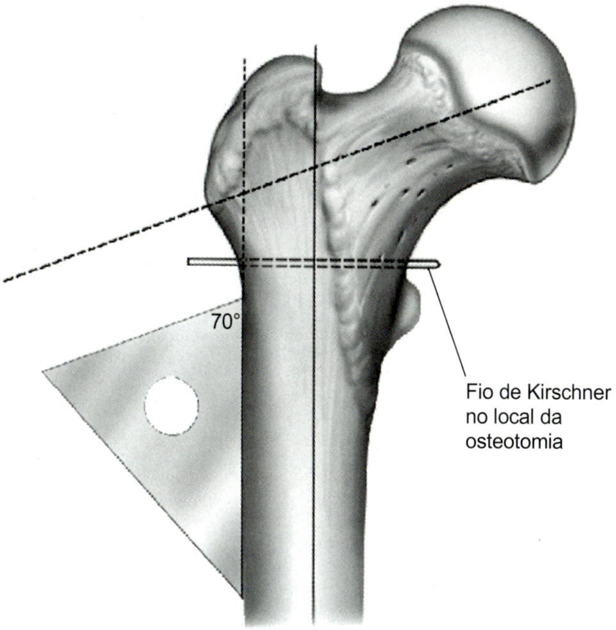

Figura 9. A osteotomia teve que ser executada na borda proximal do trocânter menor. O cinzel de assentamento deve ser colocado 1,5 a 2 cm proximal à região da osteotomia na cortical femoral lateral. Estas são duas importantes considerações na execução da osteotomia.

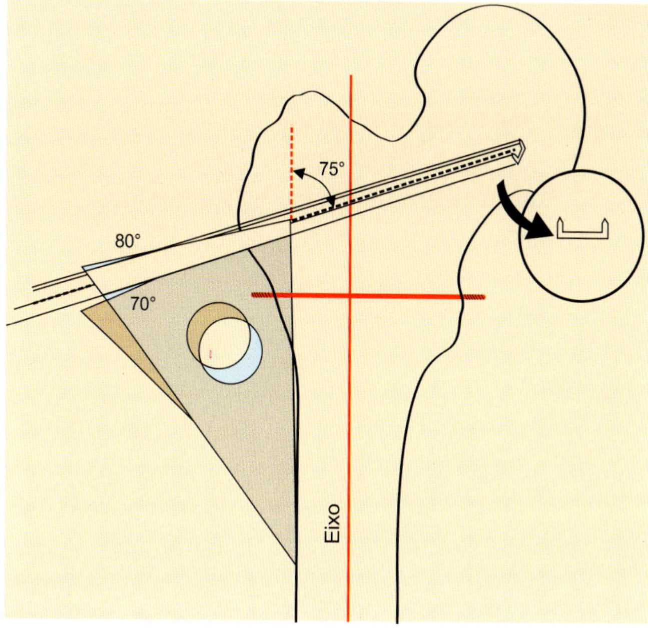

Figura 10. Um pino de Steinmann age como guia para o cinzel de assentamento em ambos planos.

deve ser maior do que a seção transversal da lâmina e, de forma que não engastalhe na cortical femoral lateral. O cinzel de assentamento é vagarosamente avançado sob controle radiológico, paralelo ao pino de Steinmann proximal. O cinzel deve avançar com relativa facilidade. Se isto não acontecer, o cinzel pode estar batendo na cortical do colo femoral, e a posição do cinzel deve ser checada em ambas as vistas. O cinzel deve ser facilmente removível do trato *antes* que a osteotomia seja realizada, uma vez que o cinzel apertadamente assentado poderá ser difícil de remover assim que o fragmento proximal fique livre. Depois de assegurar que o cinzel pode ser removido do trato, a osteotomia é executada. A osteotomia é executada paralela ao eixo longo em ambos os planos ao longo do fio encostado no limite proximal do trocânter menor (Fig. 12). A

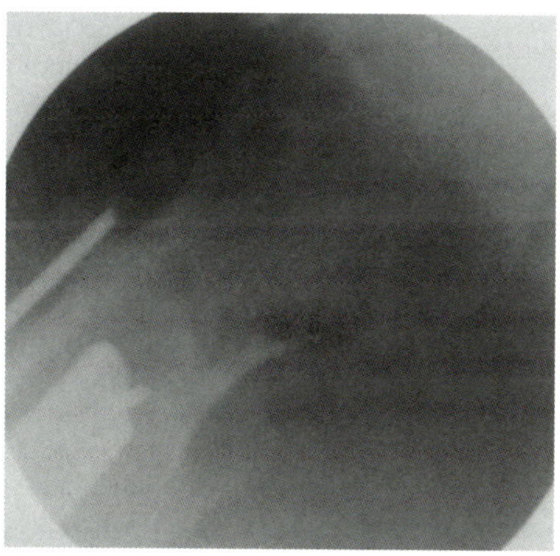

Figura 11. A diáfise femoral proximal, o trocânter maior e o colo femoral são expostos, permitindo uma colocação precisa da lâmina da placa.

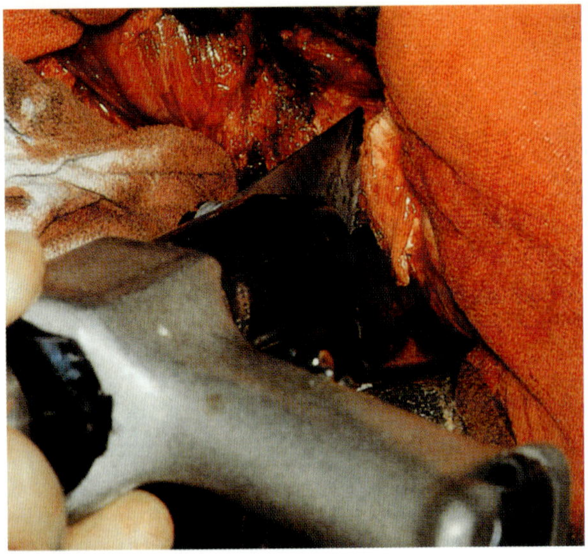

Figura 12. A osteotomia é perpendicular ao eixo longo do fêmur em ambos os planos.

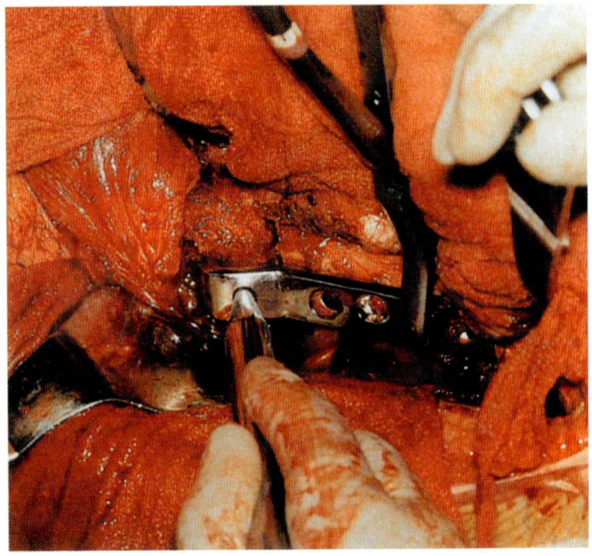

Figura 13. O cinzel de assentamento é deixado frouxo dentro de sua trilha antes que a osteotomia seja executada. Ele é removido e a placa laminada é imediatamente colocada manualmente em sua trilha.

osteotomia é executada nesse nível para deixar proximalmente osso suficiente para fixação, enquanto distalmente a osteotomia é executada em uma região que dispõe ainda de osso esponjoso para estimular uma rápida união.

Depois que a osteotomia tiver sido completada, os dois fragmentos são distracionados para se assegurar que todo o tecido mole medial está rompido. Dois largos osteótomos são inseridos na osteotomia e alavancados separando os ossos. O cinzel de assentamento não deve ser utilizado para distracionar o fragmento proximal. Uma vez que os fragmentos estejam livres, o cinzel de assentamento é removido e a placa angulada é imediatamente inserida no mesmo trato (Fig. 13).

Recentemente executamos uma impactação direta dos fragmentos proximal e distal. Uma osteotomia de impactação não altera o comprimento do membro, ao contrário de uma ressecção em cunha, e evita a deformidade associada com uma ressecção em cunha. Para uma osteotomia de flexão, uma osteotomia de impactação direta resultará num canal femoral reto depois da remodelação, fazendo com que uma artroplastia total do quadril seja mais fácil de executar. Uma ressecção em cunha causa uma maior deformidade e pode complicar uma subseqüente artroplastia total do quadril. É feito um recesso ou indentação no osso esponjoso medial no fragmento distal para permitir a impactação dos fragmentos para uma osteotomia em varo. A placa é trazida paralela ao eixo longo do fêmur. O fragmento proximal é inserido bem justo dentro da cortical medial, e os fragmentos são comprimidos. O dispositivo de compressão externo é usado para completar a compressão (Fig. 14). Um parafuso proximal suplementar deve ser usado para osteotomias de valgo usando placas anguladas de 100 graus ou mais. Antes da fixação do fragmento distal, um alinhamento rotacional deve ser checado. Isto pode ser referenciado a uma marca ao longo do eixo do fêmur feita antes que a osteotomia seja executada. Em alguns casos, executa-se a desrotação. A medida requerida pode ser determinada usando a diferença na rotação interna e na rotação externa medida pré-operatoriamente, de modo que ambos os arcos sejam pós-operatoriamente iguais.

Depois da redução, a fixação do fêmur com parafuso é executada com pelo menos oito corticais sendo transfixadas. Uma artrotomia deve ser executada se o paciente fizer uma osteotomia de flexão, para liberar a cápsula e permitir a total extensão do quadril. Alterações degenerativas na articulação requerendo limpeza cirúrgica irão também necessitar de uma artrotomia. A cápsula deve ser liberada do lado acetabular para evitar o comprometimento do suprimento de sangue da cabeça femoral. O lábio não deve ser danificado durante a exposição. A cápsula irá requerer uma divisão longitudinal que deve ser executada sobre o colo anterior para evitar lesar os principais vasos retinaculares.

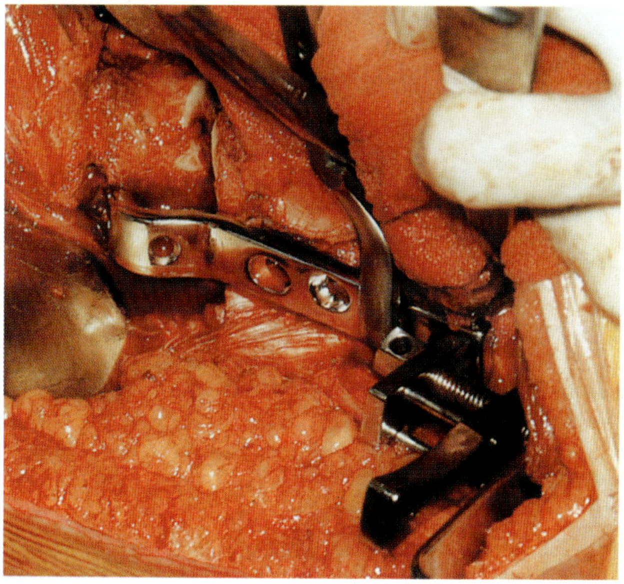

Figura 14. A osteotomia é reduzida e segura com fórceps de suporte ósseo.

Depois de completada a artrotomia, a divisão longitudinal na cápsula é reparada. A origem do vasto lateral é refixada a uma bainha perióstica deixada na crista do vasto usando suturas absorvíveis interrompidas. O limite posterior do vasto lateral é reparado no septo com uma sutura absorvível corrida. Se o ferimento estiver seco, não se usam drenos. A fáscia lata é reparada com suturas interrompidas. Nossa rotina de fechamento da pele inclui o fechamento da fáscia profunda com suturas absorvíveis interrompidas, seguidas por um fechamento subcutâneo e subcuticular. Tiras estéreis são usadas na pele.

TRATAMENTO PÓS-OPERATÓRIO

O membro operado é colocado suspenso num travesseiro na transferência do paciente da sala de operação para o leito do hospital. Isto é mantido por 24 a 48 horas, dependendo do conforto do paciente. Uma rápida mobilização do paciente para suporte parcial de peso usando duas muletas precede a alta. É encorajada a realização de exercícios ativos-assistidos de amplitude de movimento. O estado de descarga do peso é reavaliado na revisão de seis semanas. Um exame clínico e radiográfico irá permitir a avaliação do progresso da consolidação óssea. Com osteotomias de vaso simples, a consolidação óssea usualmente está presente em seis semanas. Osteotomias mais complexas podem levar 12 semanas. A descarga do peso é gradualmente aumentada após seis semanas para uma só muleta, e a seguir para uma bengala, dependendo do conforto do paciente. Os exercícios de fortalecimento são iniciados.

Em nossa experiência, os pacientes que relatam desaparecimento quase imediato da dor em repouso tendem a ser bem-sucedidos. Se as indicações cirúrgicas estiverem corretas, será observado um envio sintomático precoce. A profilaxia com varfarina para trombose profunda das veias é mantida por seis semanas após a cirurgia.

Pacientes com doenças degenerativas preexistentes podem necessitar de uma osteotomia para retardar a progressão da artrose e promover um alívio sintomático durante um certo tempo. Estes pacientes devem entender a estratégia de um retardo para a realização de uma artroplastia total do quadril. Se ao longo de cinco anos uma função melhor tiver sido obtida, então o procedimento terá valido a pena.

COMPLICAÇÕES

Seleção incorreta de pacientes e erros técnicos são os dois principais erros cometidos na cirurgia de osteotomia femoral subtrocantérica.

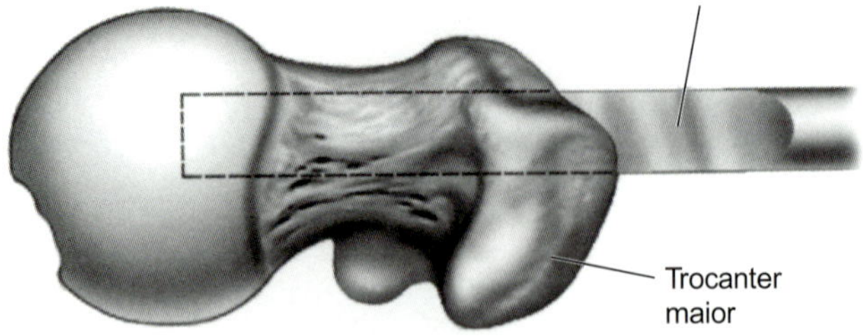

Figura 15. A lâmina é inserida paralela e imediatamente posterior a anterior do colo femoral. Como o trocânter maior é uma estrutura posterior, o orifício de entrada deverá ser anterior à linha média para evitar a perfuração da cortical posterior, o que poderia romper o suprimento de sangue para a cabeça femoral.

Os pacientes selecionados para o procedimento devem demonstrar sinais clínicos e radiográficos de sobrecarga mecânica. O exame fluoroscópico deve mostrar congruência e mecânica melhoradas com uma manobra compatível com uma osteotomia. O paciente deve ser completamente informado sobre os riscos, benefícios e objetivos do procedimento. Devem ser explicados procedimentos alternativos, incluindo o papel do tratamento não-cirúrgico.

Os erros técnicos são evitados pela experiência do cirurgião. Algumas armadilhas podem ser evitadas praticando-se o procedimento num cadáver.

A colocação incorreta do cinzel de assentamento é evitada pelo planejamento pré-operatório. Uma ponte óssea de 1,5 a 2 cm é deixada na cortical femoral lateral no fragmento proximal. O orifício de entrada lateral cortical para o cinzel deve ser corretamente colocado com flexão ou extensão correta. O orifício de entrada deve permitir que o cinzel fique colocado centralmente e paralelo ao colo femoral. A penetração do colo posterior pode causar lesão do ramo ascendente da artéria circunflexa medial, que fornece os vasos retinaculares no colo femoral lateral e posterior. Se o cirurgião estiver inseguro, um fio guia colocado ao longo da trilha proposta irá permitir checar a posição, uma vez que uma alteração da posição do cinzel não é viável se uma trilha já tiver sido feita. Uma vez inserido o cinzel, o colo anterior é usado como guia, enquanto o percurso é checado em ambas as vistas fluoroscópicas (Fig. 15). O cinzel de assentamento deve ser removido e colocado manualmente dentro de sua trilha antes de a osteotomia ser executada.

O mau posicionamento da osteotomia pode levar a retardo de consolidação ou neuroartrose da osteotomia. Uma colocação mais distal da osteotomia acarreta maior chance de pseudartrose. Uma deformidade de rotação externa pode ocorrer se o alinhamento rotacional não for checado e marcado.

Em nossa série de 140 osteotomias, a observação cuidadosa de detalhes técnicos resultou em consolidação em 142 de 144 osteotomias. Houve dois casos com retardo de consolidação que foram tratados trocando a placa por uma placa mais longa. Nenhuma paralisia de nervo ocorreu nessa série.

ILUSTRAÇÃO DE CASO

Um homem de 40 anos de idade que tinha um trabalho sedentário começou a ter dor no quadril direito um ano antes da consulta. Os sintomas do paciente tornaram-se agudos depois de um exercício pesado num fim de semana. Subseqüentemente, ele abandonou a prática de esporte, mas seu quadril tornou-se progressivamente mais dolorido. Seu histórico era negativo para fatores de risco associados com osteonecrose.

A amplitude de movimento do quadril do paciente era quase normal com 135 graus de flexão, 10 graus de contratura de flexão, 50 graus de abdução, 30 graus de adução e 20 graus de rotação interna e externa em extensão.

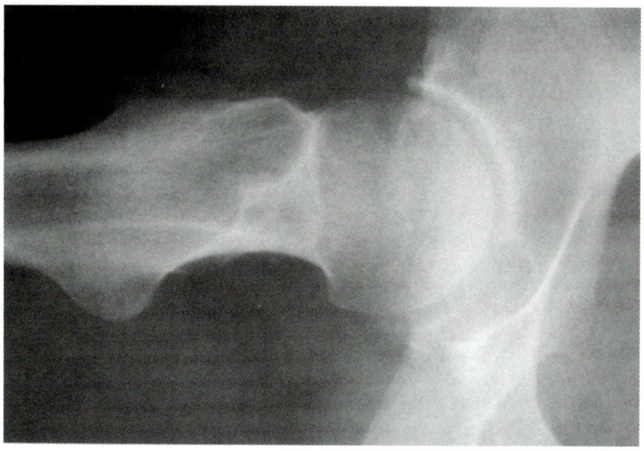

Figura 16. A lesão cística vista na incidência lateral.

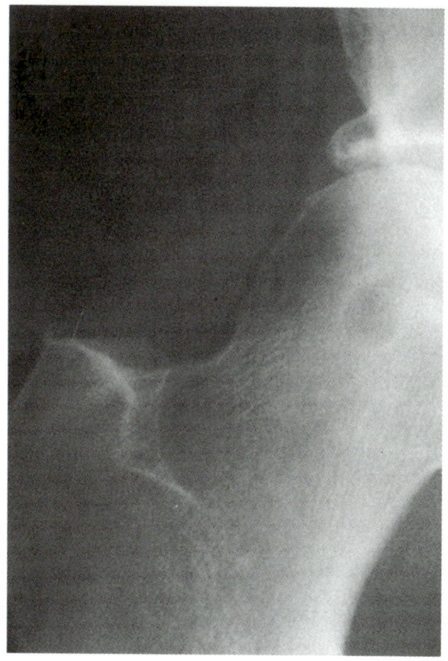

Figura 17. A lesão cística observada na incidência anterior.

As radiografias mostraram uma lesão cística visível em ambas as incidências (Figs. 16 e 17) e o exame de RM alterações compatíveis com osteonecrose (Fig. 18). Uma lesão cística com um setor que apresentava colapso foi localizada na cabeça femoral anterior (Fig. 19).

O paciente foi considerado bom candidato para osteotomia, uma vez que estava progressivamente mais sintomático e tinha um segmento osteonecrótico isolado na cabeça femoral anterior, o qual poderia ser removido da superfície de suporte de peso por uma osteotomia de flexão.

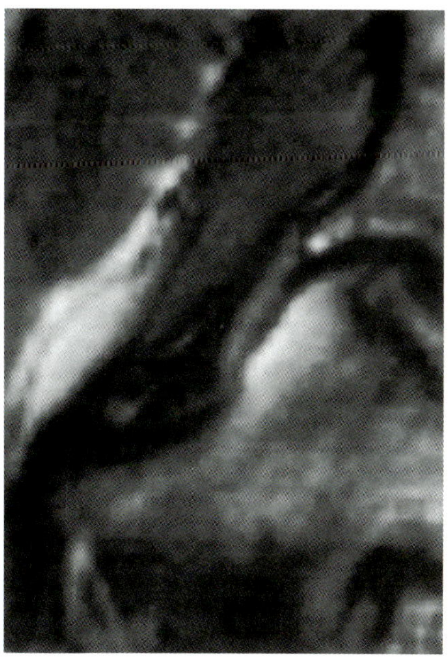

Figura 18. A imagem de ressonância magnética mostra alterações compatíveis com necrose avascular.

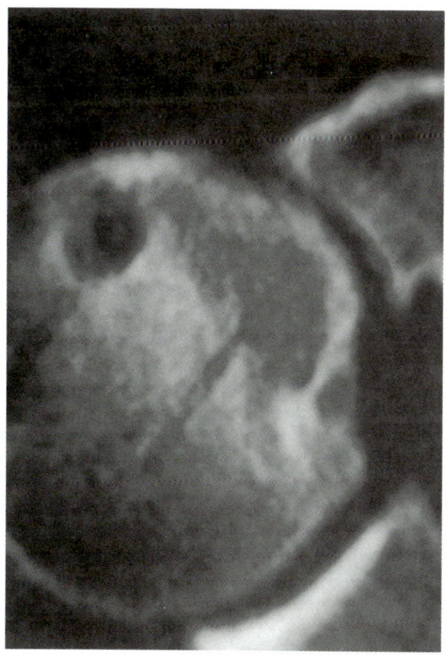

Figura 19. O escaneamento com TC identifica uma área de colapso subcondral e confirma a posição da lesão cística dentro da porção anterior da cabeça femoral.

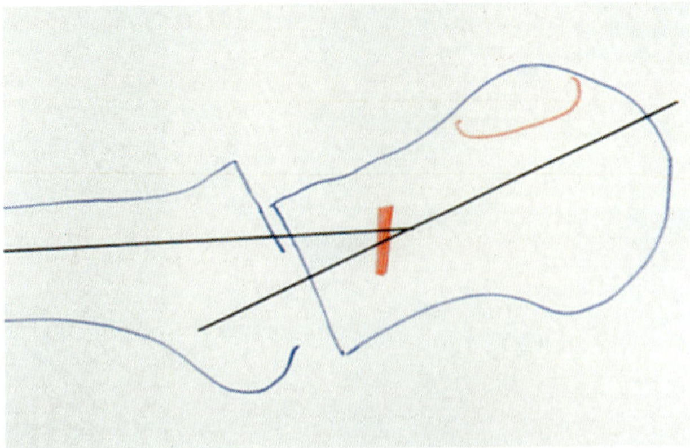

Figura 20. O cinzel de assentamento é introduzido rotacionado em flexão (no sentido oposto ao dos ponteiros do relógio para a direita), formando um ângulo de 30 graus com o eixo longo do fêmur. Quando a placa é alinhada com o eixo longo do fêmur, uma hiperextensão de 30 graus do fragmento proximal terá sido alcançada. Esta ilustração mostra a deformidade criada depois da excisão em cunha. Nós presentemente, executaríamos uma impactação direta da osteotomia.

O objetivo da cirurgia era remover 50% da lesão para fora do acetábulo superior. Uma osteotomia de flexão de 30 graus foi planejada (Fig. 20). Rodando anteriormente o guia da broca de 30 graus da posição neutra em torno da região de inserção da lâmina, a redução foi alcançada assim que a placa foi colocada paralela à haste femoral. Após a osteotomia, foi possível obter 30° de hiperextensão da cabeça femoral no quadril quando o paciente fica de pé na posição anatômica. Nestas condições uma boa parte do segmento necrótico é mantida fora da área de descarga do peso.

Na cirurgia, primeiro foi colocado um fio perpendicular ao eixo longo do fêmur ao nível do extremo proximal do trocânter menor. O segundo fio marcou o ponto de entrada do cinzel de assentamento e foi colocado ao longo do paralelo à cortical anterior do colo pelo menos 1,5 cm acima do primeiro fio colocado na cortical femoral lateral. Neste caso ele estava paralelo ao primeiro fio no plano AP, uma vez que nenhuma correção de varo ou valgo tinha sido planejada (Fig. 21). O cinzel de assentamento foi colocado paralelo a este fio (Fig. 22). Depois que a osteotomia foi executada, a placa angulada foi introduzida manualmente na trilha do cinzel e a osteotomia foi reduzida (Fig. 23).

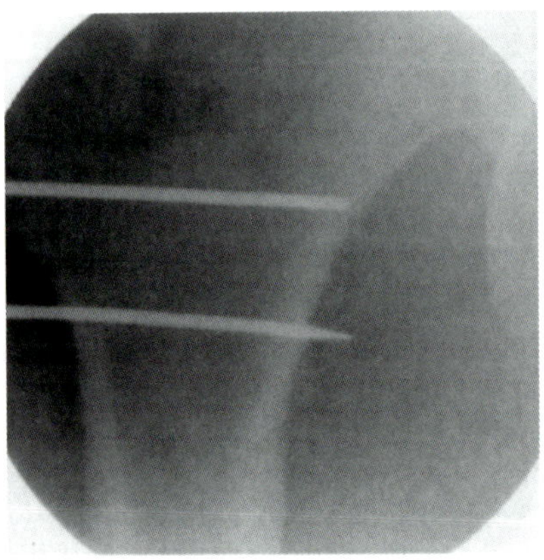

Figura 21. Os dois pinos de Steinmann são colocados paralelos entre si na vista ântero-posterior.

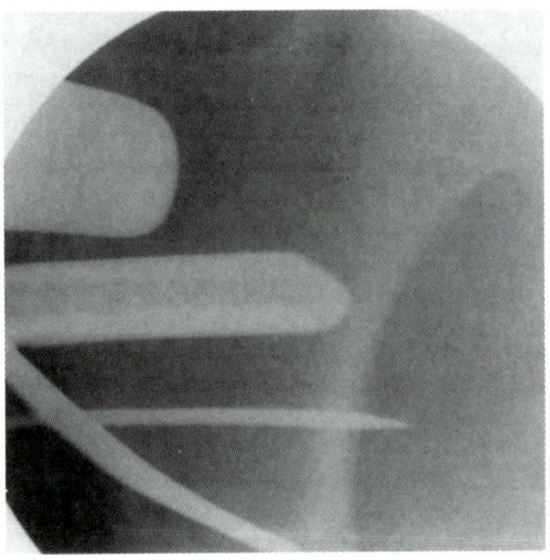

Figura 22. O cinzel de assentamento está colocado paralelo ao segundo fio em ambos os planos.

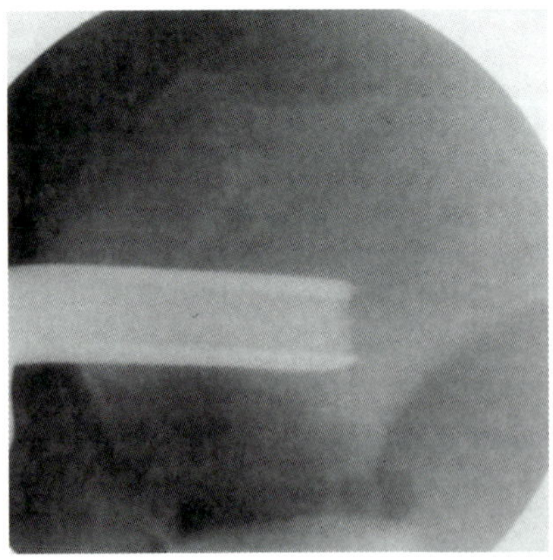

Figura 23. A placa laminada é introduzida na trilha do cinzel de assentamento. Isto mostra a lâmina de perfil antes da rotação do fragmento proximal.

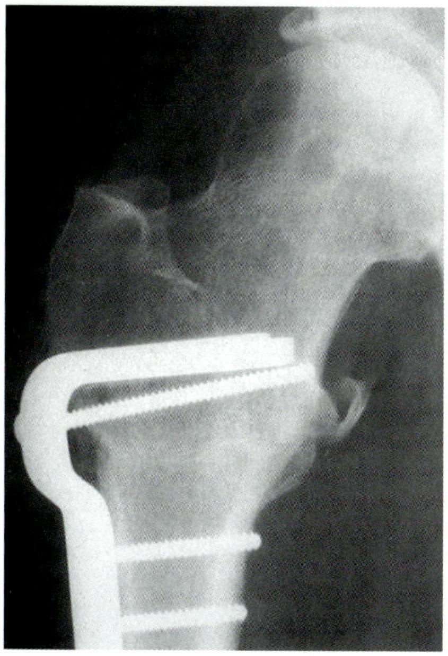

Figura 24. A radiografia lateral pós-operatória mostra uma osteotomia consolidada.

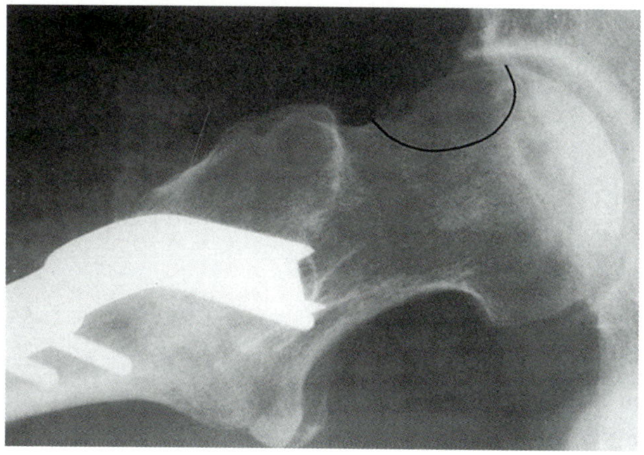

Figura 25. A radiografia ântero-posterior pós-operatória confirma que a lesão cística foi tirada do setor de suporte de peso no acetábulo.

Um ano depois da cirurgia o paciente está quase livre de dor. Ele mancava levemente depois da prática de exercício e ainda está apresentando uma melhora tardia na força de seu abdutor. Ele foi capaz de retornar a pé 18 buracos de golfe. As radiografias mostram que a correção requerida foi alcançada (Figs. 24 e 25).

O exame clínico mostra igual comprimento dos membros inferiores e uma amplitude de movimento livre de dor. Sua flexão agora está reduzida a 95 graus. Ele tem extensão completa e 30 graus de abdução e adução. A rotação externa é de 20 graus, e a interna agora é de 5 graus. A placa laminada será removida depois de dezoito meses.

LEITURAS RECOMENDADAS

1. Aronson, J.: Osteoarthritis of the young adult hip: Etiology and treatment. *Inst. Course Lec.*, 35:119-128. CV Mosby, St. Louis, 1986.
2. Bombelli, R.: *Osteoarthritis of the hip.* 2nd ed. Springer-Verlag, Berlin, 1983.
3. Ganz, R., Klaue, K., Vinh, T. S., and Mast, J. W: A new periacetabular osteotomy for the treatment of hip dysplasias. Technique and preliminary results. *Clin. Orthop.*, 232:26-36, 1988.
4. Hadley, N. A., Brown, T. D., and Weinstein, S. L.: The effect of compact pressure elevations and aseptic necrosis on long-term outcome of congenital hip dislocation. *J. Orthop. Res.*, 8:5 4-513, 1990.
5. Harris, W. H., and Kirwan, E.: The results of osteotomy for early primary osteoarthritis of the hip. *J. Bone Surg.*, 46-B:477, 1964.
6. Harris, W. H.: Etiology of osteoarthritis of the hip. *Clin. Orthop.*, 213:2-33, 1986.
7. Langlais, R, Roure, J. L., and Maquet, R: Valgus osteotomy in severe osteoarthritis of the hip. *J. Bone Joint Surg.*, 61–B(4):424-431, 1979.
8. Lequesne, M., and de Sèze, S.: Le faux profile du bassin: Nouvelle incidence radiographique par l'étude de la hanche. Son utilité dans les dysplasies et les différentes coxopathies. *Rev. Rhum. Mal. Osteartic.*, 28:643, 1961.
9. Mankin, H. J., Dorfman, H., Lippiello, L., and Zarins, A.: Biochemical and metabolic abnormalities in articular cartilage from osteoarthritic human hip. II. Correlation of morphology with biochemical and metabolic data. *J. Bone Joint Surg.*, 53A:523-537, 1971.
10. Miegel, R., and Harris, W. H.: Medical displacement intertrochanteric osteotomy in osteoarthritis of the hip. *J. Bone Joint Surg.*, 66-A:878-887, 1984.

11. Millis, M. B., Poss, R., and Murphy, S. B.: Osteotomies of the hip in the prevention and treatment of osteoarthritis. *American Academy of Orthopaedic Surgeons Instr. Course Lec.* 41:145-156, 1992. AAOS, Park Ridge.
12. Morscher, E. W.: Intertrochanteric osteotomy in osteoarthritis of the hip. In: *The Hip.* Proceedings of the Eighth Open Scientific Meeting of the Hip Society. CV Mosby, St. Louis, 1980.
13. Moskowitz, R. W., Howell, D. S., Goldberg, V. M., and Mankin, H. J.: *Osteoarthritis: Diagnosis and Medical/Surgical Management.* 2nd ed. WB Saunders, Philadelphia, 1992.
14. Pauwels, F.: *Biomechanics of the Normal and Diseased Hip.* Springer-Verlag, Berlin, 1976.
15. Poss, R.: The role of osteotomy in the treatment of osteoarthritis of the hip (Current Concepts Review). *J. Bone Joint Surg.*, 66-A:144-152, 1984.
16. Radin, E. L., Ehrlich, M. G., Chernack, R., Abernethy, R, Paul, I. L., and Rose, R. M.: Effect of repetitive impulsive loading on the knee joints of rabbits. *Clin. Orthop.*, 131:288-293, 1978.
17. Schatzker, J.: *The Intertrochanteric Osteotomy.* Springer-Verlag, Berlin, 1984.
18. Schneider, R.: Results of intertrochanteric osteotomies in patients with coxarthrosis 12-15 years after surgery. In: *Joint Preserving Procedures of the Lower Extremities. Progress in Orthopedic Surgery* (Vol. 4) Weil, H. H., ed. Springer-Verlag, Berlin, 198 . pp. 39-43.
19. Stulberg, S., Harris, W., and MacEwen, G. D.: Unrecognized childhood hip disease. A major cause of idiopathic osteoarthritis of the hip. In *The Hip.* Proceedings of the third open scientific meeting of the Hip Society (Vol. 3). CV Mosby, St. Louis, 1975.
20. Tsahakis, P. J. Brick, G. W., Poss, R., Reilly, D. T., and Thornhill, T. S.: Proximal femoral osteotomy in the treatment of stage III osteonecrosis of the hip. Presented at the 6th Annual Meeting of the AAOS, February 2 , 1993, San Francisco, CA.
21. Wagner, H.: Osteotomies for congenital hip dislocation. In: *The Hip.* CV Mosby, St. Louis, 1976. pp. 45-66.
22. Wagner, H.: Experiences with spherical acetabular osteotomy for the correction of the dysplastic acetabulum. *Progress in Orthopaedic Surgery*, 2:131, 1978.

10

Artrodese – A Técnica de Vancouver

Robert W. McGraw, Clive P. Duncan e Christopher P. Beauchamp

INDICAÇÕES/CONTRA-INDICAÇÕES

A artrodese é uma das alternativas para a artroplastia do quadril. A despeito de ser raramente defendida, ela permanece uma valiosa solução cirúrgica para tratar uma variedade de condições que afetam o quadril jovem. Independentemente da visível melhora no *design* das próteses e da técnica cirúrgica, a indicação de artroplastia deve ser considerada com cuidado no jovem em vista de problemas atuais como frouxidão, quebra, desmontagem e rápido desgaste levando à osteólise.

A artrodese do quadril está idealmente indicada no trabalhador manual jovem não-qualificado com doença monoarticular do quadril. As contra-indicações para esta operação são dores na parte inferior das costas e doença do joelho ipsilateral.

A técnica de Vancouver para artrodese do quadril é simples e precisa. Imediata mobilização e suporte precoce de peso são permitidos. Fresadores concêntricos são usados para obter a máxima coaptação, e uma placa tipo cobra é usada para conseguir uma rígida fixação interna. A medialização é atingida por fresagem, evitando desta forma complexas osteotomias pélvicas. A osteotomia trocantérica com refixação anatômica preserva os abdutores para possível conversão para artroplastia total. A mobilização gessada suplementar com aparelho de gesso pelvipodante não é necessária.

PLANEJAMENTO PRÉ-OPERATÓRIO

Uma apropriada investigação clínica e de laboratório deve ser conduzida para assegurar que a doença do quadril é monoarticular e que não existe patologia significativa na coluna torácica e lombar ou no joelho ipsilateral. É importante medir cuidadosamente o comprimento dos membros e antecipar alterações que irão ocorrer como resultado da posição permanente da articulação do quadril.

R. W. McGraw, M. D., F. R. C. S. C. e C. P. Beauchamp, M. D., F. R. C. S. C: Department of Orthopaedics, Vancouver Hospital and Health Science Centre, Vancouver, British Columbia, V5Z 4E3 Canada.
C. P. Duncan, M. D., F. R. C. S. C.: Department of Orthopaedics, University of British Columbia, Vancouver, British Columbia, V5Z 4E3, Canada.

As radiografias devem ser cuidadosamente avaliadas para identificar potenciais dificuldades intra-operatórias. Um estoque de osso inadequado para permitir uma coaptação e fixação estáveis da cabeça femoral ao acetábulo seria uma contra-indicação para este procedimento sem o uso de técnicas mais especializadas. A presença de material de osteossíntese retido em torno do acetábulo ou no fêmur pode necessitar de sua remoção para realizar essa técnica com sucesso. Uma osteonecrose extensa da cabeça femoral, depois da limpeza cirúrgica de ossos instáveis entrando em colapso, pode resultar numa maior discrepância do comprimento dos membros. O paciente necessitaria ser informado disso antes da operação.

Uma infecção em evolução, na maior parte dos casos, irá requerer limpeza cirúrgica e controle antes do procedimento definitivo. Deformidade rotacional ou angular do fêmur iria requerer modificação apropriada da posição da artrodese para assegurar que a posição final do membro está satisfatória.

Fora essas considerações, o trabalho clínico e de laboratório é bastante padronizado e similar ao usado para qualquer procedimento ortopédico reconstrutivo.

CIRURGIA

Posicionamento do Paciente

O paciente é posicionado em decúbito lateral com o lado afetado para cima (Fig. 1) e é imobilizado sobre a mesa cirúrgica. Uma radiografia ântero-posterior perpendicular à mesa é obtida

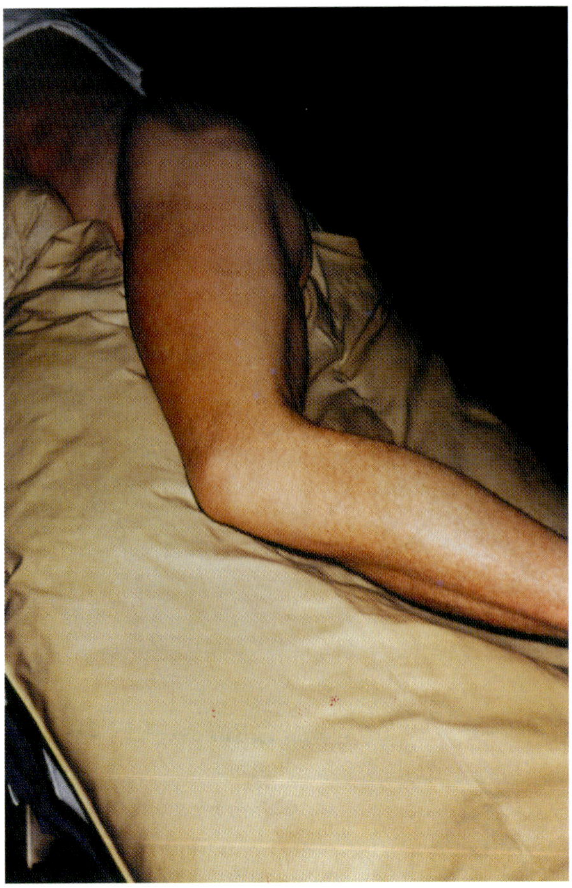

Figura 1. Paciente na posição lateral na mesa da sala de operação, com a região afetada para cima.

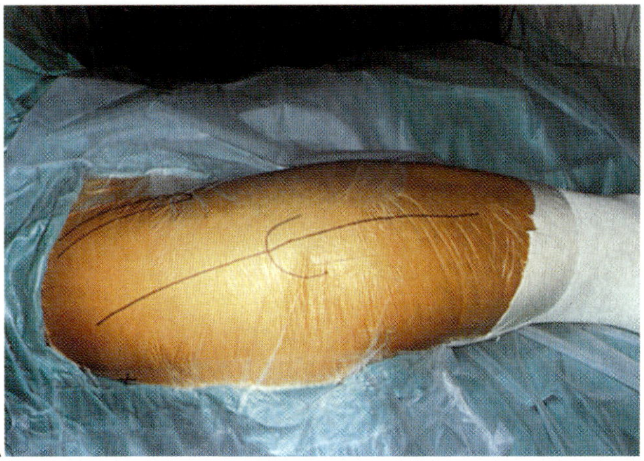

A

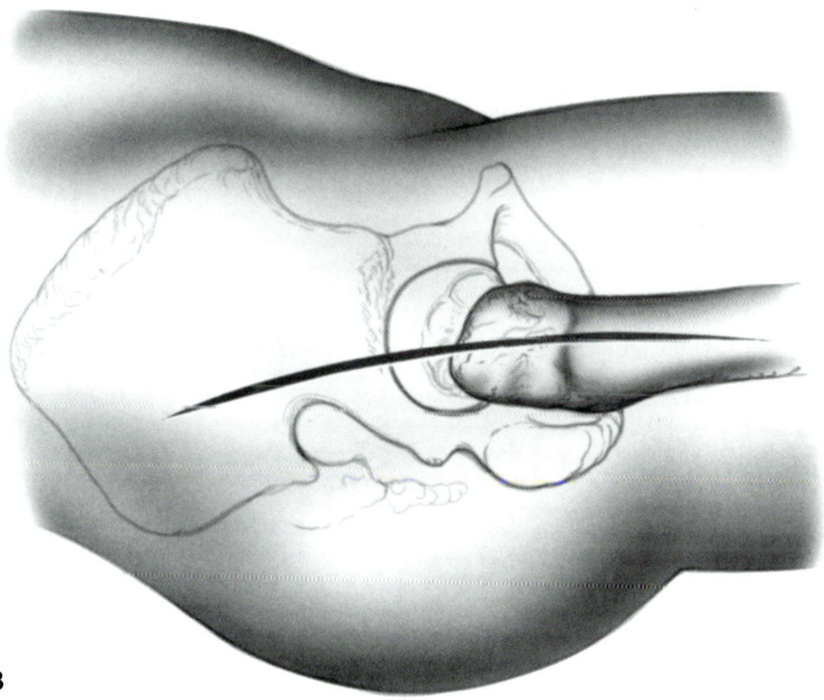

B

Figura 2 A, B. A incisão é lateral, centrada sobre o trocânter maior, estendendo-se um tanto posteriormente em sua metade superior.

para confirmar a exata posição da pelve. A perna subjacente é colocada em flexão para ajudar a reduzir o grau de lordose lombar. Isto ajuda a um posicionamento preciso da perna sobrejacente na desejada posição final de flexão. O posicionamento do paciente é crucial. A perna é preparada e mantida livre, deixando expostos o joelho e o mais possível da perna.

É feita uma incisão lateral reta que curva levemente em direção posterior na sua parte proximal (Fig. 2A, B). A fáscia lata é dividida e vasto lateral é rebatido (Fig. 3A, B). O trocânter maior é osteotomizado e a massa do abdutor é descolada e afastada (Fig. 4A, B). É tomado um grande

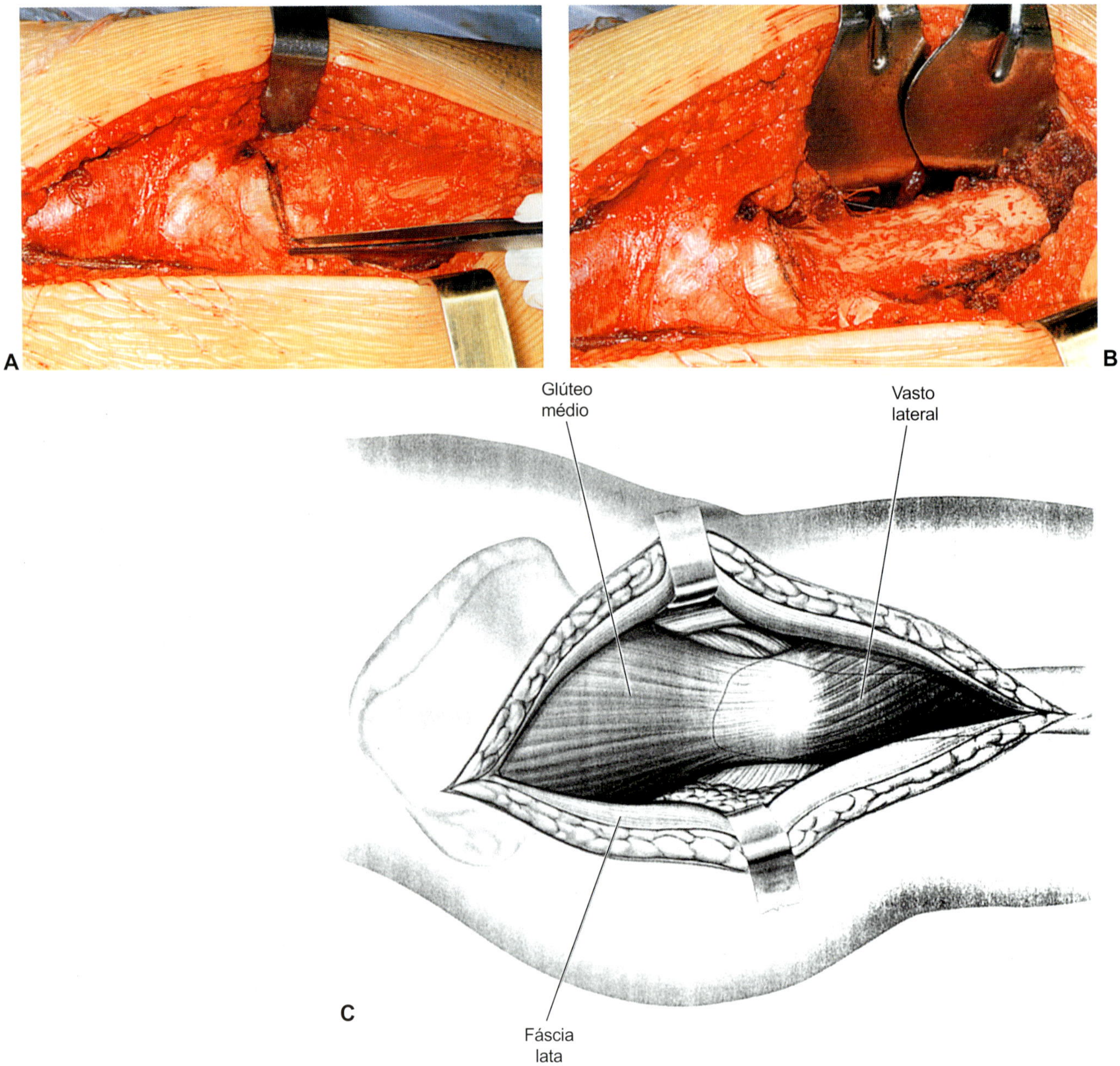

Figura 3 A, B, C. A diáfise femoral é exposta elevando-se o vasto.

cuidado para proteger o feixe glúteo superior. Uma generosa capsulectomia é realizada e o quadril é luxado (Fig. 5A, B). O acetábulo é então exposto. A medialização da região da artrodese é obtida removendo-se osso acetabular medial até a parede interna da pelve (Fig. 6A, B). A cabeça femoral é modelada com uma variedade de instrumentos para remover osteófitos que poderiam de outra forma interferir com uma fresagem concêntrica. Um fresador fêmea superdimensionado é usado para dar a forma desejada à cabeça femoral (Fig. 7A, B). Os dispositivos fresadores são selecionados dessa maneira para criar uma região de artrodese esfericamente congruente

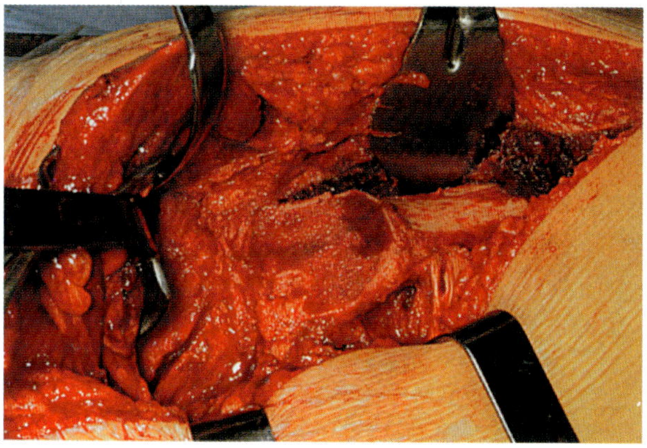
A

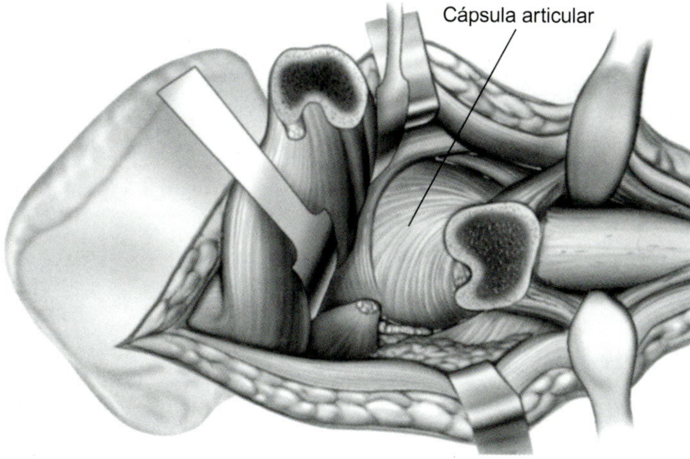

B

Figura 4 A, B. Uma osteotomia trocantérica padrão é completada.

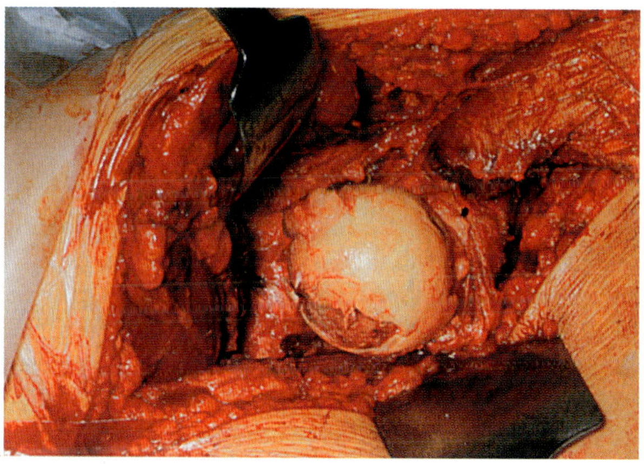
A

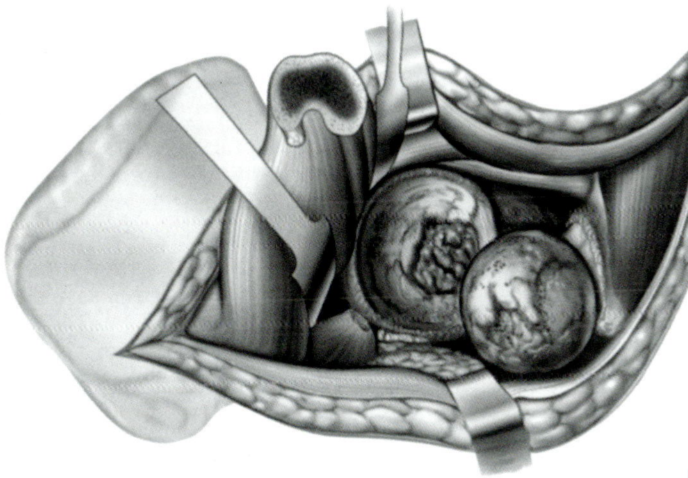
B

Figura 5 A, B. Depois de uma generosa capsulectomia, o quadril é luxado anteriormente. A perna é posicionada num saco estéril sobre o lado da mesa.

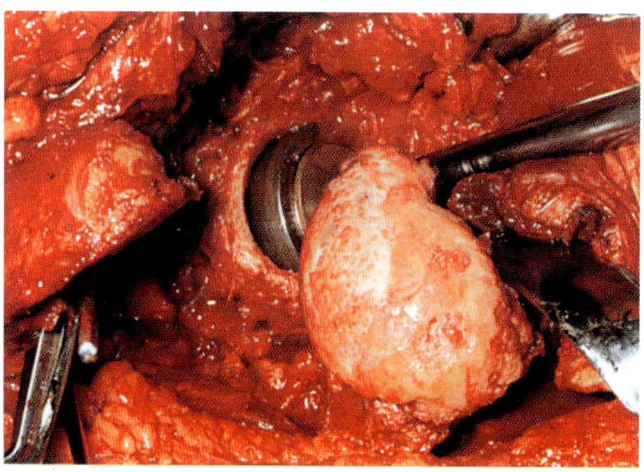
A

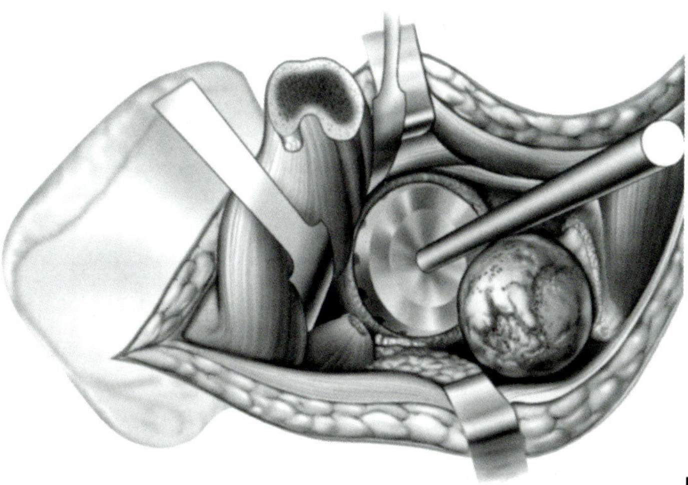
B

Figura 6 A, B. O acetábulo é fresado e modestamente medializado.

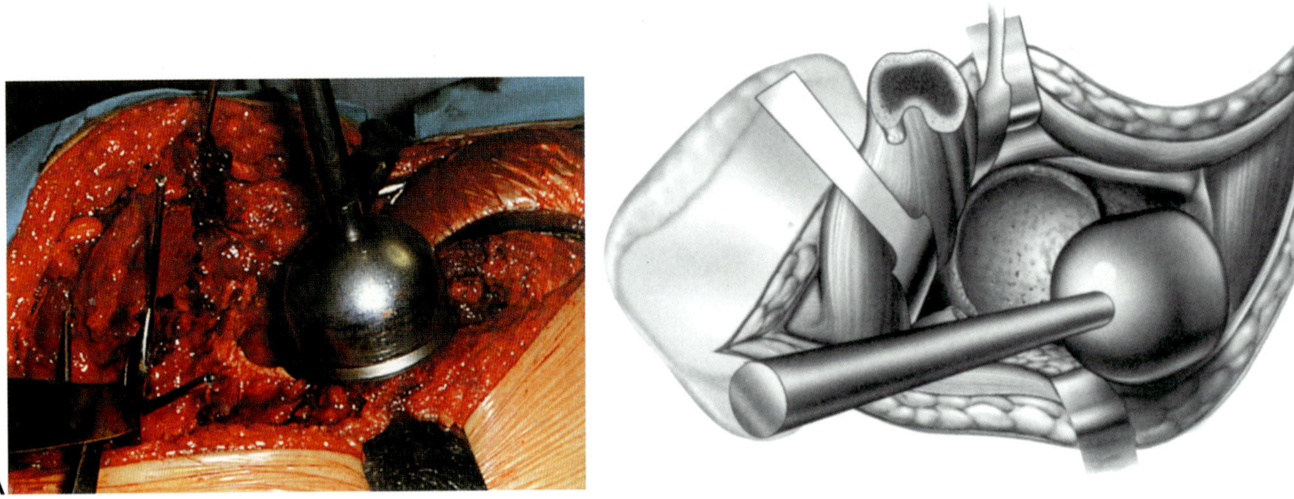

A B

Figura 7 A, B. A cabeça femoral é fresada com um fresador côncavo casando.

(Fig. 8A, B). O quadril é reduzido e a área de contato é avaliada. Usualmente isto irá resultar em um ajuste apertado de osso esponjoso contra osso esponjoso (Fig. 9A, B).

O membro anterior é a seguir cuidadosamente posicionado e uma placa cobra é afixada da maneira descrita com a colocação de um parafuso proximalmente. A posição final desejada é 20 graus de flexão, 5 graus de rotação externa e adução neutra (normalmente o fêmur está em 5 a 10 graus de adução com referência à pelve). Visto que a aplicação de compressão tende a abduzir levemente o fêmur, a aplicação inicial da placa é feita com a perna aduzida 10 graus a mais do que a posição final desejada (Fig. 10A, B). A aplicação da placa de compressão de começa com a colocação de um parafuso central proximal através do teto do acetábulo e um parafuso de compressão distal na diáfise femoral. A compressão inicial é aplicada e se faz uma checagem radiográfica para confirmar que o fêmur está no grau desejado de adução. Isto deve medir de 10 a 20 graus para alcançar a posição final desejada quando a compressão for completada. Se satisfató-

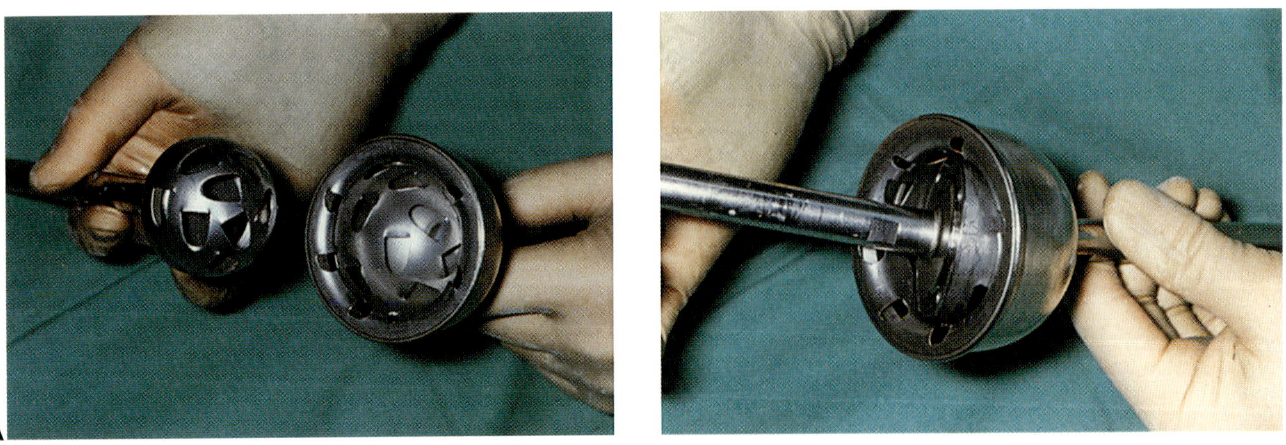

A B

Figura 8 A, B. Fresadores que casam, anteriormente usados para artroplastia de reconstrução com recapeamento da superfície articular do quadril.

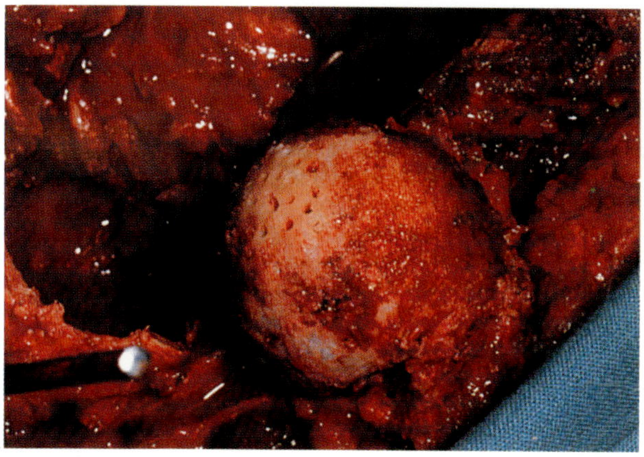
A
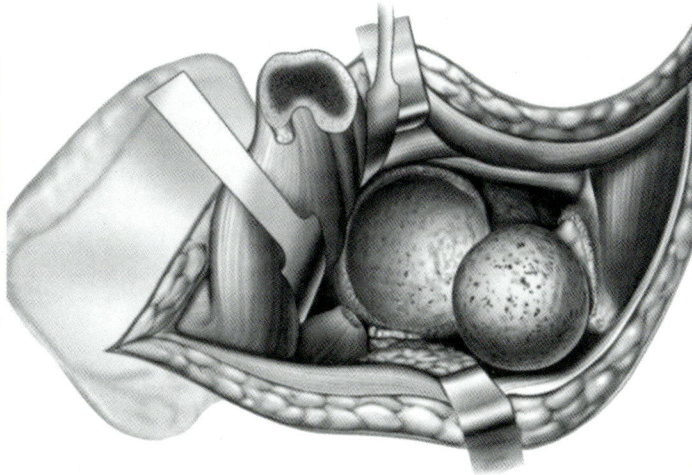
B

Figura 9 A, B. As superfícies preparadas resultam numa aproximação muito ajustada de osso esponjoso com osso esponjoso.

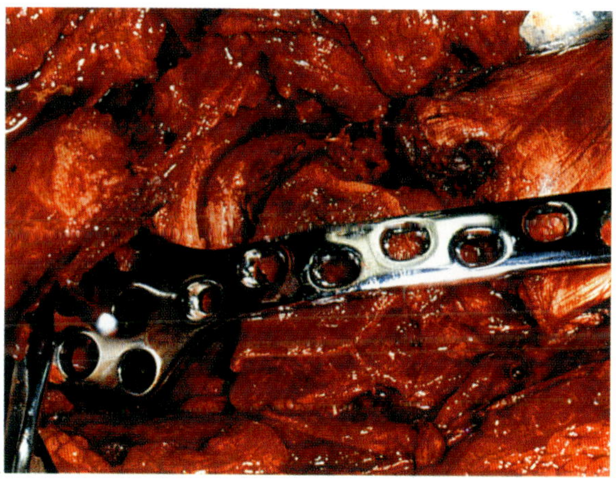
A
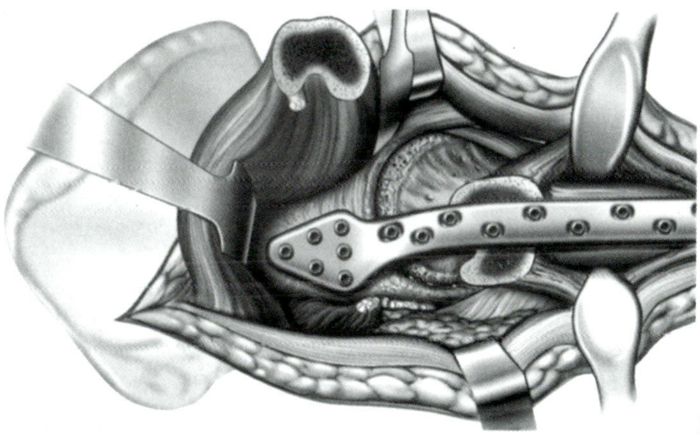
B

Figura 10 A, B. A aplicação da placa tipo cobra depois de ser moldada na forma do acetábulo e fêmur, e a fixação inicial com um parafuso proximal e distal de compressão.

rio, os parafusos proximais remanescentes são inseridos, a compressão é completada e os parafusos remanescentes são inseridos na diáfise femoral. Se existir qualquer preocupação acerca da posição, outra checagem radiográfica é realizada antes que os parafusos finais sejam inseridos. É crucial assegurar que o grau correto de flexão esteja presente antes que os parafusos proximais sejam inseridos e o grau correto de rotação tenha sido alcançado antes que sejam colocados os parafusos distais. O osso removido do acetábulo e qualquer osso adicional da região do trocânter maior que foram fresados são usados como enxerto ósseo.

O trocânter maior é refixado em sua posição normal visando a preservar o comprimento do músculo abdutor (Fig. 11). Uma nova radiografia é obtida (Fig. 12). A ferida é fechada à maneira rotineira.

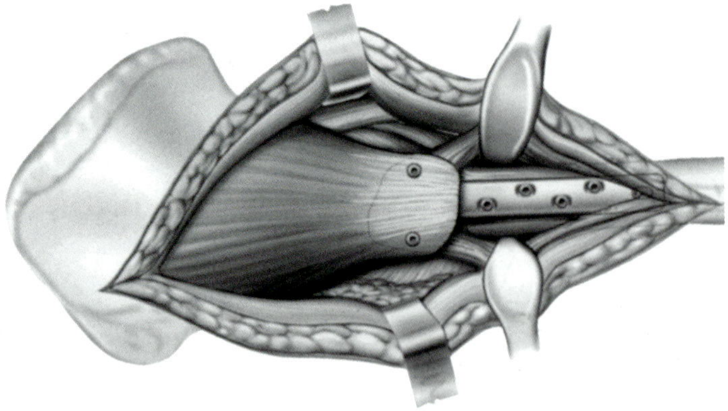

Figura 11. Refixação do trocânter maior na posição anatômica.

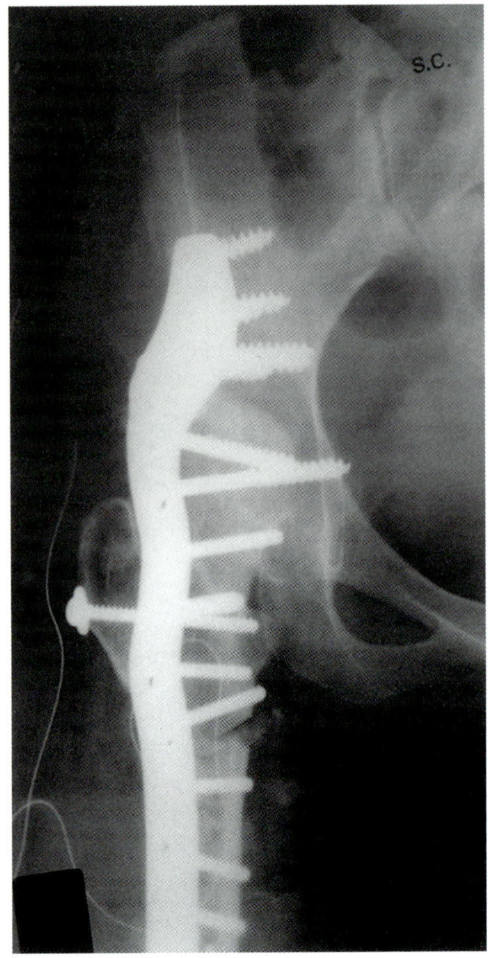

Figura 12. Radiografia intra-operatória final.

TRATAMENTO PÓS-OPERATÓRIO

O paciente é transferido para um leito ortopédico padrão e utiliza travesseiros para seu conforto. A mobilização começa no primeiro dia pós-operatório. Os drenos, se colocados, são removidos entre 24 e 48 horas após a cirurgia. É permitido fazer descarga do peso "toque de pluma" no começo. O paciente recebe alta hospitalar num período de 5 a 7 dias depois da cirurgia.

O paciente é aconselhado a usar muletas durante todo o tempo por três meses após a cirurgia. Devido à excelente coaptação e fixação interna rígida, a descarga parcial de peso pode começar em 3 semanas e ser gradualmente aumentada até o completo suporte de peso em 12 semanas. O tempo médio para suporte de peso completo e independente é de 12 semanas.

Em casos com evolução normal, a consolidação óssea é esperada ocorrer em 3 a 4 meses. O acompanhamento do paciente é realizado em até 6 a 12 semanas. A persistência da dor, a presença de movimento e a ausência de obliteração do espaço articular nas radiografias de 6 meses sugerem fortemente a existência de pseudartrose. Isto é particularmente verdadeiro se os parafusos ficarem frouxos ou se existir um halo de osteólise em volta das pontas dos parafusos.

Se o paciente tiver recebido instrução adequada antes do procedimento e a técnica tiver sido executada com precisão, são esperados em todos pacientes um alívio completo da dor no quadril e, na maioria, um nível satisfatório de função. É importante que antes da cirurgia possa haver uma reunião do paciente com outros pacientes que já foram operados e que tenham uma boa função com a artrodese do quadril. O retorno ao trabalho pode ser esperado para 6 a 12 meses após a operação.

COMPLICAÇÕES

Mau Posicionamento

A ocorrência de mau posicionamento pode ser evitada se a técnica for seguida com precisão. O monitoramento das radiografias intra-operatórias irá detectar o mau posicionamento, especialmente em casos difíceis como aqueles que foram operados anteriormente com realização de osteotomia femoral.

Pseudo-Artrose

A ocorrência de pseudo-artrose é rara. Os casos de pseudo-artrose após a realização desta técnica têm sido tratados com sucesso por uma repetição precisa da técnica com enxerto ósseo e fixação interna suplementar.

Insatisfação do Paciente

Insatisfação do paciente pode ocorrer a despeito de uma artrodese bem-sucedida. Este resultado pode ser evitado por uma cuidadosa seleção do paciente e uma apropriada instrução pré-operatória do paciente e sua família.

Persistência da Dor

Uma dor contínua numa artrodese aparentemente bem-sucedida pode necessitar da remoção, mais tarde, do dispositivo de fixação interna.

CASO ILUSTRATIVO DA TÉCNICA

Um homem de 36 anos de idade apresentou-se com uma artrose pós-traumática da articulação do quadril esquerdo. Ele se envolveu num acidente de automóvel há dezoito anos, no qual sofreu fraturas da tíbia e fêmur esquerdos. Não havia lesão do quadril esquerdo. O fêmur esquerdo foi tratado por redução aberta e fixação com haste intramedular. A fratura da tíbia esquerda foi tratada fechada. Ambas as fraturas consolidaram, mas na extração da haste intramedular o paciente desenvolveu uma infecção da ferida. A infecção resolveu sem tratamento cirúrgico e não recidivou. No momento da apresentação, o paciente se queixava de dor constante no quadril esquerdo agravada pela atividade e aliviada incompletamente pelo repouso. A dor interferia com seu sono. Sua tolerância para andar, sentar e ficar de pé estava acentuadamente limitada.

O paciente trabalhava como programador de computador. Ele tinha praticamente abandonado todas as atividades de lazer, e expressou um desejo de retomar uma grande quantidade de atividades físicas sem restrições.

No exame, o paciente (altura 1,70 m, peso 90 kg) se apresentou cooperativo. Sua marcha era caracterizada por uma curta fase de apoio do membro esquerdo com deslocamento associado do tronco. Havia uma completa amplitude indolor de movimentação da coluna. Nenhuma anormalidade foi notada no quadril direito, joelho direito ou joelho esquerdo. No quadril esquerdo, a amplitude de movimento estava na faixa de 10° a 50°. Havia um contratura em rotação externa fixa de 35 graus com uma adução fixa de 15 graus. Não havia anormalidades neurovasculares. Havia atrofia da coxa de 2 cm.

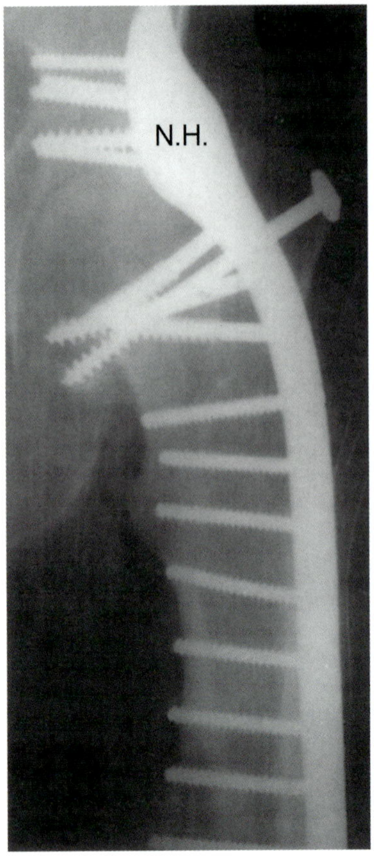

Figura 13. Radiografia da artrodese do quadril esquerdo no paciente do caso ilustrativo.

As radiografias revelaram um estágio final de artrose pós-traumática no quadril esquerdo sem evidência de infecção. Foi notada uma fratura femoral ipsilateral consolidada. As radiografias do quadril direito, joelho direito, joelho esquerdo e coluna lombar estavam normais.

Uma artrodese foi selecionada como método de tratamento de escolha em vista da idade do paciente, expectativa do paciente, tipo físico, ausência de dores na coluna lombar ou doença ipsilateral do joelho e histórico de um infecção resolvida. Depois de uma instrução apropriada, o paciente e seu acompanhante demonstraram um entendimento dos resultados esperados.

A operação foi realizada de acordo com a técnica descrita (Fig. 13). A evolução no período imediato foi tranqüila. No terceiro mês a seguir da cirurgia, o paciente estava com descarga completa do peso, sem dor, e andando sem apoio. Quando visto e examinado 10 anos depois, o paciente declarou que ele não se considera com nenhuma limitação funcional. Ele não desenvolveu qualquer sintoma musculoesquelético. As radiografias revelaram uma sólida artrodese do quadril (Fig. 14A, B). Ele continua a trabalhar como programador de computador. Em seu tempo de lazer corre, joga golfe e levanta peso. Ele continua a estar satisfeito com o resultado da cirurgia depois de 10 anos e está a par da possibilidade de conversão para artroplastia total do quadril se desenvolver um problema em sua parte inferior da coluna e/ou joelho ipsilateral.

A

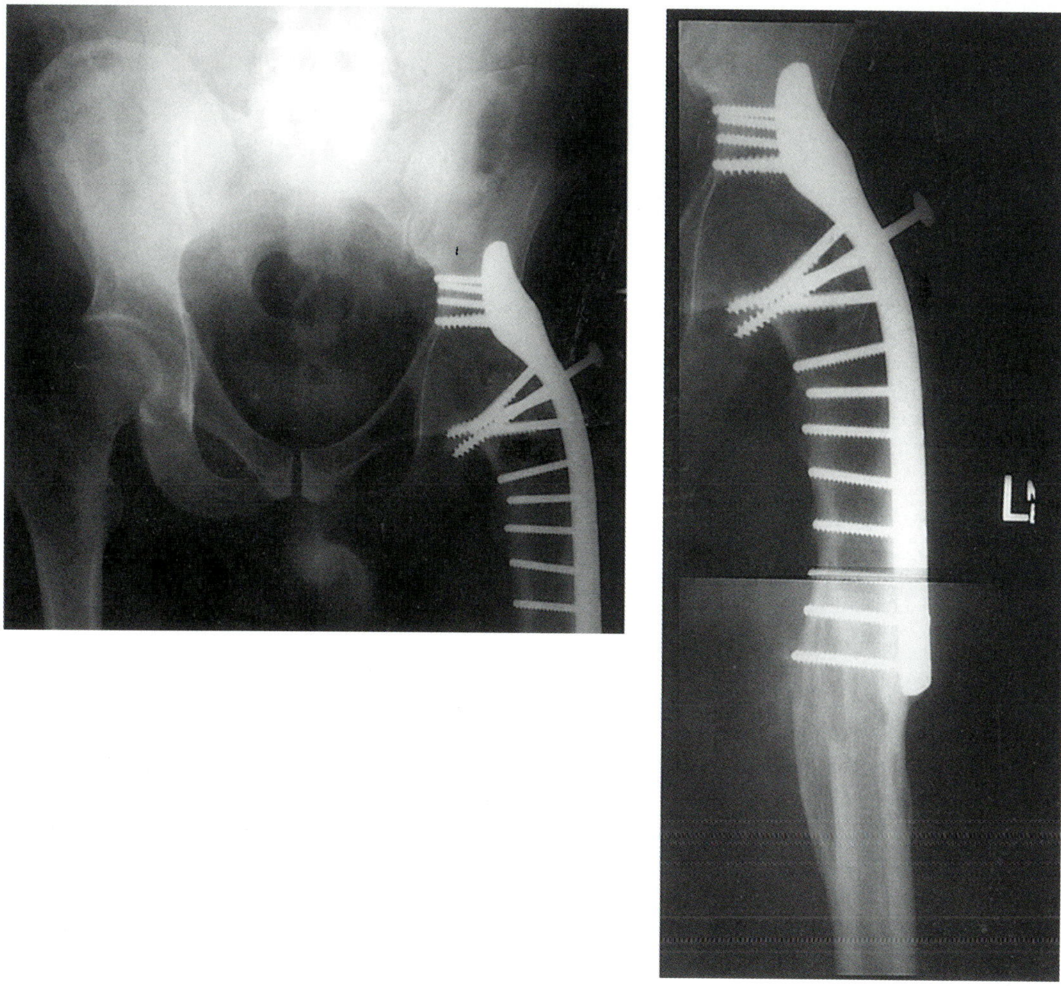

B

Figura 14 A, B. Acompanhamento radiográfico dez anos após a cirurgia do paciente do caso ilustrativo.

LEITURAS RECOMENDADAS

1. Barmada, R. Abraham, E., and Ray, R. D. Hip fusion utilizing the cobra head plate. *J. Bone Joint Surg.*, 58(4):541-544,1976.
2. Beauchamp, C. R, Duncan, C. R, and McGraw, R. W. Don't throw away the reamers - a new technique of hip arthrodesis, *J. Bone Joint Surg.*, 67-B(2):330, March 1985.
3. Fulkerson, J. P. Arthrodesis for disabling hip pain in children and adolescents, *Clin. Orthop. Rel. Res.* 128:296-302,1977.
4. Kostuik, J. and Alexander, D. Arthrodesis for failed arthroplasty of the hip. *Clin. Orthop. Rel. Res.*, 188:173-82,1984.
5. Schneider, R. Hip arthrodesis with the cobra head plate and pelvic osteotomy, *Reconstr. Surg. Traumatol.*, 14(0):1-37, 1974.
6. Sponseller, P. D. McBeath A. A., and Perpich, M. Hip arthrodesis in young patients. A long-term follow-up study, *J. Bone Joint Surg.*, 66:853-859, 1984.

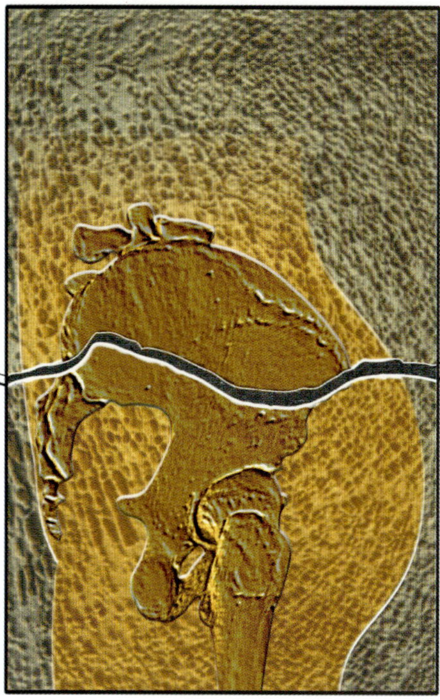

PARTE IV

Artroplastia Total Primária do Quadril

11

Gabaritagem

Clement B. Sledge e John B. Sledge

■ TRATAMENTO PRÉ-OPERATÓRIO

A gabaritagem pré-operatória permite ao cirurgião escolher os implantes apropriados e antecipar necessidades inesperadas tais como dispositivos especiais, aloenxertos, ou uma abordagem cirúrgica diferente, p. ex., transtrocantérico, transfemoral. Este planejamento pré-operatório facilita muito alcançar os objetivos cirúrgicos de restauração da mecânica do quadril e igualdade de comprimento dos membros das pernas.

A restauração da mecânica do quadril é conseguida estabelecendo-se o relacionamento apropriado entre o momento do braço abdutor e o momento através do qual o peso do corpo atua. Em pacientes com artrose, isto normalmente requer o aprofundamento do acetábulo que migrou para cima e para fora. Em pacientes com artrite reumatóide, em contraste, há freqüentemente um elemento de protrusão, e o acetábulo precisa ser restaurado para sua posição normal, mais lateral. O segundo aspecto da restauração da mecânica do quadril é restaurar o efeito de desvio ou compensação entre o trocânter maior e o centro de rotação da cabeça (Fig. 1). Como este comprimento corresponde ao momento do braço através do qual agem os músculos abdutores, este braço de momento deve ser restaurado, ou ocorrerá um enfraquecimento da força dos abdutores. A restauração do braço de momento é obtida escolhendo-se um implante femoral com o apropriado efeito de compensação.

Na ausência de obliqüidade da pelve, ou, menos comumente, de contraturas do quadril, a discrepância entre o *verdadeiro* comprimento dos membros e os comprimentos *aparentes* nos dois lados será a mesma. Por causa da idade usual em que os pacientes precisam de artroplastia total do quadril, a obliqüidade pélvica é freqüentemente fixada e relacionada com as alterações degenerativas na coluna lombar, alguns com escoliose, ou relacionada com envolvimento artrófico da articulação lombossacral. Em tais casos, é importante reconhecer que a restauração da igualdade do comprimento dos membros resultará na sensação do paciente de que o comprimento da perna operada está muito comprida ou muito curta. Por isso é importante usar a restauração da igualdade do comprimento *aparente* dos membros inferiores como o objetivo apropriado do planejamento pré-operatório. Um meio que achamos ser mais confiável para avaliar diferenças no comprimento aparente é pedir ao paciente que fique com a perna mais curta num bloco de madeira. Varia-se a espessura do bloco até que o paciente sinta que a igualdade do comprimento das pernas foi alcançada. Esta espessura do bloco é a medida a ser adicionada ao quadril no

C. B. Sledge, M. D. e J. B. Sledge, M.D.: Department of Orthopaedics, Brigham and Women's Hospital, Boston, Massachusetts 02115.

momento da cirurgia. Se não houver obliqüidade do quadril fixa, essa medida será a diferença entre o verdadeiro comprimento das pernas.

Uma vez determinada a diferença entre o comprimento das pernas por avaliação clínica, são tiradas medidas pela radiografia AP do paciente. Deve ser confirmado que o quadril a ser operado encurtou em conseqüência de uma patologia intra-articular, Primeiro determine um ponto de referência para as mensurações; o "corpo U" ou em de gota de lágrima do aspecto medial inferior da placa quadrilátera é útil para isto (Fig. 2). Trace uma linha conectando a parte inferior da gota de lágrima na direita com a parte de baixo da gota de lágrima na esquerda. Esta linha da gota de lágrima fornece o ponto de referência para futuras mensurações. A seguir, encontre um marco anatômico prontamente reproduzível no trocânter menor. Algumas vezes, isso corresponde ao ápice da convexidade do trocânter menor, e às vezes é mais fácil identificar o ombro achatado onde a porção proximal do trocânter menor encontra a diáfise femoral. Localize o ponto idêntico no quadril oposto. Meça a altura vertical da linha da gota de lágrima ao ponto escolhido no trocânter menor. A diferença entre a medida da altura nos dois lados deve ser igual à diferença entre o verdadeiro comprimento dos membros. Se isto também não igualar a altura do bloco usado para dar ao paciente a sensação de igualdade de comprimento das pernas, existe uma obliqüidade pélvica fixa. Como a maior parte dos pacientes idosos não é capaz de corrigir sua obliqüidade pélvica fixa, o comprimento aparente das pernas deve ser equalizado usando a espessura do bloco de madeira como a medida objetiva a ser restaurada. Se a obliqüidade pélvica é determinada como móvel, o verdadeiro comprimento das pernas pode ser equalizado.

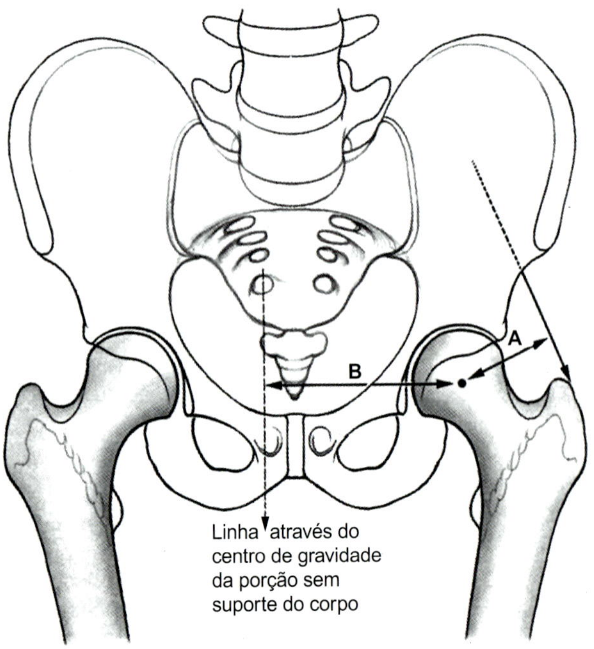

Figura 1. Desenho da radiografia AP da pelve. A distância "A" é a compensação do quadril medida do músculo abdutor (ou trocânter maior) para o centro da cabeça femoral e representa a compensação ou braço de momento através do qual os abdutores exercem força. "B" é o braço do momento do peso do corpo e a distância entre o centro da cabeça femoral e o centro de gravidade do corpo numa posição em pé na perna oposta.

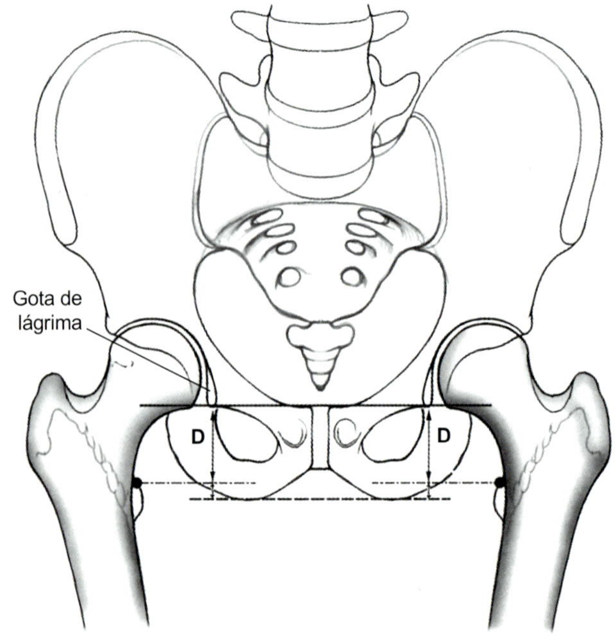

Figura 2. Como na Figura 1, "D" é a distância da gota de lágrima a um ponto arbitrário em cada trocânter menor. Em situações em que a gota de lágrima é indistinta, pode ser usada uma linha ligando as tuberosidades isquiáticas, como ilustrado pela linha pontilhada.

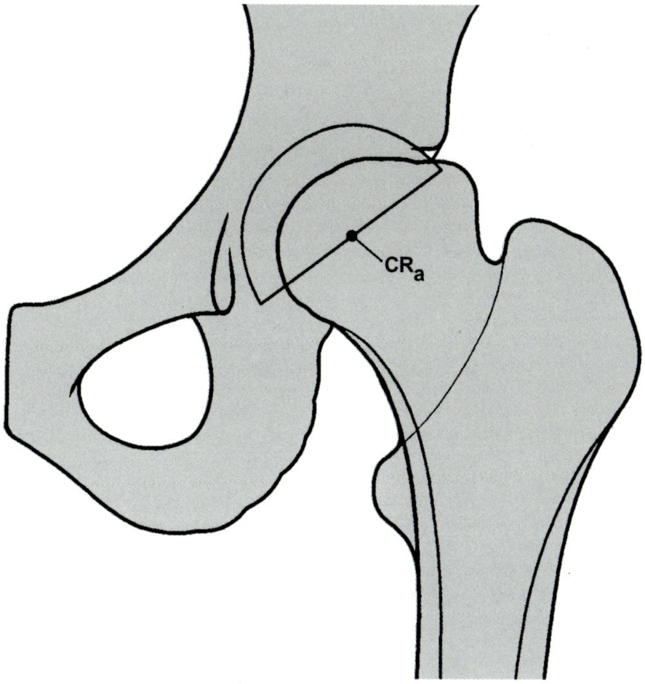

Figura 3. Um gabarito acetabular foi sobreposto na radiografia pélvica, maximizando a contenção óssea do componente. O centro de rotação do acetábulo, CR_a, é marcado na radiografia.

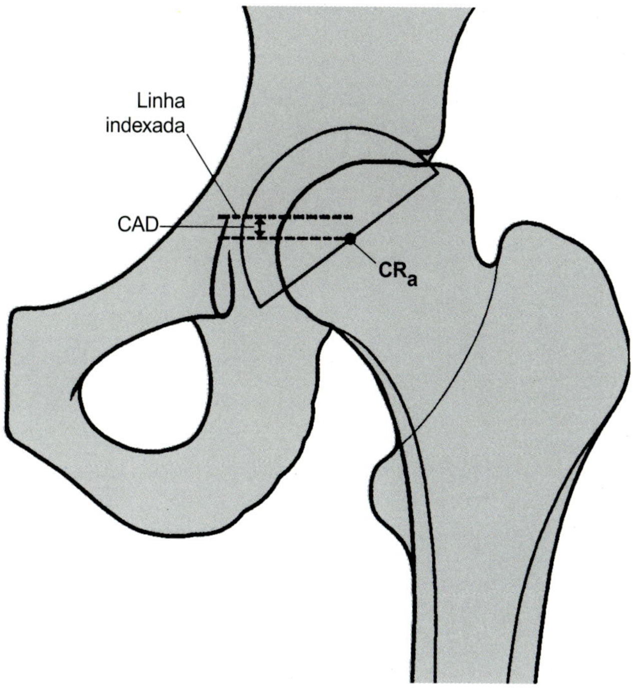

Figura 4. A quantidade de comprimento adicional desejado (CAD) é medida *acima* do CR_a, e a "linha indexada" é adicionada à radiografia.

Usando gabaritos de raio X de prótese, localize a posição desejada do componente acetabular, medializando para diminuir o braço do momento do corpo e colocando o gabarito numa posição para maximizar a contenção óssea do componente (Fig. 3). Marque o centro de rotação do componente acetabular nesta nova localização (CR_a). A seguir, faça uma marca indicadora (I) acima do centro de rotação acetabular a uma distância igual à quantidade adicional de comprimento da perna desejado (espessura do bloco usadas para equalizar o comprimento dos membros) (Fig. 4).

Escolha um gabarito de componente femoral de tamanho suficiente para se ajustar ao canal e com compensação apropriada para restaurar o braço do momento abdutor (Fig. 5). O gabarito terá uma marca designando o centro de rotação da cabeça femoral (CR_h) com várias medidas de comprimento/pescoço. Escolha uma que estará na marca indicada acima do centro de rotação do componente acetabular. Existem usualmente dois ou três comprimentos de colo que podem ser escolhidos; escolha um que otimize a compensação e coloque o componente femoral no canal femoral com 10 a 15 cm de colo femoral inferior permanecendo depois da ressecção. Marque a ressecção do colo na radiografia e meça a distância do corte do colo acima do topo do trocânter menor. Este comprimento deve ser escrito no raio X e consultado no momento da cirurgia, quando da escolha da localização apropriada para a secção do colo. Além disso, meça do topo do trocânter menor ao CR_h escolhido e marque a distância na radiografia (Fig. 6). Isto irá fornecer uma medida adicional no momento da cirurgia, com um componente femoral de prova no lugar, que indicará que uma restauração apropriada do comprimento dos membros foi obtida.

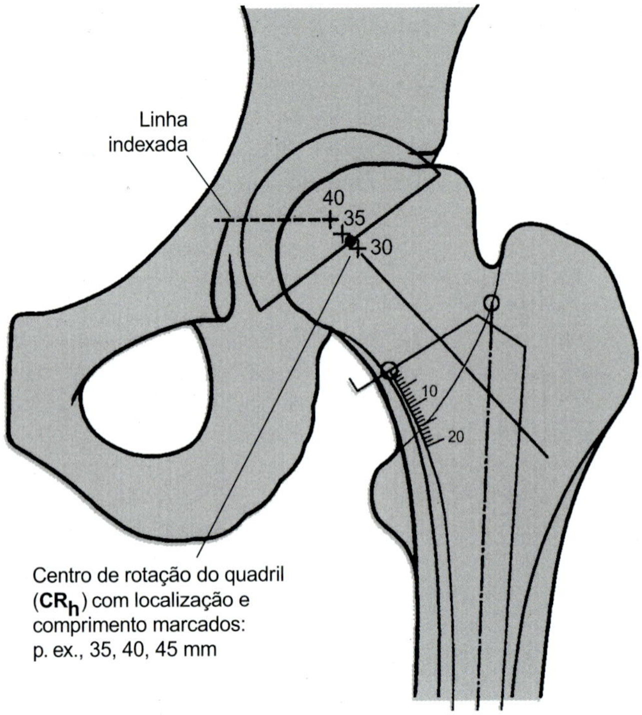

Figura 5. O gabarito femoral é sobreposto à radiografia de forma que um dos comprimentos do colo disponíveis (30, 35 ou 40 – representando cabeças de 0, +5 ou + 10 mm) esteja no nível da linha.

■ CASO ILUSTRATIVO DA TÉCNICA

Um homem de 70 anos de idade apresentou-se com dor na virilha, coxa e joelho esquerdos que se tornou progressivamente mais grave num período de 2 a 3 anos. Apesar de usar duas bengalas como suporte, ele não era capaz de andar 100 metros sem ter de parar devido à dor. Além disso, ele tinha dores que o acordavam à noite, e era incapaz de alcançar seus sapatos e suas meias ou cortar as unhas dos pés.

Figura 6. Com os gabaritos adequados no lugar, duas mensurações adicionais podem ser realizadas: o nível da ressecção do colo (neste caso 15 mm) e o comprimento final do colo medido do topo do trocânter menor à linha indexada. Durante a cirurgia o comprimento final do colo é checado com componentes experimentais no lugar medindo-se do topo do trocânter menor ao centro de rotação da cabeça femoral experimental.

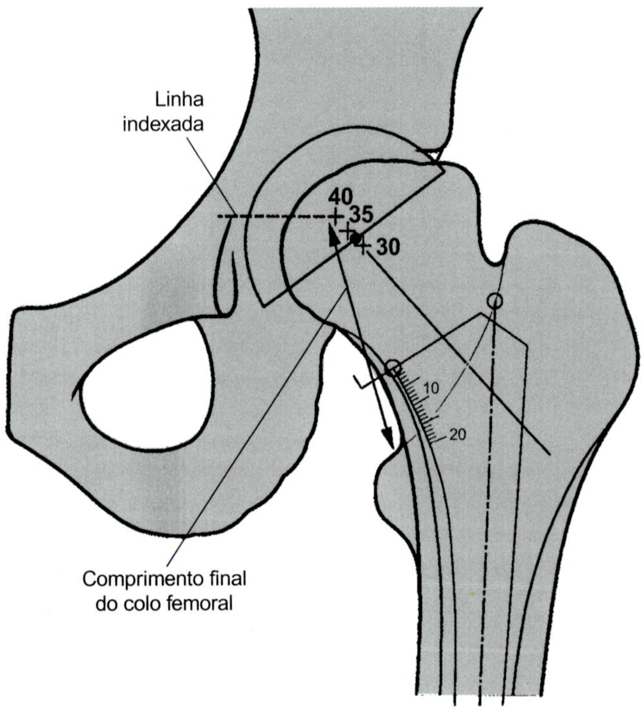

Também não era capaz de subir escadas com um passo em cada degrau mesmo com as bengalas e corrimão, e tinha dificuldade de se levantar de uma cadeira e de entrar ou sair de um carro. Exceto por este problema, ele se encontrava com boa saúde e era militar aposentado.

No exame físico, foi verificado que a flexão do quadril esquerdo estava limitada a um arco de 70 graus e que havia uma contratura de flexão de 20 graus com flexão adicional para 90 graus. Ele essencialmente não tinha rotação interna ou externa do quadril, e tentativas de executar rotação resultavam em espasmos e dor no quadril.

Quando ficava em pé, a sua pelve esquerda era baixa e produzia uma sensação subjetiva de uma perna esquerda curta. Colocando várias espessuras de blocos sob seu pé esquerdo enquanto ele estava em pé, verificou-se que uma altura de 9,5 mm produziu uma sensação subjetiva de pernas de igual comprimento, embora a pelve esquerda permanecesse baixa por causa de sua obliqüidade pélvica fixada. As radiografias da pelve revelaram escoliose lombar e obliqüidade pélvica em conseqüência de doença osteoartrítica na junção lombossacra (Fig. 7). Medindo do ápice do trocânter menor para a gota de lágrima, obtiveram-se medidas de 50 mm na direita e 33 mm na esquerda para a verdadeira discrepância de 17 mm (Fig. 8). Seu quadril foi gabaritado, estabelecendo primeiro o centro de rotação para o componente acetabular, a seguir desenhando uma linha 9,5 mm acima daquela para a desejada correção do comprimento da perna. A seguir foi escolhido um gabarito femoral que foi colocado sobre a radiografia, de forma que uma cabeça +5 (a marca 40 mm no gabarito) sobrepusesse a linha indexada. Isto indicou um corte no colo de 12 mm e um comprimento total do colo de 55 mm. Este plano foi executado na cirurgia (Fig. 9), e as radiografias pós-operativas mostram excelente reprodução dos objetivos desejados. O comprimento adicionado ao lado curto foi de 11 mm *versus* a discrepância medida de 9,5 mm.

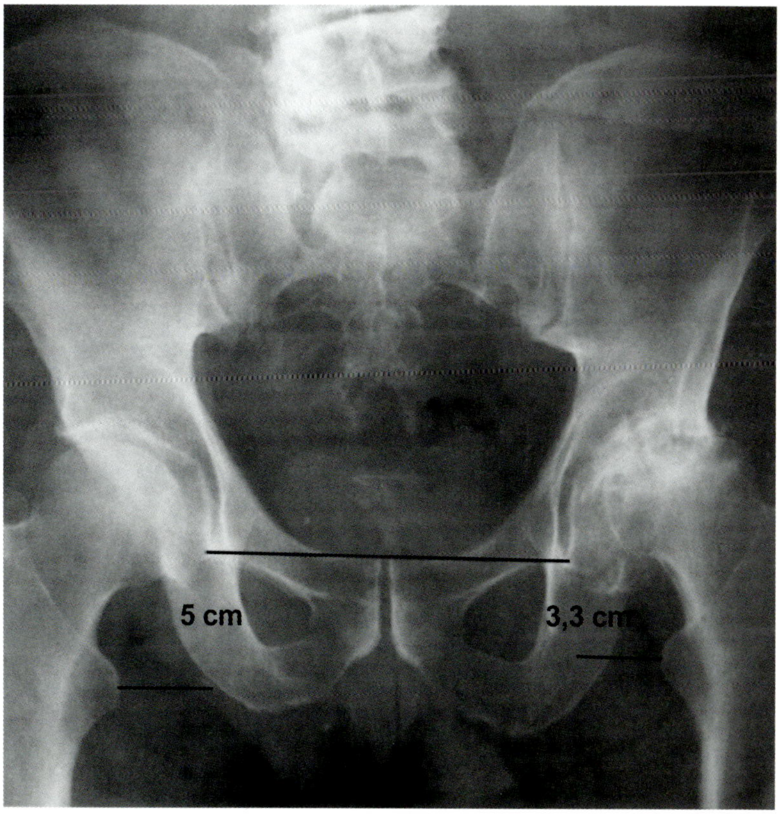

Figura 7. Radiografias pré-operatórias do paciente mostrando mensurações das distâncias do ponto médio do trocânter menor para a gota de lágrima de cada lado. As mensurações indicam uma discrepância verdadeira de 17 mm.

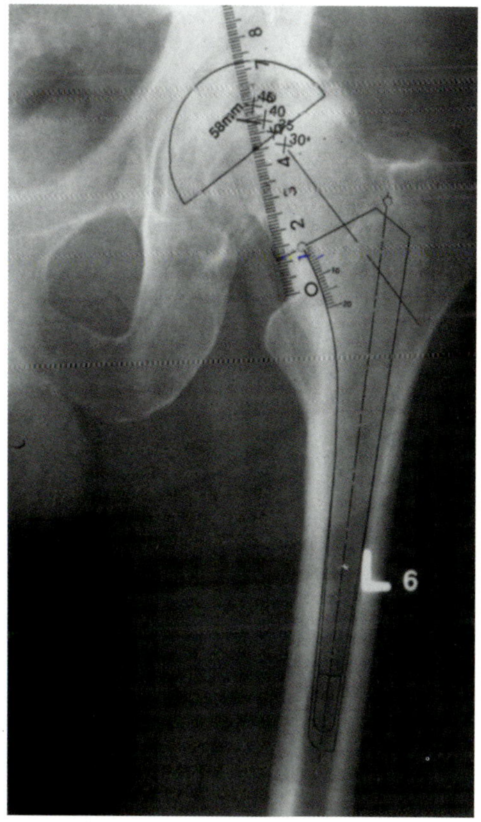

Figura 8. Com os dois gabaritos no lugar, acetabular e femoral, um comprimento de componente do colo de 40 é indicado (cabeça mais 5), são indicados um nível de ressecção femoral de 12 mm e um comprimento final do colo de 58 mm.

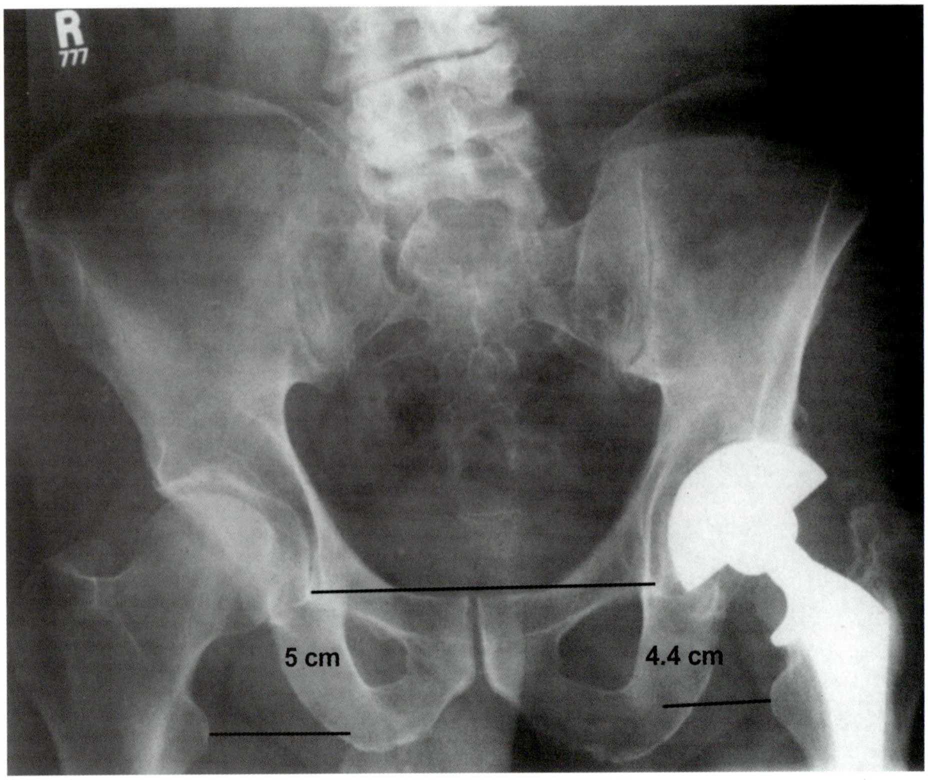

Figura 9. Radiografias pós-operatórias revelam boa posição dos componentes com adição de 11 mm de comprimento à perna curta, produzindo restauração do comprimento relativo das pernas, reconhecendo a natureza fixa da obliqüidade pélvica.

LEITURAS RECOMENDADAS

1. Charnley, J.: *Low-friction Arthroplasty of the Hip: Theory and Practice*. Springer-Verlag, Berlin, 1979.
2. Ranawat, C. S., Dorr, L. D., and Inglis, A. E.: Total hip arthroplasty in protrusio acetabuli of rheumatoid arthritis. *J. Bone Joint Surg.*, 62:1059, 1980.

12

Artroplastia Primária Total do Quadril Cimentada

Chitranjan S. Ranawat, Michael J. Maynard e Rajiv G. Deshmukh

INDICAÇÕES/CONTRA-INDICAÇÕES

Em mais de 25 anos a comunidade ortopédica adquiriu uma ampla experiência com o uso de cimento cirúrgico para ligar uma prótese ao osso no corpo humano. Embora métodos alternativos de ligação de um implante ao osso tenham sido desenvolvidos, nenhum ainda mostrou melhores resultados do que o cimento na fixação a curto e longo prazos da artroplastia total do quadril.

A fixação cimentada é mais durável quando uma perfeita microinterligação entre osso e cimento é alcançada no momento da implantação. A formação de uma ótima ligação é o desafio a ser enfrentado e que testa a competência técnica dos cirurgiões.

Nossas indicações para selecionar a fixação cimentada para uma artroplastia primária total do quadril incluem:

1. Pacientes com 65 anos de idade ou mais e aqueles pacientes cuja expectativa de vida seja de 15 anos ou menos.
2. Pacientes cuja qualidade de osso não é boa e que portanto não suportariam o uso de fixação não-cimentada.
3. Pacientes com histórico de infecção que requerem reimplantação onde um alto nível de fornecimento de antibiótico misturado ao cimento possa ser benéfico.
4. Pacientes que têm uma neoplasia afetando o quadril.
5. Pacientes que têm preferência por fixação cimentada, sendo isto declarado em consentimento informado.

C. S. Ranawat, M.D.: Department of Orthopedic Surgery, Cornell University Medical Center, Lenox Hill Hospital, New York, New York 10021.
M. J. Maynard, M. D.: Cornell University Medical Center, Hospital for Special Surgery, New York, New York 10021.
R. G. Deshmukh, M. B., M. S., F. R. C. S.: Comprehensive Arthritis Service, Hospital for Special Surgery, New York, New York 10021.

Estamos a par de qualquer contra-indicação absoluta para a fixação cimentada na artroplastia primária total do quadril. Porém o escrutínio demográfico de pacientes de vivência de longo prazo com artroplastia primária total do quadril fixada com cimento indicou que os seguintes atributos estão associados com uma sobrevivência mais curta da fixação cimentada:

1. Idade abaixo de 65 anos.
2. Peso acima de 80 kg.
3. Estilo de vida ativo (p. ex., ocupação requerendo trabalho intenso).
4. Sexo masculino.

Portanto, para pacientes com dois ou mais desses fatores de risco, nós freqüentemente escolhemos métodos alternativos de fixação, tais como crescimento poroso ou técnicas híbridas.

PLANEJAMENTO PRÉ-OPERATÓRIO

Exame Físico

A diagnose diferencial de dor primária do quadril está além do escopo desta discussão. Nossos comentários se limitarão a avaliação e tratamento de pacientes claramente indicados para artroplastia total do quadril por causa de grave envolvimento artrítico da articulação do quadril.

Pacientes com significativo envolvimento artrítico do quadril podem se apresentar com uma variedade de sintomatologias clínicas, incluindo dor, sensibilidade ao toque, distúrbio do andar, diminuição da amplitude de movimentos, discrepância de comprimento dos membros, sinovite e bursite.

Pacientes adultos usualmente apresentam-se com dor, tipicamente na virilha, como queixa principal. A dor pode persistir no repouso e pode estar presente durante a noite. A diminuição da amplitude de movimento geralmente é uma queixa secundária, e a discrepância de comprimento dos membros freqüentemente não é reconhecida pelo paciente. A dor durante a noite interferindo no sono ou nas atividades de rotina ou na vida diária ou na recreação são os sintomas mais comuns que motivam os pacientes a procurar alívio cirúrgico.

O exame físico de um paciente com patologia do quadril deve no mínimo incluir a avaliação de:

1. Amplitude de movimentos do quadril.
2. A marcha e a potência motora e o poder dos abdutores, extensores, flexores e adutores.
3. Comprimento relativo dos membros inferiores.
4. Estado neurovascular de ambas as extremidades inferiores.
5. Estado do joelho, tornozelo e pé ipsilaterais.
6. Estado da coluna lombar.

A avaliação da amplitude de movimento deve ser direcionada à detecção de significativas contraturas de tecido mole que possam precisar de tratamento cirúrgico.

A presença de fraqueza motora dos abdutores ou extensores, quando em grau moderado, pode afetar significativamente os resultados funcionais esperados. Nestes casos, os pacientes devem ser informados de que sua condição de marcha com claudicação e uso de uma bengala pode persistir indefinidamente após a artroplastia. Em casos graves, tais como pode ocorrer com anquilose de longa duração, a consideração quanto ao uso de uma prótese articulada para evitar o risco de luxação pode também ser necessária.

A discrepância de comprimento dos membros, se for grave, pode não ser corrigível cirurgicamente, e este fato deve ser discutido nas consultas pré-operatórias com o paciente.

O estado neurovascular de ambas as extremidades inferiores deve ser documentado pré-operatoriamente. Quaisquer infecções da pele óbvias ou áreas de iminente ruptura da pele constituem uma contra-indicação absoluta para a realização de uma artroplastia. Um exame pré-operatório preciso é também importante para o diagnóstico e o tratamento de problemas que podem surgir no período pós-operatório. Complicações envolvendo a perna oposta têm sido relatadas durante cirurgias realizadas na posição de decúbito lateral.

O estado do joelho, tornozelo e pé ipsilateral é importante para o sucesso da reabilitação pós-operatória. O pé e o tornozelo devem se encontrar estáveis, plantígrados e livres de problemas de pele. O joelho deve estar estável. Quando todas as articulações das extremidades inferiores se encontram afetadas por artrite numa extensão que requer tratamento cirúrgico, procuramos primeiro tratar pés e tornozelos satisfatórios, em seguida tratar o quadril e por último o joelho. Em casos de grave deformidade ou instabilidade do joelho, ele recebe tratamento antes do quadril.

O estado da coluna lombar deve ser determinado pré-operatoriamente. A sintomatologia atribuída a patologia da coluna lombar não será aliviada, e em alguns casos pode ser exacerbada pelo tratamento de um quadril artrítico, e portanto o paciente deve ser informado dessa possibilidade.

Preparação Cirúrgica

Uma técnica cirúrgica adequada começa com uma preparação apropriada. Radiografias de boa qualidade, padronizadas para permitir estimativa precisa de magnificação e gabaritagem, constituem os primeiros passos. Rotineiramente, obtemos as seguintes radiografias em todos os nossos pacientes que vão ser submetidos a artroplastia total do quadril:

1. AP da pelve e de ambos os quadris.
2. Incidência lateral em posição de rã para o quadril que será operado.
3. AP da coluna lombar.
4. Lateral da coluna lombar.

Radiografias dos quadris afetados por artrite revelam perda de espaço articular devido à destruição da cartilagem. A formação de osteófitos é comum na maioria das formas de artrite degenerativa mas pode estar ausente na artrite reumatóide. A formação de cistos pode também estar aparente. Os pacientes apresentando-se com necrose avascular da cabeça femoral podem demonstrar colapso da cabeça femoral.

Deformidade com protrusão acetabular pode estar presente numa significativa porção de pacientes com artrite reumatóide. Também podem ser vistos cistos. A aparição desse problema representa significativa perda óssea na pelve e apresenta difíceis problemas técnicos reconstrutivos para o cirurgião.

O escrutínio de filmes pré-operatórios deve procurar resposta para três questões:

1. Pode a reconstrução ser executada usando uma prótese comum ou será preciso requisitar uma prótese especial, modificada, ou implante feito sob medida, e deve ser considerada a necessidade de utilizar instrumental especial?
2. Existe deformidade com protrusão superior e/ou medial e será necessário enxerto ósseo para refazer a perda óssea a fim de restaurar o centro de movimentação do quadril para a posição apropriada?
3. Qual seria a melhor escolha, uma fixação cimentada ou uma fixação não-cimentada para obter o melhor desempenho a longo prazo?

Para responder à primeira pergunta, os gabaritos do sistema pretendido de implante devem estar disponíveis para comparação com as radiografias (gabaritagem). Tamanhos padrões das próteses serão apropriados para a vasta maioria dos pacientes. Nesses casos, a gabaritagem deve ser direcionada para estimar as dimensões requeridas para o implante a fim de assegurar sua disponibilidade na sala de operação. Na radiografia AP da pelve, a distância do trocânter menor para o centro anatômico de rotação do quadril deve também ser determinada. Isto é mais bem realizado no quadril oposto se ele não estiver envolvido pela artrite. Esta distância fornece uma estimativa do comprimento que deve ser reproduzido pela reconstrução da articulação para alcançar uma equalização de comprimento satisfatória dos membros inferiores.

Pacientes com artrite reumatóide juvenil com seus ossos de pequena dimensão e freqüentemente com excessiva anteversão, valgo e deformidades de protrusão e por outro lado pacientes com acromegalia com seus ossos de grandes dimensões são o grupo de pacientes mais prováveis de requerer implantes sob medida ou modificação dos implantes existentes para que possa ser obtido o ajuste apropriado da prótese. Se um implante sob medida parecer indicado, uma tomografia computadorizada dos quadris e da metade proximal dos fêmures será necessária para fornecer a informação detalhada necessária para os engenheiros de projeto.

Vários trabalhos têm descrito métodos para avaliação radiográfica da protrusão acetabular. O principal significado da magnitude de uma deformidade por protrusão é que ela reflete a quantidade de perda óssea na direção da protrusão. Esta perda óssea pode ser reconstituída tanto com enxerto ósseo ou compensada por implantes protéticos para obter uma reconstrução bem-sucedida. O movimento do centro de rotação da articulação fora da posição anatômica também rompe o equilíbrio das forças musculares através da articulação por modificar sua direção de tração e desta forma alterar os braços de momento das forças atuantes. Com o tempo, isto leva ao desenvolvimento de contraturas do tecido mole. Estas contraturas podem ser melhoradas durante a reconstrução da articulação para restaurar o centro de rotação para a sua posição apropriada e restabelecer o equilíbrio muscular.

Uma vez que o cirurgião tenha localizado a posição anatômica correta do acetábulo na radiografia, a relação desta posição para os limites ósseos acetabulares irá ajudar a definir os passos técnicos necessários para a reconstrução acetabular. Se houver protrusão medial, um enxerto ósseo medial provavelmente estará indicado em quase todos os casos. Quantidades pequenas a moderadas de perda óssea superior podem freqüentemente ser tratadas ampliando-se cirurgicamente a entrada do acetábulo e usando-se uma prótese maior. Em casos nos quais a migração superior alargou o acetábulo em mais de 15 a 20%, como estimado na incidência em AP, a utilização de enxerto ósseo será necessária. As melhores fontes de enxerto ósseo, se disponíveis, são a cabeça e o colo femoral ressecados e a crista ilíaca. Se isto não for suficiente, o emprego de aloenxerto de cabeça femoral pode ser necessário e deve ser antecipado. Dependendo da forma do defeito, do tipo e da forma do enxerto e da qualidade e quantidade do osso de suporte pélvico, a fixação do enxerto pode ser por ajuste de interferência ou com parafusos. Em alguns casos, o uso de um anel de protrusão pode também ser benéfico. O cirurgião lidando com uma grande deformidade de protrusão deve estar familiarizado com a preparação e fixação de enxertos ósseos e o uso de anéis de protusão e deve ter estes dispositivos disponíveis para ele na sala de cirurgia.

A questão de se usar fixação cimentada ou não-cimentada envolve a avaliação de diversas variáveis incluindo a idade do paciente e a sua expectativa de vida remanescente, o nível de atividade, a deformação óssea e a qualidade óssea. As melhorias na técnica de cimentação têm tornado a fixação cimentada extremamente confiável e durável tanto para a fixação da haste femoral como para a fixação da taça acetabular, tanto na presença como na ausência de enxerto ósseo. Portanto, as vantagens de usar fixação não-cimentada num paciente em particular devem estar muito bem definidas se a fixação cimentada não for selecionada.

Como aspecto final da preparação cirúrgica, o cirurgião deve considerar opções alternativas se ocorrerem complicações técnicas intra-operatórias, tais como fratura femoral ou perfuração da parede medial do acetábulo – o que pode facilmente acontecer quando se está lidando com osso osteoporótico devido a artrite reumatóide. O cirurgião prudente irá produzir soluções para esses problemas na forma de enxerto ósseo adicional, tela metálica, implantes de haste longa, fios de cerdagem e outros recursos disponíveis ao profissional experimentado.

Preparação Pré-Operatória Imediata do Paciente

Se possível, pacientes candidatos a artroplastia total do quadril, especialmente aqueles com artrite inflamatória, devem ser admitidos no hospital no mais tardar na noite anterior à cirurgia. Isto permite tempo para a adequada instrução ao paciente, a preparação física e a reunião de todas as avaliações pré-operatórias essenciais. A maior parte dos protocolos padronizados inclui um banho de chuveiro do paciente com Phisohex ou Betadine e uma limpeza intestinal com enema feita na noite antes da cirurgia. Adicionalmente, a maior parte dos protocolos de anestesia requer que o paciente não ingira nada pela boca depois de meia-noite da noite antes da cirurgia como precaução contra aspiração do conteúdo estomacal durante a anestesia. A admissão ao hospital no dia anterior à cirurgia facilita a execução dessas precauções.

Profilaxia com antibióticos endovenoso é iniciada um pouco antes da cirurgia, sendo completada a infusão da primeira dose antes de iniciar a cirurgia, e é continuada por 48 horas no período pós-operatório. Nossa droga de primeira escolha é o cefazolin, sendo a vancomicina administrada àqueles pacientes com alergia conhecida ou suspeita à penicilina e a seus análogos.

CIRURGIA

Seleção da Prótese

Nossa prótese acetabular cimentada preferida é fabricada de polietileno de peso molecular ultra-alto, sem revestimento metálico, com uma combinação de diâmetro interno e diâmetro externo que permite, para considerações de desgaste, pelo menos 8 mm de espessura de polietileno em todos os pontos. Assim sendo, um diâmetro interno de 22 mm deve ser escolhido quando o diâmetro externo do soquete de polietileno for de 50 mm ou menos. Um diâmetro interno de 28 mm pode ser usado para diâmetros externos entre 50 e 60 mm. Um diâmetro interno de 32 mm pode ser escolhido, se desejado, para diâmetros externos maiores do que 60 mm – especialmente se o uso de opção de comprimento de colo de –5, usualmente disponível nesta dimensão de cabeça, otimizar a reconstrução.

O *design* da prótese com haste cimentada e do sistema de alargamento de orifício deve produzir uma manta uniforme de cimento de pelo menos 3 a 6 mm de espessura em todos os pontos sem causar concentração significativa de estresse. A prótese escolhida deve ser capaz de reproduzir a geometria anatômica do quadril com relação a comprimento dos membros, compensação, e momento de alavanca do braço abdutor. A prótese cimentada ideal fornece estabilidade contra torção com superfícies achatadas anteriores e posteriores e possui uma superfície medial arredondada. Além disso, o *design* deve permitir fácil acesso a todas as superfícies da haste proximal, caso uma cirurgia de revisão seja necessária, A necessidade de um colar na prótese é controversa. Atualmente, o material preferido para a fabricação do implante da haste femoral é uma liga de cromo-cobalto, e deve ter acabamento rugoso para uma boa ligação mecânica com o cimento.

Cabeças femorais de cromo-cobalto são preferidas às de titânio, porque o uso de cabeças femorais de titânio tem sido associado a desgaste acelerado significativo do polietileno se comparado com o desempenho da cabeça de mesmo diâmetro usando uma liga de cromo-cobalto.

Anestesia

Em nossa experiência, uma anestesia epidural com hipotensão controlada é o método ideal de anestesia para a execução de uma artroplastia total do quadril. Com este método há um reduzido sangramento de todas as fontes, o que leva a um tempo cirúrgico mais curto pela redução do tempo que o cirurgião ficará ocupado em obter hemostasia. Além disso, a fixação cimentada dos implantes é melhorada pelo enfraquecimento da barreira hidráulica formada pelo sangue no osso. Isto reduz de forma eficaz a resistência à intrusão do cimento no osso, como tem sido demonstrado pela melhor aparência radiográfica da interface acetabular cimento-osso que tem sido obtida na cirurgia usando essa técnica de anestesia.

Técnica Cirúrgica

Depois de a anestesia do paciente ter sido completada, o paciente é colocado na posição de decúbito lateral numa mesa de operação que foi ajustada com coxins de apoio anteriores e posteriores para firmar o paciente de forma segura com relação à sua pelve. A posição longitudinal do paciente é ajustada de modo que o coxim anterior seja posicionado ao nível da sínfise púbica. O coxim posterior é posicionado diretamente oposto ao anterior, cobrindo a parte superior da dobra glútea, estando o paciente apropriadamente posicionado. Com o paciente mantido na posição lateral, que é perpendicular ao piso, os coxins são ajustados um na direção do outro para formar uma "pinça" que mantém o paciente imobilizado de forma segura. Depois da fixação dos coxins, o membro inferior que ficou por baixo deve ser observado por alguns minutos para detectar a presença de obstruções de retorno venoso, se isto estiver ocorrendo. Se necessário, os coxins deverão ser reajustados até que o problema seja resolvido (Fig. 1). Também colocamos um oxímetro de pulso em um dos dedos do pé na extremidade não-operada para monitoramento contínuo durante a operação. Colocamos a seguir uma proteção com tecido macio e almofadas de espuma de borracha em volta da extremidade inferior para evitar feridas por pressão sobre a peça. Colocamos proximalmente uma almofada cilíndrica muito macia sob a axila do paciente para evitar pressão no plexo braquial. Ambos os braços do paciente e sua cabeça são apoiados em travesseiros.

O desempenho apropriado de uma artroplastia do quadril requer uma ampla exposição (Fig. 2). Usamos uma abordagem póstero-lateral para o quadril na maior parte das vezes, sem osteotomia trocantérica. Porém, em casos em que há uma grande distorção da anatomia femoral ou acetabular – como é freqüentemente o caso em pacientes com displasia congênita do quadril, protrusão acetabular, artrose pós-traumática e revisão de artroplastia –, não se deve hesitar em utilizar uma abordagem transtrocantérica. Nessas condições, uma osteotomia trocantérica é definitivamente aconselhável, e é com frequência claramente superior para produzir uma ampla exposição.

No momento da incisão da pele, os tecidos subcutâneos são também divididos de forma cortante até expor a fáscia. A seguir, a palpação do trocânter maior ajudará o cirurgião a escolher a posição apropriada para a incisão fascial. Uma incisão fascial apropriadamente colocada ficará localizada cerca de 1 mm anterior à inserção do glúteo máximo no fêmur lateral (Fig. 3). As fibras fasciais são nitidamente divididas, e as fibras do glúteo máximo são separadas por dissecção romba ou eletrocauterizadas em linha com os feixes musculares. A inserção tendinosa do glúteo máximo na diáfise do fêmur é dividida com eletrocauterizador. Neste ponto, dá-se atenção à obtenção de hemostasia e à colocação de compressas úmidas de proteção e um afastador de Charnley automático na borda da ferida cirúrgica.

Os rotadores externos curtos do quadril e o terço posterior do glúteo mínimo são agora destacados de suas inserções na borda posterior do trocânter maior e são permitidos que se retraiam posteriormente (Fig. 4).

A cápsula do quadril é aberta primeiro ao longo de sua inserção no colo femoral posterior. Uma aba capsular trapezoidal é a seguir formada cortando a cápsula radialmente perto do limite superior da inserção do tendão piriforme superiormente e inferiormente próximo do limite inferior da inserção do músculo gêmeo inferior. Um afastador de Hohmann estreito e angulado é a seguir colocado sob o glúteo mínimo e a capsulotomia é estendida superiormente e anteriormente. Um afastador de Aufranc é colocado inferior ao colo femoral. O quadrado femoral é desinserido de sua inserção femoral até um ponto abaixo do nível do trocânter menor, e a seguir a parte inferior da cápsula do quadril é liberada inferiormente até onde possa ser vista.

O quadril agora está pronto para ser luxado posteriormente com uma cuidadosa manobra de adução, flexão e rotação interna. O centro de rotação da cabeça femoral é neste momento estimado e marcado. São tiradas medidas a partir deste ponto até a ponta do trocânter maior e o topo do

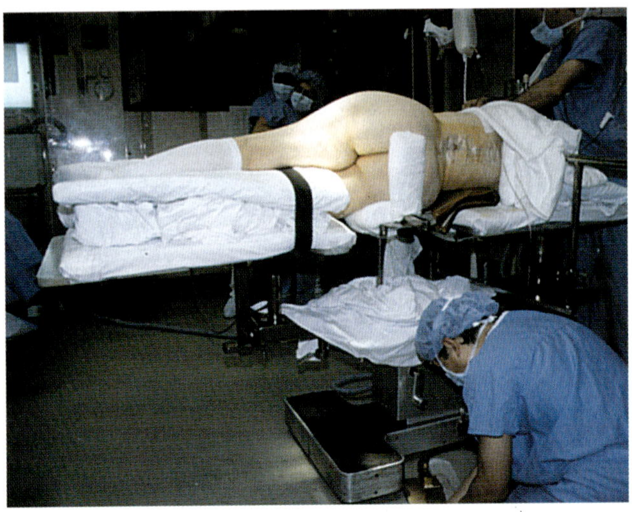

Figura 1. Paciente posicionado para artroplastia do quadril esquerdo. A mesa é especialmente equipada com almofadas que atuam como "pinça" na região pélvica. Note a grossa almofada sob o quadril direito e o rolo de almofada macia colocado sob a axila direita e a região peitoral. A perna direita se encontra completamente almofadada. A perna esquerda está livre de restrições.

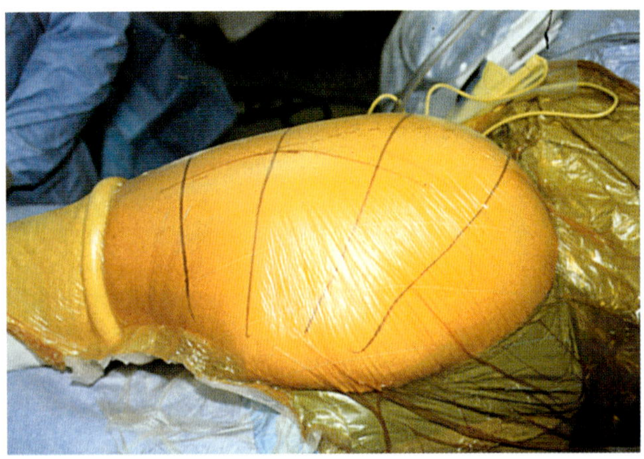

Figura 2. O quadril esquerdo depois do preparo e colocação de campos. São desenhadas linhas transversais à região da incisão desejada para uso como marcos durante o fechamento final da pele.

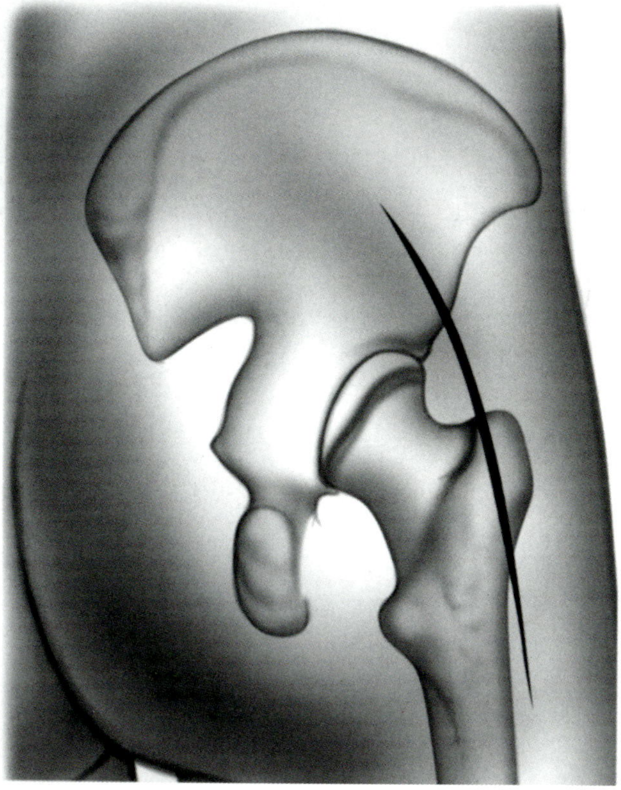

Figura 3. A incisão da pele é centrada sobre o trocânter maior e se estende distalmente sobre a diáfise femoral. Ela se estende proximalmente com uma leve curva posterior.

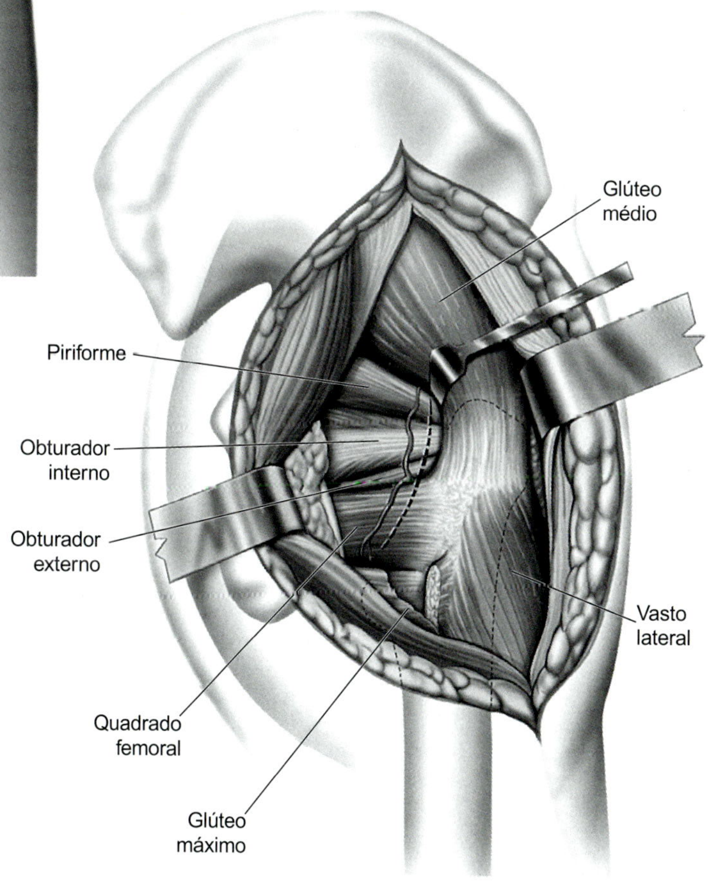

Figura 4. Os rotatores externos curtos são desinseridos próximo à sua inserção no trocânter maior.

trocânter menor. Estas medidas são devidamente registradas, e o corte do colo femoral é a seguir executado, formando um ângulo de 45 graus em relação à diáfise do fêmur em um nível onde o extremo lateral do corte fica na interseção da cortical superior do colo femoral e do trocânter maior (Fig. 5). O corte do colo é vedado com cera de osso para reduzir o sangramento durante a preparação acetabular e a fixação.

A atenção se volta para a exposição do acetábulo. Um afastador é colocado sobre o lábio anterior do acetábulo em frente do corte do colo femoral. Um afastador de Aufranc é colocado por baixo do ligamento transverso do acetábulo. O ligamento é deixado intacto para se possível agir como represa para o cimento. Um afastador de Hohmann, largo e angulado, é colocado no osso logo acima do meio da parede posterior. Um pino de Steinmann é colocado superiormente para retrair os glúteos médio e mínimo.

O fêmur é mobilizado anteriormente pela liberação da cabeça refletida do músculo reto femoral e da cápsula anterior do quadril. A rotação e a flexão do quadril são ajustadas para produzir a melhor exposição.

O lábio e os tecidos sinoviais obscurecendo a entrada do acetábulo são removidos com bisturi. Os tecidos moles na fossa acetabular são também removidos para permitir a visão da verdadeira parede medial do acetábulo.

O princípio de direcionamento do posicionamento do componente acetabular é a normalização do centro de rotação do quadril em termos de direções superior e inferior, ântero-posterior e medial-lateral. Uma vez que a adequada exposição óssea e dos tecidos moles tenha sido obtida, a preparação do leito acetabular deve começar com fresagem progressiva – mantendo esse princípio em mente: procurar dispor de pelo menos 80%, preferivelmente 100% de revestimento com osso viável da cavidade acetabular com osso viável (Fig. 6). Também se deve preservar a maior quantidade possível de osso subcondral. Na maior parte dos casos, a fresagemé iniciada com uma fresa de 44 a 46 mm direcionada medialmente até que a verdadeira parede medial do acetábulo seja alcançada. A seguir, tem lugar uma fresagem progressiva para alargar o leito ósseo. Assim que o leito acetabular tiver sido apropriadamente preparado, a dimensão da prótese a ser implantada deve ser escolhida, de modo a permitir um manto de cimento uniforme de pelo menos 2 a 3 mm de espessura. Um dispositivo experimental de prova para avaliar o tamanho do acetábulo e assegurar um manto homogêneo de cimento de espessura adequada pode ser utilizado. Durante

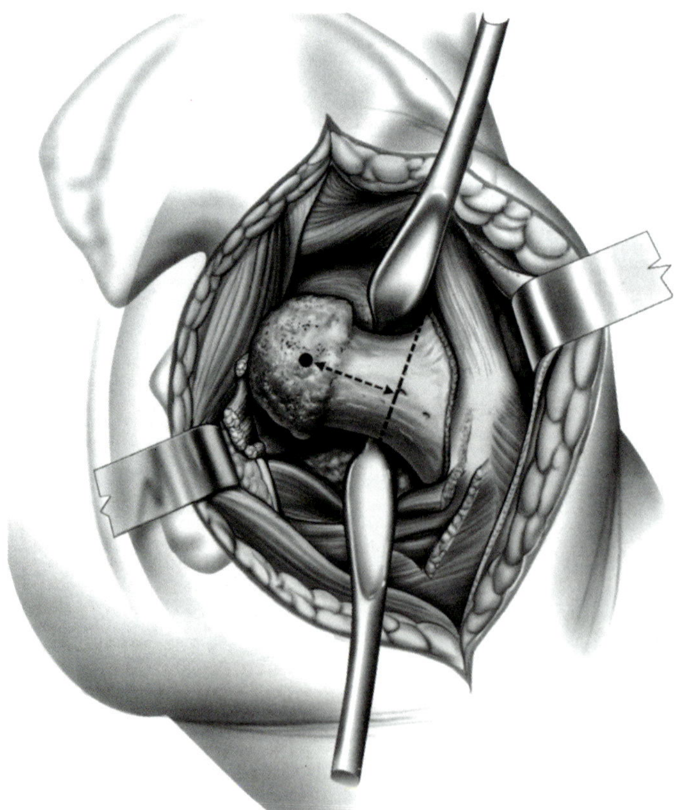

Figura 5. O corte do colo femoral é feito a um ângulo de 45 graus em relação à diáfise do fêmur. O ponto lateral do corte é na junção do colo femoral e da diáfise.

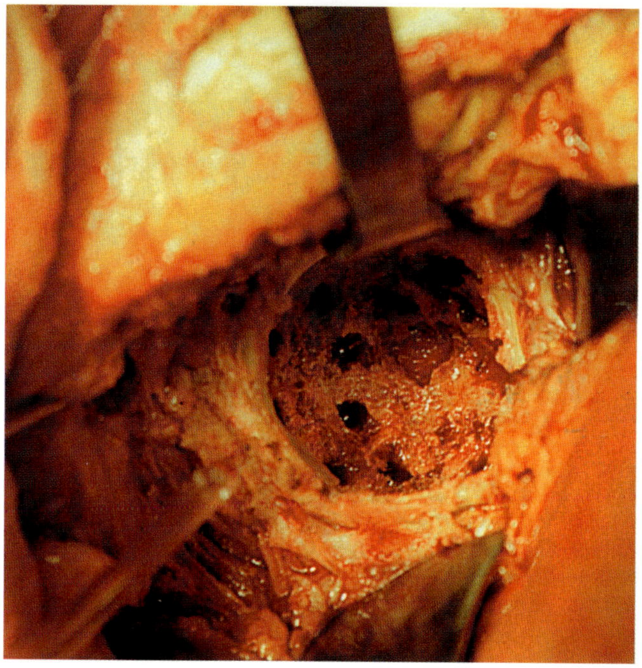

Figura 6. Um leito acetabular adequadamente preparado. Note os orifícios de fixação do cimento.

esta manobra, deve-se formar uma figura mental da posição apropriada para a implantação do soquete autabular.

A seguir, deve ser maximizada a área de superfície de osso esponjoso disponível para interligar com o cimento mediante a perfuração de múltiplos orifícios para fixação do cimento. Uma broca pneumática de alta velocidade pode facilitar a criação eficiente desses orifícios de ancoragem. Coloque três orifícios relativamente grandes (de 5 a 8 mm de diâmetro e 8 a 10 mm de profundidade) cada um no íleo, ísquio e púbis, e vários orifícios menores no aspecto superior do leito preparado. *Nota técnica:* Numa cavidade acetabular apropriadamente fresada, a posição para a colocação dos orifícios maiores geralmente é óbvia por causa do sangramento do osso esponjoso, que indica a localização da porção medular dos ossos ísquio e púbico exposta – este é o lugar onde os orifícios devem ser colocados.

Depois que a fresagem estiver completada, e os orifícios de ancoragem tiverem sido preparados, o passo seguinte é limpar completamente o osso com jatos de água, seguindo-se uma cuidadosa manobra de secagem. Isto é feito preenchendo-se os orifícios com a extremidade de uma compressa limpa individualmente em cada um dos orifícios de fixação e a seguir pressionando-se a parte restante no acetábulo segurando-o ali por vários segundos. O controle de tempo nesta manobra é crucial. O cimento já deve estar misturado e na consistência apropriada para a implantação no intervelo de aproximadamente um minuto do momento da lavagem final e da secagem. Desta forma, assim que a secagem estiver completa, a compressa pode ser removida e o cimento pode ser imediatamente pressionado num leito ósseo limpo e seco.

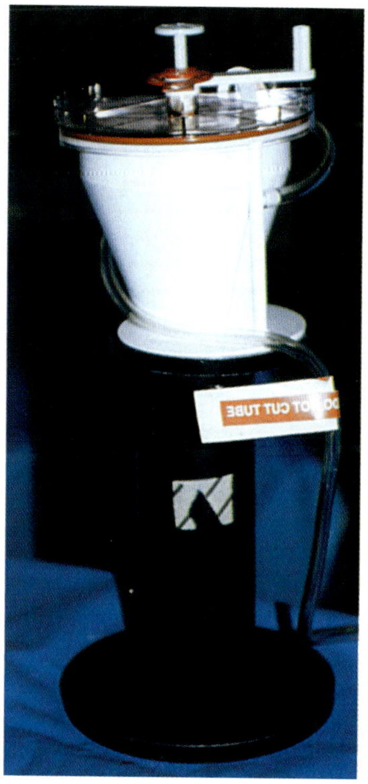

Figura 7. O dispositivo misturador a vácuo para cimento acrílico.

As evidências disponíveis sugerem que realizar a mistura do cimento a vácuo (Fig. 7) e/ou centrifugando o cimento após misturar remove bolhas de ar e melhora as propriedades de resistência do cimento. Nós preferimos preparar o cimento da seguinte maneira: os reagentes do cimento são aquecidos num aquecedor antes da cirurgia. Isto tem o efeito de acelerar a velocidade de polimerização do cimento depois de misturado. Parece também ajudar na liberação do ar preso no cimento durante a mistura, fazendo com que ele solte as bolhas de ar.

Os componentes em pó e líquidos de cimento são preparados num dispositivo misturador que permite aplicar vácuo aos reagentes durante a mistura.

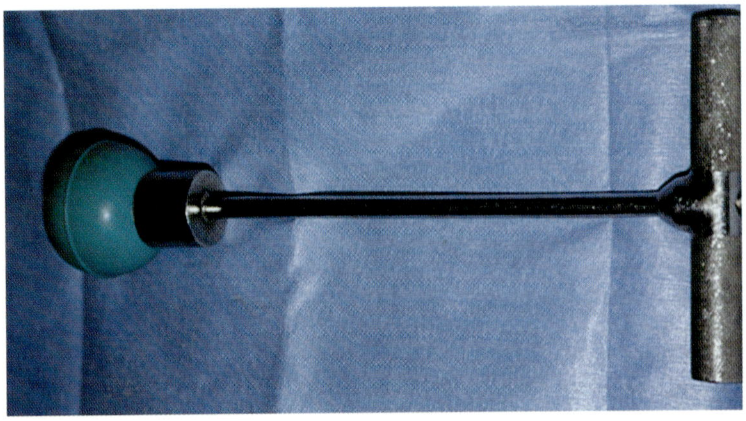

Figura 8. Um balão de borracha rígida numa haste, usado para comprimir o cimento no leito acetabular.

O cimento, com 3 a 5 minutos de repouso, que é levemente mais firme do que a consistência da pasta dental, permite que se faça uma bola com ele. Nesta consistência, parte do cimento deve revestir a superfície externa da prótese acetabular enquanto a prótese é mantida no suporte. O resto do cimento é colocado na cavidade acetabular e rapidamente pressionado com os dedos para dentro de cada orifício de fixação. A seguir, esta massa de cimento é uniformemente comprimida usando-se um balão de borracha bem firme (Fig. 9). Com esta ferramenta, a pressão é aplicada durante 2 a 3 minutos (Figs. 10, 11).

A seguir, imediatamente antes da implantação do soquete acetabular (Fig. 12), qualquer sangue que tenha se acumulado no cimento é retirado por meio de sucção ou esponja seca. A seguir, usando-se uma cureta, limpa-se o cimento do ligamento transverso acetabular e próximo à margem inferior do acetábulo numa distância de cerca de 5 mm – isto é para evitar empurrar o cimento para dentro do forâmen obturador quando o soquete acetabular é colocado. O excesso de cimento é removido da periferia do acetábulo. O soquete acetabular, usando o suporte apropria-

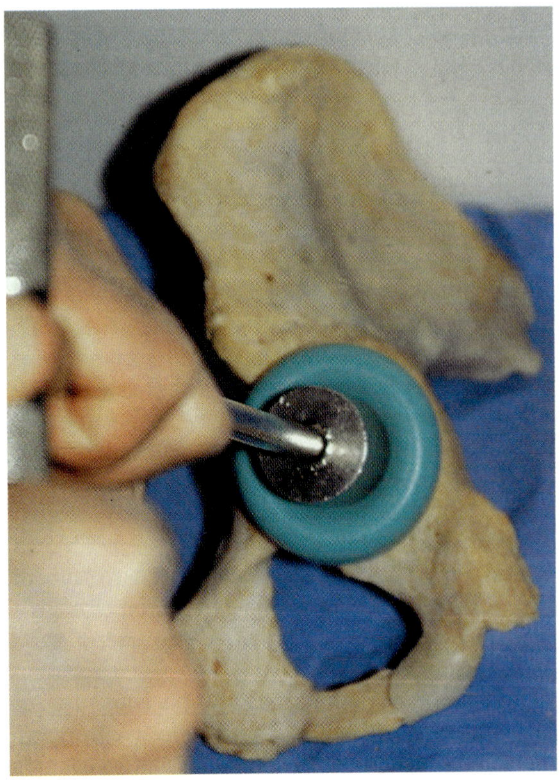

Figura 9. Demonstração do dispositivo de balão num modelo de cadáver.

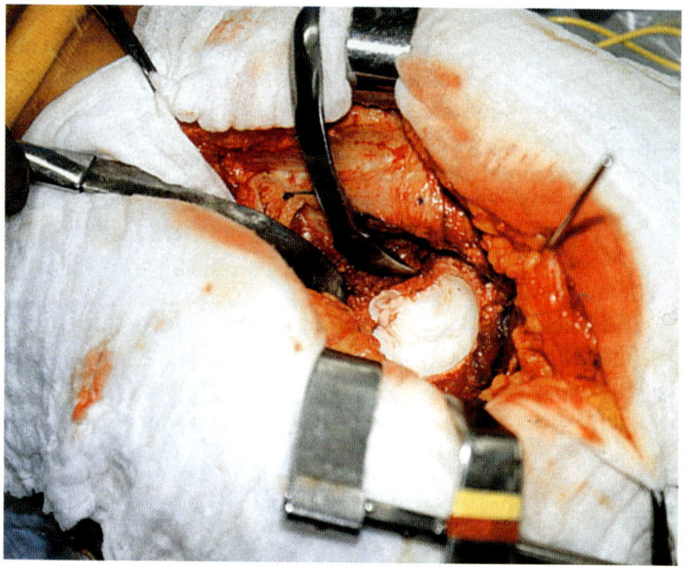

Figura 10. A bola de cimento colocada no leito acetabular.

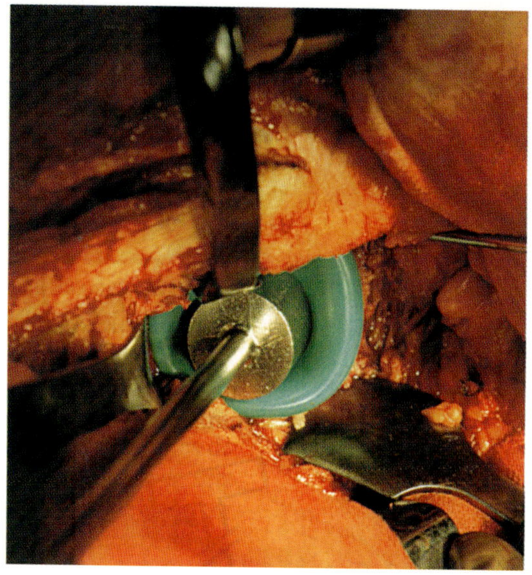

Figura 11. O balão em uso comprimindo o cimento pressurizável no leito acetabular.

do, é inserido no cimento, posicionado e comprimido ou impactado para baixo na posição apropriadamente medializada. Ao mesmo tempo, a prótese também é posicionada a aproximadamente 40 graus da abertura lateral e a 15 graus da anteversão. Uma forma de relembrar este ponto é que, na ausência de uma grave deformidade, quando apropriadamente posicionada, a prótese irá ocluir completamente ambos os orifícios de fixação colocados nos ossos isquiático e púbico. Se um ou ambos não ficarem completamente ocluídos, recheque a posição do soquete acetabular com relação à sua anteversão e abertura lateral.

A pressão é mantida sobre a prótese enquanto o cimento endurece (Fig. 13). Durante este período, todo o excesso de cimento é removido da periferia. Muito freqüentemente, uma porção da prótese é deixada descoberta por osso superiormente. A pressão digital deve ser mantida durante o processo de cura do cimento em qualquer área da manta de cimento na parte superior ou posterior que tenha sido deixada sem cobertura pelo osso.

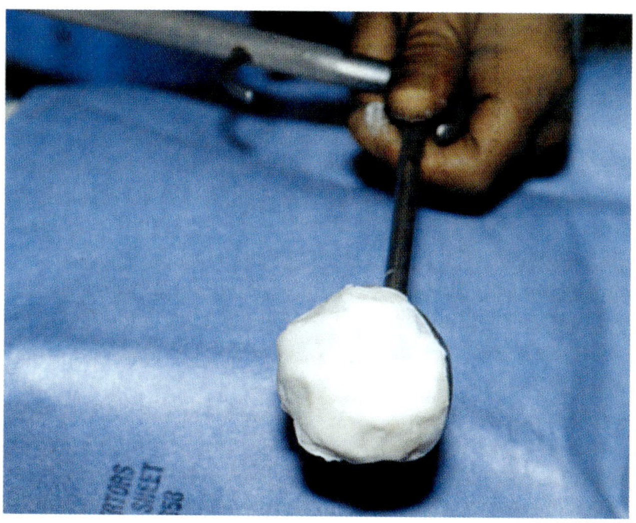

Figura 12. O cimento é colocado na prótese do soquete acetabular antes da implantação.

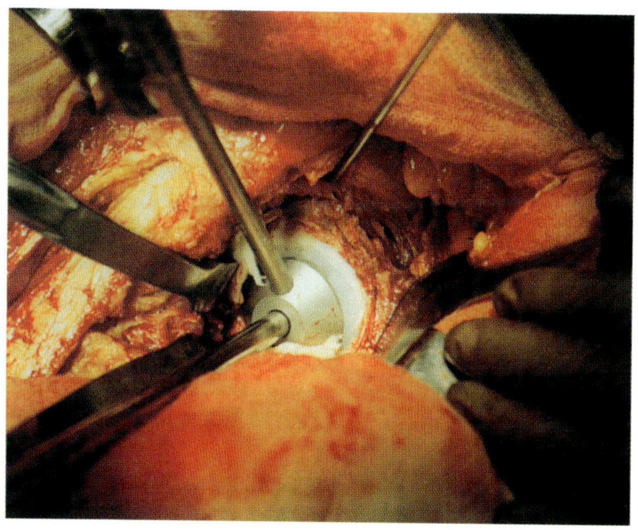

Figura 13. O soquete acetabular mostrando a maneira como ele é comprimido no lugar.

Uma vez que o cimento tenha endurecido, palpam-se as bordas do acetábulo em busca de osteófitos e excesso de cimento. Se presentes, remova-os usando osteótomos e rugina (Fig. 14).

A atenção se volta agora para o fêmur. Os afastadores acetabulares são removidos e uma compressa úmida é colocada para proteger o soquete acetabular.

Um grande afastador de colo femoral é colocado posteriormente sob o fêmur proximal e a perna é flexionada e rotacionada lateralmente para permitir fácil acesso ao canal femoral. Um retratator de Aufranc é colocado para tracionar os tecidos moles situados na margem inferior do colo femoral, e um afastador de Hohmann estreito e angulado é colocado abaixo do glúteo médio superiormente para se obter exposição adicional do canal femoral e trocânter maior.

Um "achador de canal" ou uma fresa femoral intramedular reta com a extremidade pontuda é usado para localizar o canal medular do fêmur. Um ótimo ponto de partida para essa manobra é na fossa piriforme – localizada no canto posterior da interseção do colo femoral e do trocânter maior (Fig. 15). A primeira fresa deve ser passada a uma distância de aproximadamente 150 mm. O canal medular deve a seguir ser preparado com fresas progressivamente maiores (Fig. 16). Porém não é aconselhável realizar uma fresagem excessiva, uma vez que isto remove o osso esponjoso que será necessário para se obter a interdigitação do cimento. O planejamento pré-ope-

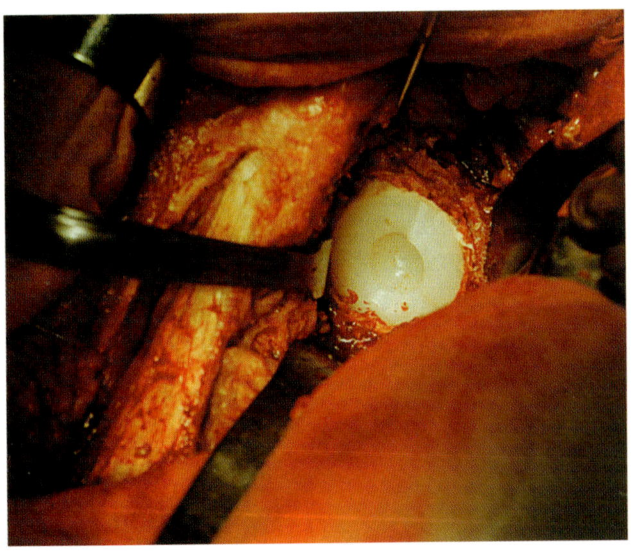

Figura 14. Vista do soquete acetabular após ser completada a sua implantação.

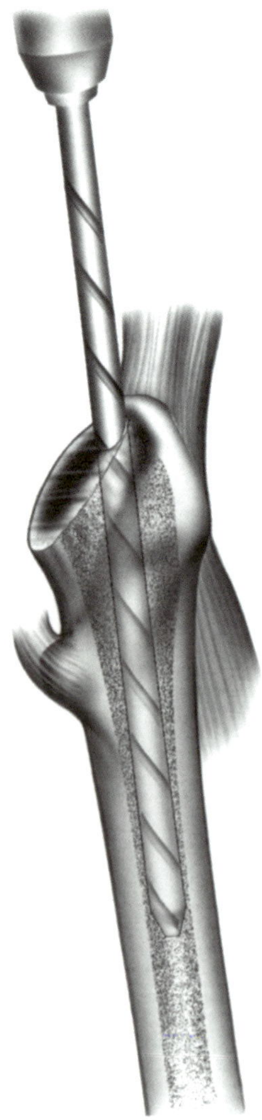

Figura 15. É iniciada a fresagem do canal medular femoral no canto póstero-lateral do corte, na região da fossa piriforme.

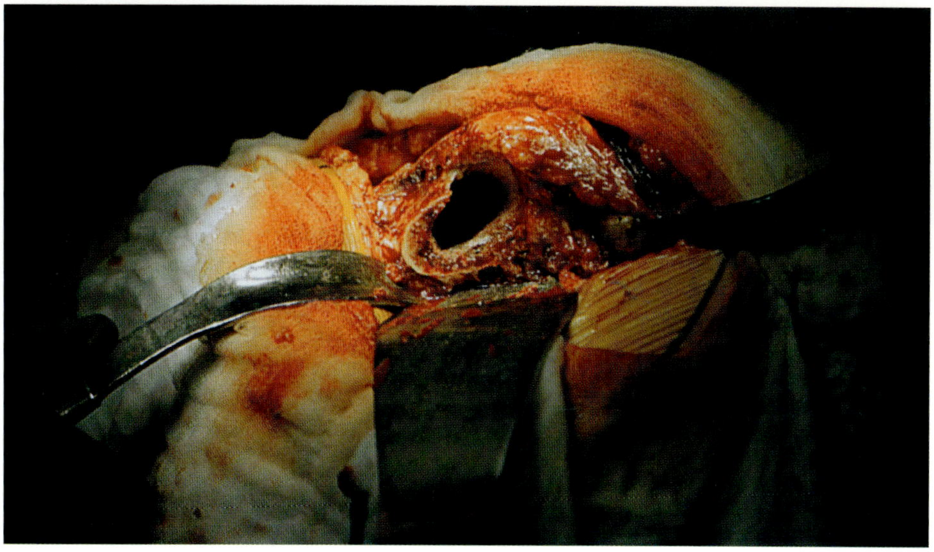

Figura 16. Um canal femoral adequadamente preparado.

ratório usando radiografias e gabaritos apropriados pode dar ao cirurgião uma estimativa do tamanho da fresa que será mais indicado.

O fêmur proximal é a seguir alargado para a dimensão apropriada usando o alargador fornecido pelo fabricante da prótese pretendida para a implantação. Durante o alargamento, a quantidade desejada de anteversão femoral deve ser mantida com cada alargador. A quantidade apropriada de anteversão femoral é determinada pela anatomia e sexo do paciente e pela posição do soquete acetabular recém-implantado. Geralmente, isto cai numa faixa de 0 a 15 graus. O objetivo é alcançar uma anteversão total de 25 a 45 graus quando a anteversão total dada pelos soquetes acetabular e femoral é considerada em conjunto. As mulheres ficam melhor com uma anteversão combinada de aproximadamente 45 graus, enquanto os homens requerem somente de 20 a 30 graus de anteversão para função satisfatória.

Um implante de prova de dimensões apropriadas deve agora ser colocado no canal medular e impactado na posição desejada para o implante a ser inserido. Se for usado um sistema modular, o colo e a cabeça de prova apropriados devem ser colocados, e uma redução experimental deve ser realizada. Antes da redução experimental, é uma boa idéia medir as distâncias do centro de rotação dessa reconstrução para o trocânter maior e para o topo do trocânter menor. Isso irá ajudar o cirurgião na avaliação da redução experimental. Nessa redução do soquete femoral, o cirurgião deve avaliar a anteversão total, a tensão da cápsula anterior, o comprimento do membro inferior e a posição requerida para luxar o quadril.

A anteversão total é julgada rodando o quadril enquanto na flexão/extensão neutra para uma posição em que o colo da prótese fica perpendicular à face do soquete acetabular. Neste ponto a anteversão total é a quantidade de rotação interna do quadril. Dois fatores podem confundir esta determinação. Primeiro, o uso de uma borda posterior elevada do soquete acetabular (o que é recomendado) pode fazer a posição perpendicular um pouco mais difícil de julgar. Segundo, se o paciente e/ou a mesa de operação tiverem ficado inclinados durante o procedimento, pode ser difícil determinar o plano frontal do paciente – o plano de referência para rotação interna –, a não ser que a inclinação seja corrigida.

A tensão da cápsula anterior deve ser avaliada por palpação com o quadril em flexão/extensão neutra e completa rotação externa. Com um dedo palpando a cápsula anterior, o cirurgião deve usar a outra mão para rodar externamente o fêmur. Uma pequena quantidade de rotação externa deve produzir um aperto palpável da cápsula. Se a cápsula não apresentar um aumento da tensão, deve-se considerar o aumento do comprimento do colo femoral para apertar a cápsula anterior e diminuir a possibilidade de uma luxação anterior. Se, por outro lado, a cápsula desenvolve tensão excessiva, deve-se considerar a redução do comprimento do colo e/ou a compensação ou liberação da cápsula (essencialmente uma contratura da rotação inerna). É usualmente prudente soltar a cápsula anterior em favor da preservação da compensação e do comprimento do colo.

O comprimento da perna é julgado pela avaliação da tensão dos tecidos moles e pelas mensurações que já foram descritas. A posição do quadril que provoca luxação é vista rodando internamente o quadril enquanto se executa aproximadamente 10 graus de adução e 30 graus de flexão. O objetivo é obter uma rotação interna mínima de 65 graus para homens e de 75 graus para mulheres.

Depois de realizar uma redução de prova, os implantes experimentais são removidos e os afastadores são recolocados nas posições previamente descritas. Um bloqueador de cimento deve ser agora colocado no fundo do canal femoral. A distância na qual o bloqueador deve ser colocado pode ser medida diretamente a partir do comprimento da haste da prótese que será vista e que neste momento deve estar disponível no campo estéril. Ela deve ser colocada numa profundidade suficiente para permitir aproximadamente 2 cm de cimento distal à ponta da prótese quando completamente assentada. A preparação do cimento é feita agora como descrito previamente, com o passo adicional de colocação do cimento numa "pistola" plástica de cimento.

Depois de o bloqueador de cimento ser colocado, o canal medular deve ser completamente lavado com água sob pressão e aspiração. Quando o cimento estiver a um minuto de atingir a consistência apropriada (como pasta dental), uma lavagem final deve ser executada, seguida de uma manobra de secagem com uma compressa limpa e seca. A compressa é colocada dentro do canal e removida imediatamente antes da implantação do cimento. Assim que a compressa é removida, uma rápida sucção final da parte de baixo do canal é executada, e o cimento é rapidamente colocado no canal de uma maneira retrógrada – enchendo de distal para proximal (Fig. 17). O cimento é digitalmente pressurizado colocando-se o polegar da mão distal para ocluir o lado medial do topo do canal medular enquanto um dedo da mão proximal (usualmente o indicador) empurra o cimento para dentro do canal (Fig. 18). Mais cimento é colocado para preencher o espaço criado

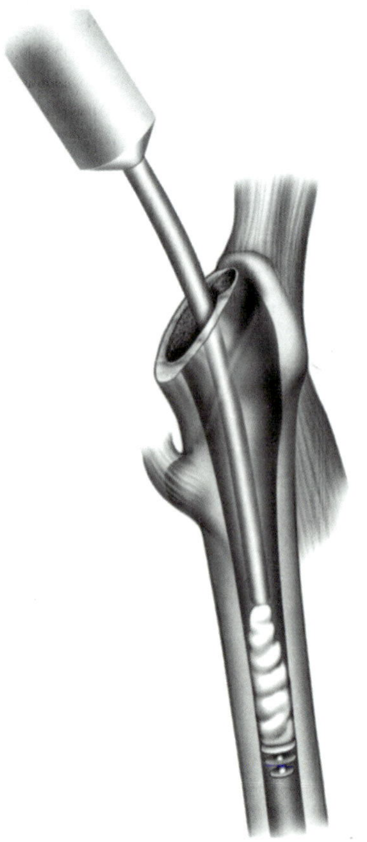

Figura 17. O cimento é introduzido de maneira retrógrada.

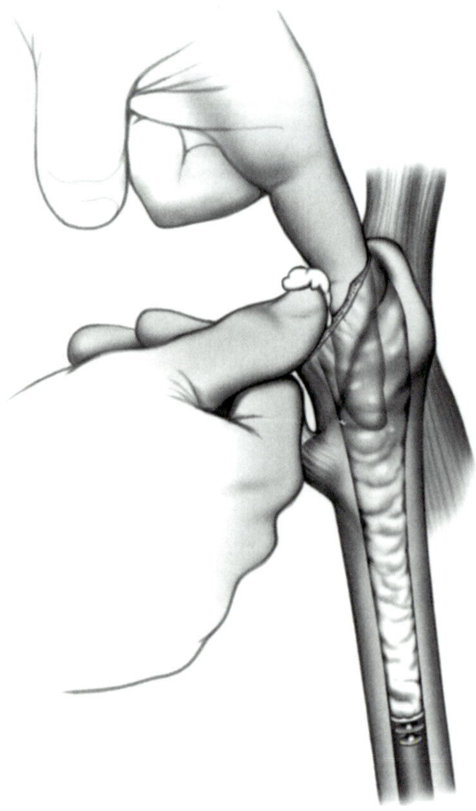

Figura 18. O cimento é pressurizado ocluindo-se a entrada com o polegar enquanto um dedo pressiona o cimento distalmente.

pelo dedo que comprime o cimento, e o procedimento é repetido duas a três vezes. Uma pressurização suficiente (Fig. 19) é sinalizada pela emergência de gordura e sangue deslocados vistos no fêmur proximal. A consistência pastosa do cimento otimiza a eficiência desta técnica. Uma pressurização final por meio minuto é feita por uma compressa ocluindo o cimento no corte do colo femoral.

A prótese é preparada para implantação realizando-se limpeza e secagem do canal medular, se necessário, e revestindo-se a área metafisária circunferencialmente com cimento. Isto elimina a chance da introdução de água, sangue e outro material entre o cimento e a prótese durante a implantação (Fig. 20). Juntamente com a área rugosa encontrada nos implantes modernos, isto assegura uma melhor ligação mecânica da interface do cimento com a prótese. Um centralizador

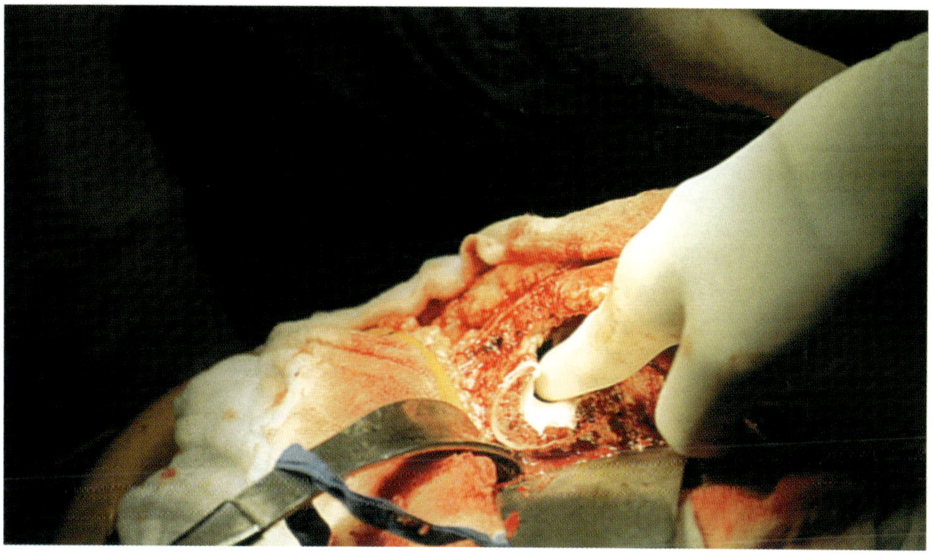

Figura 19. Vista da coluna de cimento pronta para receber a pressurização.

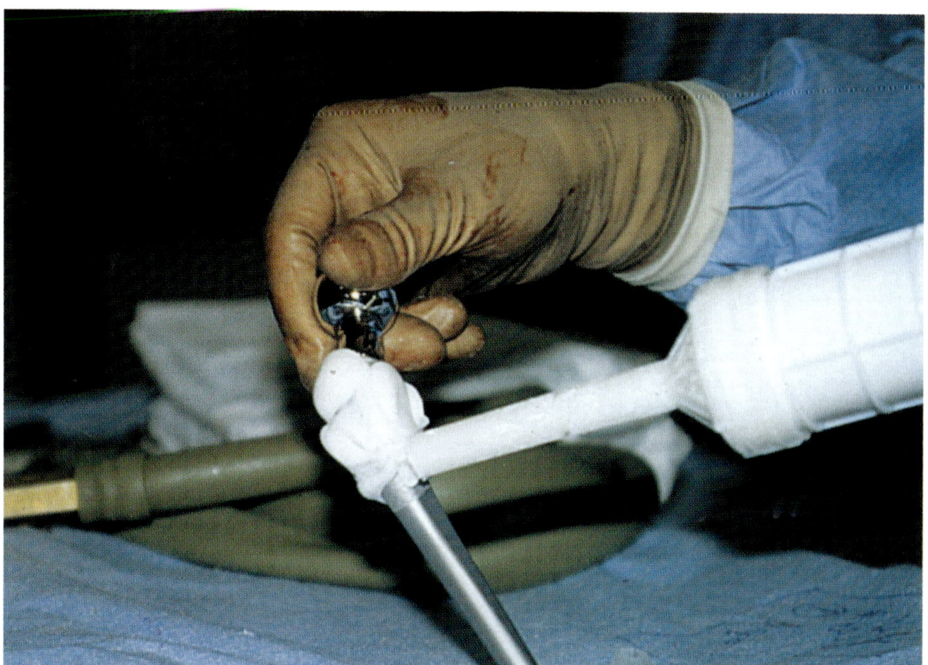

Figura 20. O cimento reveste a prótese antes da implantação para descartar sangue na interface prótese-cimento.

ajustado na extremidade distal da prótese femoral é opcional. Depois que a coluna de cimento foi preparada (Fig. 19), a prótese deve ser pressionada manualmente para dentro do cimento de uma maneira lenta e constante, com o auxílio de um empurrador axial. Esta manobra deve ser controlada de modo a se obter uma posição da haste neutra ou levemente valga com a anteversão desejada e a apropriada posição proximal/distal. Ocasionalmente, a impactação da prótese com alguns golpes aplicados com martelo sobre um impactador pode ser necessária para alcançar uma posição distal apropriada. Uma suave pressão deve ser usada para manter a posição da prótese enquanto todo o excesso de cimento é retirado e o cimento é deixado para endurecer. Durante a polimerização do cimento, o cirurgião deve compactar qualquer cimento exposto usando uma pinça e uma compressa úmida. Assim que o cimento estiver endurecido, uma prótese de cabeça femoral apropriada, se não estiver já fixada, pode ser ajustada ao suporte com técnica-padrão.

Dois orifícios de broca são agora executados na borda posterior do trocânter maior para uso na refixação dos tecidos moles posteriores. Uma laçada de sutura é colocada através de cada orifício usando uma agulha reta para uso posterior. O quadril é agora reduzido. Uma última checagem da posição e tensão dos tecidos moles é realizada. O curto rotador externo do quadril e o terço posterior do glúteo mínimo e a aba capsular posterior são seguros uns nos outros com duas suturas não-absorvíveis, as quais são então puxadas através dos orifícios feitos no trocânter maior usando as laçadas previamente instaladas para este fim (Fig. 21). A seguir, com o quadril colocado numa posição abduzida e rodado externamente, as suturas são usadas para levar os tecidos moles contra a superfície posterior do trocânter maior, e eles são a seguir seguramente amarrados. A inserção do glúteo máximo é reparada (Fig. 22).

Toda a ferida cirúrgica é agora irrigada com uma solução contendo antibiótico-salina. Dois grandes drenos de aspiração são colocados na articulação e são trazidos para fora através da fáscia e da pele anteriormente e distalmente. A fáscia lata e a fáscia sobre o glúteo máximo são reparadas com suturas interrompidas. Os tecidos subcutâneos são também fechados com uma única

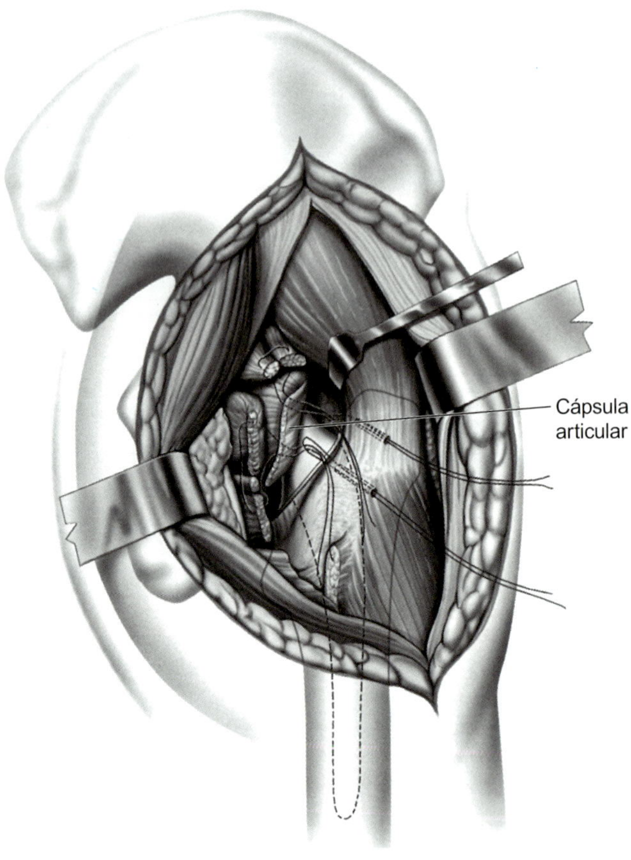

Figura 21. Suturas são colocadas através dos rotadores externos e trazidas para fora através dos orifícios de broca no trocânter maior.

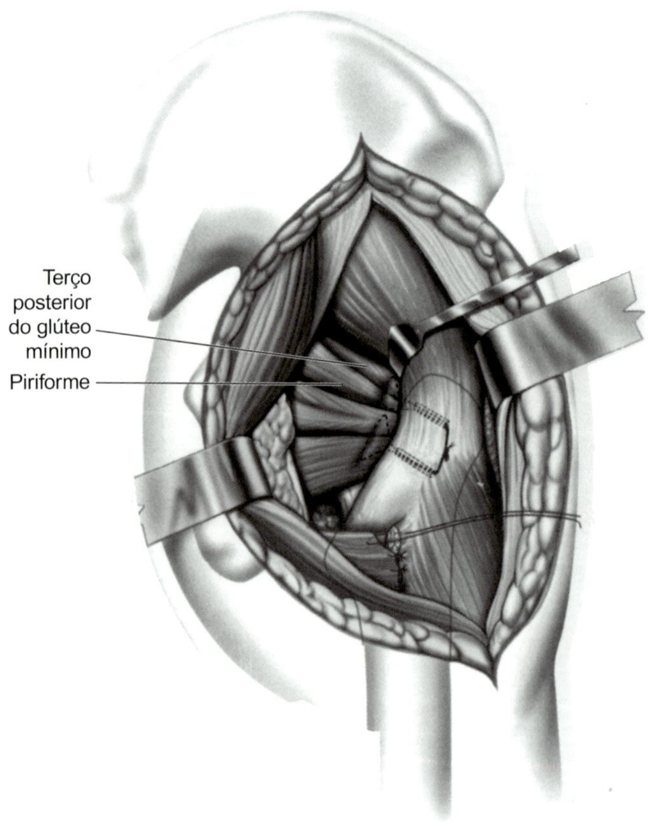

Figura 22. A cápsula e os rotadores externos curtos foram reparados. A inserção do glúteo máximo é reparada.

camada de suturas interrompidas e a pele é fechada com sutura contínua de náilon. A ferida é coberta com seda embebida em Betadine coberta com gaze estéril e mantida no lugar por uma bandagem elástica que envolve o quadril, a coxa superior e a pelve.

TRATAMENTO PÓS-OPERATÓRIO

Evolução Hospitalar Típica e Reabilitação do Paciente

A artroplastia primária total do quadril geralmente requer de 1 a 3 horas de tempo cirúrgico. A perda de sangue com uma artroplastia primária do quadril resulta numa necessidade de 2 a 4 unidades de reposição de sangue durante e/ou depois da cirurgia. O pré-depósito autólogo de sangue pelo paciente para seu próprio uso está disponível em vários centros e, em combinação com anestesia epidural hipotensiva, freqüentemente evita transfusão não-autóloga.

Os drenos de aspiração colocados no quadril na cirurgia são usualmente removidos depois de 24 a 48 horas. Tipóias de abdução ou um travesseiro de abdução são aplicados nos membros operados por alguns dias após a cirurgia para proteger o quadril de forças luxantes. Antibióticos profiláticos, como previamente mencionado, são iniciados antes da cirurgia e continuados endovenosamente por 24 a 48 horas após a operação. A terapia anticoagulante é usualmente iniciada imediatamente após a cirurgia.

Nosso protocolo de reabilitação estabelece que o paciente se levante do leito no segundo dia pós-operatório. Usualmente uma deambulação progressiva tem início no terceiro dia pós-operatório. Em casos nos quais a fixação por cimento tenha sido utilizada, uma completa descarga do peso é permitida imediatamente. Se uma osteotomia trocantérica tiver sido realizada, precauções especiais e limitada descarga do peso sobre o quadril são recomendadas. Dispositivos ambulatoriais de assistência são empregados para auxiliar a reabilitação segundo as necessidades do paciente. Pacientes com envolvimento reumatóide das extremidades superiores requerem um andador especial com plataformas, o que evita suporte de peso nas mãos e punhos.

A maior parte dos pacientes progride para a alta hospitalar depois de 7 a 10 dias. Alguns pacientes com artrite inflamatória podem necessitar de reabilitação supervisionada adicional e, baseados nas necessidades individuais, estes pacientes são transferidos, se possível, para uma clínica de reabilitação cujo objetivo é atender às suas necessidades especiais.

Reabilitação Ambulatorial

Na maior parte dos casos, um programa supervisionado de deambulação em casa é tudo o que é necessário para um resultado bem-sucedido depois de uma artroplastia total do quadril. Nosso protocolo de reabilitação de longo prazo requer o uso de algum tipo de ajuda para a marcha por pelo menos dois meses depois da cirurgia. Um andador ou duas muletas são prescritas para o primeiro mês. Isto pode progredir para uma só muleta por um mês adicional e a seguir passar para uma bengala, daí em diante de acordo com a necessidade. Se necessário, o paciente pode ser instruído em exercícios de resitência progressivos para fortalecer os abdutores do quadril se o paciente tiver dificuldade em abandonar o uso de bengala. Um benefício completo da artroplastia total do quadril geralmente é atingido ao final de doze meses.

O desempenho de uma artroplastia total do quadril requer que o paciente observe precauções especiais para evitar luxação da articulação com as próteses. Estas precauções têm por objetivo evitar amplitudes de movimento extremas no quadril enquanto os tecidos moles violados pela cirurgia se recuperam. Depois de uma abordagem cirúrgica posterior, uma aguda flexão e rotação interna do quadril devem ser evitadas. Neste sentido, o paciente é cuidadosamente instruído no posicionamento apropriado do membro inferior e do corpo como parte do protocolo de reabilitação. Os pacientes operados deveriam ter um vaso sanitário elevado e evitar cadeiras de assento mole ou baixas por vários meses após a cirurgia. Eles não devem se inclinar para a frente a partir de uma posição sentada e não devem se dobrar a partir de uma posição em pé. Dispositivos assistenciais especiais são fornecidos e utilizados para se vestir e para outras atividades da vida diária. Um travesseiro entre as pernas durante o sono é também prescrito para os primeiros meses pós-operatórios.

Resultados de Longo Prazo

Perto de 100% dos pacientes têm dramático, imediato e completo alívio de sua dor no quadril depois da artroplastia total do quadril cimentada. A melhora funcional é também aparente na vasta maioria dos pacientes. O nível funcional que será atingido usualmente é determinado pelo estado funcional pré-operatório e a presença de morbidade associada.

A principal conclusão obtida com as experiências de longo prazo com artroplastia total cimentada relatada na literatura ortopédica é que a longevidade da fixação de um implante está diretamente relacionada com a qualidade da técnica cirúrgica inicial, a qualidade e a quantidade de osso disponível para suportar a prótese e as variáveis relativas ao paciente, tais como idade, nível de atividade e peso.

A técnica cirúrgica é talvez a determinante mais importante. Os padrões correntes requerem completa preparação do osso e cuidadoso manuseio e compressão do cimento para alcançar uma satisfatória interligação cimento-osso. Melhorias no *design* das próteses resultaram em ligações cimento-prótese duráveis relativamente mais fáceis de serem conseguidas.

COMPLICAÇÕES

A taxa global de complicações cirúrgicas intra-operatórias na artroplastia total do quadril primária é menor do que 5%. A prevalência de complicações neurológicas relacionadas com a artroplastia total do quadril é de aproximadamente 1 a 3%, e a maioria delas se resolve sem tratamento dentro dos primeiros seis meses após a cirurgia. Embora a prevalência exata de complicações vasculares não seja conhecida, elas provavelmente ocorrem em menos de 1% dos casos. Mau posicionamento dos componentes protéticos manifestando-se como instabilidade e luxação pós-operatória ocorre em menos de 3% dos casos. A incidência de infecção atribuível ao procedimento cirúrgico depois da artroplastia total do quadril primária é de 1%. Osteoporose freqüentemente está presente em pacientes com artrite inflamatória, e este fato exige que sejam realizadas uma manipulação atraumática do membro e uma cuidadosa utilização dos instrumentos de trabalho com uma constante preocupação do cirurgião em evitar complicações ósseas tais como perfuração femoral e perfuração da parede medial do acetábulo nestes pacientes.

Trombose da Veia Profunda

Várias séries de casos relatados na literatura colocaram a incidência de trombose de veia profunda (TVP) (em todas as regiões) após a realização de uma artroplastia total do quadril em 50 a 80% dos casos – embora nem todas sejam sintomáticas. Baseado em suspeita clínica e escaneamento V/Q, a incidência de embolia pulmonar é estimada em 6 a 19%. Embolia pulmonar fatal associada à artroplastia total do quadril tem sido relatada em níveis tão altos quanto 1 a 3% em pacientes sem profilaxia. Assim, por causa do óbvio potencial para significativas morbidade e mortalidade a este respeito, a profilaxia e a vigilância são componentes importantes do tratamento pré e pós-operatório.

A utilização de anestesia epidural durante o procedimento cirúrgico e a terapia com aspirina no período pós-operatório imediato são prescritas para a maior parte dos pacientes, de acordo com nosso protocolo corrente de profilaxia da TVP. Todos os pacientes são submetidos à avaliação venográfica da extremidade afetada ao redor do quinto dia pós-operatório. Se uma trombose for demonstrada, é iniciada a terapia com varfarina. Todos os pacientes submetidos à artroplastia bilateral e aqueles com histórico de embolia pulmonar começam a terapia com varfarina na noite que antecede a cirurgia – em vez da terapia com aspirina.

A incidência de TVP ou embolia pulmonar pode afetar a função da própria artroplastia porque este evento interfere com o curso da reabilitação pós-operatória entretanto, os efeitos de longo prazo sobre a durabilidade e a função são insignificantes.

Infecção

A incidência de infecção precoce, definida como uma infecção que se manifesta dentro de seis meses após a cirurgia, é menor do que 1%. A taxa global de infecção de longo prazo para a artroplastia total do quadril quando são usadas profilaxia antibiótica rotineira e técnica cirúrgicas modernas é de aproximadamente 2%. Porém, a taxa de longo prazo para vários subgrupos de pacientes varia significativamente. A taxa de infecção para pacientes osteoartríticos é aproximadamente de 0,3%, enquanto pacientes com artrite reumatóide têm um risco de 1,2 %. O risco para pacientes psoriáticos tem sido relatado como sendo de 5,5%, e para pacientes diabéticos o risco é de 6,6 %. Os pacientes neste grupo têm também uma incidência mais alta de infecções em outras regiões, tais como pulmão, trato urinário e pele, do que os pacientes não-afetados. Estima-se que isto seja devido à imunossupressão causada pelos próprios processos da doença e por medicações a ela relacionadas que degradam a eficiência da resposta imunológica do paciente.

Uma infecção instalada da articulação com a prótese é uma complicação devastadora. O tratamento requer a remoção dos implantes e de todas as fixações associadas e limpeza cirúrgica de todos os tecidos e ossos localmente afetados. Isto é usualmente seguido de um mínimo de seis semanas de terapia antibiótica endovenosa. A reimplantação de uma nova prótese pode então ser executada se a fonte de infecção tiver sido identificada e removida e o teste diagnóstico demonstrar a erradicação do organismo infeccioso. Ocasionalmente, sobretudo nos casos de infecção envolvendo um patógeno particularmente virulento, pode ser prudente retardar a reimplantação após a terapia com antibióticos, com o paciente sendo mantido em um período de observação (às vezes até de um ano).

A reimplantação depois de uma infecção é tecnicamente mais exigente do que a artroplastia primária e sempre requer um cirurgião experiente em seu planejamento e execução e que tenha disponíveis todo o instrumental e os implantes necessários. Ocasionalmente é necessária a fabricação de instrumentos especiais, implantes e enxertos ósseos.

Luxação

A luxação da cabeça femoral protética de dentro do acetábulo da artroplastia ocorre com uma incidência média de 0,3 a 5% na maior parte das séries na literatura e pode ocorrer a qualquer tempo depois da realização da artroplastia total do quadril, porém é mais comum durante as primeiras semanas no período pós-operatório. Durante este período, a fraqueza dos tecidos moles e músculos relacionados ao quadril torna a articulação menos capaz de resistir a quaisquer forças de deslocamento que possam ser aplicadas.

Uma técnica cirúrgica deficiente pode ser um fator responsável pela luxação. Entretanto a vasta maioria das luxações ocorre como resultado de erro do paciente – usualmente falta de colaboração na observância das precauções prescritas. Como foi mencionado anteriormente, as precauções apropriadas usualmente envolvem evitar certas posições e atividades. Isto irá variar de acordo com os detalhes da técnica cirúrgica, uma vez que isto se relaciona com o enfraquecimento de várias estruturas anatômicas. A reabilitação após a artroplastia total do quadril deve sempre incluir uma completa instrução do paciente a respeito dessas precauções e deve fornecer, se possível, vários elementos de ajuda, tais como calçadeira comprida, extensões das mãos para calçar meias e outros dispositivos que ajudam o paciente a evitar movimentos extremos do quadril no período pós-operatório inicial.

Se ocorrer uma luxação, deve ser considerada como cirurgia de urgência. A lesão das estruturas nervosas e vasculares pode acompanhar a luxação ou o evento da redução. Um paciente com suspeita de luxação deve ser prontamente transferido para uma instituição que disponha de recursos para uma avaliação radiológica e para manipulação ou cirurgia. A vasta maioria das luxações geralmente pode ser reduzida com medicação para obter alívio da dor e/ou relaxamento muscular e cuidadosa manipulação por um ortopedista experiente. Porém, algumas luxações podem requerer redução aberta em sala de cirurgia.

Nosso protocolo de tratamento após uma luxação aguda inclui internação hospitalar para observação, colocação de uma órtese de abdução e reforço com fisioterapia e precauções. Insistimos para o paciente utilizar a órtese de abdução todo o tempo, exceto quando deitado no leito, por um período de seis semanas. A órtese de abdução deve ser colocada enquanto o paciente está no leito, antes de sair do leito, e deve ser removida no retorno à cama quando deitado. Após seis semanas, algumas restrições são removidas, mas o uso da órtese de abdução é continuado, em alguns casos por vários meses.

Complicações Trocantéricas

Pseudo-artrose da fixação trocantérica é relatada como ocorrendo em 3 a 9,5% dos casos em que uma osteotomia trocantérica é realizada como parte do procedimento cirúrgico. A taxa aumenta em pacientes com osteotomias repetidas e naqueles com osteoporose ou outras condições que estão associadas com fraca recuperação óssea. Esta complicação foi relatada como sendo de até 24% numa série de pacientes com artrite reumatóide. A pseudo-artrose pode ser dolorosa mas raramente é incapacitante, porque usualmente desenvolve-se de uma união fibrosa. Aproximadamente 50% dos pacientes com pseudo-artrose ou união fibrosa apresentam fraqueza dos abdutores e mancam. Estes pacientes podem deambular sem desconforto com a ajuda de uma bengala. Pseudo-artroses completas estão associadas com uma taxa mais alta de luxação e marcha antálgica e podem requerer reparo cirúrgico.

Ossificação Heterotópica

A ossificação heterotópica é uma complicação que pode se manifestar clinicamente com vermelhidão, febre baixa e dor em torno do quadril afetado. O diagnóstico pode ser feito radiologicamente quando uma imagem com aparência nebulosa pode ser vista nos tecidos moles que envolvem o quadril. Os homens são 2 ou três vezes mais afetados do que as mulheres, e a incidência na artrose é mais alta do que na artrite reumatóide. Pacientes com espondilite anquilosante, doença de Paget e hiperostose esquelética idiopática difusa (doença de Forrestier) têm um risco mais alto. Embora quando considerada de uma maneira global a ossificação heterotópica variando de graduação tenha sido relatada em até 30% de todos pacientes após artroplastia total do quadril, a incidência de ossificação heterotópica comprometendo a função articular é provavelmente menor do que 5%.

Para pacientes que têm maior risco, a indometacina pós-operatória tem mostrado diminuir a incidência de ossificação heterotópica. Uma radiação de baixa dose no período pós-operatório também tem mostrado ser muito eficaz. Se ocorrer uma grave ossificação heterotópica, ela pode comprometer significativamente a função articular e pode necessitar de excisão cirúrgica.

Discrepância do Comprimento dos Membros Inferiores

A discrepância do comprimento dos membros inferiores é uma complicação ocasional da reconstrução do quadril que pode ser bastante desagradável para o paciente. Um comprimento excessivo está mais freqüentemente associado a uma abordagem cirúrgica posterior, uma vez que um alongamento do membro pode ser necessário para obter a estabilidade articular após esta exposição. Por outro lado, o encurtamento do membro pode ser necessário para conseguir a estabilidade em casos nos quais grandes contraturas dos tecidos moles estão presentes. Na maior parte dos casos, a discrepância de comprimento que é julgada clinicamente significativa pós-operatoriamente pode ser satisfatoriamente tratada com o uso de um calçado com salto aumentado. A revisão cirúrgica raramente está indicada.

CASO ILUSTRATIVO DA TÉCNICA

Uma senhora de 65 anos de idade apresentou-se com dor em repouso no quadril esquerdo e dor que limitava suas atividades diárias. Ela descreveu a dor apontando para a dobra inguinal esquerda e indicando que a dor irradiava para a parte superior de sua coxa esquerda. Ela relatou que a dor a fazia mancar depois de andar vários quarteirões e também sentia dor no final do dia.

As radiografias revelam artrose do quadril esquerdo com perda completa do espaço articular superiormente, formação marginal de osteófito e encurtamento mínimo do membro (Fig. 23). O exame físico revela dor e restrição da amplitude de movimento do quadril. A paciente deambulava com uma marcha antálgica.

Uma artroplastia total do quadril foi realizada sob anestesia epidural hipotensiva usando componentes cimentados. A paciente convalesceu normalmente no hospital e teve alta depois de seis dias. Após três meses no período pós-operatório ela andava sem o uso de bengala (Fig. 24A). A seis meses da operação ela voltou para a Flórida e para seu jogo de golfe (Fig. 24B).

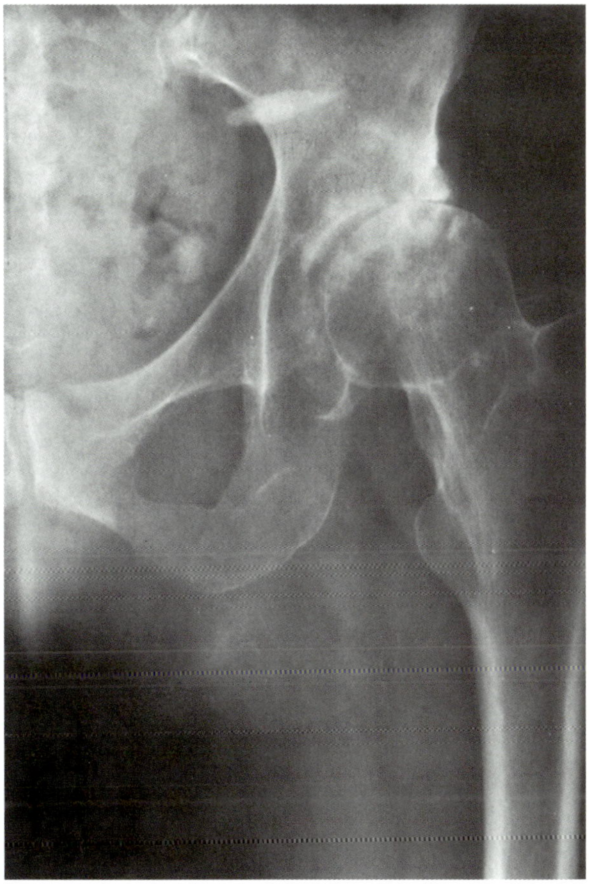

Figura 23. Radiografia do quadril esquerdo envolvido com artrose.

A

B

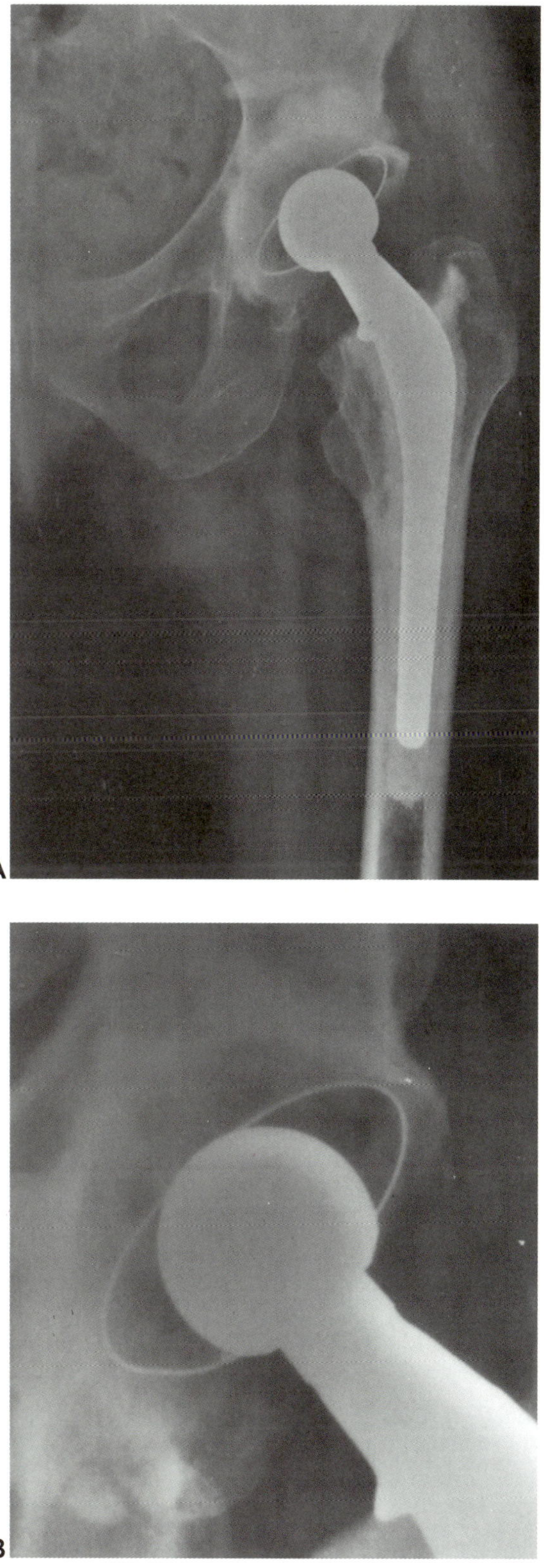

Figura 24 A, B. Radiografias do quadril esquerdo depois da artroplastia cimentada.

LEITURAS RECOMENDADAS

Bannister, G. C., Young S. K., et al. Control of bleeding in cemented arthroplasty. *J. Bone Joint Surg.* [Br.], 72-B:444-466, 1990.

Benjamin, J. B., Gie, G. A, et al. Cementing technique and the effects of bleeding. *J. Bone Joint Surg.* [Br], 69-B:620-624, 1987.

Cupic, Z. Long term follow-up of Charnley arthroplasty of the hip. *Clin. Orthop.,* 141:28-43, 1979.

DeLee, J. G., and Charnley, J. Radiological demarcation of cemented sockets in total hip replacement. *Clin. Orthop.,* 121:20-32, 1976.

Eftekhar, N. S., and Nercessean, O. Incidence and mechanism of failure of cemented acetabular component in total hip arthroplasty. *Ortho. Clin. North Am.,* 19:57-66, 1986.

Gruen, T. A., McNeice G. M. et al. "Modes of Failure" of cemented stem-type femoral components – a radiographic analysis of loosening. *Clin. Orthop.,* 141:17-27, 1979.

Krause, W. R., Krug, W. et al. Strength of the cement-bone interface. *Clin. Orthop.,* 163:290-299, 1982.

Maynard, M. J., and Ranawat, C. S. Linear and volumetric polyethylene wear in total hip arthroplasty. Rheumatoid Arthritis Surgical Society meeting, New York, 1990.

Ranawat, C. S., and Rose, H. 1985. Clinical and radiographic results of total condylar knee arthroplasty. A three to eight year follow-up. In: *Total Condylar Knee Arthroplasty.* C. S. Ranawat, editor. Springer-Verlag, Berlin, Heidelberg, Tokyo.

Ranawat, C. S., Rawlins, B. A., et al. Effect of modern cement technique on acetabular fixation in total hip arthroplasty: A retrospective study in matched pairs. *Orthop. Clin. North Am.,* 19:599-603, 1988.

Ranawat, C. S., Beaver, W. B. et al. Effect of hypotensive epidural anaesthesia on acetabular cement bone fixation in total hip arthroplasty. *J. Bone Joint Surg.* (Br), 73-B:779-782, 1991.

Sharrock N. E., Mineo, B. et al. "Is hypotensive anesthesia safe in treated hypertensive patients?" *Anesth. Analg.,* 68S:256, 1989.

Thompson, G. E., Miller R. D. et al. Hypotensive anesthesia for total hip arthroplasty: a study of blood loss and organ function (brain, heart, liver and kidney). *Anesthesiology,* 48:91-96, 1978.

Vazeery A. K., and Lunde, O. Controlled hypotension in hip joint surgery: an assessment of surgical hemorrhage during sodium nitroprusside infusion. *Acta Orthop. Scand.,* 50:433-441, 1979.

13

Artroplastia Total do Quadril com Técnica Híbrida

William H. Harris

■ INDICAÇÕES/CONTRA-INDICAÇÕES

A década dos anos oitenta permitiu que fossem obtidas informações cruciais sobre a seleção de pacientes para substituição total do quadril com clarificação de duas importantes questões. A primeira foi a resolução da principal dicotomia dos anos oitenta em substituição total do quadril, ou seja, o dilema entre artroplastia "cimentada *versus* não-cimentada". Aprendemos que esta é a perspectiva errada, ao ser colocada a questão. A observação crucial é que as decisões quanto ao tipo de reconstrução acetabular a ser empregado na substituição total do quadril primária devem ser completamente independentes das decisões referentes ao componente femoral. Estar cegamente comprometido ao dilema "cimento" ou "sem cimento" não é apropriado. Segundo, a respeito de componentes femorais, a década dos anos oitenta estabeleceu claramente que técnicas modernas de fixação com cimento são preferíveis às técnicas de fixação sem cimento, independentemente de idade, sexo ou diagnóstico. A razão principal para isto é a alta e crescente incidência de lise do fêmur ao redor dos componentes femorais sem cimento.

Tanto a *evolução clínica* do afrouxamento dos componentes femoral e acetabular como os nossos estudos feitos em componentes femorais e acetabulares recuperados de autópsia estabeleceram que os mecanismos de afrouxamento são inteiramente diferentes. No lado femoral, o afrouxamento de componentes cimentados é mecânico na origem e ocorre primariamente por desligamento ao nível da interface cimento-metal, exatamente o oposto do pensamento tradicional de que a falha se iniciava ao nível da interface cimento-osso.

Na verdade, o mecanismo das falhas das artroplastias tanto com cimentação como sem cimentação ao nível dos componentes acetabulares é de origem biológica, especificamente o ingresso de resíduos particulados seguido por invasão de macrófagos. O efeito lítico das enzimas e citocinas liberadas como resultado da ingestão das partículas pelos macrófagos leva à reabsorção óssea e conseqüente perda da fixação.

W. H. Harris, M. D.: Department of Orthopaedic Surgery, Massachusetts General Hospital, Boston, Massachusetts 02114, Harvard Medical School, Boston, Massachusetts 02115.

As decisões não devem ser tomadas na base do "eu sempre cimento" ou "eu nunca cimento". As decisões devem ser tomadas com base em dados de longo prazo indicando ótimos resultados. Neste sentido, a década dos oitenta tornou claro que a melhor fixação femoral é obtida quando se utilizam técnicas modernas de cimentação. Dados coletados ao longo de onze anos mostraram que com técnicas de cimentação modernas as revisões femorais são de 2% e o afrouxamento femoral total (revisado e não-revisado) é de 3%. Dados referentes a quinze e vinte anos mostram que quando se emprega excelente técnica de cimentação as taxas de revisão femoral e lise podem ficar abaixo de 10%.

É importante notar que resultados similares se aplicam também para os jovens. Em nossa série de pacientes com idade de 50 anos e abaixo (média de 41) com técnicas modernas de cimentação femoral, a taxa de afrouxamento femoral a 12 anos foi de 2% e a taxa de revisão femoral foi zero. No grupo mais jovem, a incidência de lise foi zero. No grupo mais velho (idade média, 57) a lise femoral ocorreu em somente 7% após onze anos, e estas foram todas lises focais consistindo em áreas de defeito na manta de cimento ou numa manta muito fina, sendo que todas ocorreram em pacientes sem afrouxamento da prótese.

Em contraste com estes quadros, estão a *alta e crescente* incidência de lise no lado femoral em associação com todos os componentes femorais sem cimentação depois de 5 a 7 anos. Esta resposta adversa dominante, se for considerada levando em conta a alta incidência de afrouxamento e de ossificação heterotópica aumentada, e dor crescente e marcha com claudicação em componentes sem cimento comparada a componentes cimentados, torna a decisão bastante clara. O componente femoral fica muito bem fixado quando se usam técnicas modernas de cimentação.

No lado acetabular, a decisão não é tão clara. Colocando de lado componentes que têm se revelado como tendo uma alta incidência de falhas após apenas 5 a 7 anos de uso como ocorre com os dispositivos parafuso-anel e soquete acetabular feito de PCA, tanto os componentes acetabulares cimentados como os não-cimentados funcionam bem nos primeiros 5 a 7 anos. Não há diferença significativa, clínica ou radiologicamente, entre um componente acetabular cimentado e um não-cimentado bem-projetado em 5 anos. A questão crítica, certamente, serão as dificuldades que irão ocorrer após 10 anos ou 15 anos de uso. Estes dados não estão disponíveis. Sendo assim, a decisão quanto a utilizar implantes cimentados e não-cimentados no lado acetabular está baseada em expectativas.

A maioria das séries de componentes acetabulares não-cimentados mostrou taxas de afrouxamento na vizinhança de 40 ou 50% em 10 anos. Nossa expectativa é que o componente acetabular hemisférico de titânio não-cimentado com uma tela fibrosa terá uma taxa de afrouxamento mais baixa após 10 anos do que o componente cimentado. Até 5 anos eles funcionam muito bem. Mas com 10 anos os dados não estão disponíveis.

Esta crença é aumentada pelas observações de que, quando é utilizado um tipo de componente acetabular com *design* de ajuste por pressão *(press-fit),* diminui significativamente a incidência de zonas radiolucentes na interface cimento-osso em 5 anos, e, é esperado, ocorrerá uma proteção contra a invasão de polietileno. Nossos estudos experimentais em cães mostram que a técnica *press-fit* ou realça o crescimento ósseo e a estabilidade periférica. Estas características parecem ser positivas em termos de uma redução do processo lítico que leva ao afrouxamento. Por estas razões, damos preferência ao componente acetabular sem cimento.

Por outro lado, a década dos anos oitenta também mostrou que certas características do *design* são essenciais para o sucesso dos componentes acetabulares sem cimento. Deve haver excelente fixação do polietileno na concha metálica. Uma ótima coaptação contra o osso hospedeiro é importante para maximizar o crescimento ósseo particularmente na periferia do componente. A espessura mínima do polietileno deve ser de cerca de 6 mm e sempre que possível maior. Como conseqüência, a cabeça de 32 mm raramente deve ser usada. Nossa preferência é por uma cabeça de 26 mm, exceto para pacientes pequenos, que requerem uma cabeça de 22 mm.

Em resumo, recomendamos a seleção de um componente acetabular hemisférico sem cimento feito de titânio e coberto com tela de fibra de titânio e um componente femoral com haste femoral cimentada de *design* contemporâneo usando uma moderna técnica de cimentação – uma substituição total do quadril híbrida – para todas as substituições totais do quadril primário, independentemente de idade, sexo ou diagnóstico. O componente acetabular é preferivelmente ajustado por pressão *(press-fit)*, porém, se as condições não forem adequadas para um *design press-fit* a prótese deve ser fixada com parafusos. O componente femoral deve ser forjado em liga de cromo-cobalto com um ombro medial largo e arredondado, sem cantos agudos, e deve ter um colar. A superfície deve ser pré-recoberta proximalmente e distalmente e deve ser de textura áspera.

A cimentação deve ser de técnica de terceira geração, incluindo o uso de um bloqueador medular (tampão), pistola de cimento, pressurização, redução de porosidade e cimento forte, e o implante deve ser centralizado, de modo a criar uma manta de cimento que tenha uma espessura mínima de 2,5 mm.

PLANEJAMENTO PRÉ-OPERATÓRIO

A avaliação do paciente inclui um detalhado histórico e exame físico focalizado na queixa ortopédica, uma avaliação clínica, ECG, BUN, SGOT, PT e PTT. Hemograma completo, incluindo contagem de plaquetas, e análise da urina. Outros testes são solicitados se as informações obtidas durante o interrogatório sugerirem a necessidade de avaliação adicional. Rotineiramente solicitamos os seguintes filmes radiográficos: AP dos quadris e da pelve centradas sobre o púbis, incidência lateral na posição de rã lateral verdadeira do quadril envolvido, e, se indicado, escanometria para avaliar o comprimento dos membros inferiores. Outros filmes podem ser necessários em circunstâncias especiais, tais como em caso de luxação de desenvolvimento do quadril. Sempre que possível, fazemos com que nossos pacientes sejam doadores de seu próprio sangue no período pré-operatório, sendo a quantidade coletada dependente da complexidade do caso.

Para a maior parte dos pacientes primários, o planejamento pré-operativo não é complexo. A dimensão do componente acetabular mais provável de ser utilizado é determinada pela gabaritagem da forma hemisférica do componente acetabular tanto na radiografia em AP como na incidência lateral verdadeira. A não ser que exista uma grande deformidade do acetábulo, isto não é uma tarefa complexa. Deve ser usado o componente acetabular maior possível, e sua cobertura deve ficar completa ou quase. O soquete acetabular a ser implantado deve ficar medializado em relação à parede medial. A cúpula deve estar mais na direção cranial do que o lábio lateral.

Uma vez que o gabarito acetabular tenha sido posicionado, o gabarito femoral é usado. No tipo de componente femoral que costumo usar, os gabaritos têm uma linha pontilhada indicando a localização da manta de cimento. Esta é uma característica valiosa.

O alinhamento do componente femoral, sua altura relativa à centralização da cabeça femoral no recesso acetabular, a compensação da prótese relativa à compensação do fêmur, e a dimensão do canal medular determinam o tamanho ideal e a localização da prótese a ser utilizada.

Evitamos próteses de colo-cabeça longas por causa da diminuição da amplitude de movimento que resulta a partir do flange necessário para a peça cabeça-pescoço longa.

TÉCNICA CIRÚRGICA

As maiores vantagens em evitar realizar uma osteotomia trocantérica são a redução do tempo de operação e da perda sanguínea, a possibilidade de uma reabilitação mais rápida e a ausência de complicações com o trocânter.

Incisão

O paciente é colocado em uma posição lateral verdadeira com o quadril envolvido para cima, sendo utilizado um sistema de suporte pélvico do tipo Maquet. A pele é preparada da forma usual, e a extremidade inferior é envolvida em campos cirúrgicos estéreis.

A abordagem ideal é a abordagem de Langenbeck ou a incisão de Kocher, com subseqüente excisão de ambas as cápsulas, posterior e anterior. A porção distal da incisão deve ser curvada em direção posterior para realçar a mobilização do retalho posterior (Fig. 1).

Após a fáscia ter sido dividida, a pele e o tecido subcutâneo são protegidos suturando-se compressão cirúrgica às bordas laterais da fáscia lata por toda a extensão da ferida cirúrgica.

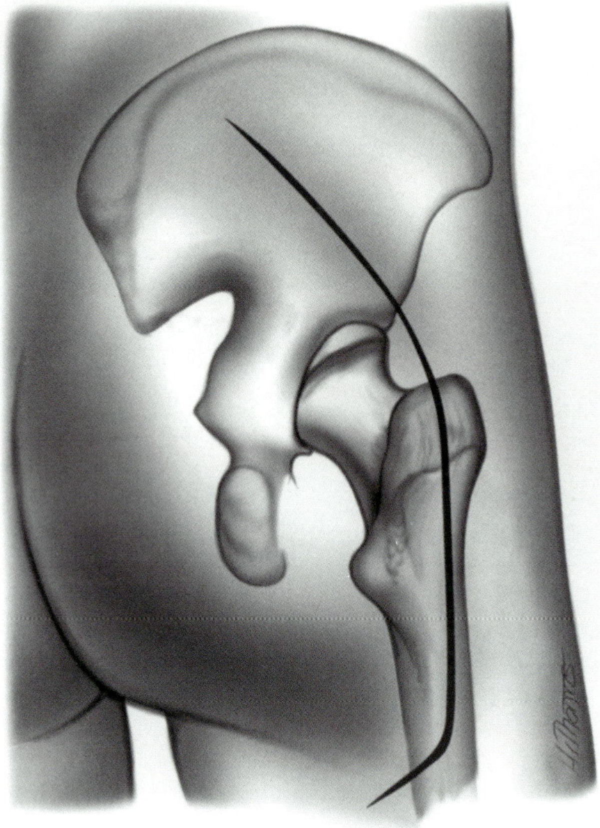

Figura 1. A incisão da pele é uma modificação da incisão póstero-lateral descrita por Kocher. A modificação é que a extremidade distal da incisão vira posteriormente. Esta modificação ajuda muito o aumento da qualidade da exposição posteriormente. O membro proximal deve ficar justo na direção do crânio e paralelo à borda do ventre muscular do glúteo máximo.

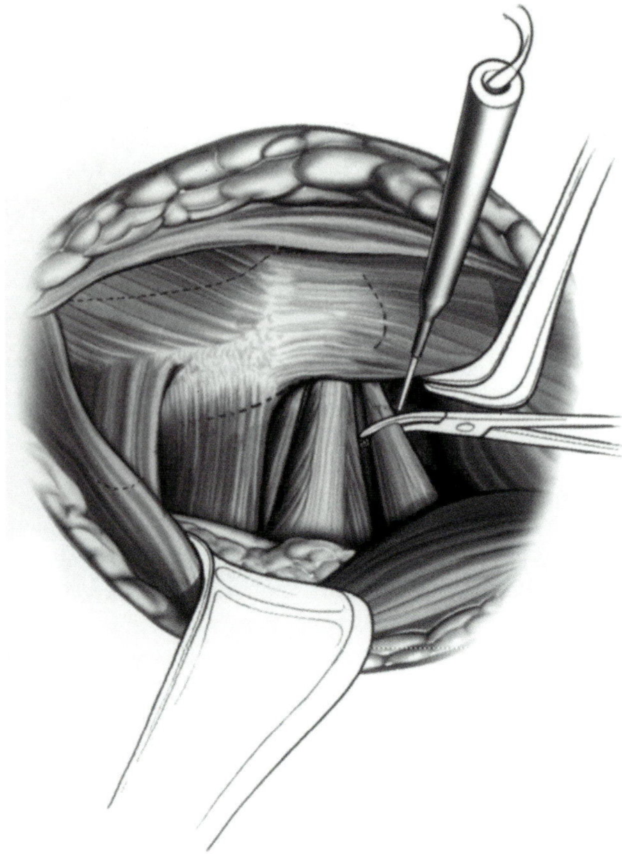

Figura 2. As inserções dos rotadores externos curtos no fêmur são divididas, incluindo o piriforme, gêmeo superior, obturador interno, gêmeo inferior e obturador externo. A metade proximal do quadrado femoral também é dividida.

Exposição da Articulação do Quadril

O ponto de referência anatômico principal para a divisão dos rotadores externos curtos é a identificação do tendão do músculo piriforme (Fig. 2). Este tendão corre paralelo ao limite posterior do glúteo médio e pode ser prontamente apalpado à medida que se aproxima a porção póstero-superior do trocânter maior. O glúteo médio é afastado superiormente e o tendão do piriforme é dividido. Os rotadores externos curtos remanescentes são divididos incluindo a divisão do gêmeo e obturador interno. Os dois terços proximais do quadrado femoral são divididos. O tendão do obturador externo é identificado, isolado passando por ele um grampo curvado, e cortado.

O tendão do glúteo máximo é isolado, passando um grampo profundo por ele para proteger o nervo ciático, e é dividido (Fig. 3).

Capsulectomia

Com a perna na rotação interna máxima, a cápsula posterior é excisada (Fig. 4).

Ainda que a operação possa ser executada sem excisão capsular adicional, prefiro excisar a cápsula anterior. Com a perna em 45 graus da flexão do quadril e máxima rotação externa, o retalho anterior da ferida é afastado anteriormente e a porção anterior do músculo glúteo médio é identificada.

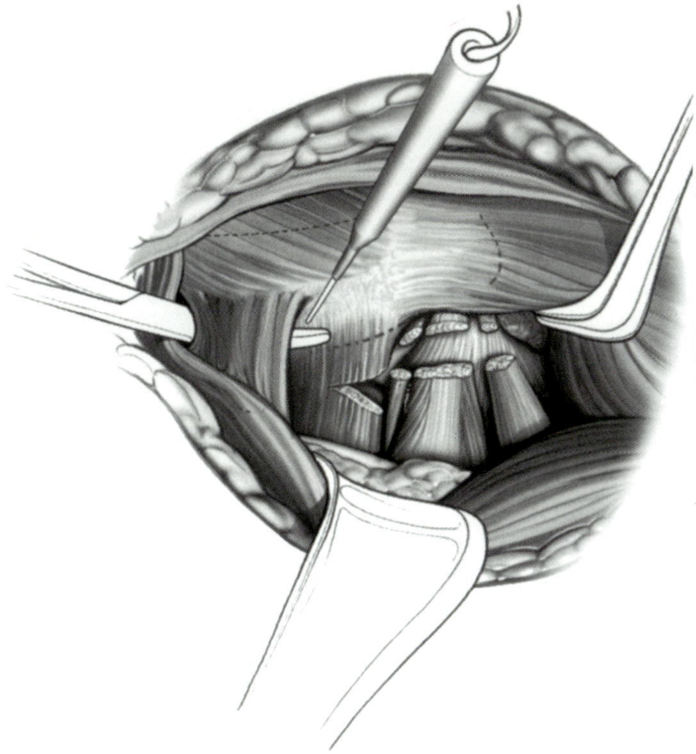

Figura 3. A inserção do glúteo máximo no fêmur também é liberada. É usualmente bastante vascularizada.

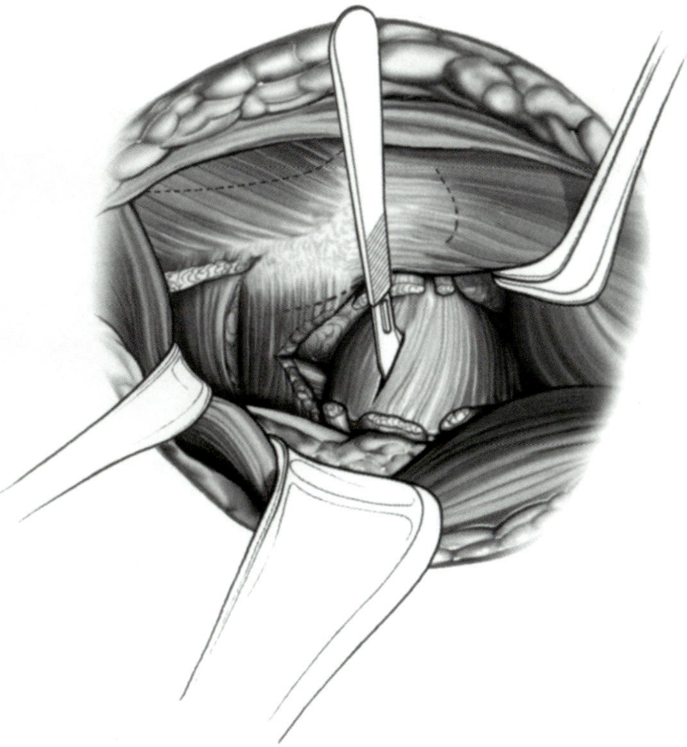

Figura 4. Localizada no fundo dos rotadores externos curtos, a cápsula posterior é excisada.

Uma alavanca de Cushing é passada por baixo do tendão do glúteo mínimo protegendo ambos os glúteos, médio e mínimo (Fig. 5).

A exposição da cápsula anterior é completada passando um afastador tipo cobra através da frente da articulação do quadril para dentro da pelve, por baixo da origem do tendão do músculo reto femoral a partir da espinha ilíaca ântero-inferior (Fig. 5). O marco anatômico para este canal

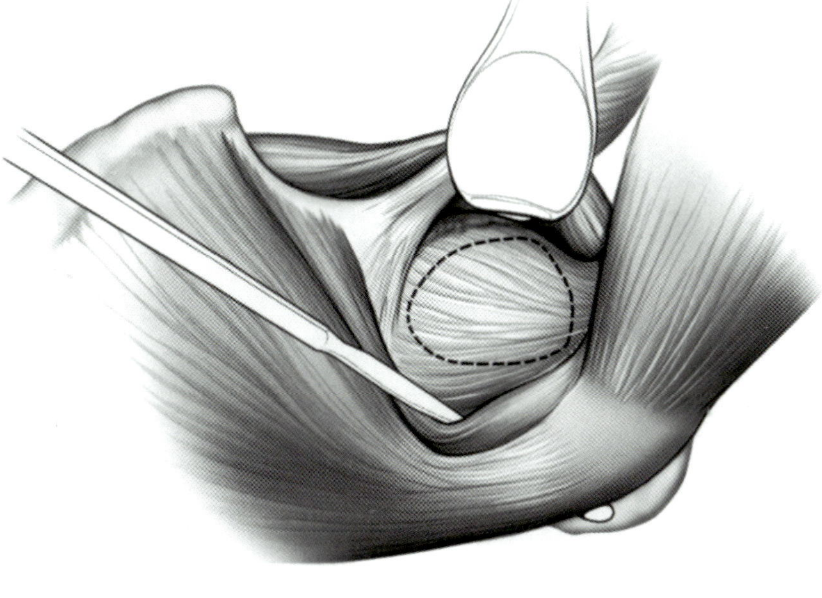

Figura 5. A cápsula anterior é exposta mediante a colocação da extremidade inferior em flexão e rotação externa. Uma alavanca de Cushing é passada por baixo dos glúteos médio e mínimo em direção cranial à cápsula superior. Um afastador tipo cobra é colocado através da frente da articulação na fossa ilíaca sobre a cápsula e por baixo do iliopsoas. A seguir, a cápsula remanescente é excisada em dois estágios. Primeiro a cápsula anterior é removida. A seguir, o tendão do iliopsoas é separado da cápsula inferior e a cápsula inferior é excisada.

é uma linha teórica cortando em dois o colo femoral, direcionada para a espinha ilíaca ântero-inferior. Este afastador não deve ficar ereto, mas deve estar a um ângulo de 45 graus, com o cabo apontando distalmente.

A cápsula anterior é então excisada em dois estágios, primeiro a maior porção da cápsula anterior e a seguir o aspecto ínfero-medial, uma vez que esta é a área mais provável para conter os principais vasos sangüíneos. O sangramento é minimizado separando-se porção medial inferior da cápsula do tendão do iliopsoas. Fazer esta separação reduz a quantidade de sangue associada com a excisão da porção medial inferior da cápsula como também cria um melhor acesso para esta região a fim de controlar qualquer sangramento que possa ocorrer.

Para assegurar que uma completa capsulectomia foi obtida, o dedo indicador de uma mão deve ser capaz de passar livremente da frente, inferiormente em volta do colo femoral, e fazer contato com outro dedo indicador vindo por trás do trocânter maior.

Similarmente, o dedo indicador deve passar livremente da frente para trás através da porção superior do colo femoral.

Determinação do Comprimento da Perna

A melhor maneira de determinar o comprimento da perna é fixar o dispositivo de referência do medidor de comprimento na asa do ilíaco em um ponto logo abaixo da espinha ilíaca ântero-inferior (Fig. 6).

O instrumento de medida de comprimento é a seguir posicionado desde o pino de referência até o tubérculo do vasto lateral. A posição da perna é marcada com lápis marcador nos campos cirúrgicos. Para todas as mensurações subseqüentes, a perna é colocada nesta mesma posição.

A seguir é realizada a luxação do quadril fazendo uma máxima rotação interna e adução usando o gancho de osso (Fig. 7).

Osteotomia do Colo Femoral

Quando se faz o primeiro corte, é preferível deixar o pescoço mais comprido do que o desejado para permitir maior flexibilidade na determinação final do comprimento do membro. Se necessário, um segundo corte de osteotomia pode ser feito subseqüentemente, depois que o componente acetabular tiver sido inserido e a redução de prova tiver sido realizada.

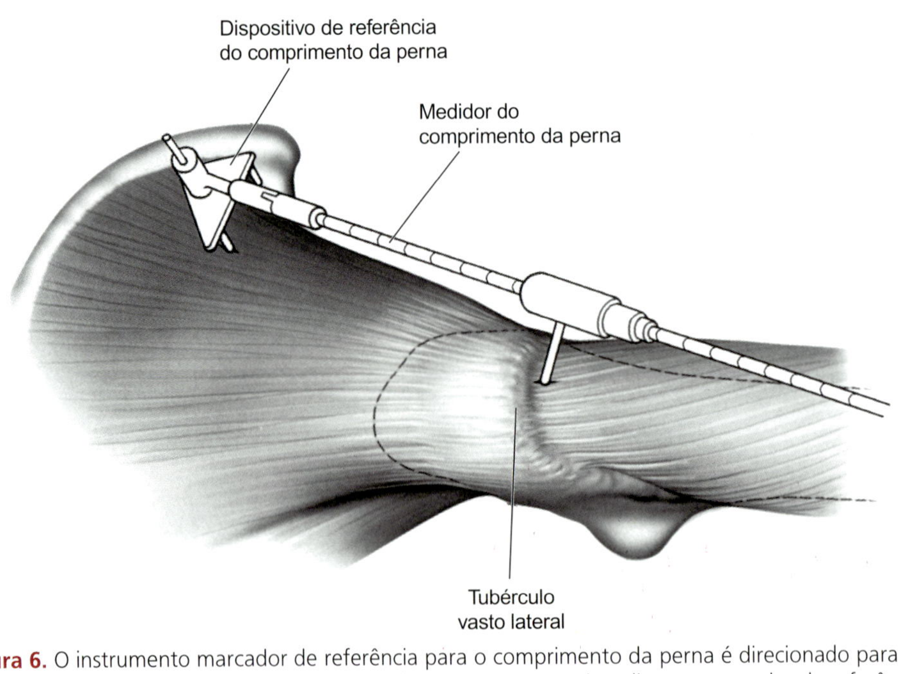

Figura 6. O instrumento marcador de referência para o comprimento da perna é direcionado para a asa do ílio na espinha ilíaca ântero-superior. O instrumento a seguir se liga ao marcador de referência e o indicador móvel de comprimento é ajustado para tocar um ponto fixo no trocânter maior. A posição da extremidade inferior é marcada nos campos cirúrgicos de forma que possa ser reproduzida para mensurações subseqüentes.

Com a tíbia apontando diretamente na direção do teto, o guia para osteotomia do colo é alinhado sobre o fêmur (Fig. 8) com a superfície posterior da bandeira ficando adjacente à cabeça femoral e sua haste alinhada com a linha média do canal medular. Há um guia para cada tamanho de componente femoral. O tamanho escolhido para uso é baseado na gabaritagem pré-operatória.

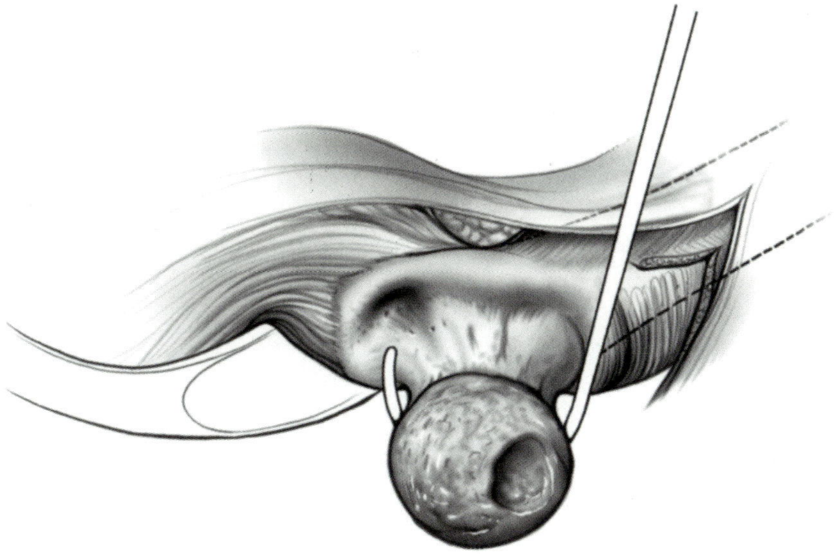

Figura 7. A luxação é obtida com rotação interna, liberando a cabeça posteriormente com a ajuda do gancho de osso.

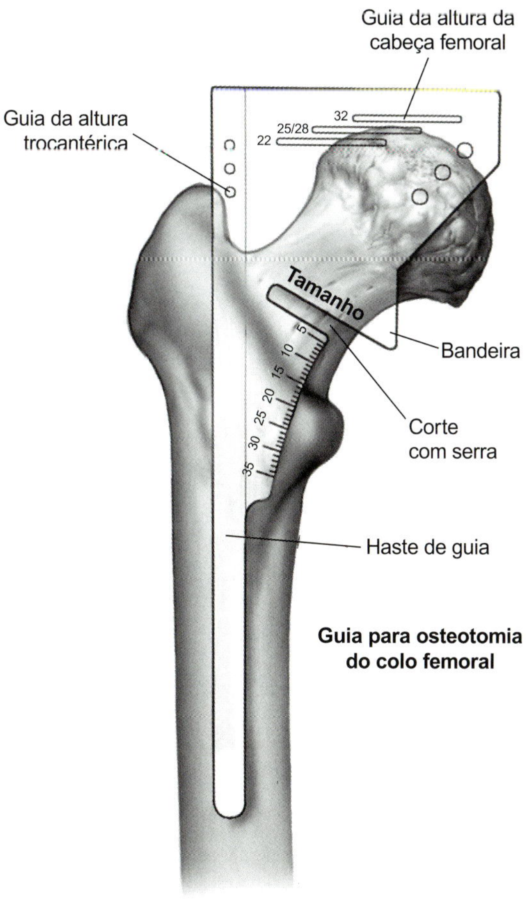

Figura 8. O guia de osteotomia do colo femoral é posicionado sobre a porção proximal do fêmur de forma que a haste da guia fique em alinhamento direto com a linha média da diáfise do fêmur. Se o objetivo da reconstrução é reproduzir o comprimento do fêmur existente, o guia de osteotomia do colo é avançado de uma forma cranial até que a ponta da cabeça femoral possa ser vista através da fenda horizontal escolhida no guia de osteotomia do colo. Existe uma fenda para cabeça de 32 mm, uma para cabeça de 26 a 28 mm e uma para cabeça de 22 mm. Se a perna precisar ser encompridada, o guia de osteotomia do colo é subseqüentemente avançado mais na direção da cabeça, numa quantidade igual ao acréscimo desejado. Em cada um dos casos é aconselhável avançar o guia de osteotomia do colo a um ponto mais alto, de forma que um comprimento extra seja deixado no colo no momento do primeiro corte. Isto permite qualquer correção necessária no comprimento e permite também que o osso seja fresado com o fresador de esporão.

Cada guia de osteotomia do colo tem três fendas horizontais, uma para uso com uma cabeça de 32 mm, uma para cabeça de 26 ou 28 mm e uma para cabeça de 22 mm. O guia para osteotomia do colo é sobreposto sobre a diáfise femoral. A altura do guia de osteotomia do colo em reação à cabeça do fêmur é determinada movendo o guia em direção cranial ou caudal até que se possa olhar através da fenda horizontal (correspondendo ao diâmetro da cabeça que se planeja utilizar) e ver a superfície superior da cabeça femoral. A fenda na margem inferior da porção da bandeira do guia de osteotomia indica a posição para a osteotomia.

Uma vez determinada a posição do guia de osteotomia, move-se o guia mais 5 mm para cima em sentido cranial antes de praticar o corte com a serra de modo a acrescentar um comprimento extra ao colo femoral remanescente após o corte com a serra ao longo da marca mas sem atingir o trocânter. Se for necessário, o corte é completado trazendo a serra da parte superior do colo através de uma linha oblíqua paralela à margem medial do trocânter (Fig. 10).

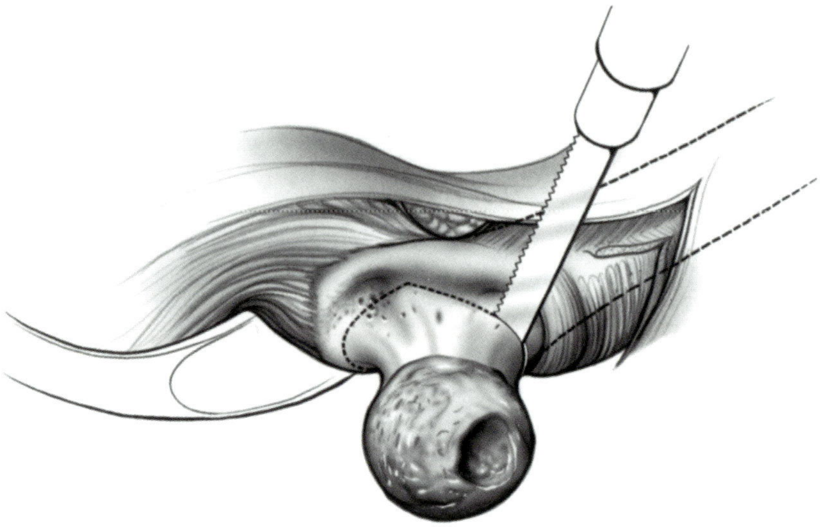

Figura 9. O colo femoral é cortado ao longo da linha determinada pelo guia de osteotomia do colo voltado para a base do trocânter maior.

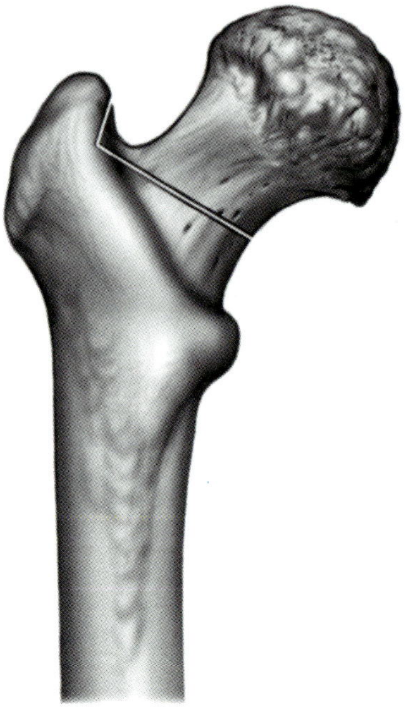

Figura 10. Se a osteotomia não dividir completamente o colo quando a serra alcançar o trocânter maior, a serra é tirada e colocada em uma direção craniocaudal ao longo da base do trocânter, como indicado pela linha pontilhada vertical.

Exposição e Preparação do Acetábulo

O detalhe de importância fundamental para se obter uma grande exposição do acetábulo é a retração do fêmur em direção anterior, tornada possível pela capsulectomia anterior.

Um afastador tipo cobra é colocado por baixo do fêmur ao nível do colo femoral remanescente, e a ponta do afastador tipo cobra passa por sobre a margem anterior do acetábulo (Fig. 11). A retração do afastador cobra medialmente rebate o fêmur anteriormente, expondo o acetábulo.

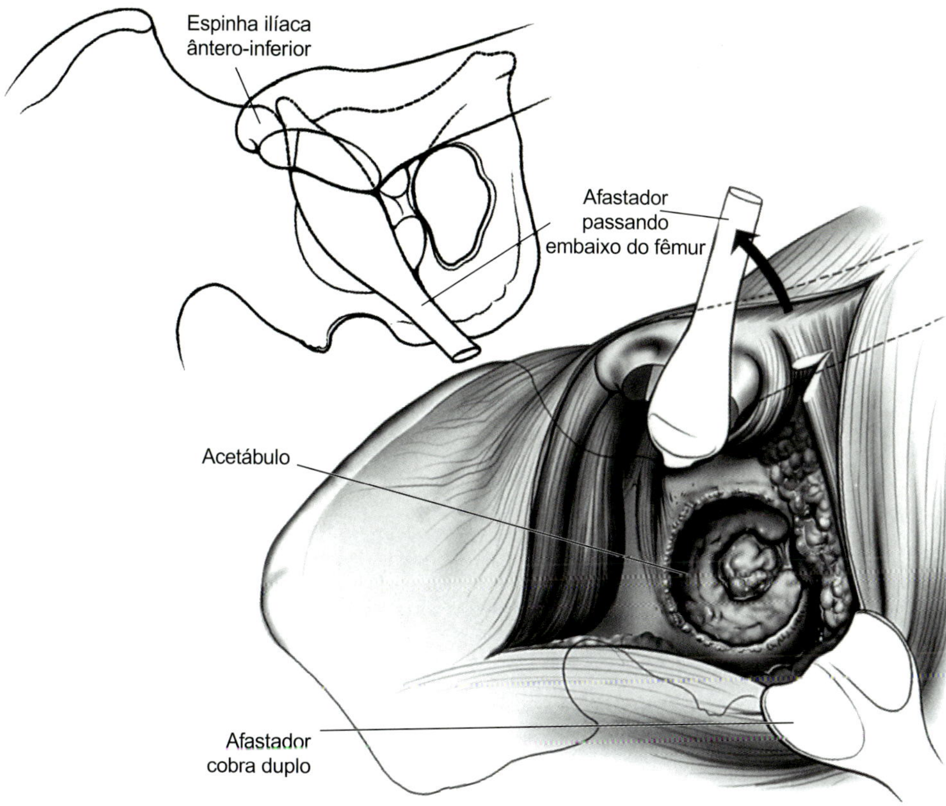

Figura 11. A exposição do acetábulo é obtida passando-se um afastador tipo cobra por baixo do fêmur e sobre a borda da coluna anterior como mostrado. O afastador tipo cobra é a seguir rebatido medialmente, carregando o fêmur medialmente e expondo o acetábulo. Uma acentuação adicional da exposição do acetábulo é criada usando-se o afastador duplo cobra, que retrai os tecidos moles inferiores e laterais para fora do campo cirúrgico.

O acetábulo é fresado de modo a ser obtido o maior diâmetro possível. Toda a cartilagem articular e tecidos moles são removidos até atingir o osso sangrando. O ápice do soquete fresado deve estar mais direcionado em sentido cranial do que para o lábio lateral.

A fresagem é executada até a parede medial do acetábulo mas sem penetrar nela na profundidade da incisura de Harvers (Fig. 12).

Quando possível, ajustamos o componente sob pressão, mas, em casos de deficiência óssea, ou estoque de osso frágil, não usamos o ajuste por pressão. O componente acetabular é fixado com parafusos. Nos casos de ajuste por pressão *(press-fit),* usamos o *design* deste componente acetabular que tem um sólido fundo sem buracos.

É importante ter em mente que recomendações acerca de quantidade dos ajustes de pressão a serem aplicados são específicas para cada *design*. Uma recomendação para utilizar um ajuste de pressão de 3 ou 4 mm para um *design* pode não se aplicar para outros *designs* de implante. Da mesma forma, a quantidade de ajuste por pressão irá diferir entre componentes acetabulares muito grandes e muito pequenos.

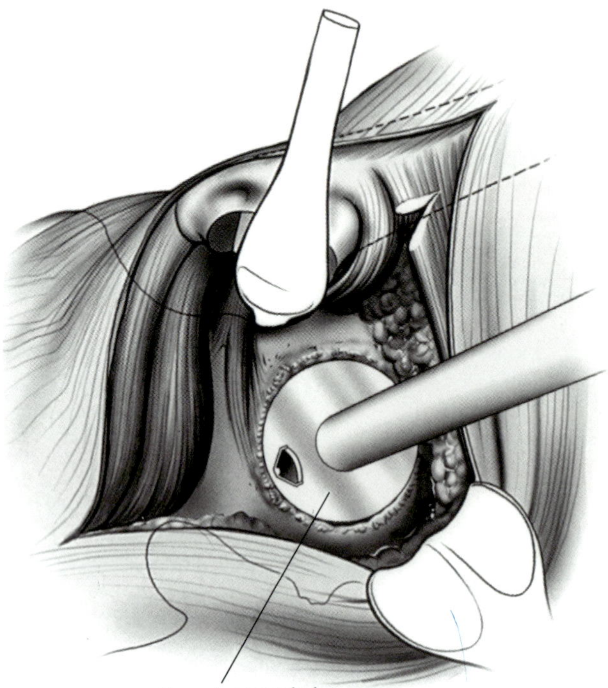

A

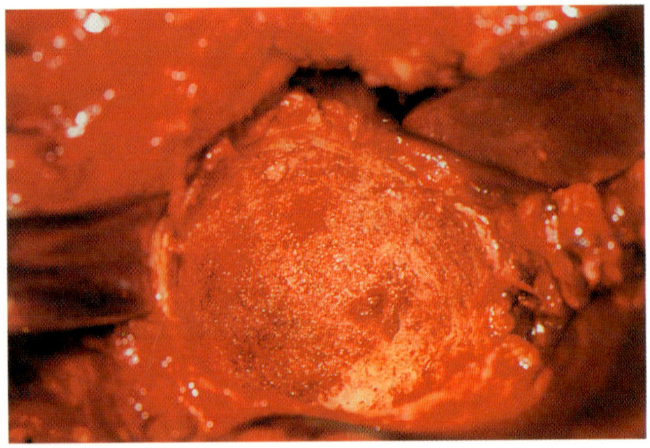

B

Figura 12. (A) O acetábulo é fresado de uma forma hemisférica. É importante que o ápice esteja mais alto do que o lábio lateral e que todo o tecido mole seja removido da periferia do acetábulo. **(B)** O acetábulo depois de fresado. Isto mostra a exposição alcançada por este método e a fresagem apropriada de modo a atingir o osso esponjoso num contorno hemisférico.

Posição Ótima e Técnica de Inserção do Componente Acetabular

Depois de fresar o recesso acetabular para sua dimensão ótima (Fig. 13), insira a cabeça do fresador como um implante de prova. Se ele deslizar facilmente para a parte de baixo do recesso, ele não irá fornecer pressão de ajuste suficiente. A seguir, insira uma cabeça de fresagem que seja 2 mm maior. Se ele não puder ser forçado para a parte de baixo e ficar cerca de 2 mm para fora (Fig. 14), raramente haverá dificuldade em inserir este tamanho como componente de ajuste por pressão *(press-fit)*.

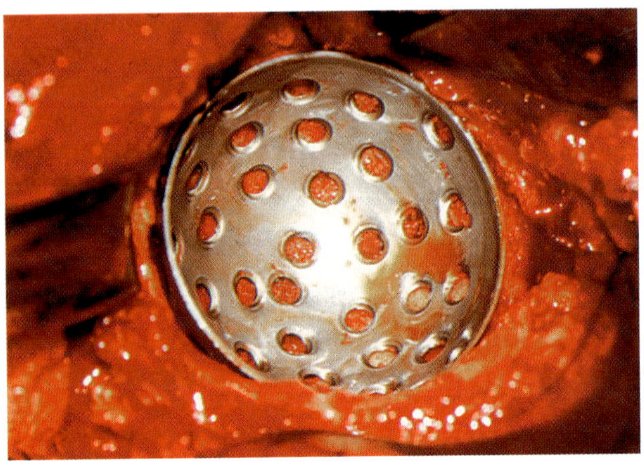

Figura 13. A cabeça do fresador pode ser usada como um medidor para o tamanho exato do ajuste a ser fixado sob pressão que será usado. Nesta ilustração, a mesma cabeça de fresagem foi inserida que foi usada para fresar o soquete acetabular. Ela se ajustou facilmente e atingiu a parte de baixo do acetábulo.

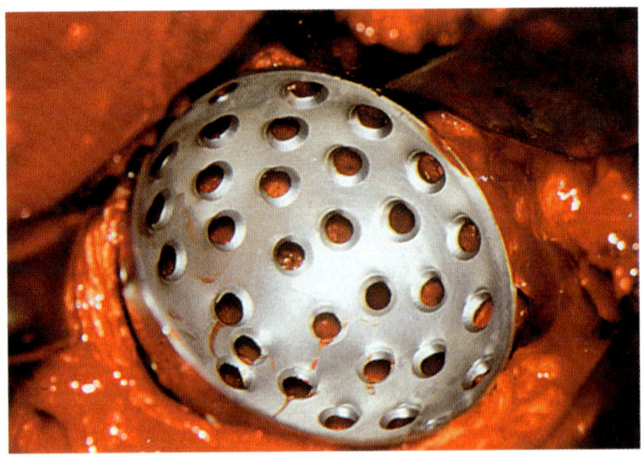

Figura 14. Nesta ilustração, a cabeça do fresador, que é 2 mm maior, foi inserida. Ela não se ajustou completamente até a parte de baixo do acetábulo e ficou para fora cerca de 2 mm em volta da periferia. Para alguns soquetes, um ajuste de pressão *(press-fit)* de cerca de 2 mm pode ser satisfatório. Maiores ajustes de pressão podem ser necessários algumas vezes. Tenha em mente que o resultado da magnitude de ajustes de pressão ótimos é específico do *design*. Ela varia do *design* de um componente de acetábulo para outro.

O estoque ósseo é a próxima consideração. Os pontos importantes são osso frágil, osso denso ou esclerótico, e defeitos na borda. Com a elasticidade normal do osso periacetabular, o risco de fratura do acetábulo fazendo um ajuste de pressão de 2 mm é pequeno. Alguns casos requerem um ajuste de pressão de 3 ou 4 mm. Porém, se o osso for frágil, como ocorre em alguns casos de artrite reumatóide, ou se existir um defeito na borda do acetábulo, o ajuste de pressão pode não ser apropriado.

Também é importante remover todo tecido mole presente *na totalidade* da borda do acetábulo.

A terceira maior consideração é esta: uma ótima situação é ter total contato da tela de fibra contra o osso por todo o componente acetabular, mas uma pequena falha ao nível da cúpula não é aparentemente prejudicial. Pequenas falhas ósseas na cúpula (0,5 mm) geralmente desaparecem.

Nas experiências iniciais com essas técnicas, duas coisas são úteis. Começar usando um ajuste de pressão de 2 mm com um componente que contenha orifícios para parafusos. Com ajuste de pressão de 2 mm você ganha experiência, e, se não estiver estável, você pode acrescentar parafusos. A seguir, à medida que a sua experiência aumenta em conseguir obter bons ajustes de pressão com assentamento completo na cisura, você progride para um componente de ajuste de pressão sem orifícios para parafusos.

Ao posicionar um componente acetabular dentro do recesso acetabular, várias pancadas mas não grandes impactos podem ser usadas. Usualmente 30 a 50 impactos serão aplicados para fazer o componente com ajuste de pressão assentar na cúpula do acetábulo.

A posição ótima do componente acetabular é 45 graus de abdução (abertura lateral) e 20 ou 30 graus de flexão para a frente (anteversão ou abertura anterior). O posicionador de ajuste de pressão (Fig. 15) para a taça é projetado de forma que, se você colocar o braço vertical do triângulo-guia verticalmente, ele automaticamente posiciona o componente acetabular em 45 graus de abdução ou abertura lateral.

A seguir o braço horizontal apropriado do triângulo-guia (braço direito ou esquerdo horizontal conforme apropriado para o lado que está sendo operado) é trazido para dentro do plano coronal do paciente, e a taça é automaticamente colocada em 20 graus de anteversão ou abertura anterior. Se 30 graus de anteversão for desejado, o posicionador de taça é movido mais 10 graus para a frente. O posicionador de taça com ajuste de pressão vem com uma extremidade rosqueada no qual o orifício polar do componente acetabular se liga. O alinhamento apropriado é obtido colocando-se o braço

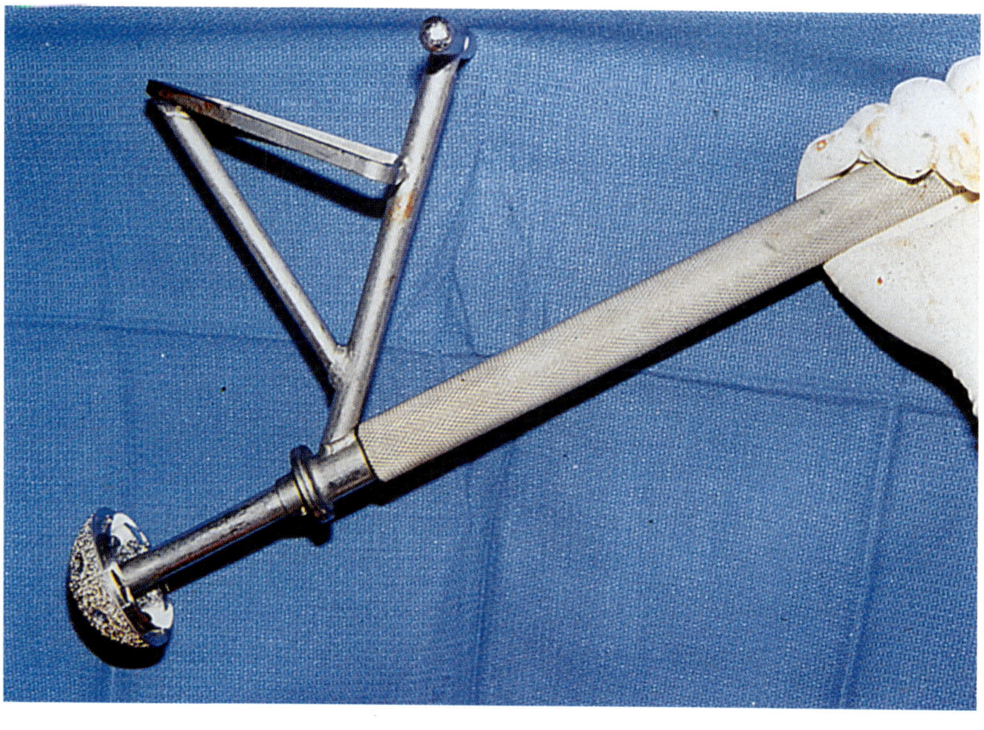

Figura 15. O dispositivo posicionador de taça para obter ajuste ótimo *(press-fit)* permite uma determinação precisa da posição ótima do acetábulo, ou seja 45 graus de abdução e 20 graus de flexão para a frente, e também permite a aplicação simultânea de impactação sobre o componente acetabular de ajuste de pressão.

curto do posicionador de taça para a posição vertical e trazendo-se o braço apropriado de anteversão (direito ou esquerdo) do posicionador para dentro do plano coronal do paciente.

Se você usar um componente com orifícios para parafusos, você pode ver se atingiu a parte de baixo e pode checar quaisquer intervalos usando um calibrador de profundidade. Se existir um intervalo, a aplicação de uma impactação adicional freqüentemente irá reduzi-lo ou eliminá-lo.

Preparação do Fêmur

Com a perna em rotação interna, a tíbia apontando na direção do teto e o afastador por debaixo do fêmur (Fig. 16), um bloqueador de Charnley é usado para abrir o caminho para dentro do canal medular (Fig. 17). O osso na base do trocânter lateralmente é removido com o osteótomo (Fig. 18) e/ou guia (Fig. 19). A seguir, sucessivamente, marcadores de crescentes dimensões são

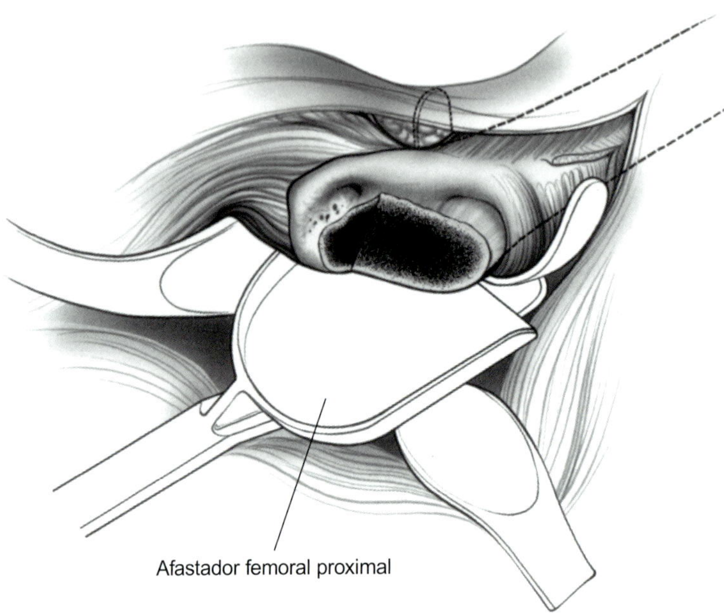

Figura 16. A parte proximal do fêmur é trazida bem para fora da ferida cirúrgica usando-se o afastador do fêmur proximal denominado afastador.

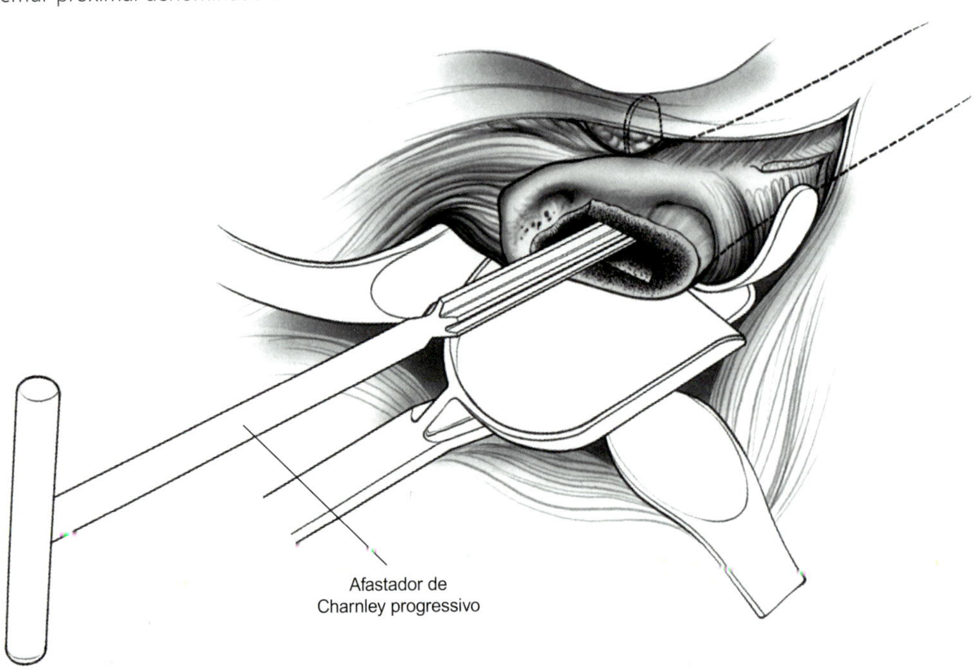

Figura 17. O canal medular é preparado usando-se o afastador de Charnley progressivo.

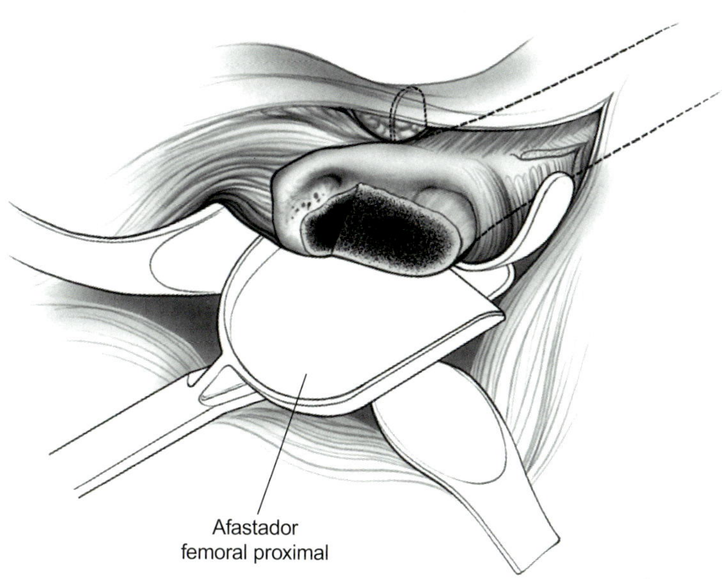

Figura 18. Se necessário, são removidos com o osteótomo tipo caixa os ossos remanescentes na porção lateral do colo femoral.

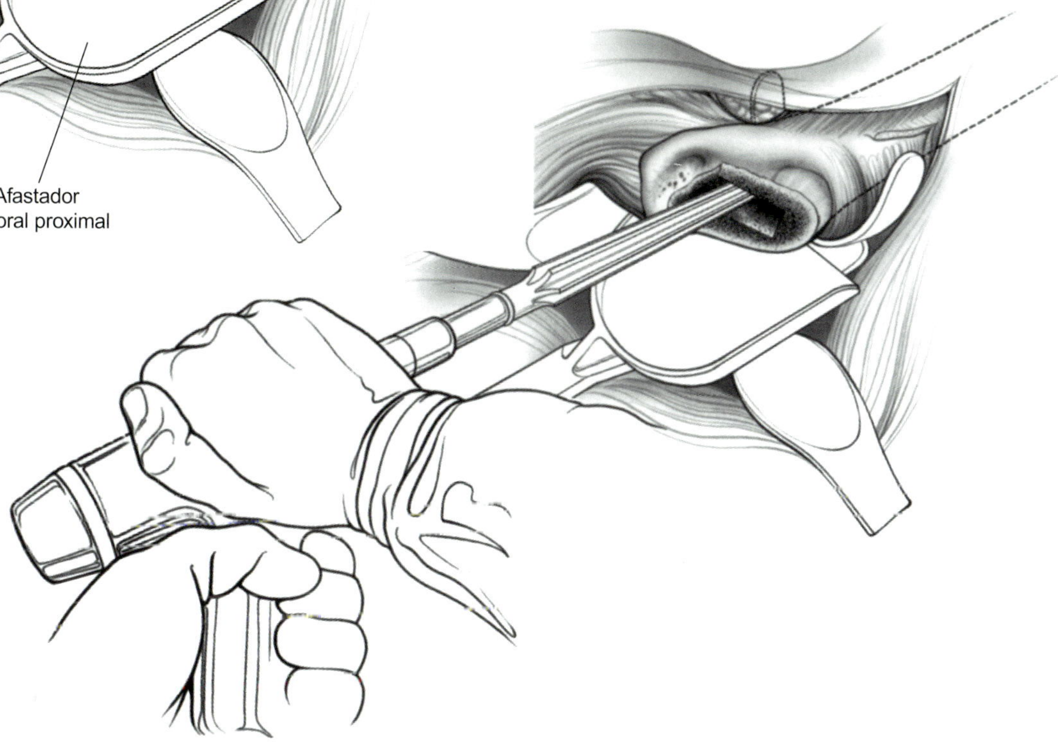

Figura 19. Também se necessário o escavador pode ser usado para remover osso adicional na base do colo femoral para se ter certeza de que o componente femoral não será posicionado em varo.

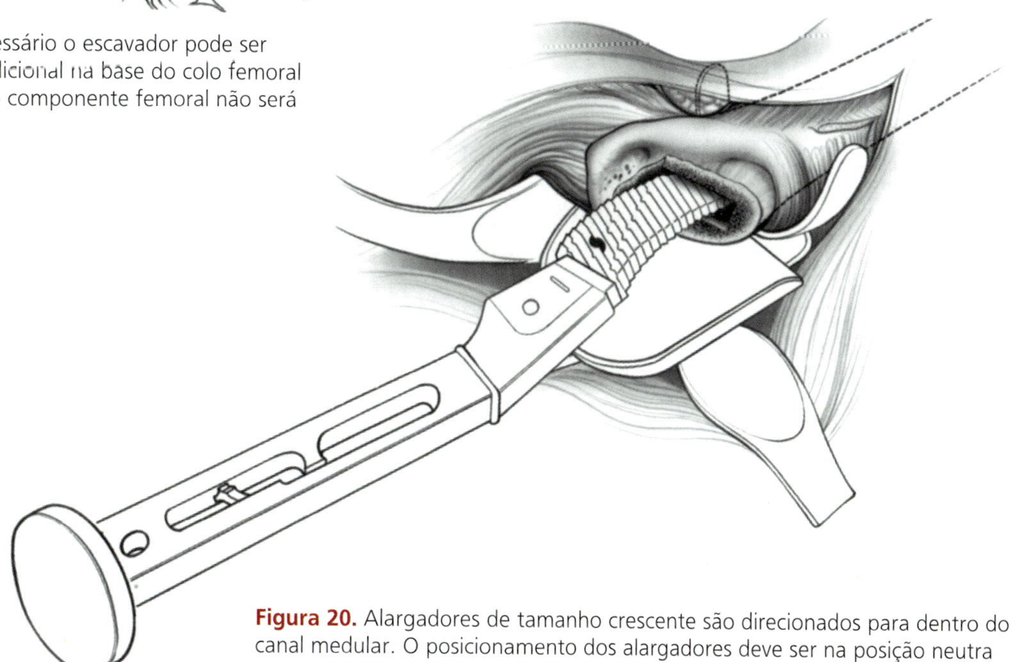

Figura 20. Alargadores de tamanho crescente são direcionados para dentro do canal medular. O posicionamento dos alargadores deve ser na posição neutra varo-valgo e 15 graus de anteversão.

inseridos (Fig. 20). O maior alargador que se ajustará confortavelmente no canal medular é direcionado por todo o osso. Em contraste com os componentes femorais sem cimento, o ajuste e o preenchimento não são conceitos importantes, mas possuir um manto completo de cimento é um conceito importante. É melhor usar um implante menor do que um maior, se existir dúvida.

O raspador (alargador) femoral é antevertido por 15 a 20 graus. Uma vez que o maior raspador que se ajusta tiver penetrado por todo o osso, e ficado embutido por 3 a 4 mm, o cabo do raspador é removido (Fig. 21), expondo um suporte. Este suporte é o guia para o raspador do esporão. Os raspadores do esporão preparam a área do colo medial para um ajuste preciso do colar (Fig. 22).

O mesmo suporte é também o poste central da peça colo-colar provisória (Fig. 23). A seguir uma redução de prova permite verificar a amplitude de movimento, o comprimento da perna e a estabilidade.

No momento da redução da prova, podem ser feitos ajustes de comprimento das pernas. Se for necessário maior comprimento, um componente cabeça-colo maior é utilizado. Se for necessário um comprimento menor, uma maior porção do colo femoral será cortada.

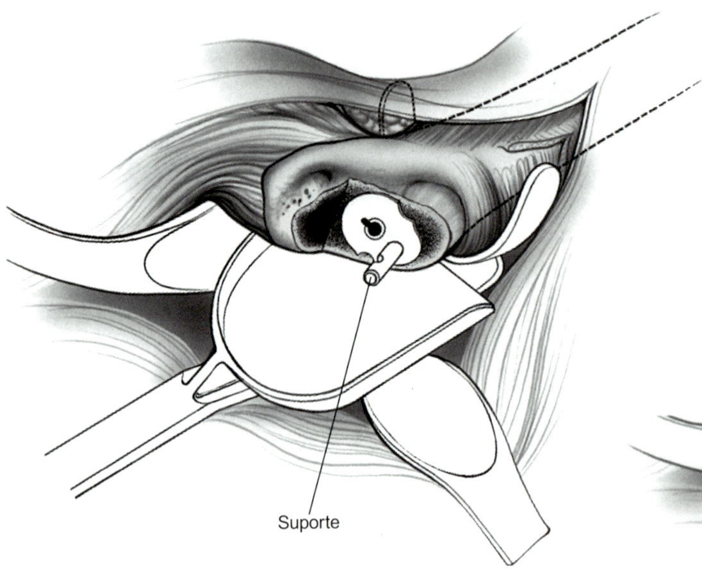

Figura 21. Depois que o maior raspador que irá se ajustar confortavelmente tiver sido levado e inserido 3 a 4 mm, o cabo do raspador é removido, expondo o suporte.

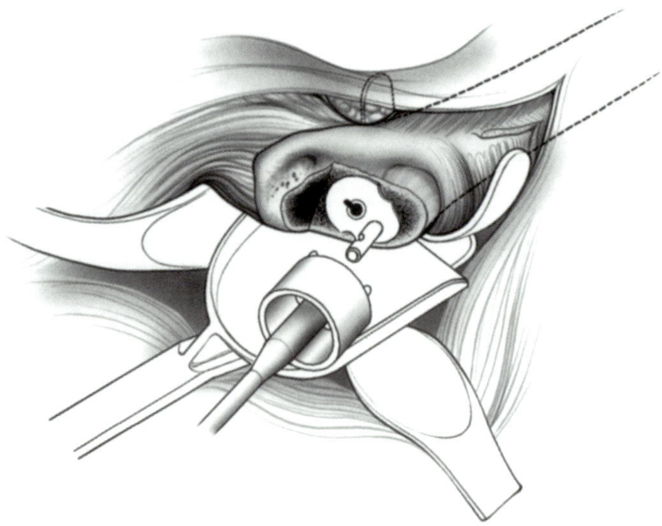

Figura 22. O suporte serve como guia para o raspador do esporão. Isto assegura que o osso no colo femoral medial será preparado com precisão para receber o colar da prótese.

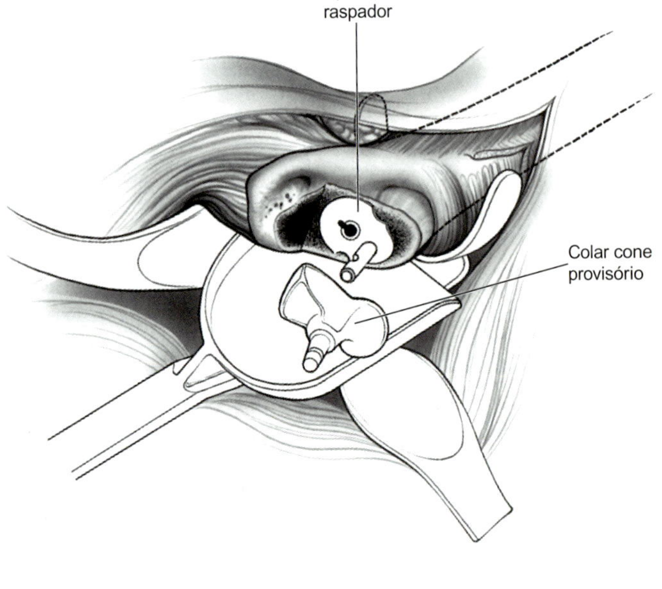

Figura 23. O suporte no raspador também serve como poste central sobre o qual é colocada a peça cone-colar provisório. A seguir é adicionada uma peça da cabeça provisória de comprimento e diâmetro apropriado à peça colar-cone provisória. O quadril é então reduzido. Neste ponto faz-se uma avaliação do comprimento das pernas, amplitude de movimento e estabilidade.

Ao verificar a estabilidade da articulação do quadril, as duas posições mais prováveis para ocorrer luxação (extensão com rotação externa e flexão com rotação interna) são cuidadosamente avaliadas. Se existir alguma área de contato capaz de causar luxação, os passos necessários para corrigi-la são tomados.

O cabo é reatado ao raspador, e este é removido do canal medular.

Uma cureta é usada para remover firmemente todo o osso esponjoso enfraquecido.

Cimentando o Componente Femoral

A experiência dos últimos 30 anos provou sem nenhuma dúvida que a técnica usada na cimentação femoral é crítica para obter uma fixação de longa duração. Os elementos chaves são (a) bloquear o canal, (b) uso de uma pistola de cimentação; (c) pressurização; (d) redução da porosidade do cimento; (e) pré-revestimento e/ou superfície rugosa da haste e (f) centralização para produzir um manto de cimento uniforme.

Eu prefiro um tampão de PMMA para bloquear o canal porque é o mais confiável, melhor do que um tampão de polietileno ou de osso. Para limitar a extensão distal do tampão de cimento, eu coloco primeiro um tampão de polietileno que deve ficar 3 mm distal ao local onde a ponta da haste vai ficar, e a seguir é aplicada uma camada de 1,5 centímetro cúbico de cimento pastoso em seu topo, usando a seringa de tampão medular (Fig. 24).

A
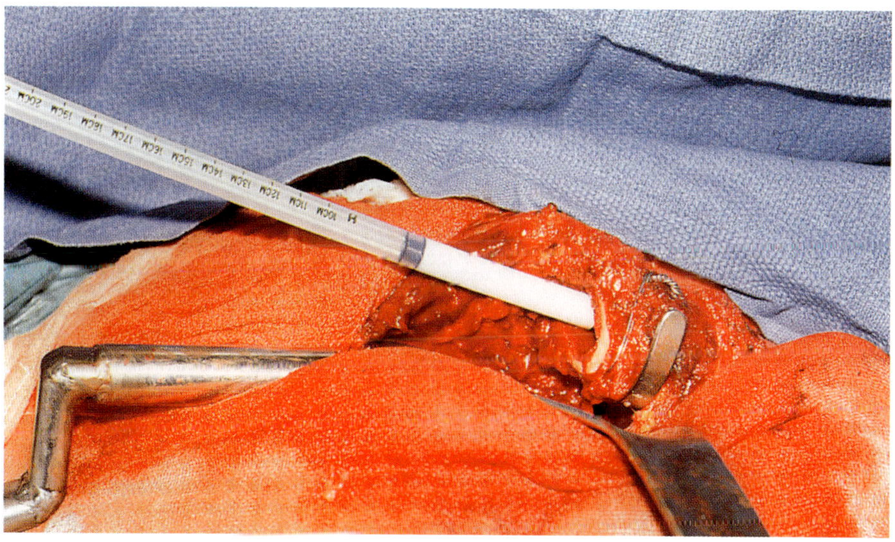

B
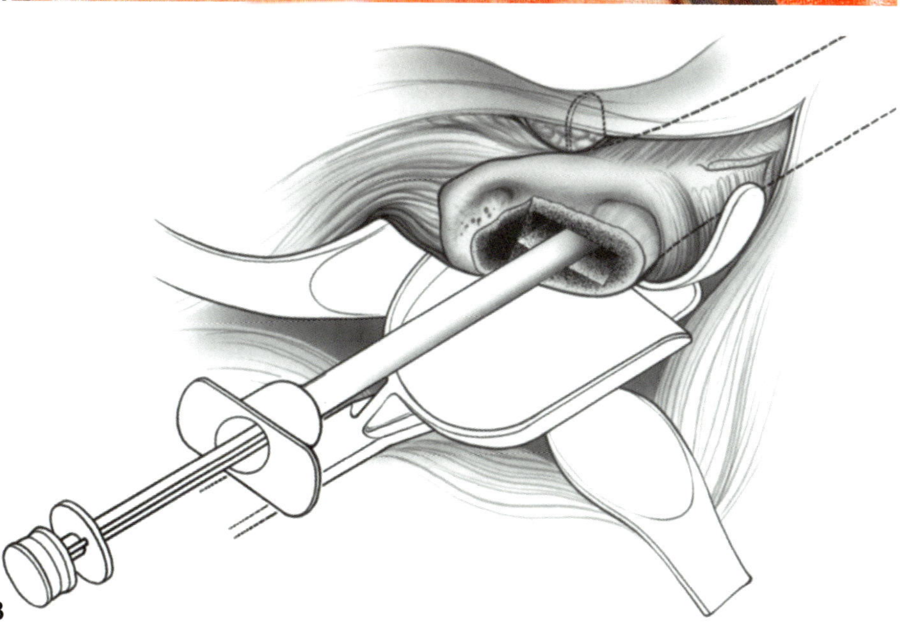

Figura 24. (A) A seringa com o tampão medular é preenchida com um bolo de cimento de osso em sua ponta, é inserida dentro do canal medular femoral e injetada numa localização 3 cm distal ao local que a ponta do componente femoral irá ocupar. **(B)** Depois que um tampão de plástico é inserido, são injetados 1,5 a 2 centímetros cúbicos de PMMA sobre o topo do tampão de plástico. A seringa de tampão medular é usada para assegurar uma ótima oclusão do canal medular. Isto é importante na otimização da pressurização do cimento. O tampão de plástico deve ser colocado 3 cm abaixo do local onde a ponta da haste irá ficar.

A redução da porosidade do cimento é essencial para aumentar a resistência contra a fadiga do cimento. A centrifugação e a mistura a vácuo também são úteis, mas a centrifugação é preferível.

É importante começar com um cimento forte e torná-lo ainda mais forte removendo os vácuos pela redução da porosidade.

O afrouxamento dos componentes femorais cimentados começa como perda da ligação, falha na interface metal-cimento. Por esta razão, é crucial pré-recobrir e/ou tornar a superfície do componente femoral rugosa, especialmente nas duas áreas de máximo esforço interfacial, ou seja, proximalmente e distalmente. A pressurização do cimento é mais bem feita utilizando-se

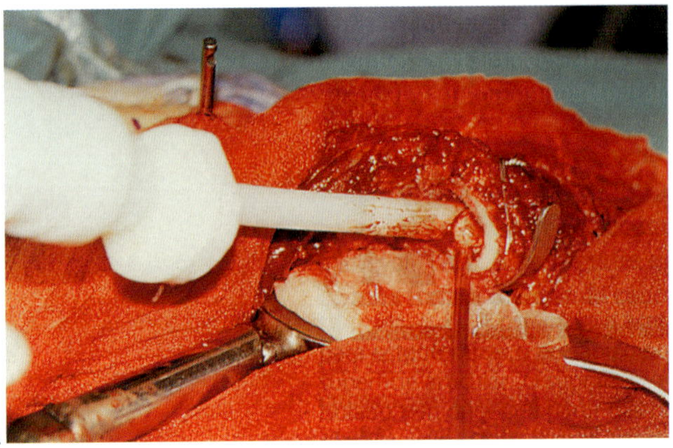
A

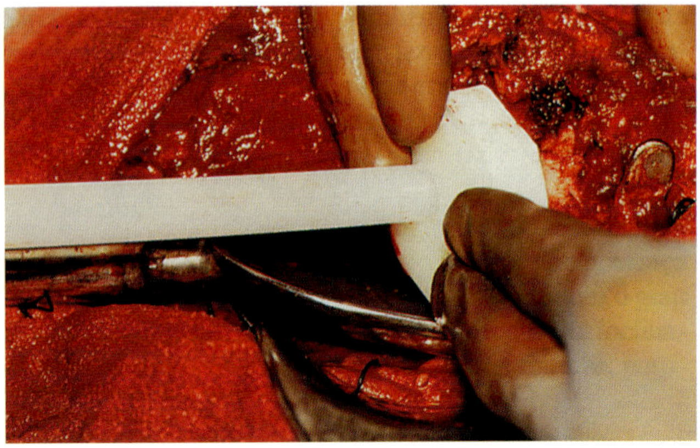
B

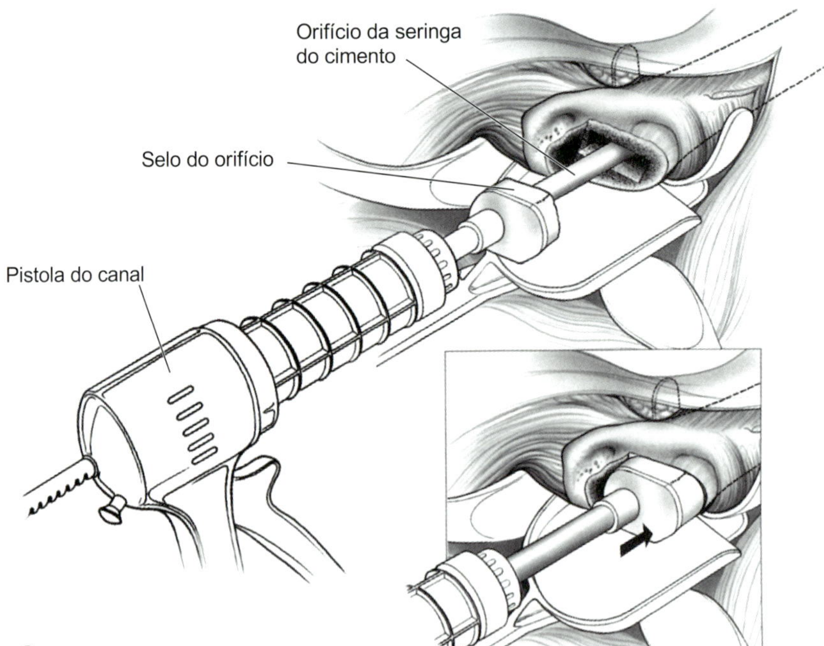

C

Figura 25. (A) O selo do orifício é colocado sobre o orifício do sistema fornecedor de cimento e empurrado na direção do cartucho de cimento o mais afastado possível. O orifício é a seguir introduzido no canal medular pela extremidade do tampão e o cimento é injetado no canal medular. Quando três quartos do orifício forem forçados para fora do canal medular pela pressão do cimento injetado, o selo do orifício é movido na posição sobre a borda cortada do pescoço femoral e produz um selo enquanto o cimento remanescente é injetado no canal medular. **(B)** A superfície cortada do colo femoral foi ocluída pelo selo do orifício. É injetado mais cimento através do orifício à medida que o orifício é retirado para fora do canal medular e fora do selo do colo femoral. Isto pressiona o cimento durante a injeção do cimento no canal medular femoral. **(C)** O orifício da pistola de cimento no canal femoral medular com o selo do orifício retraído contra o cartucho de cimento. Note que o canal medular foi preenchido com cimento até o nível do trocânter menor e uma pequena quantidade de cimento alcançou a área da osteotomia do pescoço femoral Neste ponto, o selo do orifício pode ser trazido para a posição contra a superfície cortada do colo femoral.

uma série de selos para bloquear o colo femoral, tanto durante a introdução como depois que o canal medular foi preenchido com o cimento. O primeiro passo é tapar o canal medular para restringir o fluxo de cimento ósseo e para realçar a pressurização do cimento. Como foi mencionado antes, faço um tamponamento distal do canal medular com uma combinação de um bloqueador de polietileno com um tampão de cimento colocado em seu topo. Depois de colocado o bloqueador plástico de dimensão apropriada, 30 mm abaixo do local onde irá ficar a ponta da haste, é colocado um tampão de cimento constituído de 1,5 centímetro cúbico de cimento amoldável aplicado no topo do bloqueador de plástico usando uma seringa de preenchimento medular (Fig. 25).

Para cimentar uma haste pequena, dois pacotes de cimento serão suficientes, mas, para hastes maiores, quatro pacotes são preparados. Para reforçar o cimento de modo a obter uma resistência equivalente a cinco vezes a resistência obtida com mistura normal, o cimento é centrifugado enquanto o canal medular está sendo limpo e seco. É usado cimento padrão, mas porém mais cedo, enquanto ainda está numa viscosidade mais baixa, mais moldável.

A cabeça de cromo-cobalto é impactada dentro da haste. O canal medular é limpo irrigando-se com jatos de água pulsante e a seguir seco com esponja seca seguida por uma esponja imersa em epinefrina diluída (1:500.000).

O cimento é introduzido de uma maneira retrógrada mediante a introdução do bico de preenchimento da pistola e vindo do tampão para cima.

O selo do orifício melhora a distribuição do cimento durante o processo de retirada do orifício. Este selo do orifício fica localizado próximo ao cartucho quando o orifício é inserido primeiro (Fig. 25). Quando o orifício é empurrado para fora do canal pela pressão do cimento injetado até que o orifício esteja 4 a 6 cm no canal, o selo do orifício é empurrado para baixo de modo que venha vedar a abertura no colo femoral. À medida que mais cimento é injetado, ele pressuriza o cimento e também elimina laminações e vazios que são comumente o resultado da retirada do orifício para fora do cimento.

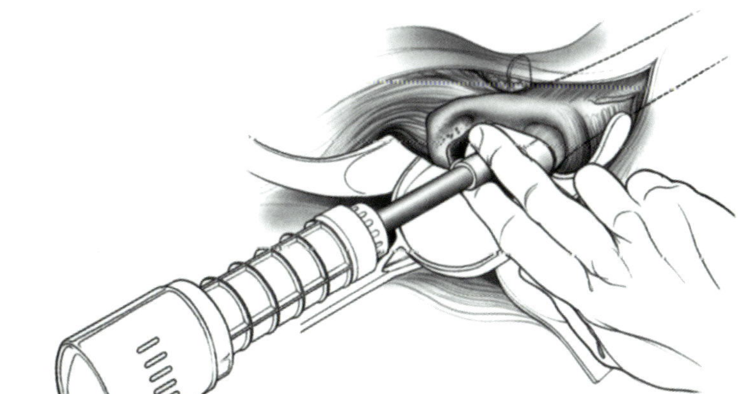

A

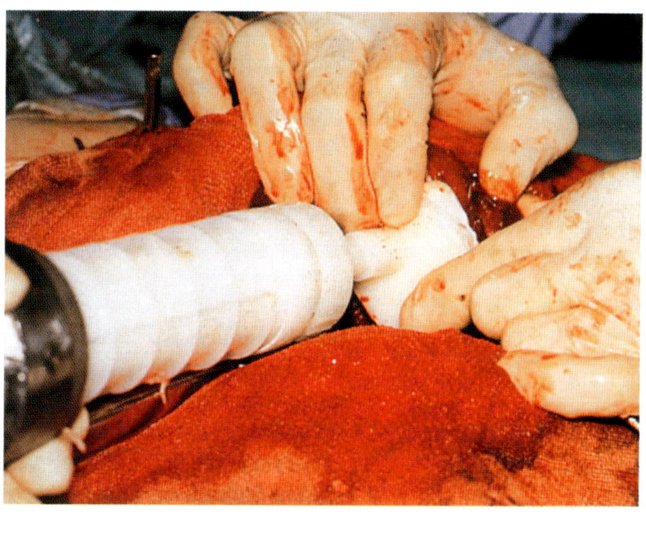

B

Figura 26. (A) Uma vez o canal medular completamente preenchido com cimento e o orifício retirado, o vedador do colo femoral é usado para ocluir mais o colo femoral, e começa a pressurização final. **(B)** Uma vez o canal medular femoral esteja preenchido com cimento, toda a massa de cimento é pressurizada mais uma vez usando o vedador do colo femoral, mostrado na Fig. 27B.

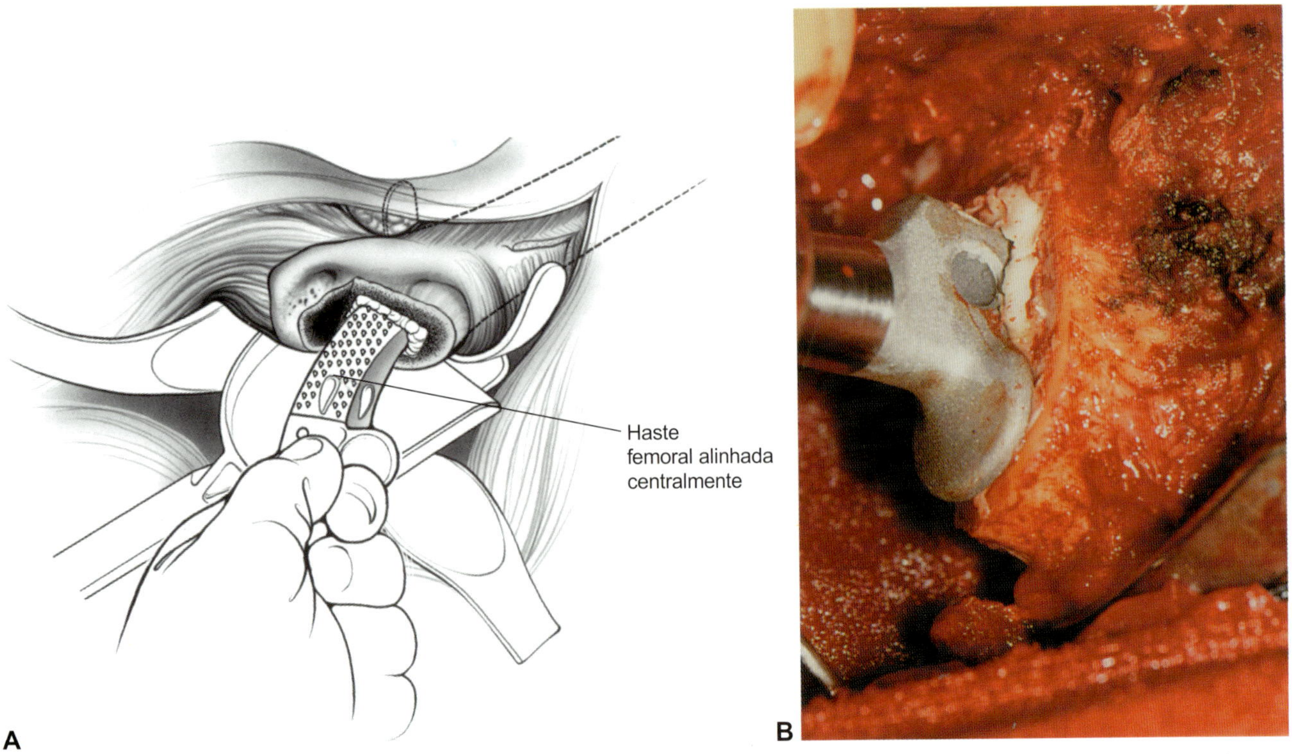

Figura 27. (A) A haste femoral agora é introduzida mantendo uma posição neutra varo-valgo e 15° de anteversão com uma única e uniforme movimentação que leva precisamente o colar para a porção usinada do colo femoral. O cimento remanescente é removido. O fêmur é mantido imóvel enquanto o componente femoral não se move até que o cimento seja polimerizado. **(B)** Fotografia mostrando o colar apoiado solidamente sobre a superfície preparada ao nível da porção medial do colo femoral. O contato é amplo e íntimo. Isto permite uma transferência direta de estresse do colar para a porção medial do colo femoral.

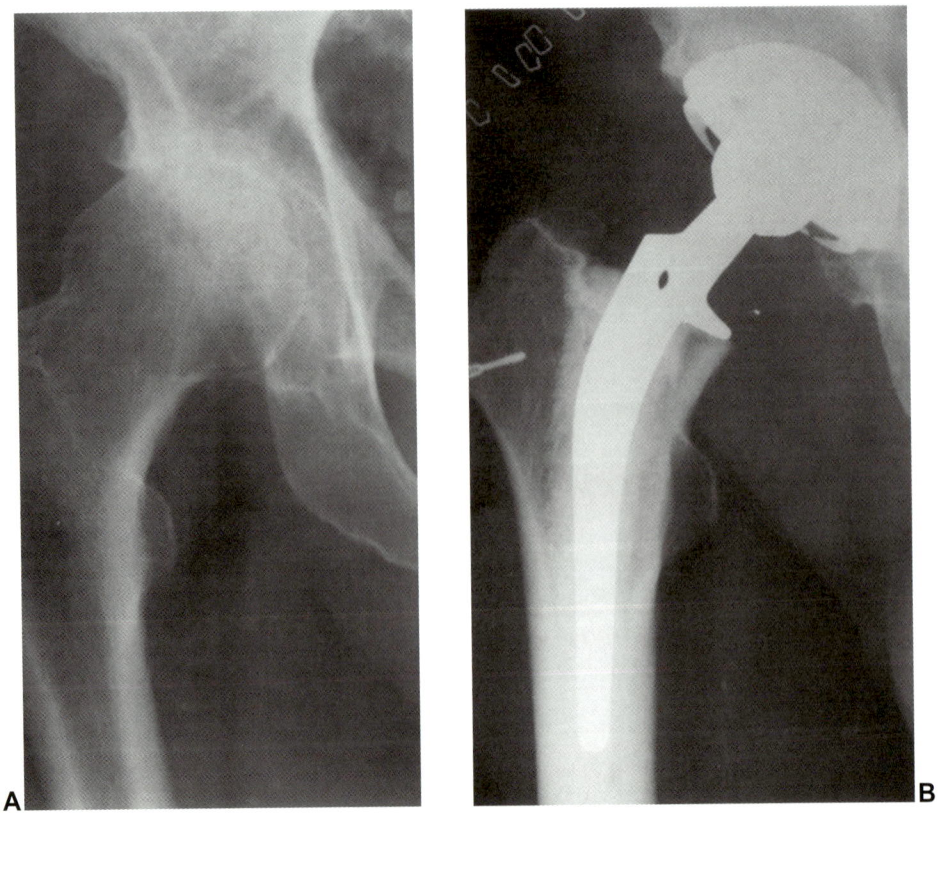

Figura 28. (A) Radiografia ântero-posterior do quadril direito de um homem de 68 anos de idade com artrose avançada do quadril. **(B)** Radiografia ântero-posterior do mesmo paciente em seguida a uma substituição total do quadril híbrida utilizando um componente acetabular sem cimento de ajuste de pressão *(press-fit)* e um componente femoral pré-recoberto cimentado feito sem osteotomia trocantérica. Observe a excelente centralização do componente femoral no canal medular femoral e uma manta de cimento sem quaisquer regiões que apresentem uma espessura de cimento menor do que 2,5 mm. O parafuso de Herbert colocado no trocânter maior serve como marcador de referência permanente pelo qual um eventual afundamento do componente femoral poderá ser precisamente avaliado anos depois, em radiografias de acompanhamento.

A seguir, o selo do colo femoral é usado (Fig. 26). É injetado cimento adicional para aumentar a pressurização de toda a massa de cimento.

O componente femoral é introduzido (Fig. 27) num alinhamento neutro varo-valgo com 15 a 20 graus de anteversão. Um cuidadoso posicionamento da prótese permite obter um íntimo contato entre o colar femoral e a superfície preparada da região medial do colo.

Enquanto o componente femoral é mantido firme sem movimento até que o cimento seja polimerizado, o excesso de cimento é removido.

A centralização do componente femoral é crítica. O manto de cimento ideal tem uma espessura mínima de 2,5 mm. Se possível, não deve haver cimento mais fino do que isto, assim vácuos, ou defeitos no manto de cimento poderão ser evitados.

Os centralizadores PMMA incorporados na haste (Fig. 28) desempenham nisso um importante papel, ajudados pelo fato de que os raspadores são maiores do que a haste numa quantidade necessária para criar este manto mais espesso.

O componente femoral é a seguir reduzido. A estabilidade, amplitude de movimento, tensão dos abdutores e comprimento dos membros inferiores são checados. Se tudo estiver satisfatório, é obtida hemostasia, os drenos de aspiração são inseridos e a ferida cirúrgica é fechada por planos. A extremidade é deixada em abdução e inicialmente em flexão de 30 a 40 graus para assegurar a estabilidade do quadril.

A Figura 28A, B, mostra as radiografias ântero-posteriores pré e pós-operatórias do quadril direito de um paciente que foi operado com substituição total do quadril primária híbrida.

TRATAMENTO PÓS-OPERATÓRIO

Geralmente, no segundo dia de pós-operatório, os pacientes estão fora da cama com descarga total do peso nos dois pés quando ficam em pé. Eles progridem rapidamente de um andador para muletas e suporte parcial de peso. A alta é normalmente dada em cerca de sete dias.

Eles passam de duas muletas para uma quando podem fazer isto com uma mancha normal e sem dor, comumente quatro a cinco semanas após a cirurgia.

Três a quatro semanas mais tarde, eles pode passar para uma bengala e estão livres para descartar a bengala quando puderem deambular com uma marcha normal sem dor.

Pacientes com osteotomia trocantérica são aconselhados a continuar usando duas muletas por três meses ou raramente por mais tempo do que isto.

RESULTADOS

Noventa por cento dos pacientes têm resultados bons ou excelentes, sem dor, ou no máximo uma dor ocasional. A amplitude de movimento média é acima de 90 graus de flexão. Oitenta e cinco por cento podem calçar meias e sapatos e cortar as unhas dos pés.

Advertimos contra a prática de atividades de alto impacto, tais como tênis, vôlei e corrida. Golfe, natação e bicicleta são atividades esportivas recomendadas.

REABILITAÇÃO

Com exceção daqueles pacientes que apresentavam deformidades específicas ou retrações musculares, a reabilitação pós-operatória não é complexa. Os pacientes são ensinados a usar muletas e a subir escadas. Eles são instruídos a apanhar seus sapatos e meias numa flexão e rotação externa que reduz a probabilidade de luxação. Depois de dois a três meses são instituídas a abdução deitado de lado e a extensão contra a gravidade. Durante os primeiros três meses, aconselhamos os pacientes a não se levantar de uma cadeira ou subir escadas usando seu quadril recentemente operado.

COMPLICAÇÕES

As principais complicações associadas com a própria cirurgia são luxação, dano de nervo, hemorragia pós-operatória do ferimento, ossificação heterotópica e discrepância de comprimento dos membros inferiores.

A prevenção contra a luxação é multifatorial. A ótima posição dos componentes é 45 graus de abdução e 20 graus de anteversão do componente acetabular e 15 graus de anteversão do componente femoral. A compensação e a tensão do abdutor desempenham importantes papel. É ótimo que se alcance ou se aumente a compensação da própria articulação do paciente. Se a compensação for reduzida, os abdutores se tornam frouxos, levando a uma crescente incidência para mancar e para luxação.

Se a compensação não puder ser alcançada pela própria prótese, pode-se avançar o trocânter ou encompridar o membro. Nada disto corrige a compensação, mas ambos podem corrigir a frouxidão do abdutor. Obviamente, no caso de um membro que é curto, o aumento do membro restaura ambos, o comprimento do membro e a tensão do abdutor. A decisão para avançar o trocânter num paciente com igual comprimento das pernas ou para aumentar o membro deve ser feita com base em fatores locais. As mulheres gostam muito de ter o comprimento das pernas aumentado. Os homens são menos preocupados com isto. Geralmente recomendaríamos o avanço do trocânter em vez de encompridar o membro. Mas existem circunstâncias nas quais o aumento do comprimento dos membros é apropriado. Por exemplo, se a perna oposta deve ser operada subseqüentemente e pode ser aumentada de uma quantidade igual numa operação subseqüente então é preferível aumentar o membro no primeiro quadril em vez de avançar o trocânter.

É mais fácil luxar um quadril com uma substituição total que luxar um quadril normal. Como resultado, todos os pacientes devem ser avisados contra posições de perigo, que com a técnica cirúrgica que usam são predominantemente rotação externa em extensão e rotação interna em flexão. Ambas as posições pioram quando associadas à adução.

A lesão nervosa mais comum é uma lesão parcial do nervo ciático, usualmente o ramo fibular, produzido por pressão sobre o nervo ciático com um afastador estirando o nervo ciático ou num esforço para encompridar o membro. Usualmente não é apropriado tentar um aumento do comprimento do membro em mais de 2 ou 2,5 cm, a não ser que existam circunstâncias especiais. Lesões ao nervo podem também ser produzidas por hematomas pós-operatórios. Na maior parte dos casos um tratamento conservador é o caminho indicado. Existe alta probabilidade de resolução de dano ao nervo se for uma neuropraxia. O nervo femoral pode também ser comprometido por afastamento não-usual, formação de hematoma ou luxação. Mais uma vez, o tratamento conservador dá bons resultados.

O déficit funcional devido a uma grave paralisia femoral é pior do que uma grave paralisia fibular. O tratamento de ambos geralmente requer o uso de uma órtese. A órtese apropriada para uma paralisia femoral é uma órtese longa de suporte para a perna (da virilha até o tornozelo) que tenha uma trava no joelho.

LEITURAS RECOMENDADAS

1. Barrack, R. L., Mulroy, Jr., R. D., and Harris, W. H.: Improved cementing techniques and femoral component loosening in young patients with hip arthroplasty. A 12 year radiographic review. *J. Bone Joint Surg.*, 74-B:385-389, 1992.
2. Charnley, J.: *Low Friction Arthroplasty of the Hip.* Springer-Verlag, Berlin, 1979.
3. Harrigan, T. P., Harris, W. H.: A three-dimensional non-linear finite element study of the effect of cement-prosthesis debonding in cemented femoral total hip components. *J. Biomech.* 23:1047-1058, 1991.
4. Harrigan, T. P., Kareh, J. A., O'Connor, D. O., Burke, D. O., Harris, W. H.: A finite element study of the initiation of the failure of fixation in cemented femoral total hip components. *J. Orthop. Res.,* 10:134-144, 1992.
5. Harris, W. H.: A new approach to total hip replacement without osteotomy of the greater trochanter. *Clin. Orthop.,* 106:19-26, 1975.
6. Harris, W. H., Davies, J.P.: Modern use of modern cement for total hip replacement. *Orthop. Clin. North Am.,* 19:581-589, 1988.
7. Harris, W. H., and Sledge, C. B.: Medical progress: total hip and total knee replacement (first of two parts). *N. Engl. J. Med.,* 323:725-731, 1990.
8. Maloney, W. J., Jasty, M., Burke, D. W., O'Connor, D. O., Zalenski, E. B., Bragdon, C, and Harris, W. H.: Biomechanical and histologic investigation of cemented total hip arthoplasties. A study of autopsy-retrieved femurs after *in vivo* cycling. *Clin. Orthop.,* 249:129-140, 1989.
9. Mulroy, R. D. Jr., Harris, W. H.: The effect of improved cementing techniques on component loosening in total hip replacement. An 11-year radiographic review. *J. Bone Joint Surg.,* 72-B:757-760, 1990.
10. Schmalzried, T. P., Harris, W. H.: The Harris-Galante porous-coated acetabular component with screw fixation: radiographic analysis of eighty-three primary hip replacements at a minimum of five years. *J. Bone Joint Surg.,* 74-A:1130-1139, 1992.
11. Schmalzried, T. P., Kwong, L. M., Jasty, M. et al.: The mechanism of loosening of cemented acetabular components in total hip arthroplasty. Analysis of specimens retrieved at autopsy. *Clin. Orthop.* 274:60-78, 1992.
12. Schmalzried, T. P., Wessinger, S. J., Hill, G., Harris, W. H.: The HGP acetabular component press fit without screw fixation: A 5 year radiographic analysis of primary cases. *J Arthroplasty,* 9:235-242, 1994.

14

Artroplastia Primária Total do Quadril sem Cimento

Ajai Cadambi e Charles A. Engh

INDICAÇÕES/CONTRA-INDICAÇÕES

Os autores usam extensamente implantes recobertos com material poroso para cirurgias primárias em casos de (a) artrose primária ou secundária, (b) artrite reumatóide, (c) necrose avascular idiopática da cabeça femoral e (d) fraturas do colo femoral deslocadas com artrite subjacente. Um estoque adequado de osso deve estar presente para assentar a prótese de uma maneira sem usar cimento. Os candidatos a artroplastia do quadril sem cimento devem ser cuidadosamente selecionados com relação ao nível de atividade. Antes da cirurgia, o paciente deve ser completamente instruído sobre a terapia planejada e o regime de atividades. As contra-indicações para a artroplastia total do quadril sem uso de cimento incluem (a) histórico de infecção local; (b) estoque de osso inadequado ou ausente; (c) paralisia ou doença neuromuscular; (d) artropatia de Charcot e (e) falta de cooperação do paciente com relação às restrições de descarga do peso limitadas na fase inicial da reabilitação.

PLANEJAMENTO PRÉ-OPERATÓRIO

O paciente é examinado pré-operatoriamente para determinar a extensão da discrepância do comprimento de membros presente, uma vez que o comprimento equivalente dos membros é um dos objetivos da artroplastia. Isto se faz utilizando tanto blocos de madeira como mensurações diretas (espinha ilíaca ântero-superior para o maléolo medial). Adicionalmente, é registrada a amplitude de movimento do quadril, uma vez que isto pode influenciar o procedimento planejado. Por exemplo, se uma contratura em adução estiver presente, uma tenotomia de adutor pode estar indicada como parte da artroplastia.

A. Cadambi, M. D.: The Texas Hip and Knee Center, Fort Worth, Texas 76104.
C. A. Engh, M. D.: Department of Orthopaedics, University of Maryland School of Medicine, Baltimore, Maryland 21201; e Anderson Orthopaedic Research Institute, Alexandrina, Virginia 22307.

Gabaritagem

O dimensionamento do implante depende de uma técnica radiográfica precisa. Na maior parte dos casos, a gabaritagem é realizada por meio de duas radiografias, uma incidência ântero-posterior (AP) da pelve e uma incidência lateral da metade proximal do fêmur. A aparência da radiografia AP da pelve deve ser similar à ilustrada na Figura 1. Tanto acetabular quanto pelo menos 20 cm dos fêmures devem estar incluídos nesta radiografia. Os fêmores devem estar rodados internamente de forma que o colo femoral esteja paralelo ao plano do filme (0 grau de anteversão). Se não for possível obter uma incidência de rotação interna devido a um quadril gravemente artrítico, então o quadril contralateral é usado (se normal) para planejar o procedimento. Neste caso o cirurgião presume que a forma do fêmur artrítico mal-rotacionado é similar ao normal.

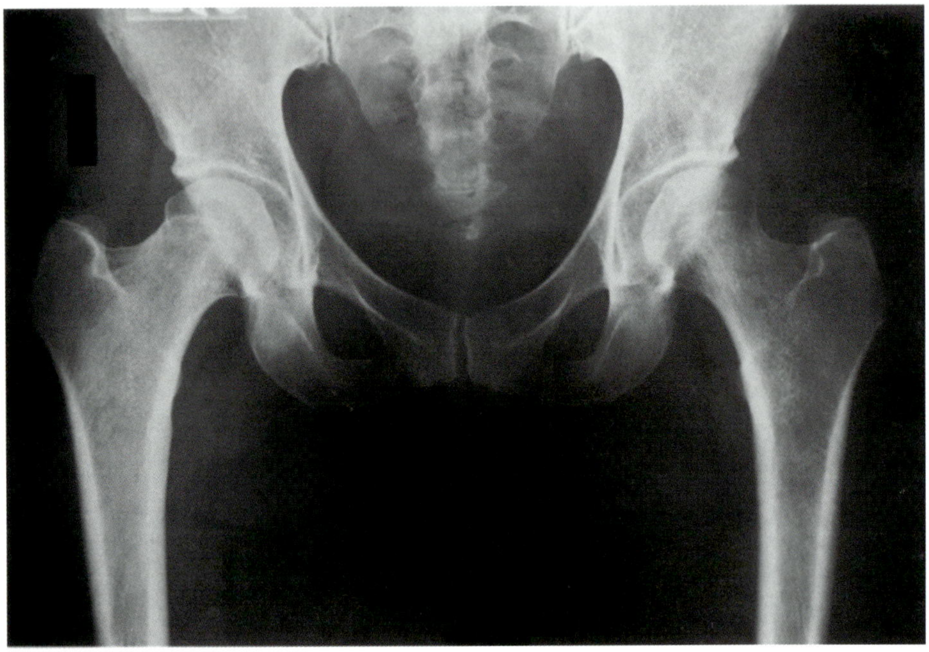

Figura 1. Radiografia pélvica AP usada para planejamento pré-operatório, ambos os fêmures se encontram rodados internamente.

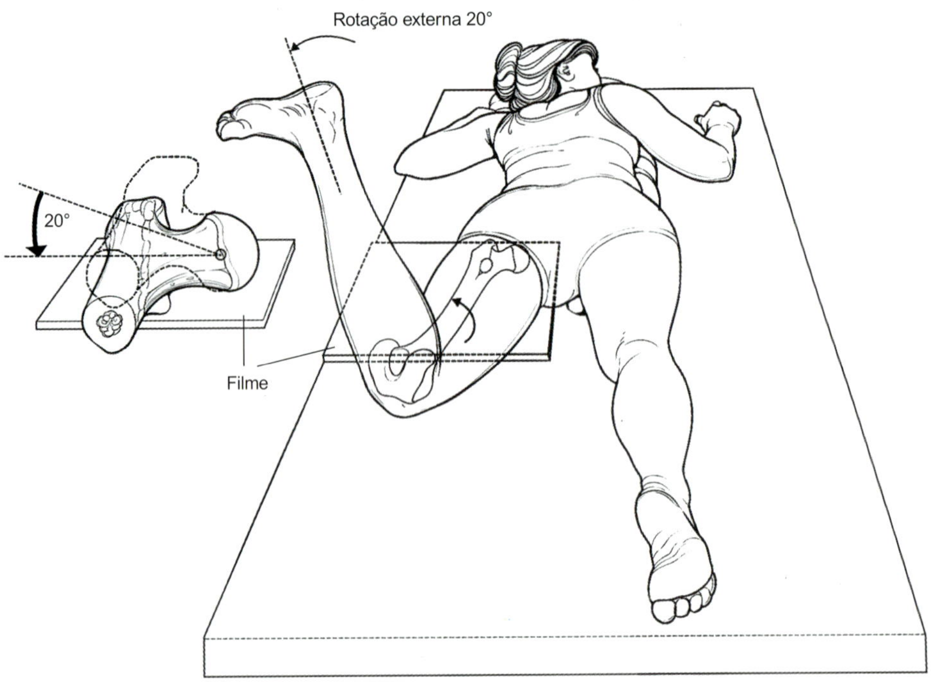

Figura 2. Posicionamento do paciente para radiografia PA do fêmur, que é algumas vezes necessária no planejamento pré-operatório.

Se ambos os quadris estiverem envolvidos com a doença e não puderem ser normalmente rodados, então outro método radiográfico é necessário para determinar a forma do fêmur proximal em 0 grau de anteversão do colo femoral. Usamos uma incidência posterior para anterior do fêmur na quantidade de rotação interna desejada. A aparência da pelve não é importante nesta radiografia. Portanto, ela pode ser inclinada para se alcançar a rotação desejada do fêmur (Figs. 2, 3).

Em nossa seqüência de planejamento pré-operatório, uma radiografia lateral do fêmur é também utilizada (Fig. 4). A rotação do fêmur é controlada tendo o trocânter maior do fêmur proximal, o côndilo lateral do fêmur distal e o maléolo lateral do tornozelo tocando o topo da mesa. O feixe radiográfico é dirigido a um ângulo de 90 graus em relação à diáfise femoral (Fig. 5).

Uma vez obtidas radiografias adequadas, o cirurgião deve em seguida decidir quanto ao tamanho do implante e sua posição. A maior parte deste planejamento é executada sobre as radiografias da pelve em AP. As etapas envolvidas no processo de gabaritagem incluem (a) determinação da taça acetabular e seu posicionamento; (b) determinação do tipo de haste femoral e

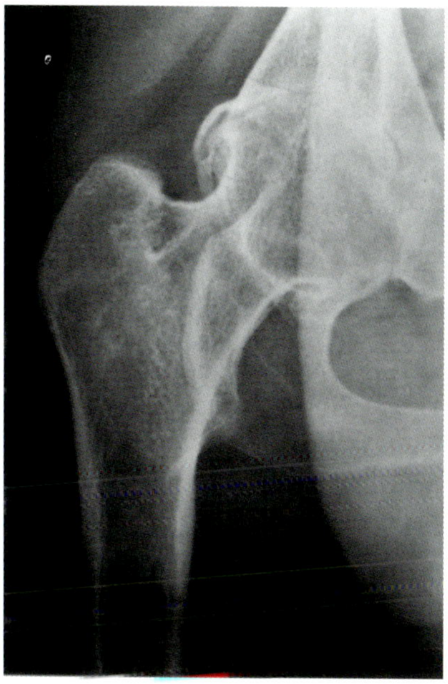

Figura 3. Aparência radiográfica do fêmur proximal quando a técnica posterior para anterior ilustrada na Fig. 2 é utilizada.

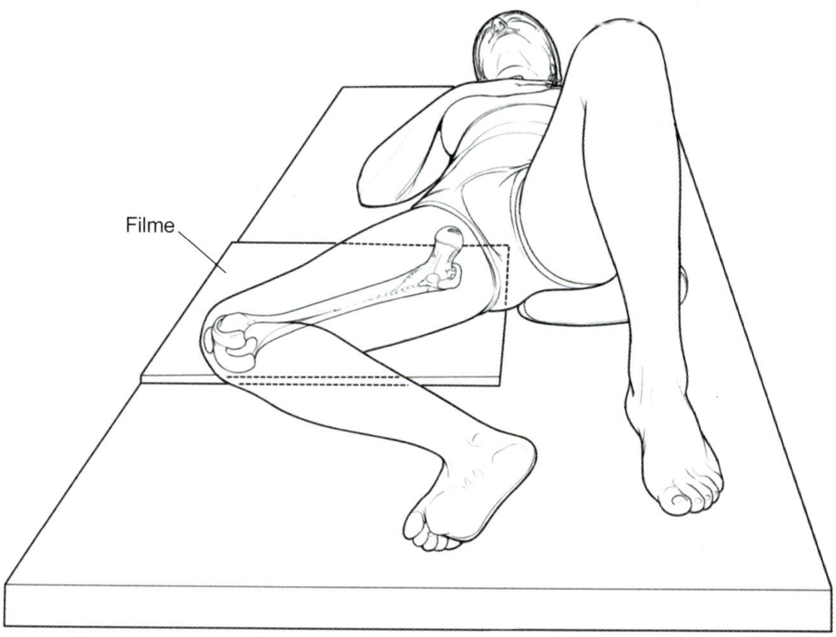

Figura 4. Técnica radiográfica recomendada para a radiografia lateral do fêmur proximal com a coxa apoiada sobre a mesa e com o filme por baixo. O eixo longo do fêmur fica posicionado paralelo ao filme cassete e perpendicular ao feixe radiográfico.

seu diâmetro; e (c) determinação do nível de corte do colo femoral e o correto comprimento do colo femoral para o implante femoral.

Determinando a Dimensão e a Posição do Componente Acetabular. Os componentes acetabulares utilizados pelos autores ficam na faixa de diâmetro externo entre 46 a 76 mm. Os gabaritos acetabulares correspondem a estas dimensões. A gabaritagem é executada sobre radiografias pélvicas em AP. Se houver somente um pequeno dano acetabular, o planejamento não é difícil (Fig. 6). O gabarito selecionado deve ser suficientemente grande para contatar o osso subcondral acetabular sobre toda a área de revestimento poroso do componente acetabular. A taça deve ser suficientemente grande para cobrir a distância que vai da gota de lágrima no RX (ínfero-medialmente) até a borda acetabular (súpero-lateralmente). O gabarito deve ser colocado em um ângulo de inclinação de 40 a 60 graus com referência à linha transversal gota de lágrima. Orifícios estão presentes no gabarito, de maneira que os aspectos superior e inferior possam ser marcados no filme. O centro de rotação planejado do componente acetabular é também marcado através do gabarito. Fendas verticais e horizontais do gabarito são usadas para marcar a posição horizontal e vertical do componente.

Gabaritagem Femoral. A prótese usada pelos autores é uma modificação de suas próteses iniciais de cabeça fixa. Em 1984 isto foi mudado para um *design* modular com uma cabeça femoral de 32 mm e um Morse Taper. Em 1986, uma segunda haste foi desenvolvida para atender, pacientes pequenos, geralmente mulheres de menos de 1,63 m de altura. Recentemente, uma terceira forma de haste foi construída para pacientes com ossos extremamente grandes. O colo destes *designs* de componente femoral também foi alterado. O implante usado em pacientes pequenos tem um ângulo colo-diafisário de 125 graus. O *design* do colo da prótese original, agora chamado de *design* grande, permaneceu com um ângulo colo-diafisário de 135 graus, mas a posi-

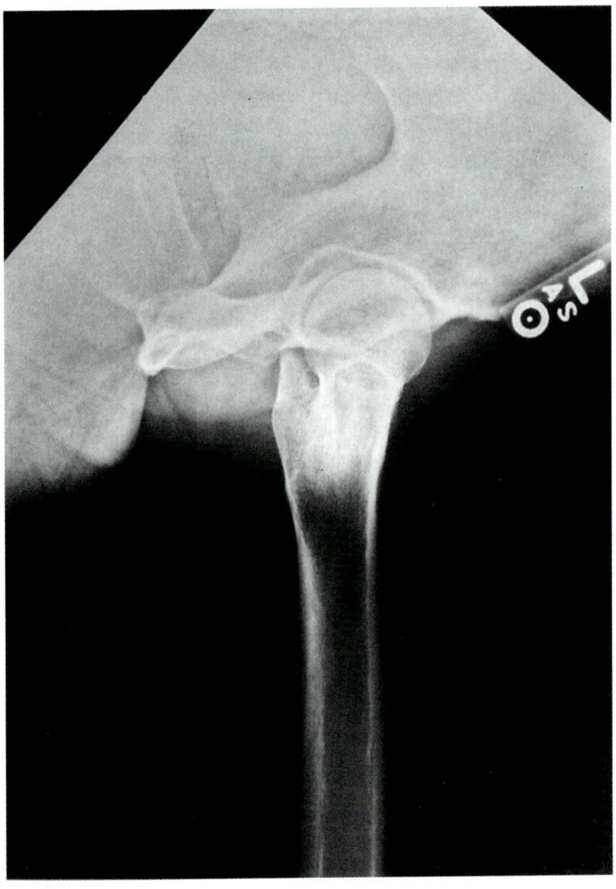

Figura 5. Aparência da radiografia femoral lateral obtida pela técnica mostrada na Fig. 4 com a coxa apoiada sobre a mesa e com o filme de RX por baixo.

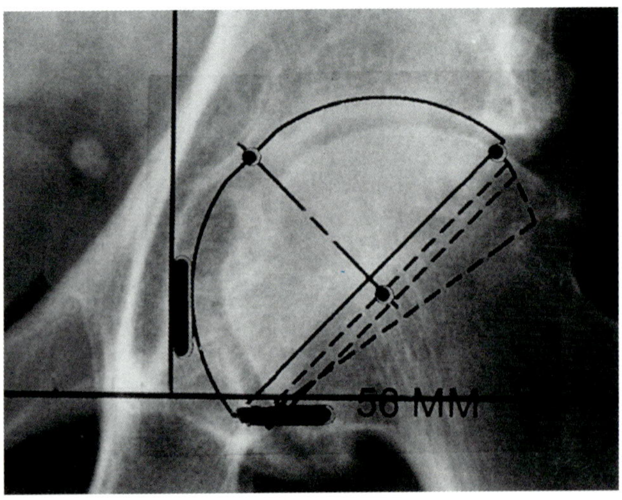

Figura 6. Técnica de gabaritagem acetabular recomendada pelos autores.

ção do colo no colar da prótese foi alterada para aumentar a compensação da cabeça femoral. O colo para a haste usada para pacientes de ossos extragrandes é similar, mas proporcionalmente maior. A porção da haste para os três *designs* permanece sem redução e cilíndrica, com uma superfície de recobrimento poroso estendendo-se até 2 cm na ponta da haste. Cada *design* é feito com cilindros cujo tamanho aumenta progressivamente. Como o colo femoral das hastes é antevertido, existem gabaritos com *designs* direito e esquerdo.

O gabarito deve ser colocado alinhado com a linha central do fêmur proximal. O gabarito corresponde ao diâmetro correto distal se ele parecer levemente maior do que o istmo femoral do paciente. O revestimento poroso deve contatar uma distância de pelo menos 3 cm das paredes laterais e mediais do istmo femoral. O *design* correto do implante proximal (pequeno, grande ou extragrande) deve também ser selecionado. A forma proximal do implante é considerada correta se a curvatura de seu lado medial ficar paralela com o esporão. Depois de gabaritar o fêmur, o cirurgião deve ser capaz de determinar o diâmetro correto da haste, o *design* da haste proximal e a área esperada de revestimento poroso para contatar o osso cortical.

Determinação do Corte no Colo e do Comprimento do Colo do Implante que Irá Restaurar o Comprimento do Membro e Manter a Compensação Femoral. Idealmente, o fêmur deve ser deslocado lateralmente para fora da pelve a uma distância igual ou maior do que a apresentada pré-operatoriamente, para manter uma tensão apropriada da musculatura abdutora (1,2). Além disso, um igual comprimento dos membros inferiores deve ser restaurado. Uma vez que a posição do componente acetabular tenha sido fixada, um aumento do comprimento do colo do componente femoral é o único recurso disponível para aumentar a lateralização do fêmur. O comprimento do membro pode ser ajustado modificando-se o comprimento do colo da prótese ou mudando-se o nível de assentamento da prótese. Os autores, portanto, primeiro determinam o comprimento do colo que irá manter a compensação lateral e a seguir ajustam o gabarito femoral ao longo da linha de centro até que o comprimento dos membros fique correto (Fig. 7).

A 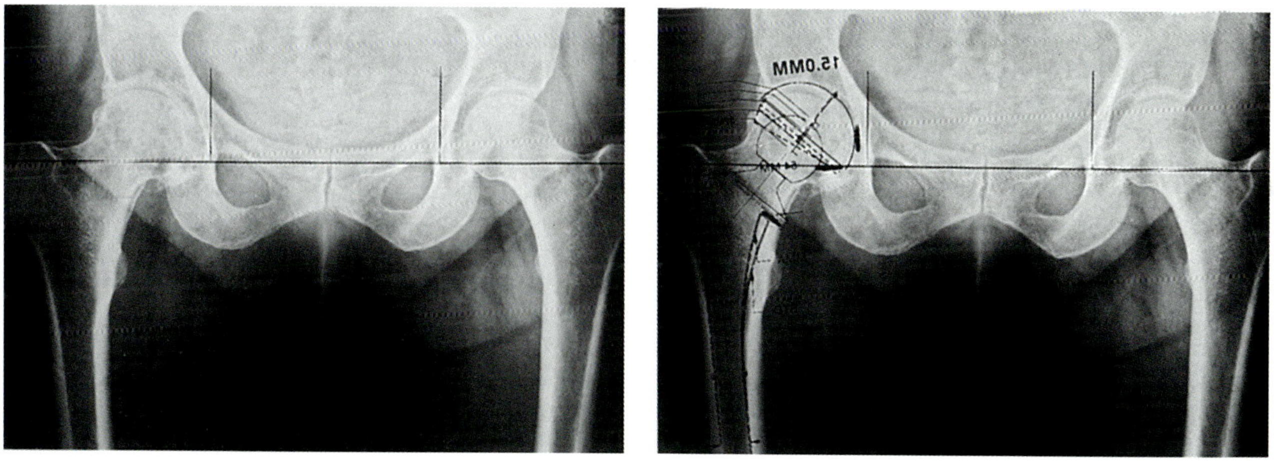 B

C 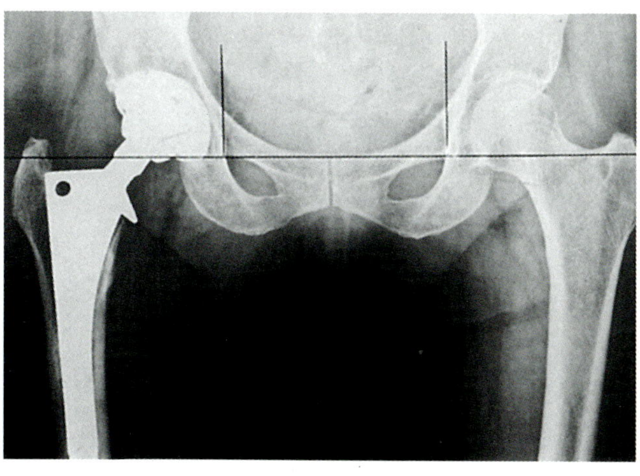

Figura 7. (A) Radiografia pré-operatória de um caso de doença unilateral do quadril no lado direito. O fêmur direito é apropriadamente rotacionado para efeito de gabaritagem, e não existe discrepância de comprimento dos membros. A gabaritagem é realizada só no lado direito. **(B)** Como não existe deformidade ou diferença de comprimento das pernas, não é necessária a correção da compensação femoral (lateralização) ou do comprimento de perna. O gabarito femoral é portanto posicionado de forma que o centro da prótese da cabeça femoral fique diretamente sobre o centro do componente acetabular. **(C)** Radiografia pós-operatória do mesmo caso. A compensação femoral e o comprimento da perna estão inalterados. A linha de Shenton permanece sem quebra.

Quando existe discrepância de comprimento dos membros, a quantidade de correção do comprimento da perna deve estar nos fatores do planejamento pré-operatório (Fig. 8A). Depois de determinar a posição para o novo componente acetabular, o objetivo é selecionar um corte do colo e um comprimento do colo que manterão a compensação femoral já presente, mas que restaure a igualdade de comprimento das pernas (Fig. 8B, C).

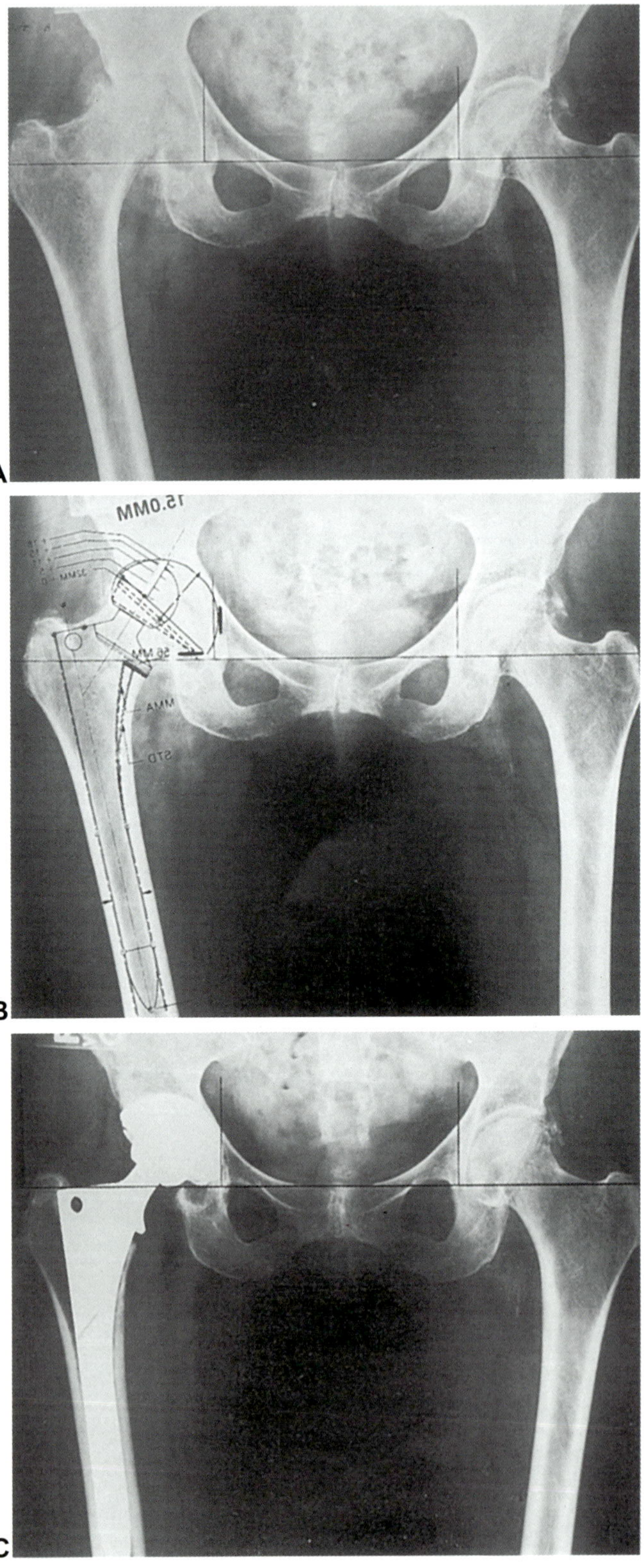

A B C

Figura 8. (A) Radiografia pré-operatória de um caso de doença unilateral do quadril na direita no qual há uma linha de Shenton quebrada e encurtamento da perna direita. Os objetivos são manter a lateralização existente do fêmur direito e restaurar o comprimento da perna. O fêmur direito é apropriadamente rotacionado para gabaritagem, de forma que a gabaritagem é feita do lado direito. **(B)** Radiografia pré-operatória com gabaritos no lugar. Os autores selecionaram um comprimento de colo protético que irá manter a lateralização femoral. O gabarito femoral foi posicionado de forma que o centro da prótese da cabeça está acima do centro da distância do gabarito acetabular requerido para restaurar o comprimento da perna. Assim que o nível da ressecção do colo femoral for marcado, o melhor tamanho das hastes proximal e distal pode ser determinado. **(C)** Radiografia pós-operatória.

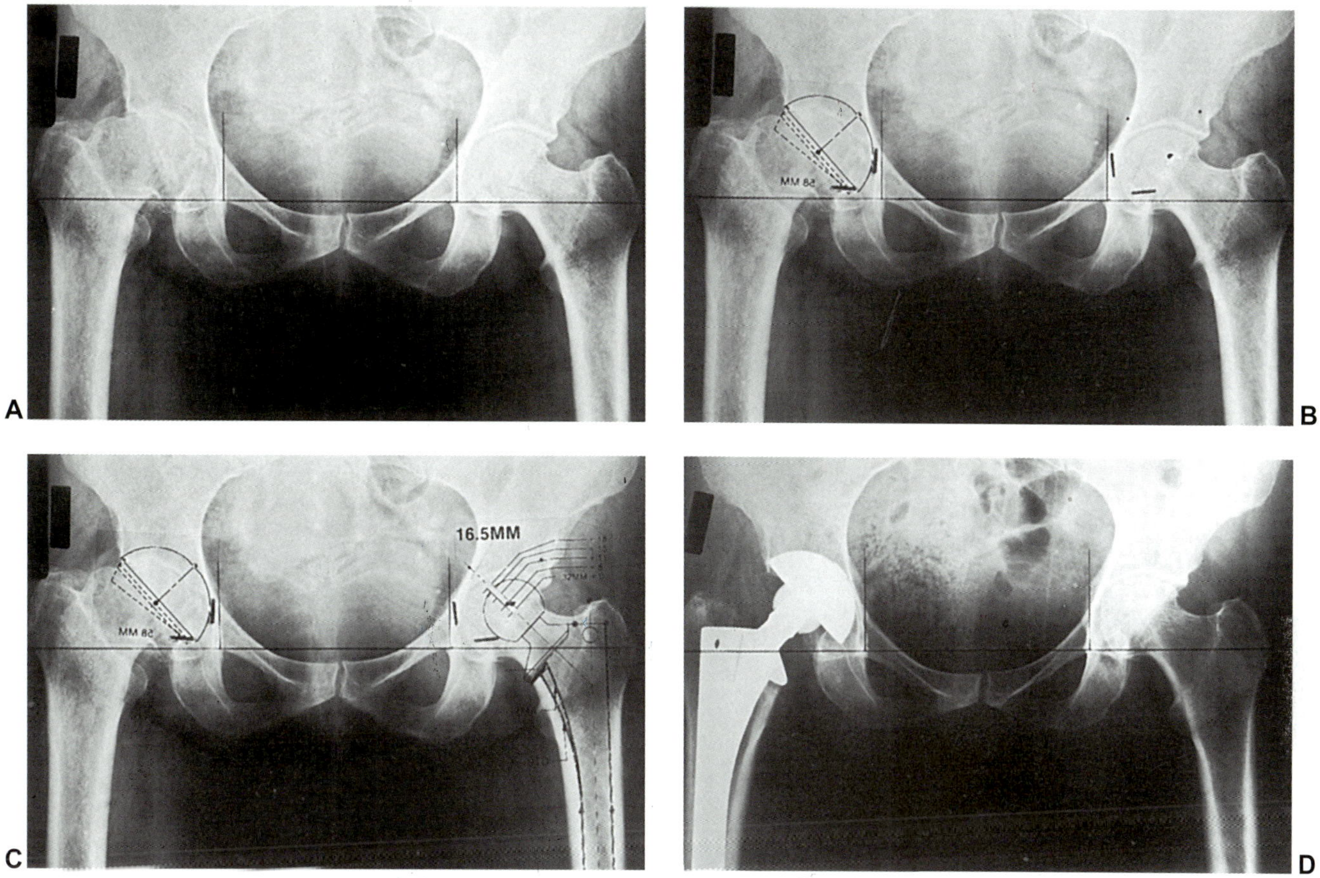

Figura 9. (A) Radiografia pré-operatória de um caso de doença unilateral do quadril com deformidade. O quadril direito não está corretamente rotacionado para gabaritagem, de forma que a gabaritagem deve ser feita do lado esquerdo contralateral, o qual está corretamente rotacionado. **(B)** O primeiro passo na gabaritagem envolve a seleção do componente acetabular. O relacionamento das fendas no gabarito com as linhas de gota de lágrima horizontal e vertical facilita a transferência desta posição do gabarito para o lado esquerdo da radiografia. **(C)** O nível de ressecção do colo e o comprimento do colo femoral são determinados no lado esquerdo normal. Se na cirurgia o colo femoral direito for cortado neste nível, e o comprimento do colo que foi selecionado do lado esquerdo também é usado, as distâncias verticais e horizontais separando o fêmur direito da pelve devem ser similares àquelas existentes à esquerda. **(D)** Radiografia pós-operatória mostrando que as distâncias verticais e horizontais que separam os fêmures da pelve são similares.

Em muitos casos, a presença de deformidade e rigidez no quadril artrítico torna impossível obter uma radiografia AP do quadril envolvido que seja adequada para gabaritagem. Se o paciente tiver uma doença unilateral do quadril, o lado oposto da mesma radiografia pode ser usado para o planejamento (Fig. 9). Quando a rotação do quadril artrítico não pode ser controlada, o planejamento fica mais complicado, mas um cuidadoso estudo dos passos de gabaritagem, como é mostrado na Figura 9, pode clarificar este método.

TÉCNICA CIRÚRGICA

Exposição

O paciente é colocado na posição de decúbito lateral na mesa de operação, e apoios pélvicos que se encontram fixados na mesa de operação são usados para segurar firmemente o paciente nesta posição. Todas as protuberâncias ósseas e axilas são almofadadas. Técnicas padrões de preparação e colocação de campos são usadas com exclusão cuidadosa da virilha e períneo do campo operatório. A perna inferior (não operada) fica presa à mesa com o quadril flexionado a 30 graus e o joelho flexionado na posição a 90 graus. Se a perna superior for colocada diretamente no

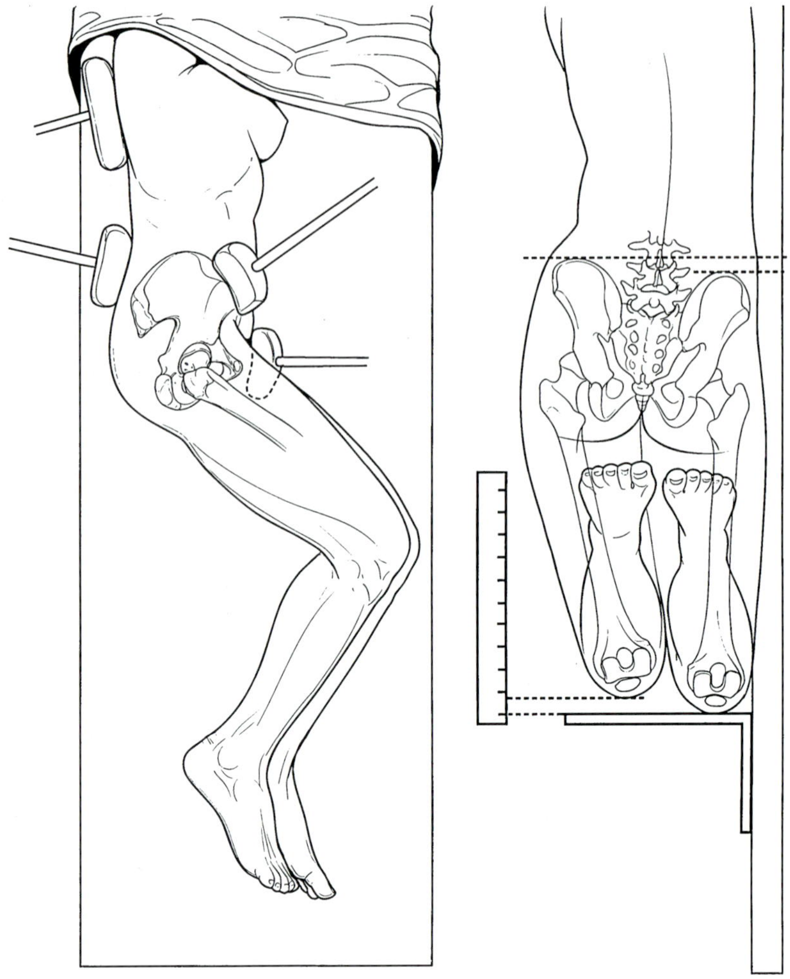

Figura 10. O método do autor para posicionamento do paciente para cirurgia utilizando uma incisão do quadril posterior lateral.

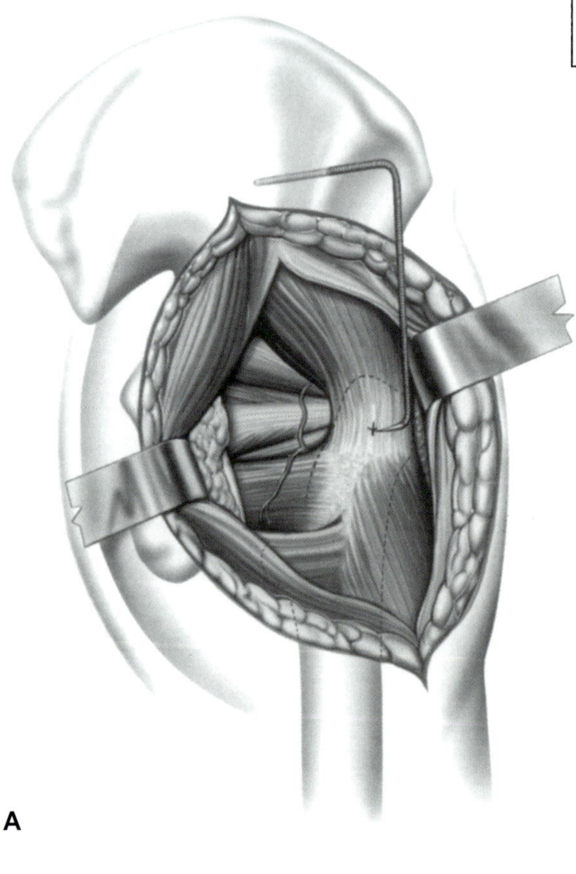

A

Figura 11 A, B. Um pino de Steinmann rosqueado fixado ao ílio logo acima do acetábulo é dobrado para contatar o trocânter maior. Esta é a técnica do autor para a medição da posição do fêmur relativa ao ílio antes da ressecção da cabeça femoral.

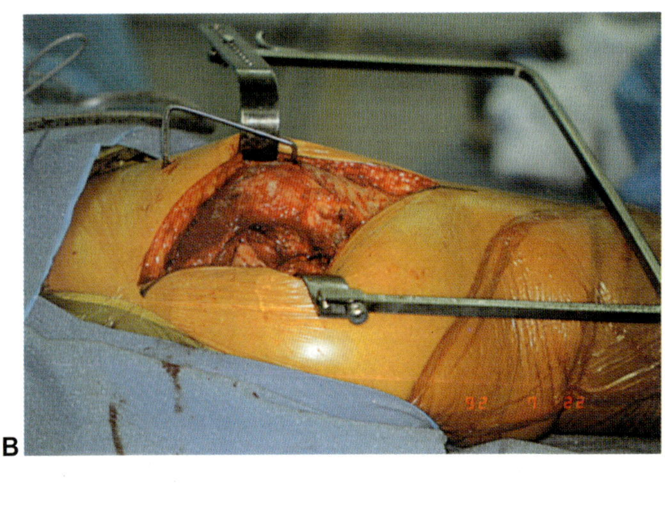

B

topo da perna inferior e ambos os joelhos flexionados a 90 graus, é possível comparar o comprimento das pernas. Quando o paciente fica na mesa de operação na posição lateral, ocorre uma inclinação da pelve. Isto cria uma aparente discrepância de comprimento das pernas, com a perna superior parecendo mais curta do que realmente é. Usamos um ângulo reto e uma régua para medir (nos joelhos) a diferença aparente de comprimentos femorais (Fig. 10).

Uma abordagem posterior é usada pelos autores em todas as artroplastias primárias do quadril (3,4). Este método permite uma exposição adequada tanto do acetábulo como do fêmur proximal.

Uma vez completada a dissecção superficial, os rotadores externos curtos são liberados do fêmur póstero-lateral, e uma capsulectomia posterior é então executada. Antes de fazer a luxação do quadril e a ressecção da cabeça femoral, um pino de Steinmann rosqueado de 5/32" é colocado através do músculo glúteo médio dentro do ílio. O pino é a seguir dobrado duas vezes de 90 graus de forma que a ponta exposta toque o trocânter maior (5). Este ponto é marcado com um ponto de reparo de maneira que esta compensação e comprimento possam ser monitorados depois da colocação dos implantes de prova (Fig. 11). É importante sempre colocar a perna superior de volta na mesma posição anterior antes de realizar a mensuração do comprimento dos membros usando uma dessas técnicas descritas acima.

O quadril é luxado com uma manobra de flexão, adução, e rotacionando o fêmur internamente. O fêmur pode ser levado ao campo cirúrgico usando-se um afastador colocado sob o trocânter menor. A cabeça femoral é ressecada com o corte provisório. Rotineiramente completamos a capsulectomia ressectando a cápsula anterior remanescente (Fig. 12). Com a ressecção da cápsula anterior espessada e contraída, os pacientes são capazes de recuperar a rotação externa no período pós-operatório, permitindo-lhes desta maneira realizar atividades de rotina, tais como colocar meias e calçar sapatos.

A capsulectomia anterior é executada com o assistente do cirurgião fazendo uma manobra de extensão e rotação interna do quadril, enquanto um segundo assistente aplica tração lateral ao fêmur proximal com um gancho de osso (colocado no nível do trocânter menor). Isto coloca a cápsula anterior sob tensão de forma que ela possa ser liberada do fêmur anterior com eletrocautério. Uma tesoura de Mayo curva pode ser colocada na bainha do psoas para protegê-lo e proteger também a musculatura anterior subjacente.

Assim que a cápsula é liberada do fêmur, um afastador pode ser colocado sobre a borda acetabular anterior apoiado no púbis, deslocando assim o fêmur anteriormente. Este deslocamento anterior pode ser facilitado seccionando-se a porção do glúteo máximo de sua inserção no fêmur póstero-lateral. O restante da cápsula, o lábio e o ligamento transverso acetabular são a seguir facilmente ressecados. O pulvinar (tecido gorduroso) é então removido da fossa acetabular e um

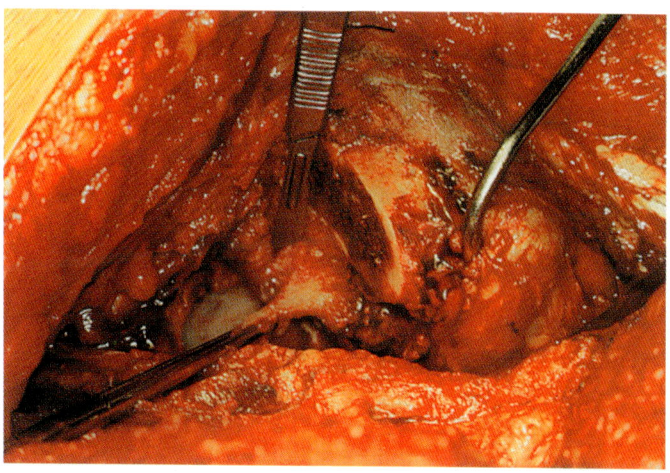

Figura 12. A cabeça femoral e a cápsula posterior foram removidas cirurgicamente. Um gancho sob o trocânter menor é usado para aplicar tração ao fêmur e salientar a cápsula anterior. Esta ilustração mostra a fixação capsular ao colo femoral anterior sendo cortada.

afastador de ponta romba é colocado no forâmen obturador. Este afastador fica na borda inferior da fossa acetabular. Este ponto corresponde com a borda inferior acetabular da gota de lágrima na radiografia. O assoalho da fossa acetabular corresponde à borda lateral da gota de lágrima. Um afastador posterior especial é colocado com sua ponta no forâmen obturador (Fig. 13). A exposição obtida usando esta técnica é necessária na medida em que toda a borda acetabular precisa ser visualizada para colocar o componente acetabular sem cimento.

Preparação Acetabular e Inserção do Componente

O acetábulo é preparado usando-se fresadores esféricos de diâmetro crescente. Usamos fresadores cortantes com diâmetros externos medindo de 36 a 75 mm. O tamanho dos fresadores cresce em incrementos de 1 mm. Os fresadores devem ficar orientados aproximadamente em uma posição de 45 graus de abdução e 25 graus de anteversão. Nesta orientação, a superfície plana posterior de fresador deve estar no mesmo plano da borda do acetábulo (Fig. 14). A fresagem é continuada com fresadores progressivamente maiores até que toda a cartilagem articular seja removida. A placa de osso subcondral é parcialmente removida de forma que um sangramento puntiforme esteja presente. Entretanto, uma fresagem excessiva da placa subcondral e das colunas anterior e posterior deve ser evitada. Usualmente não fresamos até a profundidade da fossa acetabular e a fresagem não deve avançar medialmente além desta tábua interna. Geralmente, pelo menos dois terços da placa subcondral devem apresentar uma superfície sangrenta sadia.

Uma vez obtido um leito acetabular *hemisférico* com os fresadores, um componente acetabular experimental é colocado para avaliar a cobertura e a ótima posição do componente acetabular (Fig. 15). A face do componente experimental é também colocada paralela à abertura acetabular. Isto geralmente corresponde a 45 graus de abdução e 120 graus de anteversão. A relação entre a borda medial inferior da taça e a gota de lágrima acetabular deve ser quase idêntica àquela registrada no plano pré-operatório. Esta orientação define a posição vertical do componente acetabu-

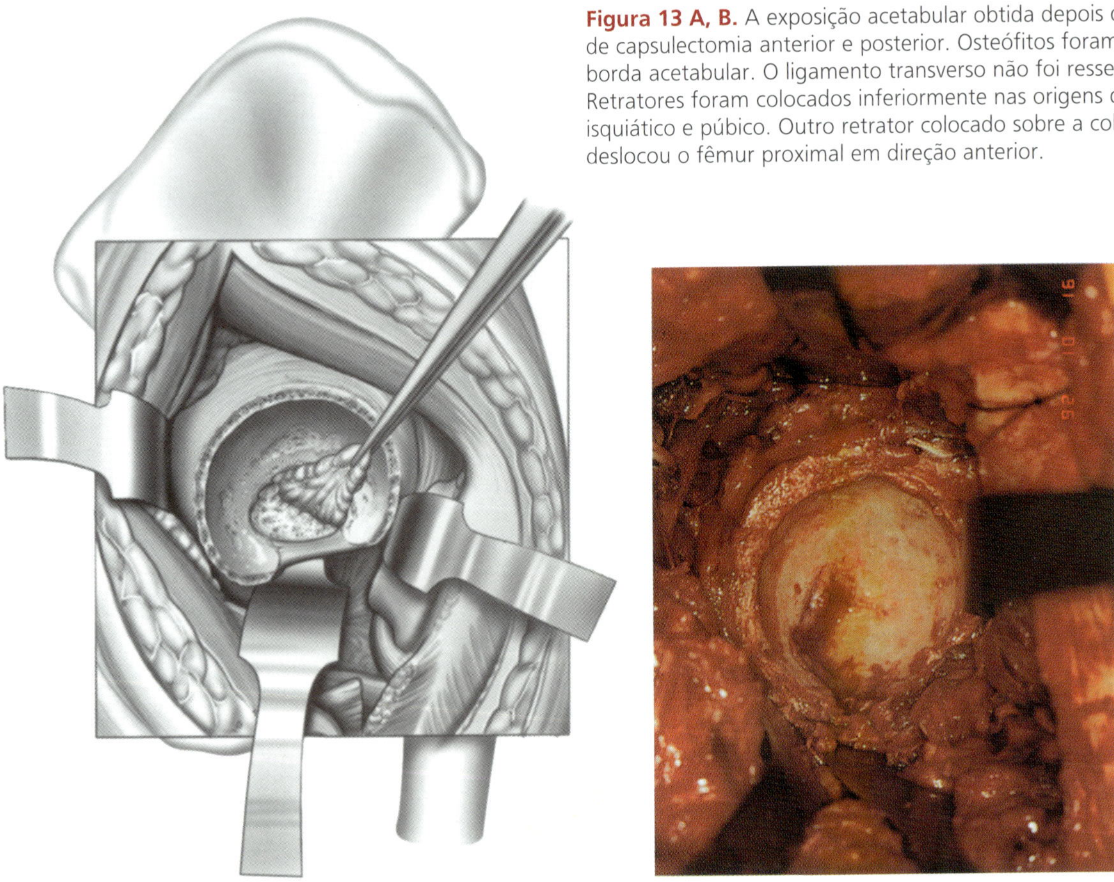

A B

Figura 13 A, B. A exposição acetabular obtida depois da realização de capsulectomia anterior e posterior. Osteófitos foram removidos da borda acetabular. O ligamento transverso não foi ressecado. Retratores foram colocados inferiormente nas origens dos ramos isquiático e púbico. Outro retrator colocado sobre a coluna anterior deslocou o fêmur proximal em direção anterior.

lar. A posição horizontal é determinada pela profundidade na qual ela foi colocada dentro da fossa acetabular. O componente acetabular de prova deve ficar bem ajustado dentro do acetábulo. Nós usamos um componente de prova que tem o mesmo diâmetro do último fresador. A superfície de contato entre o componente e a cavidade acetabular preparada pode ser inspecionada através das perfurações existentes na concha acetabular de prova.

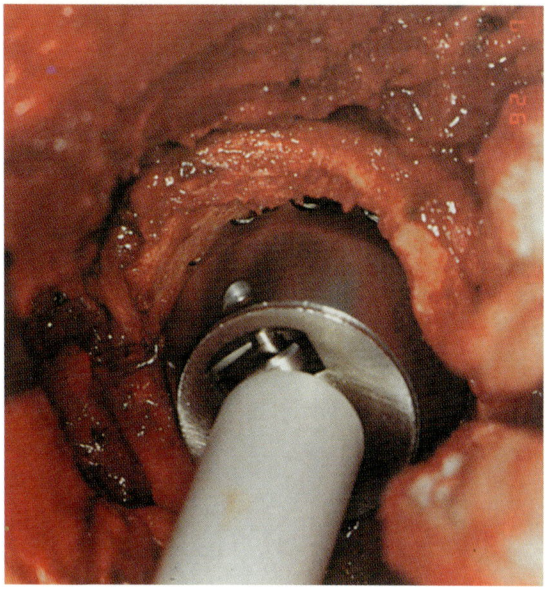

Figura 14. Os "raladores de queijo" usados na fresagem acetabular são usados com a base do fresador posicionada paralela à borda acetabular.

Figura 15 A, B. Um componente acetabular de prova é usado para estimar como o componente de superfície porosa irá se ajustar no acetábulo preparado.

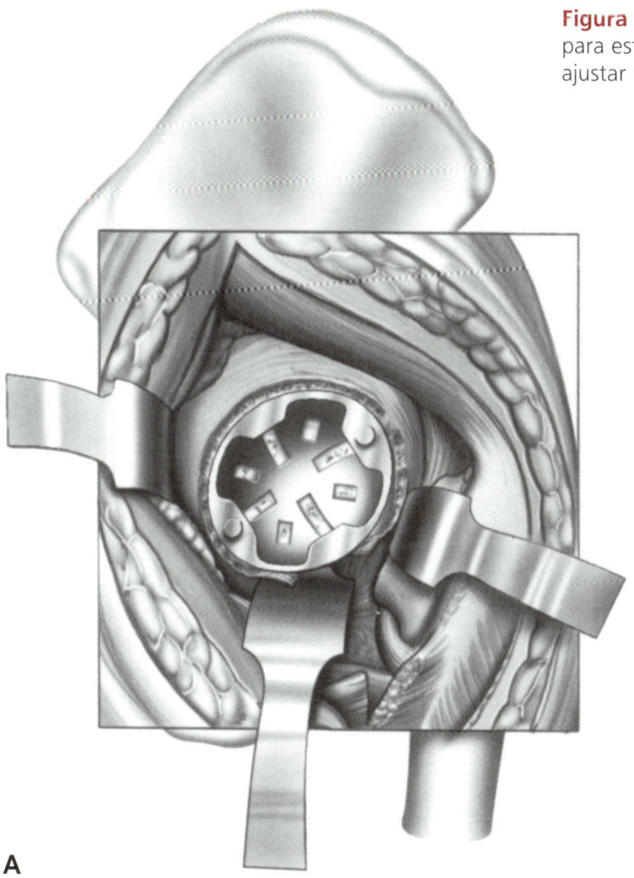

A

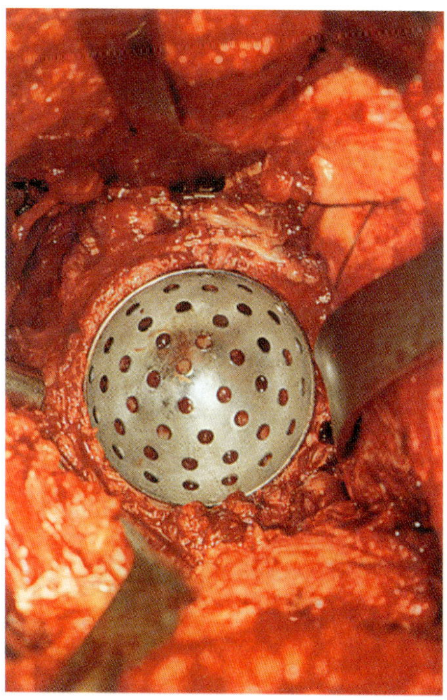

B

O componente acetabular que será implantado tem um diâmetro que é 1 mm maior do que o fresador final usado. Calibradores de raio são usados para confirmar as dimensões do componente acetabular de prova, do fresador final e do implante acetabular a ser implantado (Fig. 16). Diferentes tipos de taça podem ser usados, mas os autores preferem uma taça sem pontas ou orifícios para parafusos para a maior parte dos casos. O orifício do ápice central na taça é rosqueado e pode ser conectado a um impactador. Depois que a taça é inserida e o impactador é removido, o orifício central pode ser tapado com um tampão rosqueado. Com uma cuidadosa preparação do acetábulo, pode ser obtida uma excelente estabilidade do implante sem o uso de fixação por parafuso. A

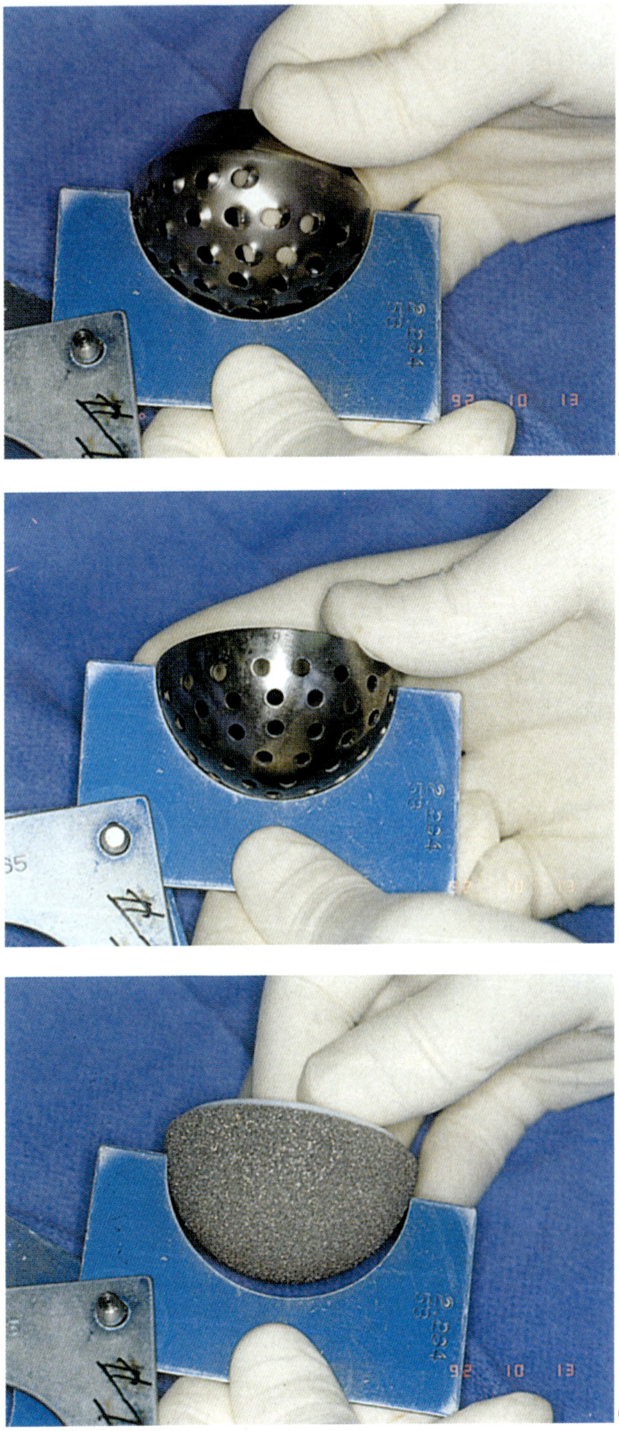

A B C

Figura 16 A, B, C.
O "último" fresador acetabular, a taça experimental e o componente com revestimento poroso são todos medidos.
O componente de superfície porosa deve ser 1 mm maior do que a concha acetabular experimental.

ausência de orifícios de parafuso elimina um fluxo frio de polietileno e pode diminuir a saída de detritos de polietileno para dentro do ílio. Estes detritos particulados têm sido implicados como causa do aparecimento de lesões osteolíticas acetabulares (6,7). Se o cirurgião sentir que uma fixação adjuvante é necessária, então uma taça com pontas para fixação ou com orifícios para parafusos pode ser usada. Depois que o componente acetabular tiver sido assentado, um componente plástico da prótese metálica ou revestidor de polietileno de prova é inserido antes de ser completada a implantação do componente femoral (Fig. 17).

Preparação Femoral

Para se ter um correto posicionamento da haste do componente femoral é crítica a colocação correta de um orifício piloto. Usamos um instrumento de corte de alta velocidade para fazer este orifício que fica situado imediatamente anterior à fossa piriforme. O orifício piloto deve ser pelo menos 2 mm maior do que a dimensão planejada para o canal intramedular. A posição do orifício piloto pode ser estimada a partir do exame de radiografias pré-operatórias. Quando o orifício é feito maior do que o tamanho do implante distal antecipado, a possibilidade de uma fresagem excêntrica fica reduzida. À medida que brocas progressivamente maiores são inseridas no canal medular, estas brocas não devem contatar o orifício piloto. Se isto ocorrer, o orifício deve ser alargado para evitar que o orifício piloto proximalmente influencie distalmente a direção das bro-

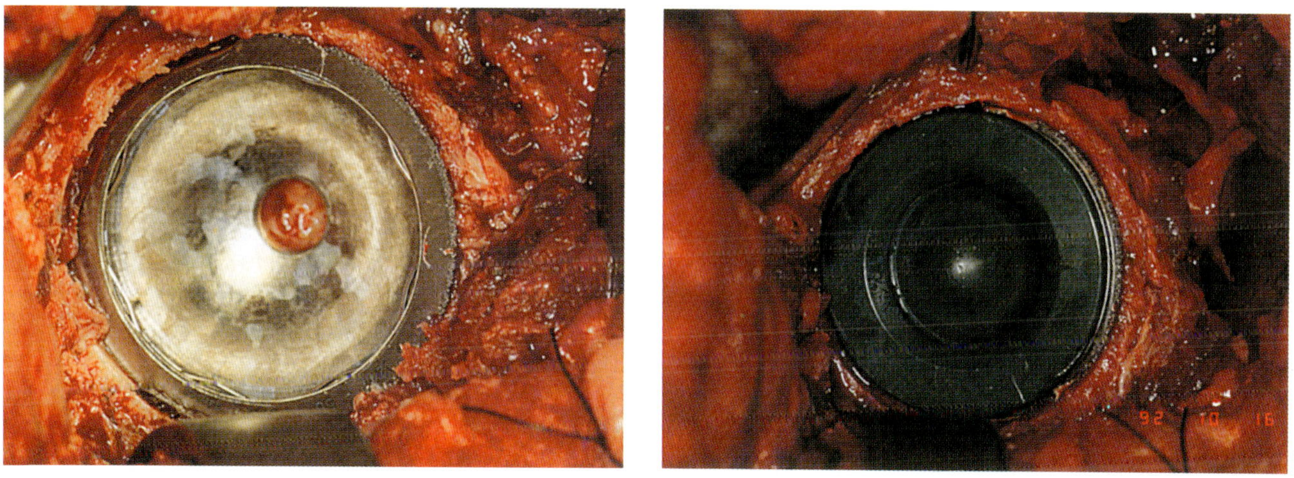

A B

Figura 17. (A) A aparência da concha porosa no acetábulo deve ser similar à da concha experimental.**(B)** Um acetábulo experimental de polietileno é usado para a redução experimental na maior parte dos casos.

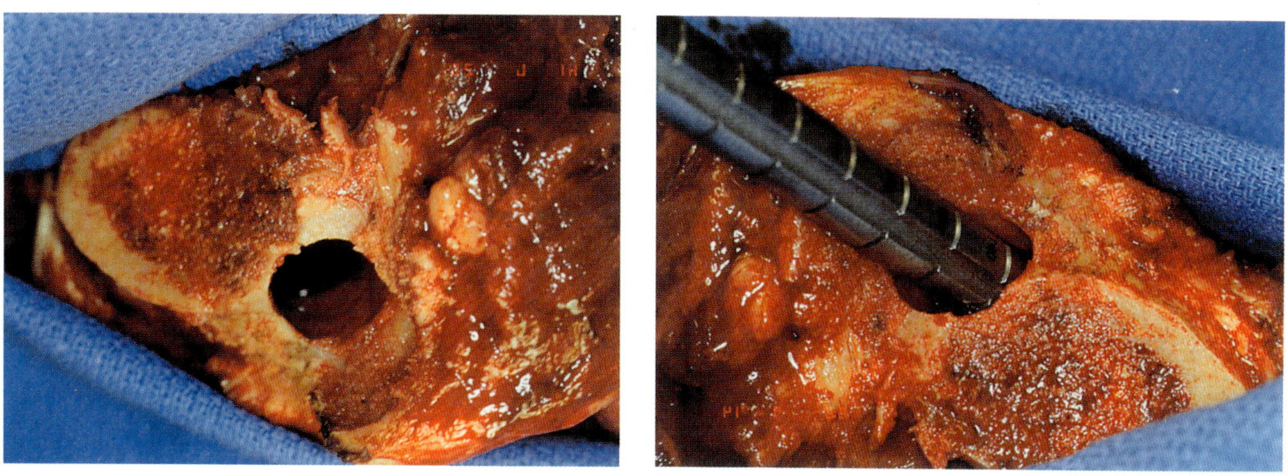

A B

Figura 18. (A) O orifício de entrada piloto, usado para perfurar o canal intramedular, é colocado tão lateral quanto possível no colo femoral, de forma que ele estará "em linha" com o canal intramedular. **(B)** Os fresadores femorais não devem contatar a borda do orifício de entrada piloto.

cas. O objetivo é que as brocas alarguem o canal distalmente sem colidir proximalmente (Fig. 18). Uma pequena broca ajusta-se frouxamente no canal distal, mas não controla a posição proximal da broca (Fig. 19A). Porém, quando brocas mais largas são usadas, o ajuste diafisário na coxa distal irá controlar a posição da parte proximal da broca. Para completar corretamente a brocagem do canal, é necessário alargar o orifício piloto (Fig. 19A, B; Fig. 20).

A distância perfurada pode ser determinada pelas marcas de aferição colocadas na broca (1 cm de incremento). À medida que o canal é fresado, a dimensão da broca que primeiro começa a esgarçar, bem como a distância da perfuração, deve corresponder de forma aproximada ao dimensionamento da broca estabelecido no plano pré-operatório. Se este não for o caso, isto pode servir como aviso de que a perfuração não está sendo corretamente executada. Neste caso uma radiografia intra-operatória deve ser obtida para checar a orientação da broca. Este problema pode ocorrer se o orifício piloto tiver sido feito de forma incorreta, influenciando assim o percurso distal da broca. Neste cenário, uma broca menor do que a antecipada pode ficar posicionada distalmente numa posição em varo. As brocas devem avançar distalmente sem pressão manual se a fresagem estiver concêntrica e centrada. Como brocas maiores são usadas, elas deverão começar a morder sobre distâncias progressivamente maiores. Preferimos ter pelo menos 3 cm de canal intramedular fresado numa maneira cilíndrica, com esta área correspondendo ao revestimento poroso circunferencial do componente femoral.

Uma vez que o fêmur distal tenha sido preparado, brocas proximais de ponta romba e raspadores são usados para preparar o osso metafisário. Um fresador rombo de lado cortante pode ser usado para dar forma ao lado do colo femoral (Fig. 21). Os raspadores são direcionados para um ponto logo abaixo do nível da ressecção do colo e o esporão é aplainado.

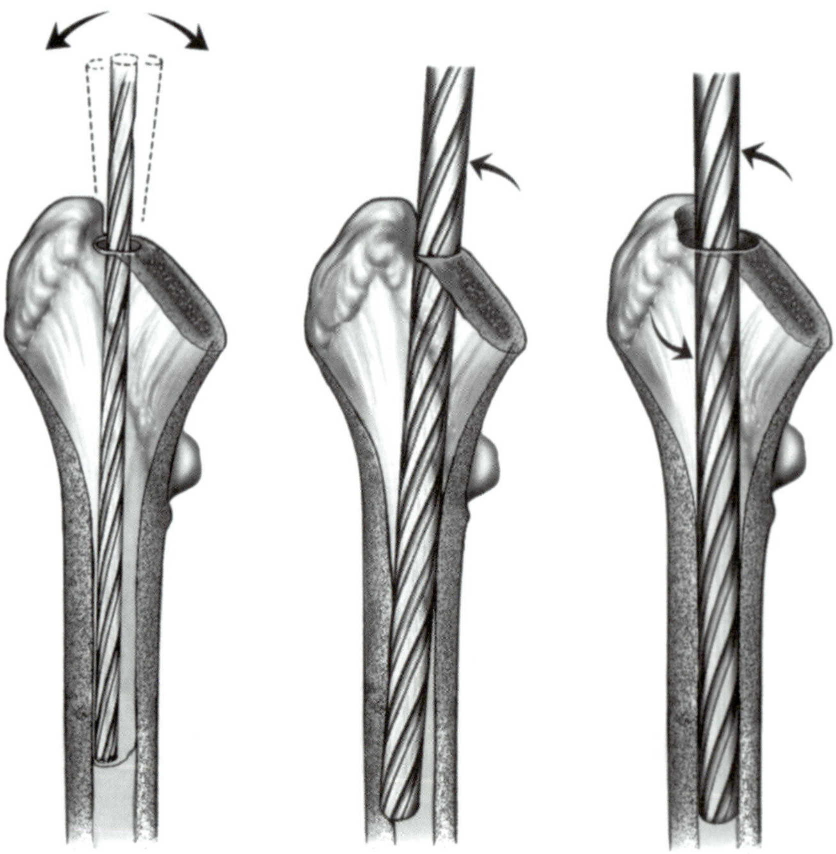

A B C

Figura 19 A, B, C. Estas três ilustrações mostram por que às vezes é necessário modificar o orifício piloto para acomodar fresas de dimensões maiores.

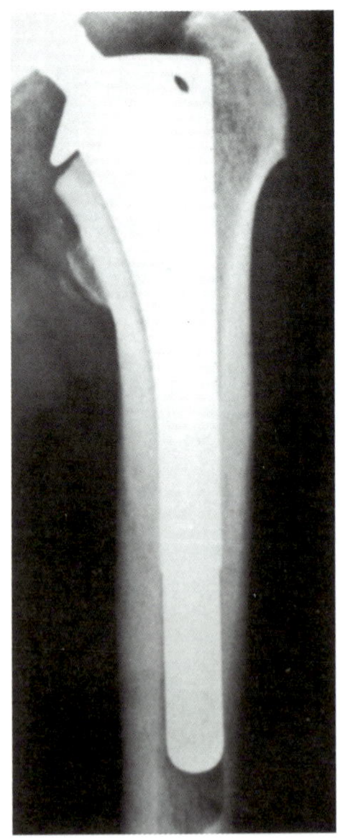

Figura 20. A radiografia pós-operatória de um caso no qual um orifício piloto incorreto causou uma fresagem excêntrica e uma posição subótima da prótese femoral.

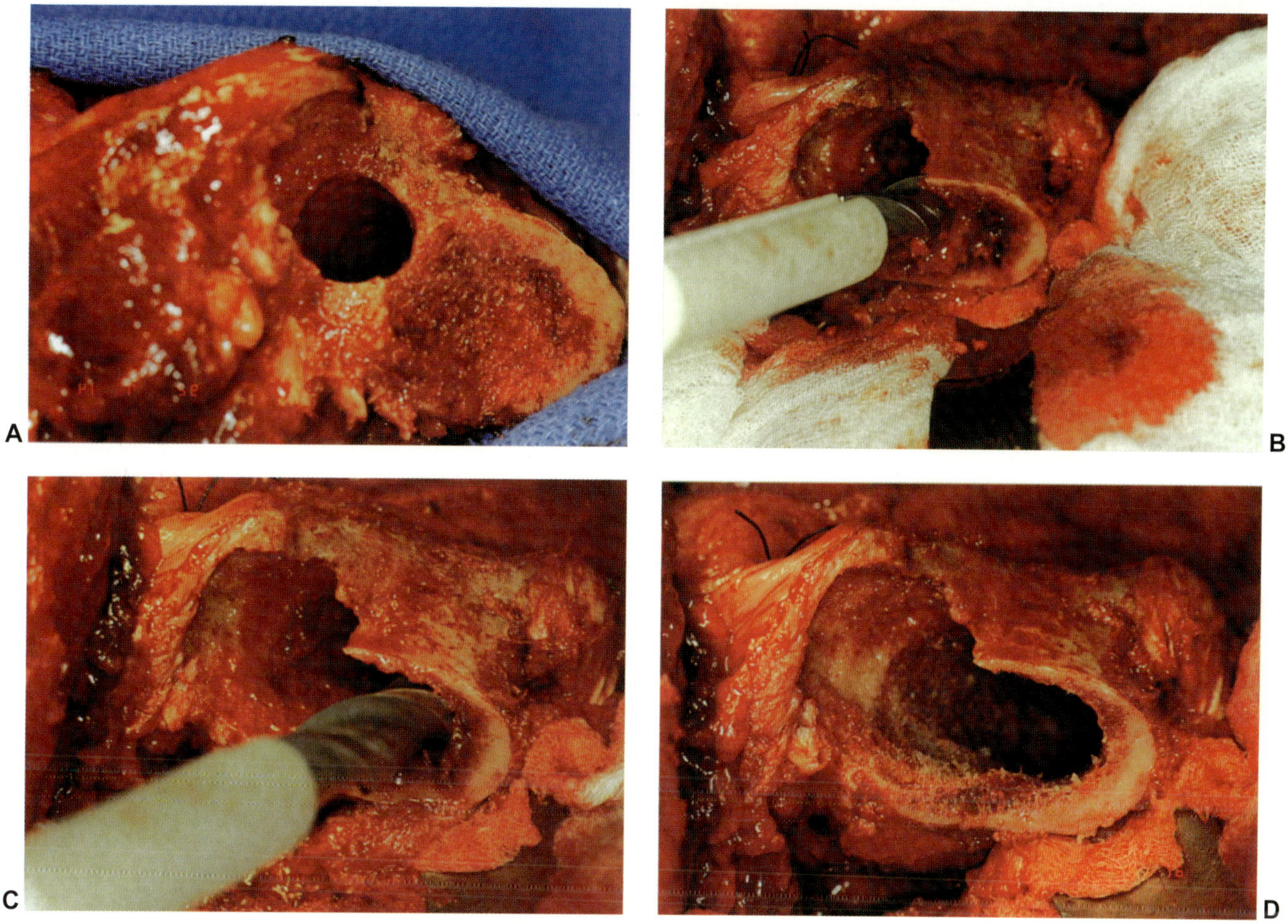

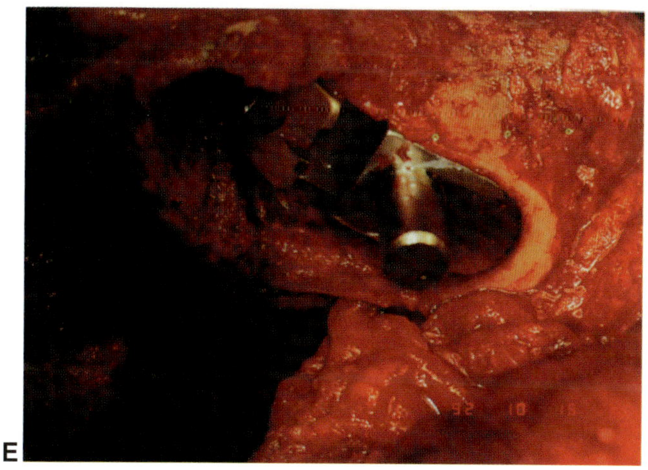

Figura 21 A, B, C, D, E. Uma seqüência de fotografias intra-operatórias ilustrando o uso de um fresador de nariz cego e cortante de lado em vez de um raspador para preparar o colo femoral. Depois que o interior do fêmur foi preparado para acompanhar a forma tanto do raspador quanto da prótese com superfície de revestimento poroso, o raspador é a seguir inserido no nível correto para "facear" o colo femoral para a prótese com colar.

Redução Experimental

Mantendo o raspador experimental no lugar, uma redução experimental pode ser executada usando o segmento do colo esquerdo ou direito correspondente. O comprimento da perna e a compensação podem ambas ser avaliadas usando o pino de Steinmann no ílio e o ponto de reparo colocado no trocânter menor (Fig. 22). O comprimento da perna também deve ser checado comparando as medidas de comprimento dos joelhos. Ajustes podem ser feitos na compensação femoral e no comprimento dos membros alterando o comprimento do colo, o nível de assentamento do implante (afastando o corte no colo femoral e levando o implante adiante distalmente),

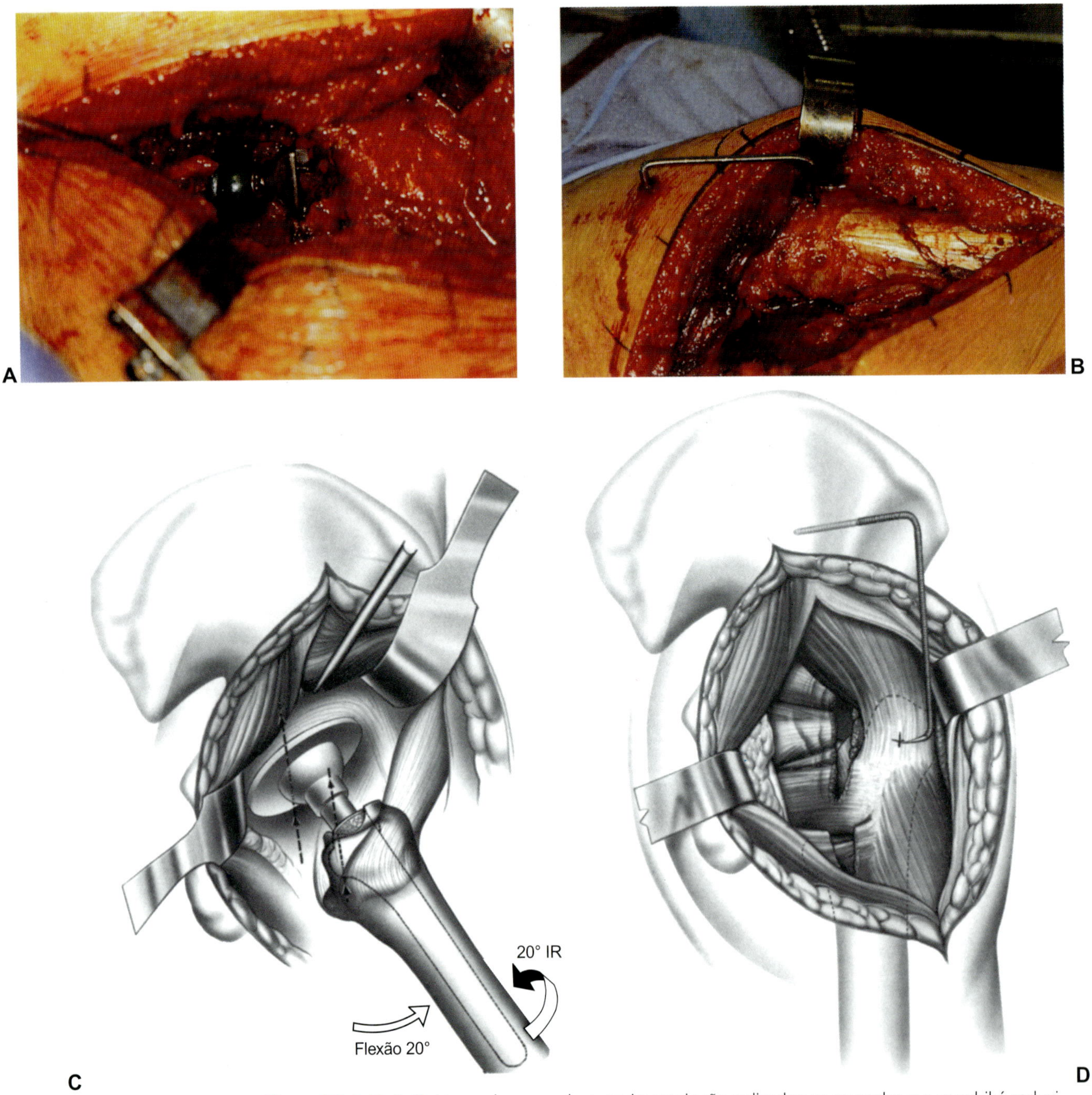

Figura 22 A, B, C, D. Uma cabeça e colo experimentais são aplicados ao raspador e o quadril é reduzido. Como regra geral, o alinhamento dos dois componentes está correto se a face do componente acetabular e o colar do colo experimental estiverem no mesmo plano quando o fêmur tiver sido flexionado 20 graus e externamente rotacionado de 20 graus. A distância que separa o fêmur da pelve é então medida checando-se o relacionamento entre o final do pino ilíaco e o nó previamente colocado no trocânter maior.

o ângulo colo-diafisário (mudar de 135 graus para 125 graus o ângulo colo-diafisário do implante), ou uma combinação dos recursos listados acima. Estas opções foram discutidas na seção referente ao planejamento pré-operatório.

Nosso objetivo é restaurar o comprimento do membro ao mesmo tempo em que se mantém ou aumento o afastamento ou a compensação femoral. Uma compensação femoral diminuída resulta em fraca tensão e potência abdutora do quadril e aumento de forças reativas na articulação, e, mais importante, em um aumento da probabilidade de luxação do quadril (1) no período pós-operatório.

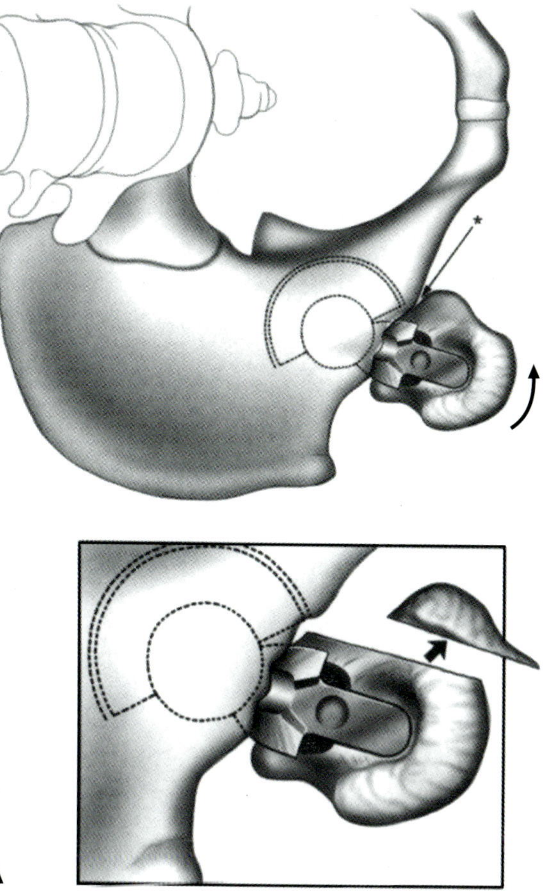

A

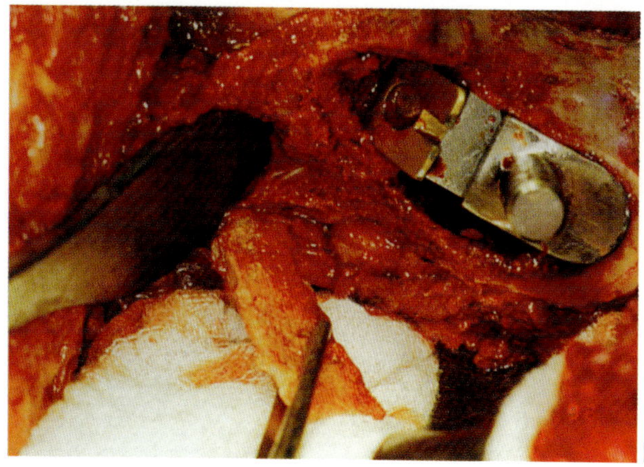

B

Figura 23 A, B. A estabilidade posterior do quadril geralmente pode ser melhorada através da ressecção da porção anterior do trocânter maior ou de parte de um colo femoral anormalmente proeminente.

A estabilidade do quadril pode agora ser avaliada com os componentes de teste posicionados. A estabilidade posterior é avaliada com o quadril em flexão, adução e rotação interna. Na maioria dos casos, o quadril deve permanecer estável quando flexionado em 90 graus, aduzido em 20 graus e rodado internamente em pelo menos 50 graus. Além de avaliar a estabilidade posterior, é necessária a confirmação da estabilidade anterior, colocando o quadril em extensão total e rotação externa. Isto é importante quando uma capsulectomia anterior for realizada.

Quando houver evidências de instabilidade do quadril, a causa deve ser determinada. O mau alinhamento do componente pode ser uma fonte de instabilidade. Uma vez que as brocas e raspadores tenham sido colocados, a rotação do componente femoral é essencialmente fixada. Se uma anteversão excessiva estiver presente, a anteversão da cabeça femoral pode ser reduzida em 20 graus com o uso de um colo de teste esquerdo em um fêmur direito e vice-versa. Freqüentemente, a instabilidade posterior é produzida por um impacto ósseo entre uma porção anterior anormalmente proeminente do grande trocânter e a pelve. Este problema pode ser resolvido através da ressecção de uma porção da proeminência trocantérica anterior (Fig. 23). O impacto também pode ser diminuído através do deslocamento do fêmur a uma maior distância lateral, afastado da pelve (aumentando a compensação). Isto é feito com o uso de um segmento de colo mais longo sobre a prótese. Preferimos não confiar em revestimentos acetabulares de polietileno mais reforçados para aumentar a estabilidade do quadril. Uma área com reforço que é colocada posteriormente (para melhorar a estabilidade posterior) na verdade pode causar uma instabilidade anterior se o colo do implante femoral causar um impacto sobre o reforço de polietileno quando o quadril estiver em extensão e rotação externa.

Inserção do Componente Femoral

Depois que o comprimento do membro, a compensação femoral e a estabilidade forem avaliados, os componentes de teste e o alargador que esteja inserido no canal femoral são retirados e o revestimento acetabular final de polietileno é impactado em seu devido lugar. Neste ponto,

A 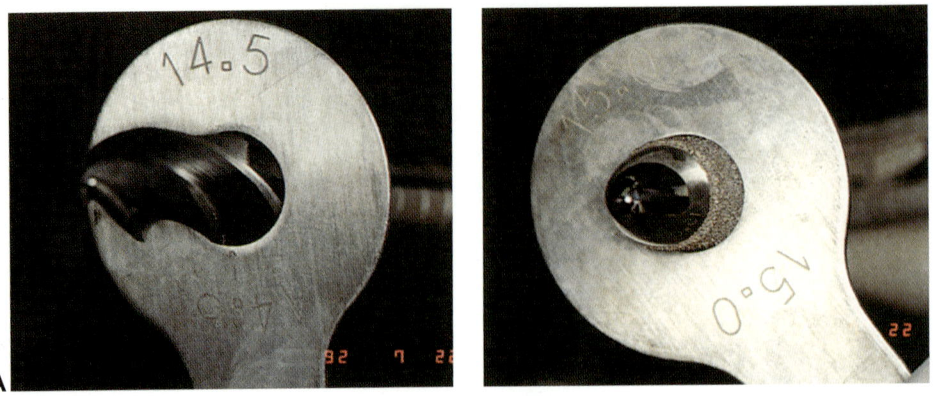 B

Figura 24 A, B. O tamanho distal da maior fresa e a prótese são checados com gabaritos de orifícios.

deve ser tomada uma decisão sobre a quantidade ideal do ajuste por interferência para o componente femoral. Recomendamos que o componente femoral e a broca final sejam medidos com uma série de gabaritos de orifício (Fig. 24). Na maioria dos casos, inserimos uma haste que possua um diâmetro distal que seja 0,5 mm maior do que o diâmetro da última broca. Desta forma, um "encaixe" inicial apertado é obtido no fêmur cilindricamente fresado; entretanto, existem exceções. Em alguns pacientes jovens com osso cortical muito duro, a broca irá morder em uma distância superior a 5 cm. Para evitar dificuldades na inserção da haste destes pacientes, o canal femoral é fresado ao mesmo diâmetro do implante final (i.e., em um ajuste linha a linha). O ponto importante é que o componente com revestimento poroso deve ser grande o suficiente em diâmetro de modo que não possa ser manualmente empurrado pelo canal além do nível demonstrado na Fig. 25. Uma impactação forçada deve ser necessária para levar a prótese inferiormente adiante por pelo menos 4 a 5 cm do canal. Com os componentes posicionados, a redução final é realizada depois que o segmento da cabeça tiver sido impactado em seu lugar. Uma esfera de cerâmica de 28 mm é utilizada em pacientes mais jovens e ativos.

Fechamento da Ferida Cirúrgica

A ferida cirúrgica é lavada com irrigação pulsátil (4 litros) e fechada por planos com fios absorvíveis de Vicryl. O tendão do glúteo máximo, tendão do piriforme e os rotadores externos curtos são suturados a suas inserções no fêmur póstero-lateral, e dois drenos de um oitavo de polegada são colocados profundamente à banda iliotibial.

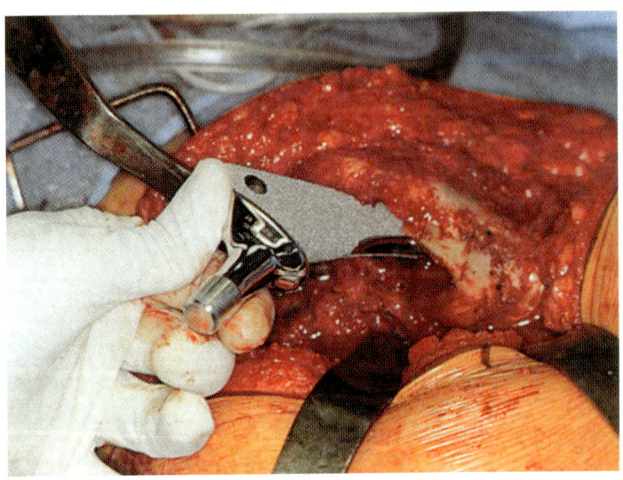

Figura 25. Impactação forçada com um martelo de duas libras (± 900 g) é necessária para acomodar o implante. Não deve ser possível se empurrar o implante manualmente além do ponto demonstrado nesta ilustração. Normalmente uma impactação forçada deve ser necessária além deste ponto.

TRATAMENTO PÓS-OPERATÓRIO

Os pacientes recebem antibióticos profiláticos por via IV durante 48 horas após a cirurgia (cefazolina 1 g a cada 8 horas), a menos que os drenos sejam mantidos por períodos mais longos. Os drenos são mantidos durante os dois primeiros dias de pós-operatório, a menos que a drenagem seja superior a 50 cm^3 a cada 8 horas. Um coxim para manter a abdução é utilizado (quando o paciente estiver no leito) durante as primeiras seis semanas após a cirurgia.

Utilizamos um agressivo protocolo de profilaxia contra a TVP (trombose venosa profunda). Pacientes são submetidos a estudos ultra-sonográficos venosos antes e depois da cirurgia (avaliação na sexta semana de pós-operatório) de modo a detectar a presença de trombos. Meias elásticas até a altura do joelho como prevenção contra tromboembolia bem como o uso de meias compressivas pneumáticas seqüenciais também são utilizados durante a hospitalização. A menos que esteja contra-indicado, todos os pacientes recebem Coumadin com base nos tempos de protrombina diários obtidos durante a hospitalização. O tempo de protrombina a ser atingido é de 1,25 a 1,5 vez o controle. Após a alta hospitalar, a dosagem de Coumadin é ajustada conforme o necessário com base no tempo de protrombina semanal. A terapia é suspensa após seis semanas, a menos que existam evidências de trombose venosa.

No primeiro dia de pós-operatório, os pacientes se sentam no leito. No segundo dia, os pacientes são transferidos para uma cadeira, e no terceiro dia a deambulação é iniciada em uma unidade de fisioterapia.

Como é necessário que exista uma movimentação mínima na interface osso-implante para a incorporação e fixação biológica, um protocolo de restrição de carga é utilizado durante os três primeiros meses após a cirurgia. Este inclui um mês de deambulação com duas muletas, seguido por um mês utilizando uma muleta e finalmente um mês utilizando uma bengala. A duração desta descarga de peso protegida depende de três fatores: (a) a qualidade óssea do paciente, (b) a rigidez do encaixe dos componentes acetabular e femoral no momento da cirurgia e (c) a aparência das radiografias obtidas no período pós-operatório imediato. Em pacientes com osso esponjoso de baixa qualidade, particularmente mulheres com mais de 60 anos de idade, a incorporação do componente femoral em geral necessita de um intervalo maior. Se for relatada dor na coxa durante a carga total, um intervalo maior de carga parcial está indicado.

Em termos da amplitude de movimento e do fortalecimento muscular, os pacientes são submetidos a um protocolo de duas fases. A fase I ocorre durante as seis primeiras semanas, quando os pacientes realizam flexão do quadril (menos de 70 graus) e exercícios de abdução durante as sessões de terapia. A fase II do protocolo é iniciada na visita seis semanas após a cirurgia e inclui a abdução ativa contra a gravidade, flexão ativa assistida além dos 90 graus e exercícios para aumentar a rotação externa. Durante todo o protocolo, o paciente é instruído sobre cuidados para prevenir a ocorrência de luxação posterior (evitar a flexão combinada com adução e rotação interna). Após seis semanas, o paciente é liberado do uso do coxim de abdução durante os períodos de sono. Exercícios como natação e bicicleta estacionária são liberados a partir deste momento.

COMPLICAÇÕES

Fraturas Intra-Operatórias do Fêmur

Um estudo recente em nossa instituição (8) discute nossa experiência com as etiologias e o tratamento deste problema. Após uma artroplastia primária de quadril utilizando a haste Anatomic Medullary Locking (AML) (DePuy, Warsaw, Indiana), foi observada uma incidência de fratura intra-operatória de 3%. As fraturas ocorrem em duas localizações: proximalmente e, mais comumente, distalmente na ponta da prótese. As fraturas são classificadas como incompletas ou completas e geralmente não são descobertas até que as radiografias do pós-operatório imediato sejam examinadas. Os casos de fraturas femorais intra-operatórias incluem: (a) fresagem distal excêntrica do canal femoral devido à criação incorreta do orifício piloto e (b) impacto dos alargadores medulares ou do implante femoral devido à orientação incorreta ou à preparação incompleta do osso.

O objetivo do tratamento das fraturas femorais intra-operatórias deve ser proporcionar estabilidade para a incorporação óssea e consolidação da fratura. Fraturas proximais incompletas e estáveis não precisam de tratamento adicional se estabilidade distal rígida tiver sido obtida com o implante. Fraturas proximais completas e desviadas necessitam de fixação com fio de cerclagem se a fratura for constatada durante a cirurgia. Um implante mais longo, totalmente recoberto, é utilizado para fixar a fratura, obtendo assim estabilidade distalmente. As fraturas incompletas distais do fêmur sem desvio ou com leve desvio (fissura linear na ponta do implante) são tratadas de modo conservador com restrição da carga até que a consolidação da fratura seja observada. Nestes casos, a cortical femoral posterior mais espessa e forte geralmente está intacta. Fraturas distais completas e desviadas precisam de redução aberta e fixação interna com o uso de placa de compressão.

Em nossa experiência, os pacientes que sofrem uma fratura intra-operatória apresentam resultados clínicos e radiológicos similares aos dos pacientes sem fraturas. Um cuidadoso planejamento pré-operatório e técnica cirúrgica devem reduzir o risco deste problema. Estabilidade intra-operatória do componente femoral precisa ser obtida para que possam ocorrer a incorporação óssea e consolidação da fratura.

Paralisia Nervosa

A paralisia nervosa é uma complicação rara da artroplastia total de quadril. As paralisias podem acontecer devido a lesão por distensão ou por trauma direto, como uma compressão ou por transecção. Paralisias do nervo femoral, obturador e ciático foram registradas na literatura. Os afastadores acetabulares devem ser colocados com cuidado, de modo que o nervo ciático fique protegido pelos rotadores externos curtos. Os afastadores acetabular anterior (púbico) e acetabular inferior devem ser cuidadosamente colocados também para evitar a lesão dos nervos femoral e obturador, respectivamente. O membro inferior deve ser cuidadosamente posicionado de modo a evitar uma tensão excessiva sobre o nervo ciático. A quantidade de alongamento do membro obtida [especialmente em casos de displasia desenvolvimentar do quadril (DDQ)] deve ser cuidadosamente monitorada para evitar uma paralisia do nervo ciático por distensão. Um alongamento de membro superior a 4 cm está associado a uma maior incidência de lesão do nervo ciático (9). Nos casos em que um déficit do nervo ciático é observado após a cirurgia na sala de recuperação, o paciente é imediatamente levado de volta à sala de cirurgia para exploração de modo, a afastar a possibilidade de qualquer lesão compressiva ou lesão direta do nervo.

Luxações no Período Pós-Operatório Inicial

Luxações no período pós-operatório inicial ocorrem em aproximadamente 3,5% de nossos casos. Geralmente são luxações posteriores. Nosso protocolo de tratamento destas lesões é o seguinte: redução fechada realizada na sala de emergência ou na sala de cirurgia sob anestesia geral leve. A estabilidade do quadril e a posição em que ocorreu a luxação são registradas. O paciente é tratado a partir daí com o uso de uma órtese comercialmente disponível. Geralmente, o quadril é mantido em uma posição de abdução leve e a flexão do quadril é limitada a 70 graus. A órtese em geral é utilizada durante seis semanas. Durante este período, o paciente é encorajado a realizar exercícios isométricos, e é permitida carga total sobre o membro. Quando a órtese é removida, o paciente é instruído sobre como evitar novas luxações. Por exemplo, se a luxação foi na direção posterior, o paciente deve ser aconselhado a somente se agachar se ambos os quadris estiverem abduzidos e rodados externamente. O paciente também deve ser avisado de que somente deve tocar seus pés com ambos os braços posicionados entre suas pernas. Se uma segunda luxação ocorrer, uma nova cirurgia geralmente está indicada. Na reoperação, o componente acetabular geralmente é revisado, as proeminências ósseas no trocânter ou ao redor da cúpula acetabular são removidas e o colo protético é aumentado. Após a cirurgia, o paciente novamente é tratado com uma órtese durante seis semanas, seguido de instruções sobre como evitar novas luxações.

Ossificação Heterotópica

Apesar de os sinais radiológicos de ossificação heterotópica leve serem uma ocorrência freqüente (encontrada em mais de 15% dos casos), uma ossificação resultando em prejuízo da função do quadril raramente ocorre (menos de 0,1% dos casos). A remoção cirúrgica deste osso heterotópico foi, em nossa experiência, bem-sucedida na melhoria do movimento do quadril dos pacientes. Esta cirurgia geralmente é realizada após mais de um ano da artroplastia de quadril.

Pacientes que nós consideramos estar em alto risco de formação de ossificação heterotópica são tratados no dia da cirurgia ou no dia após a cirurgia com irradiação (10). A área periprotética é blindada. Não experimentamos um aumento na incidência de falha da osteointegração protética em nossos pacientes irradiados.

Resultado Esperado

Os autores realizaram durante 15 anos artroplastias totais de quadril pelo método discutido neste capítulo. A informação sobre cada paciente submetido à artroplastia de quadril foi introduzida em um programa de computador. Os dados incluem questionários pré e pós-operatórios completados pelo paciente e uma avaliação feita pelo cirurgião. A avaliação do cirurgião inclui a avaliação da função atual, uma lista de qualquer complicação e uma avaliação radiológica. Esta informação é utilizada para informar novos pacientes a respeito do resultado a longo prazo de suas cirurgias.

Com base na análise desta informação, atualmente informamos nossos pacientes que a osteointegração do componente femoral pode ser esperada em mais de 95% de nossos casos e que nenhuma destas próteses femorais osteointegradas necessitaram de remoção. Dez anos após a cirurgia, os pacientes com uma prótese femoral osteointegrada e um componente acetabular estável devem estar sem dores no quadril e apresentar uma função do quadril normal ou quase normal. Em pacientes em que as radiografias pós-operatórias demonstram sinais de falha na osteointegração da prótese femoral ou sinais de instabilidade do componente acetabular pode ser esperado um resultado clínico menos satisfatório. Menos de 0,5% dos pacientes operados por nós há mais de 10 anos necessitaram de uma revisão de suas próteses femorais, e menos de 10% necessitaram da revisão de seus componentes acetabulares.

As revisões acetabulares são realizadas mais freqüentemente para um mau posicionamento do componente causando luxações recorrentes do quadril ou para um desgaste excessivo da superfície de polietileno. Nos últimos casos, o procedimento de revisão geralmente envolveu somente a troca do polietileno dentro da concha acetabular. Também orientamos nossos pacientes que existe uma possibilidade de 15% de que suas radiografias realizadas 10 anos após a cirurgia demonstrem problemas que podem necessitar de tratamento cirúrgico, sendo que o problema mais freqüente é o surgimento de cistos osteolíticos no grande trocânter ou na pelve adjacente à borda de um componente acetabular.

Felizmente, até os dias de hoje, todas essas complicações têm sido corrigíveis. Como resultado, a satisfação do paciente e o resultado funcional atual não têm sido diferentes entre pacientes que evoluíram por mais de 10 anos após a cirurgia sem tratamentos para complicações e os pacientes que necessitaram de algum tipo de tratamento.

■ CASO ILUSTRATIVO DA TÉCNICA

O caso de um negociante de 38 anos de idade com necrose avascular da cabeça femoral ilustra o caso típico de artroplastia de quadril do autor. Este paciente, que se tornou resistente ao uso de analgésicos, experimentava dificuldades para colocar a meia e o calçado no pé direito. Ele também precisava utilizar o corrimão para subir escadas e bengala para caminhar por longas distâncias.

O sinal de Trendelenburg do paciente era negativo; ele apresentava restrição da abdução e rotação interna em seu quadril direito e uma discrepância de 0,5 cm no comprimento dos membros inferiores. Para corrigir os problemas do paciente, os autores realizaram uma artroplastia total de quadril envolvendo componentes femoral e acetabular AML. No pós-operatório, ele foi mantido com restrição de carga sobre o membro durante três meses, mas foi liberado para retornar ao trabalho um mês após a cirurgia. Atualmente, ele apresenta uma amplitude de movimentos completa no quadril e caminha por distâncias ilimitadas sem uma claudicação detectável. Ele também não tem dificuldades para calçar meia e o sapato direitos e pode subir e descer escadas normalmente. Suas radiografias dois anos após a cirurgia demonstraram sinais de osteointegração do componente femoral e um componente acetabular estável. Suas radiografias pós-operatórias 10 anos depois (veja Fig. 8) possuem uma aparência similar à das radiografias de controle após 2 anos.

LEITURAS RECOMENDADAS

1. Steinberg, B., and Harris, W. H.: The "offset" problem in total hip arthroplasty. *Contemp. Ortho.,* 24:556, 1992.
2. Johnston, R. C., Brand, R. A., and Crowninshield R. D.: Reconstruction of the hip: A mathematical approach to determine optimum geometric relationship. *J. Bone and Joint Surg.,* 61A:6389, 1979.
3. Engh, C. A., Bobyn, J. D.: *Biologic Fixation in Total Hip Arthroplasty.* Slack, Thorofare, New Jersey, 1985.
4. Engh, C. A., Glassman, A. H., and Bobyn, J. D.: Surgical principles in cementless total hip arthroplasty. *Tech. Orthop.,* 1:59, 1986.
5. McGee, H. M., and Scott, J. H.: A simple method of obtaining equal limb length in total hip arthroplasty. *Clin. Orthop.,* 194:269, 1985.
6. Santavirta, S., Hoikka, V., Eskola, A. Konttinen, Y. T., Paavilainen, T., and Tallroth, K.: Aggressive granulomatous lesions in cementless total hip arthroplasty. *J. Bone and Joint Surg.,* 72-B:980, 1990.
7. Schmalzried, T. P., Jasty, M., Harris, W. W Periprosthetic bone loss in total hip arthroplasty. *J. Bone and Joint Surg.,* 74-A:849, 1992.
8. Schwartz, J. T., Mayer, J. G., and Engh, C. A.: Femoral fracture during non-cemented total hip arthroplasty. *J. Bone Joint Surg.,* 71A:1135, 1989.
9. Kavanagh, B. F.: The hip. In: *Joint Replacement Arthroplasty.* B. F. Morrey, editor. Churchill Livingston, New York, 1991.
10. Gregoritch, S. J., Chadha, M., Pelligrini, V. D., Rubin, P., Kantorowitz, D. A.: Randomized trial comparing preoperative versus postoperative irradiation for prevention of heterotopic ossification following prosthetic total hip replacement: preliminary results. *Int. J. Radiat. Oncol. Biol. Phys.,* 30(1):55-62, 1994.

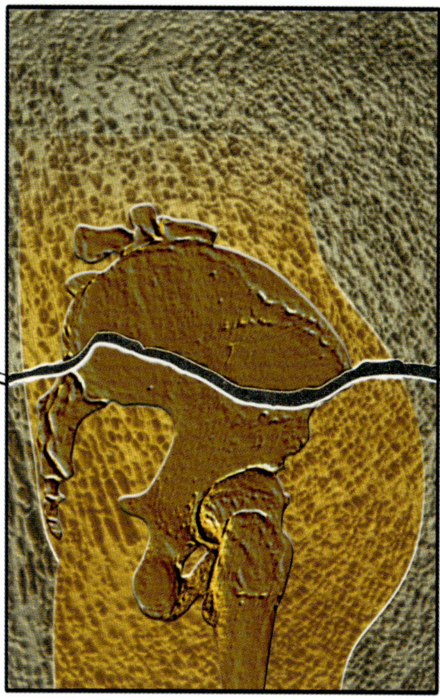

PARTE V

Artroplastia Total do Quadril Revisional

15

Artroplastia Secundária Total do Quadril – Depois da Infecção

Eduardo A. Salvati e Jay R. Lieberman

INDICAÇÕES/CONTRA-INDICAÇÕES

Quando um paciente passa a ter dor após uma artroplastia total do quadril e não há uma explicação para os sintomas persistentes, o cirurgião deve incluir a possibilidade de infecção como parte do diagnóstico diferencial. Em geral, a apresentação clínica de uma artroplastia total do quadril com infecção cai em três categorias. *Primeira*, uma infecção aguda precoce que pode ocorrer dentro dos primeiros três meses depois da artroplastia total do quadril inicial. O paciente pode estar febril e ter dor no quadril. A ferida cirúrgica pode parecer eritematosa, ou pode-se notar uma secreção espontânea. Um hematoma infectado pode estar presente.

O segundo grupo é a infecção mais tardia, aguda, de origem hematógena, que geralmente se desenvolve depois de um intervalo sem dor.

O paciente usualmente apresenta um episódio de dor no quadril de início súbito que pode ser acompanhado de um episódio febril.

O terceiro grupo é a infecção latente insidiosa. Estes pacientes usualmente nunca tiveram um intervalo sem dor depois da artroplastia total do quadril original. Nestes casos, o diagnóstico de infecção *versus* afrouxamento da prótese pode ser difícil, uma vez que a contagem de células brancas do sangue, a contagem diferencial das células e a taxa de velocidade de sedimentação podem todas estar dentro dos limites normais.

E. A. Salvati, M. D.: Cornell University Medical College, Hospital for Special Surgery, New York, New York 10021.
J. R. Lieberman, M. D.: Department of Orthopaedic Surgery, UCLA School of Medicine, Center for The Health Sciences, Los Angeles, California 90024.

O diagnóstico de uma artroplastia total do quadril agudamente infectada não é difícil quando se encontra uma ferida cirúrgica com sinais de inflamação e produção de secreção. Porém, o diagnóstico pode ser muito mais difícil no caso de um paciente que aparece com dor no quadril, uma cicatrização normal da ferida cirúrgica e dados laboratoriais e radiografias sem anormalidades que possam ser detectadas.

Recomendamos aspiração da articulação como o procedimento de eleição para a identificação de uma artroplastia total do quadril infectada. A aspiração é executada com anestesia local sob estritas condições anti-sépticas. O procedimento pode ser executado no consultório, mas com controle fluoroscópico é preferível. O quadril é preparado e coberto de uma forma estéril. Os marcos usados para identificar a articulação do quadril são a artéria femoral e uma linha traçada desde a espinha ilíaca ântero-superior até a sínfise púbica. A articulação do quadril está localizada aproximadamente dois dedos lateral e proximal à artéria femoral. Pode-se certificar de que a articulação foi penetrada pelo contato metálico entre a ponta da agulha contra a cabeça ou colo do componente femoral.

O fluido aspirado deve ser mandado imediatamente para o laboratório de bacteriologia para coloração Gram, culturas aeróbicas anaeróbicas e fúngicas e sensibilidades. É importante que o aspirado seja inoculado tão cedo quanto possível no caldo apropriado e meio de cultura. Favorecemos o uso de um sistema de transporte com meio de cultura para viabilizar a bactéria durante o tempo de transporte. As culturas podem necessitar ser incubadas por uma semana para aumentar as chances de identificação de um organismo insidioso de baixa virulência que pode necessitar de maior tempo para crescer. Os benefícios do uso de um frasco de cultura de sangue para culturas de fluido sinovial permitem obter um volume aumentado de inóculo e uma maior diluição de possíveis inibidores de crescimento bacteriano.

Quando fluido suficiente é aspirado, uma contagem de células completa e diferencial pode fornecer valiosas informações. Quando a contagem de células mostra mais do que 25.000 leucócitos por ml e uma contagem diferencial revela um índice de células polimorfonucleares maior do que 25%, pode-se suspeitar de infecção. Os fluidos também devem ser analisados quanto a níveis de glicose e proteínas. Em fluidos sinoviais normais, o nível de proteína é um terço dos níveis séricos, mas com infecção eles se aproximam dos níveis séricos. Os valores de glicose em fluido sinovial normal são similares àqueles do plasma. Porém, na presença de infecção, os níveis de glicose sinovial ficam mais baixos devido à presença de organismos e células que utilizam açúcar em seu metabolismo. Uma baixa glicose e um alto nível de proteína são sugestivos de infecção. Uma cultura negativa em seguida a uma aspiração na qual foi obtido fluido deve excluir a possibilidade de infecção, desde que tenham sido empregadas técnicas bacteriológicas adequadas e em tempo hábil (2).

Se nenhum fluido for aspirado, geralmente não injetamos solução salina na articulação do quadril por causa da precisão questionável desta técnica. Nestes casos, uma aspiração do quadril pode ser repetida mais tarde sob direcionamento fluoroscópico. As culturas obtidas de secreções e fístulas freqüentemente desenvolvem uma flora mista, e o principal patógeno que causa a infecção periprotética profunda pode não ser identificado.

Recomendamos o uso de escaneamento de ossos com tecnécio para descartar outras patologias (i.e., tumores, fraturas por estresse) naqueles casos em que o paciente tem dor enigmática no quadril apesar de radiografias normais, e uma aspiração negativa do quadril. A especificidade de um escaneamento ósseo não é suficiente para firmar um diagnóstico. Desenvolvemos um algoritmo para avaliação de uma artroplastia total dolorosa do quadril (Fig. 1) (5).

Em casos raros, depois de todos estes testes, o diagnóstico ainda pode permanecer duvidoso, mesmo quando há uma forte suspeita clínica de infecção. Em tais casos, uma biópsia artroscópica ou biópsia aberta pode ser apropriada. Espécimes múltiplos de tecido devem ser obtidos da articulação. É importante não dar antibióticos antes da aspiração, biópsia ou procedimento cirúrgico, a fim de maximizar as chances de isolar e identificar o organismo que causa a infecção.

Ocasionalmente o cirurgião se confronta com o dilema de decidir se uma cultura positiva isolada é de significância patológica. Este problema enfatiza a importância de se realizar múltiplas culturas. Uma cultura positiva poderia representar um contaminante, se em várias outras culturas não crescer o mesmo organismo. Isto é particularmente verdadeiro se o crescimento ocorrer

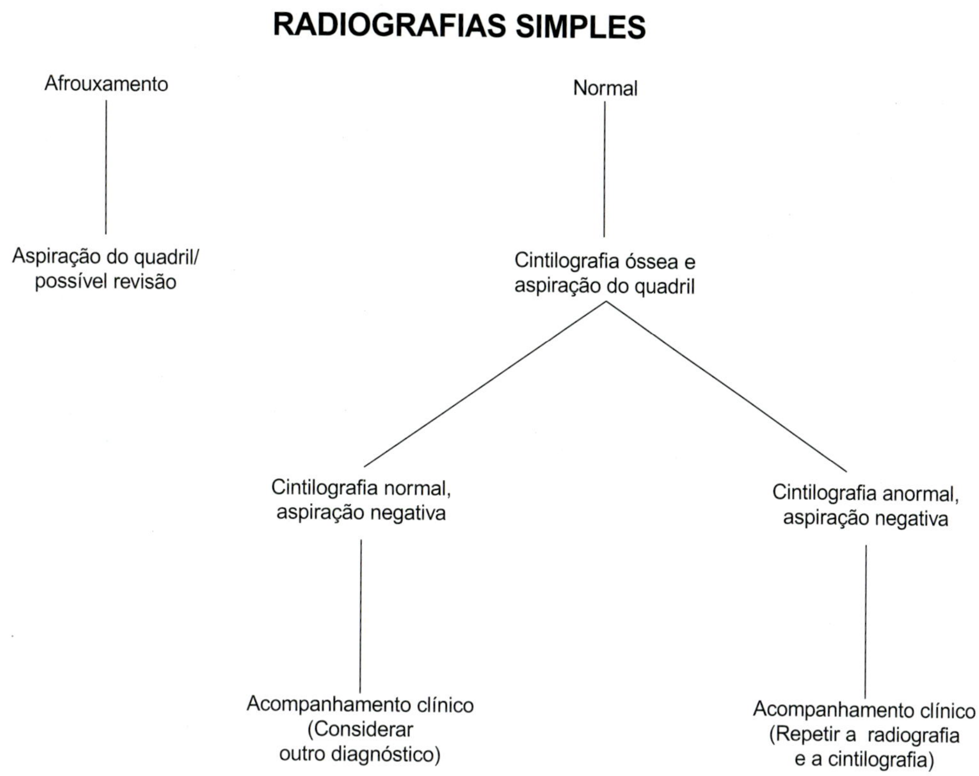

Figura 1. Algoritmo para avaliação de artroplastia total dolorosa do quadril.

somente no caldo. O crescimento em placas tem menos probabilidade de representar contaminação. Os organismos usualmente encontrados como contaminantes são aqueles mais encontrados no ambiente perioperatório que inclui *Staphylococcus epidermidis*, difteróides e lactobacilos.

PLANEJAMENTO PRÉ-OPERATÓRIO

Uma vez diagnosticada a presença de infecção, deve ser tomada uma decisão a respeito do tratamento de escolha e da remoção dos componentes protéticos. O tratamento de cada artroplastia total do quadril infectada é determinado por vários fatores, tais como tempo e modo de apresentação, virulência do organismo infectante, estado médico e imunológico do paciente e condição do quadril.

Uma infecção aguda precoce (menos de três meses depois da implantação) pode ser tratada por incisão imediata, limpeza cirúrgica e fechamento com tubos de drenagem. Estes tubos de drenagem são deixados por aproximadamente dois dias. Nestas infecções precoces, a interface osso-cimento ou a interface osso-implante têm grande probabilidade de estar ainda intactas e não comprometidas pelo processo séptico. Quando tal infecção é reconhecida precocemente, há uma chance limitada de salvamento da artroplastia total do quadril, particularmente se a bactéria for altamente sensível à terapia com antibióticos e houver um rápido diagnóstico e intervenção.

As infecções tardias são geralmente tratadas pela remoção dos componentes e uma completa limpeza cirúrgica e uma reimplantação em um ou dois estágios. A reimplantação em um estágio só é possível naqueles casos em que for encontrada uma inflamação moderada dos tecidos periprotéticos por ocasião da incisão e limpeza cirúrgica e em que a bactéria é extremamente sensível aos antibióticos. Atualmente somos favoráveis ao protocolo de reimplantação em dois estágios. Este protocolo não só permite a cicatrização dos tecidos moles mas também permite obter titulações séricas bactericidas, que são essenciais para uma erradicação bem-sucedida da infecção em uma artroplastia total do quadril.

A supressão de uma infecção periprotética utilizando somente terapia com antibióticos raramente está indicada. Ela pode permitir retenção da prótese em pacientes mais idosos, se a infecção for aguda e não houver sinais de envolvimento sistêmico ou afrouxamento da prótese. Além disso, a bactéria deve ser extremamente sensível à terapia com antibiótico oral, que deve ser bem tolerada pelo paciente. Poucos pacientes são capazes de satisfazer todas as condições acima para serem tratados desta forma. Uma revisão de 19 pacientes com artroplastia total do quadril infectada tratados no Hospital para Cirurgias Especiais utilizando a supressão antibiótica não revelou deterioração em aproximadamente metade dos pacientes no acompanhamento de quatro anos (3). Os pacientes restantes apresentaram deterioração ou necessitaram remoção da prótese infectada. Nos últimos anos estamos combinando uma irrigação artroscópica com limpeza cirúrgica e supressão antibiótica de longo prazo em vários casos em que a infecção aguda era aguda e o paciente estava fraco demais para tolerar um procedimento cirúrgico, a prótese estava bem fixada e o organismo era extremamente sensível a antibióticos orais. Os resultados iniciais parecerem promissores.

CIRURGIA

Existem vários passos importantes na exposição cirúrgica em qualquer revisão de cirurgia do quadril. Nós geralmente empregamos uma abordagem póstero-lateral com o paciente na posição de decúbito lateral. A incisão é feita para permitir realizar, se for necessário, uma osteotomia do trocânter maior. Os elementos chaves incluem uma meticulosa exposição para identificar a fáscia iliotibial e o vasto lateral e a margem posterior do glúteo médio; e uma extensa capsulotomia e liberação de partes moles do fêmur proximal de forma que o quadril possa ser luxado de uma maneira atraumática (Fig. 2). Se uma maior exposição for necessária, é realizada uma osteotomia trocantérica ou uma osteotomia femoral proximal estendida. Isto é freqüentemente necessário se o cimento e o osso estiverem bem interdigitados ou com uma prótese sem cimento com crescimento ósseo. Quando é executada uma osteotomia trocantérica, o quadril é luxado por adução e rotação externa e a seguir trazido através do aspecto anterior da mesa. O joelho é flexionado a 90 graus e o pé é fixado a um suporte colocado na altura apropriada para evitar estiramento do nervo ciático (Figs. 3, 4). Esta posição permite uma excelente visualização do canal femoral, o que é necessário na remoção de um componente femoral bem-fixado.

A identificação do organismo causador da infecção é um dos fatores mais importantes no tratamento bem-sucedido de uma artroplastia do quadril infectada. Portanto, além da aspiração pré-operatória do quadril, no momento da incisão e limpeza cirúrgica, são obtidas múltiplas culturas, antes da administração endovenosa de antibióticos. É feita uma aspiração intra-operatória de líquido sinovial e são obtidas culturas de tecido mole do canal femoral, do leito acetabular e da pseudocápsula. Estes espécimens são mandados para coloração Gram e culturas aeróbicas, anaeróbicas e fúngicas.

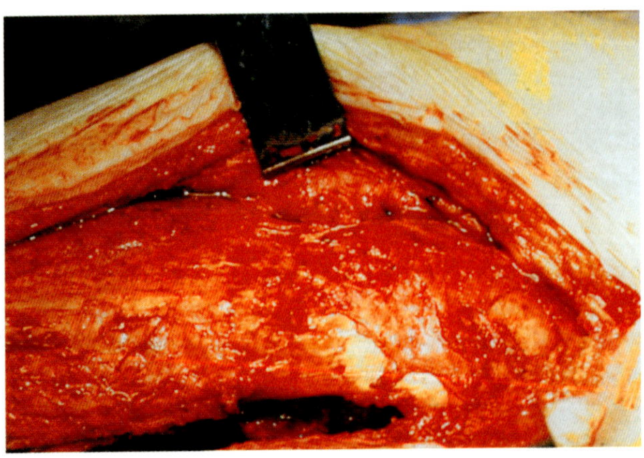

Figura 2. Fotografia mostrando a abordagem póstero-lateral para o quadril. A fáscia iliotibial (atrás do afastador), vasto lateral e glúteo médio estão bem definidos.

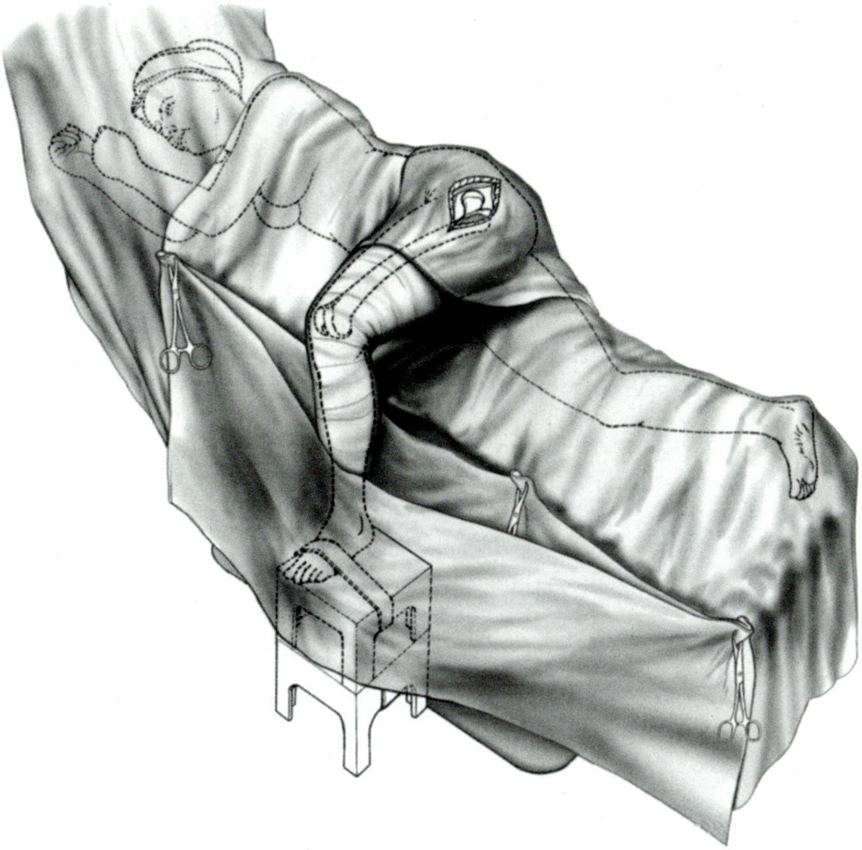

Figura 3. O quadril é luxado por meio de adução, flexão e tração longitudinal. A perna e o pé estão colocados num saco estéril.

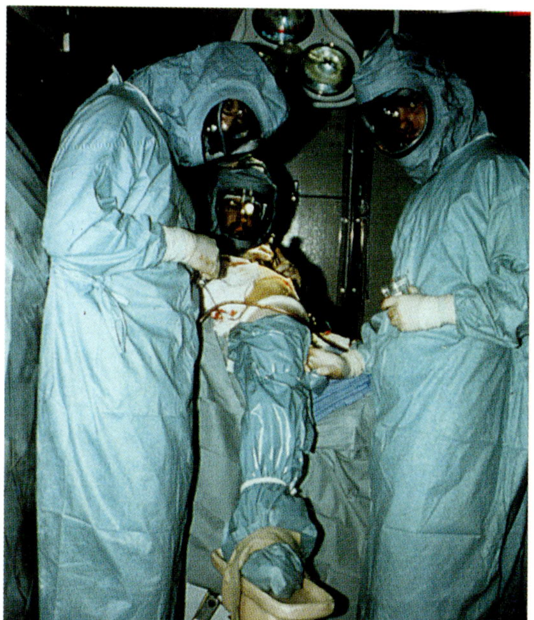

Figura 4. Fotografia mostrando a posição da perna depois da luxação do quadril. O joelho é flexionado a 90 graus e o pé é atado a um suporte. Esta posição permite excelente visualização do canal femoral.

A remoção do componente protético e do cimento acrílico pode ser muito desafiadora, especialmente nos casos em que o processo séptico é de instalação recente. Os componentes protéticos não devem estar frouxos, e a interdigitação apertada entre osso e cimento ou entre osso e o implante sem cimento pode dificultar a remoção do componente. Em geral, isto demanda uma técnica laboriosa e meticulosa para evitar perda desnecessária de estoque ósseo. Recomendamos o uso de uma osteotomia do trocânter maior para produzir uma melhor exposição em tais casos para evitar a perfuração do fêmur. Em casos extremamente complicados, uma osteotomia estendida do trocânter maior pode ser indicada. Favorecemos o uso de ferramentas manuais para remover o cimento proximal ou para romper a interface osso-prótese num implante sem cimento. Tentamos evitar janelas femorais corticais quando da remoção do cimento. Esta técnica pode enfraquecer e potencialmente desvascularizar o osso, e um componente femoral mais comprido também será necessário para contornar o defeito. Estes são todos importantes efeitos quando se lida com artroplastia do quadril infectada, em que é óbvio se preocupar com a recorrência da infecção. Ferramentas mecânicas são usadas para remover o tampão distal de cimento ou remover um pedestal ósseo distal.

Em casos em que a infecção foi de duração mais longa, a interface osso-cimento ou a interface osso-prótese pode estar comprometida, e a remoção do componente protético e do cimento pode ser mais fácil. Em geral, tentamos remover todo o cimento, a não ser que haja um sério risco de comprometimento do estoque ósseo, que pode colocar em risco um futuro implante.

Depois da remoção de todos os componentes e do cimento, se presente, uma completa limpeza cirúrgica é executada. O canal femoral e o leito acetabular são meticulosamente limpos para remover todo o tecido fibroso e tecido inflamado (Fig. 5). O quadril é a seguir irrigado com uma solução salina contendo polimixina e bacitracina. A polimixina destrói as propriedades osmóticas da membrana da célula bacteriana, e a bacitracina interfere com o segundo estágio da síntese da parede celular. Reconhecemos que o uso de antibióticos no fluido de irrigação é controverso.

As camadas fasciais são cuidadosamente fechadas seguidas pelos tecidos subcutâneos e a pele com suturas interrompidas. Num caso raro em que os tecidos estejam extremamente inflamados pode ser feita oclusão da ferida cirúrgica com curativo, e o fechamento é realizado dias depois, quando a inflamação tiver regredido. Se uma osteotomia trocantérica tiver sido executada, ela é refixada ao fêmur com um único fio metálico. Drenos com grandes orifícios são empregados por cerca de dois dias. O sistema de irrigação contínua não é mais usado.

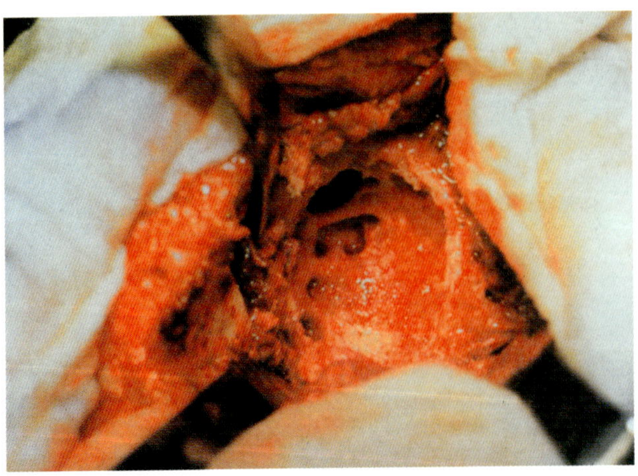

Figura 5. Fotografia mostrando o leito acetabular depois da limpeza cirúrgica. Todo tecido fibroso e inflamado deve ser removido.

TRATAMENTO PÓS-OPERATÓRIO

A extremidade inferior é colocada em suspensão balanceada com tração esquelética tibial por aproximadamente 2 semanas. Assim que uma estabilidade aceitável do quadril tiver sido obtida, o que é avaliado através de movimentos de pistonagem com empurradas-puxadas suaves, a tração esquelética é removida e o paciente inicia exercícios para amplitude de movimentos, suaves, progressivos e ativos. Depois disto, o paciente começa a realizar movimentos pendentes, é liberado para ficar em pé e inicia deambulação com carga parcial utilizando um andador, sob a supervisão de um fisioterapeuta. O paciente progride seu programa de reabilitação conforme o tolerado. A anticoagulação profilática está indicada para reduzir o risco de tromboembolismo, que está aumentado devido ao longo período de repouso no leito.

Terapia Antibiótica

Nosso protocolo inclui seis semanas de antibióticos intravenosos em doses suficientes para obter uma titulação sérica de bactericida (TSB) pós-pico de pelo menos 1:8. Uma técnica de diluição em tubo é empregada, na qual a atividade bactericida sérica do antibiótico em teste contra o organismo infectante do paciente é determinada. Os espécimes séricos pós-pico são retirados uma, uma e meia, duas, três ou seis horas após a administração dos antibióticos, dependendo de se a freqüência da dose foi a cada quatro, seis, oito, doze ou vinte e quatro horas, respectivamente. As amostras séricas são então diluídas de 1:2 até 1:2.048 e são então acrescentadas aos organismos infectantes na cultura. A titulação sérica bactericida (TSB) é definida como a maior diluição do soro, que é capaz de causar a morte de 99% dos organismos infectantes. A escolha da droga e da dosagem dependente da sensibilidade quantitativa do organismo, sendo dada consideração para a capacidade de penetração da droga e sua capacidade de matar a bactéria (concentração bactericida mínima) em vez de inibir a bactéria (6).

As seis semanas de terapia são avaliadas a partir do momento em que a prótese e todos os corpos estranhos são removidos. Nossos pacientes são tratados por um especialista em doenças infecciosas, que escolhe o antibiótico e monitora as titulações séricas bactericidas pós-pico. Alterações no regime antibiótico são feitas de acordo com os resultados das culturas e titulações. Após a reimplantação, os pacientes recebem antibióticos intravenosos até que as culturas intra-operatórias sejam consideradas negativas. Se as culturas ainda forem positivas, a terapia antibiótica intravenosa com titulações apropriadas é mantida por pelo menos mais seis semanas.

Acreditamos que a TSB pós-pico é um dos fatores prognósticos chaves na determinação do sucesso do reimplante. A concentração bactericida mínima (CBM) revela a capacidade potencial do antibiótico de matar o organismo, mas é a TSB pós-pico que reflete a concentração antibiótica realmente liberada na corrente sangüínea. Ela também pode revelar qualquer efeito sinérgico que possa ocorrer quando vários antibióticos começam a ser utilizados para o tratamento de uma infecção. Assim, o sucesso da terapia antibiótica depende da CBM e da TSB obtidas em vez da identidade do organismo. Os organismos gram-negativos podem ser altamente sensíveis a antibióticos, e mesmo bactérias da mesma espécie podem apresentar sensibilidades variáveis. Uma infecção gram-negativa pode não ser virulenta (4).

No passado, os autores definiram os critérios básicos específicos para a implantação levando em conta a identidade do organismo. Os organismos gram-negativos, especialmente *Pseudomonas*, eram considerados virulentos. Mc Donald et al. recomendaram um retardo na reimplantação para as artroplastias totais de quadril infectadas com um organismo gram-negativo (5). Desde 1975, obtemos as concentrações bacterianas mínimas (CBM) e as titulações séricas bactericidas (TSB) pós-pico para ajudar a determinar se uma artroplastia total de quadril infectada pode ser considerada candidata a uma reimplantação. Uma TSB pós-pico de no mínimo 1:8 foi considerada um parâmetro decisivo para indicar a reimplantação. Em um estudo recente de 32 artroplastias infectadas de quadril tratadas com um protocolo de reimplantação em dois estágios, uma TSB pós-pico mínima de 1:8 foi atingida contra todos os organismos gram-positivos, exceto um enterococo isolado. Uma titulação mínima de 1:8 foi obtida em dezessete entre vinte organismos gram-negativos isolados (4).

Nesta série, 29 entre 32 (90%) dos quadris reimplantados receberam um curso completo de antibióticos intravenosos durante seis semanas. Dois pacientes receberam quatro semanas de antibióticos, e um recebeu 20 dias de medicamento. Não houve infecções recorrentes nestes três pacientes. As titulações séricas bactericidas pós-pico obtidas nestes pacientes foram de 1:16, 1:512 e 1:2.048, respectivamente. Isto sugere que, na presença de uma bactéria altamente sensível, um curso mais curto de antibióticos intravenosos, talvez de 3 a 4 semanas, pode ser suficiente. Em uma média de 40 meses após o reimplante, a infecção recidivou em três quadris (9,4%). Titulações bactericidas séricas mínimas pós-pico de 1:8 foram obtidas em 28 dos 32 quadris que foram reimplantados, e somente um destes quadris (3,6%) apresentou uma infecção recorrente. Dois dos quatro quadris, nos quais níveis TSB pós-pico inadequados foram obtidos, desenvolveram uma infecção recorrente (p = 0,035). A TSB pós-pico inadequada foi considerada estatisticamente significativa em pacientes com infecções recorrentes (4).

Reimplantação

A decisão de reimplante de um novo quadril depende do estado de saúde geral do paciente, do potencial para reabilitação, da qualidade dos tecidos moles e osso, da perda óssea e da capacidade de obtenção de níveis de antibióticos apropriados. Em geral, a reimplantação é considerada depois que o paciente recebe seis semanas de antibióticos intravenosos com uma titulação bactericida sérica de pelo menos 1:8, ausência de sinais de infecção, evolução clínica benigna e boa cicatrização da ferida.

Um planejamento pré-operatório adequado é essencial de modo a se ter disponíveis componentes de tamanho apropriado para facilitar uma reconstrução biomecânica satisfatória quando existe um déficit de estoque ósseo. Além disso, devem ser tomadas providências para que aloenxertos estejam disponíveis se houver grandes deficiências ósseas tanto no acetábulo como no fêmur. No momento da reimplantação, várias culturas são obtidas, bem como exames com corante de Gram e cortes histológicos congelados. Além disso, os tecidos são cuidadosamente inspecionados, e, se ainda houver evidências de inflamação aguda, um desbridamento adicional é realizado e a reconstrução pode ser adiada para um segundo tempo. Se o exame com o corante de Gram for positivo ou se forem encontradas mais de cinco células polimorfonucleares por campo de alta potência nos cortes congelados, o reimplante também deve ser adiado. Nesses casos, a ferida é fechada e o paciente é mantido em tração esquelética e recebe antibióticos intravenosos. Se as culturas pós-operatórias forem negativas, o paciente é considerado pronto para a reimplantação. Se as culturas pós-operatórias ainda forem positivas, o paciente é novamente tratado com antibióticos intravenosos por mais seis semanas.

Preferimos o uso de cimento impregnado com antibióticos para a reimplantação. Nosso trabalho prévio avaliando o líquido articular das artroplastias totais de quadril implantadas com cimento impregnado com gentamicina revelou altos níveis locais de antibióticos e baixos níveis séricos. Os níveis locais de antibióticos no primeiro dia de pós-operatório foram em média de 14,9 μg/ml, sete vezes mais altos do que os obtidos em pacientes que receberam gentamicina intravenosa (2,2 μg/ml). O nível antibiótico na articulação persistiu e era de 5 μg/ml após quatro semanas. Em contraste, os níveis séricos variaram somente 0,01 μg/ml no sétimo dia de pós-operatório (1,7). A alta concentração local de gentamicina nesses quadris foi eficaz não somente contra organismos gram-negativos, mas contra muitas bactérias gram-positivas, incluindo *Staphylococcus aureus* e *Staphylococcus epidermidis*. Assim, o cimento impregnado com antibióticos gera altos níveis locais de antibióticos e baixos níveis séricos, o que diminui o potencial para toxicidade sistêmica.

Cimento impregnado com antibióticos (i.e., Palacos) não são encontrados nos EUA, e o cirurgião deve misturar os antibióticos manualmente. Geralmente utilizamos cimento impregnado com tobramicina, já que a gentamicina em pó não é encontrada. Quando se mistura o antibiótico com o cimento, é importante a criação de uma mistura homogênea, para evitar regiões com altas concentrações de antibióticos que podem ser biomecanicamente fracas. O acréscimo de antibióticos líquidos está contra-indicado porque eles afetam de modo adverso as características biomecânicas do cimento. Apesar de o acréscimo de antibióticos espécie-específicos ser atraente, as características de decantação de alguns antibióticos são incertas, e seus efeitos sobre as propriedades biomecânicas do cimento são desconhecidos (9).

Após a inserção da prótese, tratamos o paciente seguindo nosso protocolo padrão de revisão de artroplastia de quadril. Os drenos geralmente são mantidos por aproximadamente 24 a 48 horas. O paciente é mantido em antibióticos intravenosos até que os resultados das culturas intra-operatórias sejam negativos.

COMPLICAÇÕES

Uma das complicações mais temíveis após o tratamento de uma artroplastia total de quadril infectada é a recorrência da infecção. As chaves para evitar a recorrência incluem a identificação do organismo infectante, uma completa incisão e desbridamento e titulações de bactericidas séricos apropriadas. Se houver uma recorrência, a infecção deve ser agressivamente tratada, e a remoção do componente geralmente é necessária. Nestes casos, o cirurgião deve ter uma conversa franca com o paciente sobre o prognóstico do quadril. Devem ser feitas sérias considerações sobre uma artroplastia de ressecção, já que o sucesso dos reimplantes secundários é bastante reduzido.

CASO ILUSTRATIVO DA TÉCNICA

O paciente era um homem de 57 anos de idade, 16 meses após uma revisão de artroplastia total de quadril, que se queixava de dor intensa no quadril direito. O paciente havia sido submetido a uma artroplastia total de quadril sem cimento três anos antes. Durante o curso deste procedimento, o paciente sofreu uma fratura espiralada do fêmur, que foi tratada com fios de cerclagem. Quinze meses mais tarde, o paciente foi submetido a uma revisão cimentada devido ao apouxamento do componente femoral.

Quando foi encaminhado para avaliação, o paciente apresentava dor com carga e era capaz de caminhar somente por três quarteirões com uma claudicação pronunciada. O paciente obteve algum alívio com o uso de medicamentos antiinflamatórios, mas ele considerava inaceitável uma diminuição de seu nível de atividade. As radiografias revelaram uma linha radiolucente contínua circundando a interface cimento-osso. A posição da fixação e da cúpula acetabular era boa (Fig. 6).

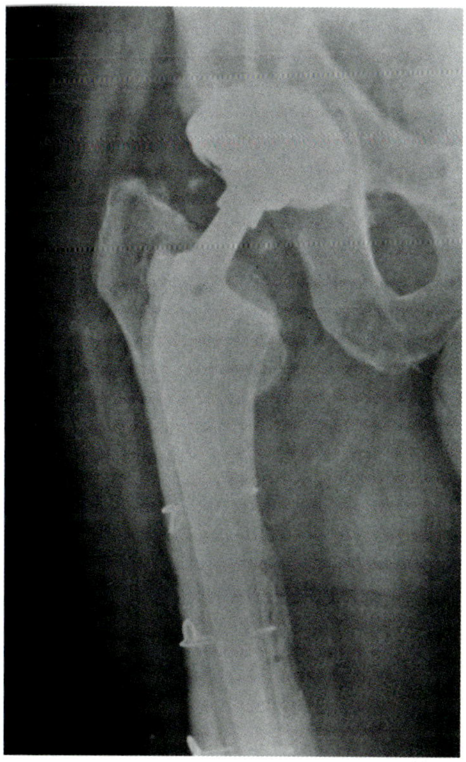

Figura 6. Radiografia 16 meses após revisão com um componente femoral cimentado demonstra uma linha radiolucente contínua na interface osso-cimento.

O paciente subseqüentemente foi submetido a revisão do componente femoral. Durante a exposição do quadril, tecido inflamatório foi observado ao redor da articulação do quadril. Vários espécimes de tecidos foram enviados para avaliação de lacunas com cortes por congelamento, exame com corantes de Gram e cultura. O exame histológico dos cortes congelados revelou a presença de sinais de inflamação crônica e aguda. Vários leucócitos polimorfonucleares e cocos gram-positivos foram detectados no exame com corante de Gram. Em vista destes achados, o quadril foi considerado infectado. Uma completa incisão e desbridamento foram realizados. Uma osteotomia trocantérica foi realizada para facilitar a remoção tanto dos componentes como do cimento. Dois drenos foram colocados no quadril, e estes foram removidos após 48 horas (Fig. 7).

O paciente iniciou o uso de cefazolina intravenosa para uma presumida infecção por germes gram-positivos. A cultura evidenciou *Staphylococcus epidermidis.* As titulações séricas bactericidas pós-pico foram de 1:16 para a cefazolina e de 1:64 para a clindamicina. O regime antibiótico foi trocado para clindamicina devido ao resultado de sua maior titulação. O paciente recebeu um curso de seis semanas de antibióticos intravenosos. A ferida do quadril e o curso pós-operatório foram benignos.

O quadril foi subseqüentemente reimplantado com um componente acetabular não-cimentado e um componente femoral cimentado. Duas cabeças femorais alógenas foram morcelizadas e impactadas dentro do canal femoral. O componente femoral foi fixado com cimento impregnado com tobramicina. No período pós-operatório, o paciente foi mantido em antibióticos intravenosos até que as culturas intra-operatórias se negativaram. Os drenos foram removidos após 48 horas.

O paciente está evoluindo bem 8 anos após o procedimento. Ele não se queixa de dor no quadril e deambula sem suporte ou claudicação por distâncias ilimitadas. Não houve recorrência da infecção (Fig. 8).

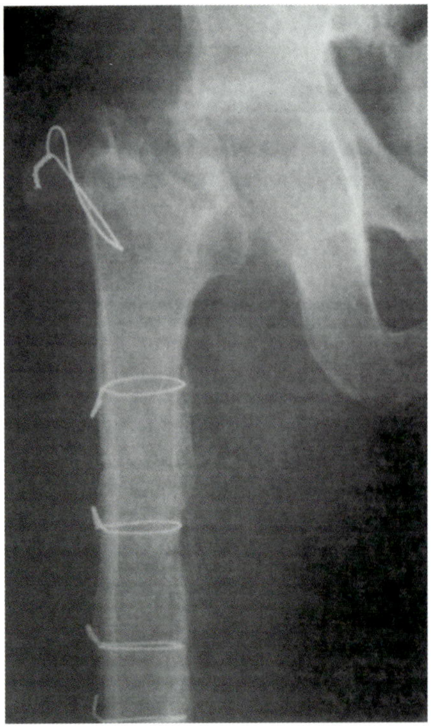

Figura 7. Radiografia após a incisão, desbridamento e remoção dos componentes e do cimento. Uma osteotomia trocantérica foi realizada para facilitar a remoção do cimento.

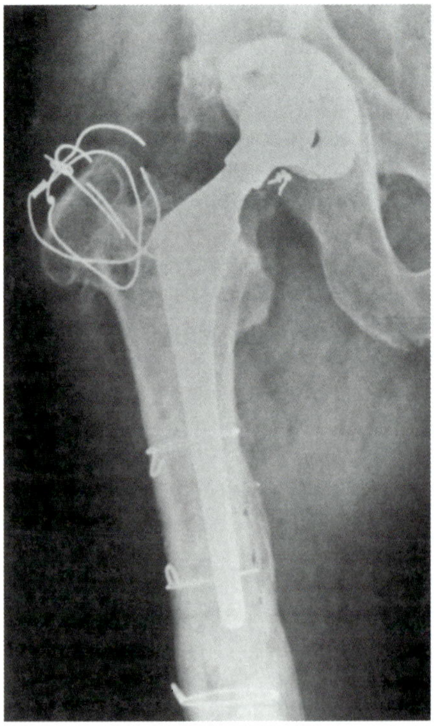

Figura 8. Radiografia 18 meses mais tarde após a reimplantação com uma artroplastia total de quadril híbrida. O componente femoral foi implantado com cimento impregnado com tobramicina e enxerto com impactação de osso alógeno. A osteotomia trocantérica está consolidada.

LEITURAS RECOMENDADAS

1. Callaghan, J. J., Salvati, E. A., Brause, B. D., Rimnac, C. M., and Wright, T. M.: Reimplantation for salvage of the infected hip: rationale for the use of gentamicin-impregnated cement and beads. The Frank Stimidified Award of the Hip Society. In: *Proceeding Thirteenth Annual Meeting of-the Hip Society.* CV Mosby, St. Louis, 1985, pp. 65-94.
2. Garvin, K. L. and Hanssen, A.P.: Infection after total hip arthroplasty. *J. Bone Joint Surg* 77A:1576-1588, 1995.
3. Goulet, J. A., Pellicci, P. M., Brause, B. D., and Salvati, E. A.: Prolonged suppression of infection in total hip arthroplasty. *J. Arthroplasty,* 3:109-116, 1988.
4. Lieberman, J. R., Callaway, G. H., Salvati, E. A., Pellicci, P. M., and Brause, B. D.: Treatment of an infected total hip arthroplasty with two-stage reimplantation protocol. *Clin. Orthop.,* 301:205-212, 1994.
5. Lieberman, J. R., Huo, M. H., Schneider, R., Salvati, E. A., and Rodi, S.: Evaluation of the painful hip arthroplasties. Are technetium bone scans necessary? *J. Bone Joint Surg.,* 73-A:475, 1993.
6. McDonald, D. J., Fitzgerald, R. H., Ilstrup, D. M.: Two stage reconstruction of a total hip arthroplasty because of infection. *J. Bone Joint Surg.,* 71-A:829-834, 1989.
7. Salvati, E. A., Callaghan, J. J., and Brause, B. D.: Prosthetic reimplantation for salvage of the infected hip. *AAOS Instruct. Course Lect.,* Volume XXXV:234, 1986.
8. Salvati, E. A., Callaghan, J. J., Brause, B. D., Klein, R. F., and Small, R. D.: Reimplantation in infection. *Clin. Orthop.,* 207:83-93, 1986.
9. Wright, T. M., Sullivan, D. J. H., and Arnoczky, S. P.: Report on an investigation of the effect of antibiotic additions on the fracture properties of polymethylmethacrylate bone cements. *Acta Orthop. Scand.,* 55:414-418, 1984.

16

Revisão Acetabular

Clement B. Sledge e Hugh P. Chandler

INDICAÇÕES/CONTRA-INDICAÇÕES

Uma revisão acetabular pode ser complexa ou simples. Num acetábulo modular com um revestimento bem-fixado, uma simples troca de revestimento é indicada devido a desgaste ou pode ser realizada em conjunto com uma revisão femoral devido a afrouxamento com a finalidade de estender a vida do revestimento. A simples troca do revestimento não é possível num componente cimentado ou num componente não-cimentado no qual o revestimento de polipropileno não é modular. Em geral, as indicações para revisão de um componente acetabular cimentado ou não-cimentado incluem: 1) dor na virilha tendo um componente acetabular com uma completa linha radiolucente (LRL), 2) uma LRL progressiva com ou sem dor e 3) uma clara alteração na posição do componente nas radiografias indicando afrouxamento. A presença de perda óssea devido a fratura ou osteólise é uma das mais complexas indicações para revisão. A localização e a quantidade de perda óssea são elementos críticos para avaliar no planejamento pré-operativo em relação ao equipamento necessário e o método apropriado.

É útil empregar um sistema de classificação de perda óssea para facilitar o planejamento cirúrgico (Fig. 1). A classificação mis simples inclui quatro categorias: *primeira*, defeitos contidos com borda intacta; *segunda*, deficiência da borda; *terceira*, deficiência combinada da cavidade acetabular e da borda, e *quarta*, descontinuidade pélvica.

A revisão acetabular é contra-indicada em pacientes incapazes de se submeter a um procedimento cirúrgico extensivo ou para pacientes sem dor que não deambulam. Se uma LRL progressiva, assintomática, estiver presente ou no caso em que uma taxa de progressão do desgaste, de migração do componente, ou de perda óssea, for tão lenta que o paciente possa esperar viver razoavelmente o restante de sua vida antes que a revisão se torne necessária por causa da dor, por perda de função, ou por falha mecânica catastrófica, a revisão acetabular não é obrigatória.

C. B. Sledge, M. D.: Department of Orthopedic Surgery, Brigham and Women's Hospital, Boston, Massachusetts 02115.
H. P. Chandler, M. D.: Department of Orthopaedic Surgery, Massachusetts General Hospital, Boston, Massachusetts 02114.

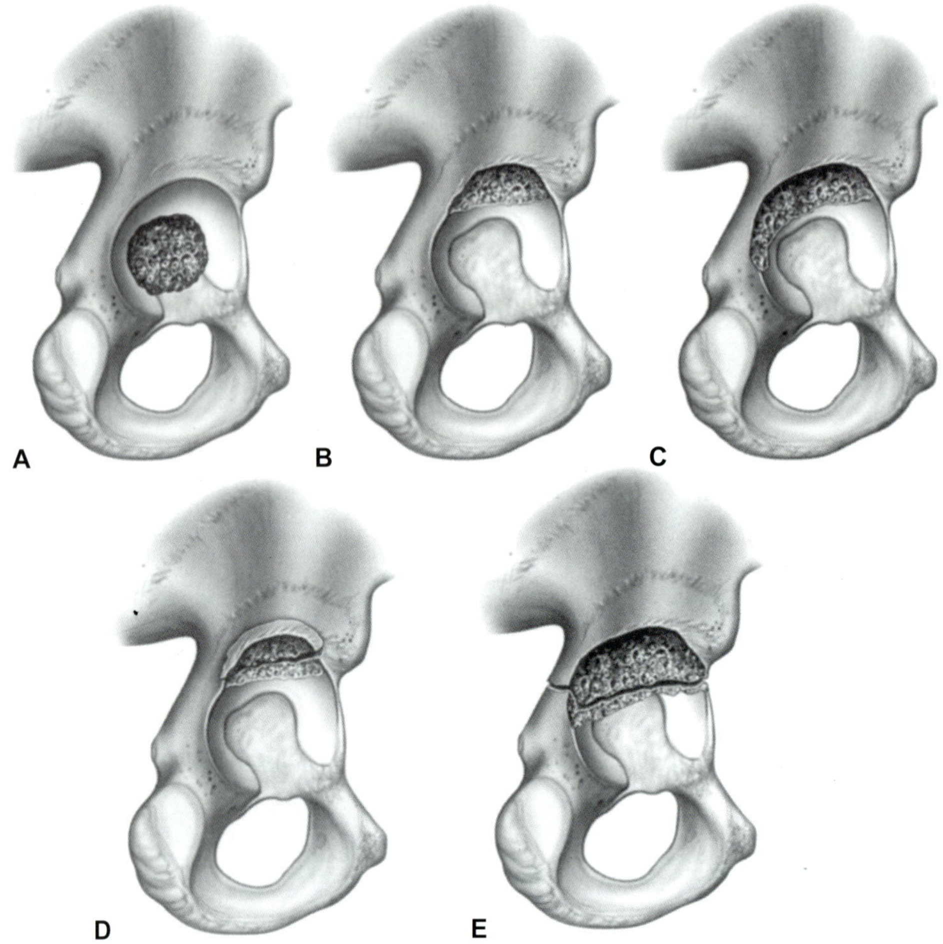

Figura 1. As quatro classes de perda óssea que são úteis para facilitar o planejamento cirúrgico são: **(A)** defeitos de cavidade com borda intacta; **(B, C)** deficiências de borda que podem ser em um ou mais quadrantes do acetábulo tais como **(B)** superior ou **(C)** combinado superior/posterior; **(D)** defeitos combinados de cavidade e borda; e **(E)** descontinuidades pélvicas nas quais o acetábulo superior e inferior se separaram como resultado de defeitos da coluna posterior e inferior.

A presença de infecção é uma contra-indicação relativa. A primeira prioridade é afastar o diagnóstico da presença de infecção; se existir infecção, o organismo e sua sensibilidade a antibióticos devem ser determinados. Esta informação deve ser cotejada com uma avaliação da condição geral do paciente e da natureza e da quantidade de perda óssea para determinar se uma revisão de um estágio ou de dois estágios será mais bem indicada. Se a prótese estiver estável, e se o organismo presente for sensível e responder a antibióticos, poderá ser realizada uma revisão em um estágio. Porém se houver suficiente perda óssea que vá necessitar do emprego de enxerto ósseo ou do uso de conchas ou placas, é mais prudente realizar a reconstrução em dois estágios.

PLANEJAMENTO PRÉ-OPERATÓRIO

É importante entender a natureza e a extensão da deficiência óssea antes de se empreender a operação de revisão a fim de que equipamento especial possa ser obtido se necessário. O tipo e quantidade de aloenxerto, o tipo e dimensões da concha de protrusão e a presença ou ausência de defeitos nas colunas devem ser antecipados. Incidências radiográficas padrões, suplementadas por incidências de Judet para avaliar a coluna anterior e posterior, são usualmente suficientes. Por vezes, sse houver suspeita de perda óssea mais extensa, imagens de tomografia computadori-

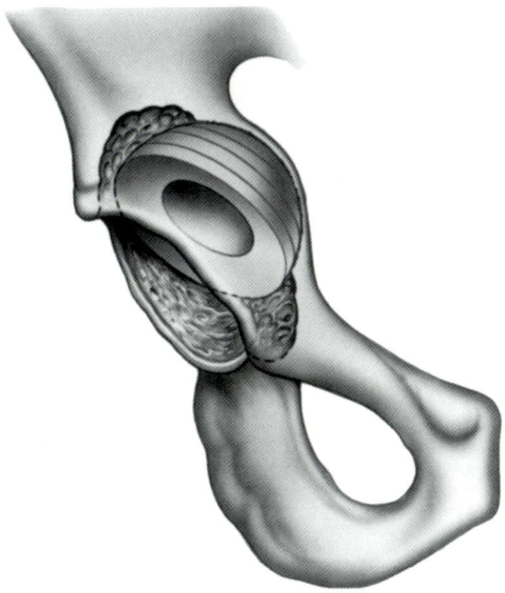

Figura 2. No defeito tipo "armadilha de macaco", a forma da protusão é tal que a cavidade é maior do que a entrada.

zada com correção para "artefatos" metálicos serão necessárias. Se a protrusão for grande, tanto uma RM como uma angiografia poderão ser utilizadas para demonstrar a localização dos vasos ilíacos.

Defeitos contidos sem mudança de posição do componente geralmente podem ser tratados por simples revisão com uma taça não-cimentada. Se existir uma protrusão, pode haver uma migração cilíndrica intrapélvica que pode ser tratada por enxertia óssea do defeito e inserção de um componente acetabular sob ajuste por pressão *(press-fit)* na borda intacta. Se porém a forma da protrusão é tal que a cavidade é maior do que a entrada ("armadilha de macaco") (Fig. 2), a entrada é deficiente, e será necessária fixação suplementar, tal como uma concha.

Defeitos da borda e defeitos combinados com perda da borda e perda de cavidade irão requerer restauração da borda com uma combinação de enxerto ósseo e fixação com placa, bem como enxerto ósseo do defeito contido, provavelmente suplementado com uma concha para protrusão. A descontinuidade pélvica é usualmente mais bem tratada por meio de uma placa de reconstrução pélvica que estabiliza uma coluna, geralmente a anterior. Um aloenxerto acetabular no qual o componente é cimentado também pode ser usado. O conjunto constituído do aloenxerto e do componente acetabular é fixado dentro do defeito por parafusos nos ossos pélvicos adjacentes intactos.

Este capítulo ilustrará o tratamento de defeitos de protrusão maciços utilizando uma concha para protrusão e aloenxerto em partículas. Vários diferentes tipos de anéis ou conchas para protrusão se encontram disponíveis: a gaiola de Burke-Schneider, o anel de Mueller e o confeccionado pela Osteonics, "gap cup™". Este último está prontamente disponível nos Estados Unidos, e por isso será utilizado no caso ilustrativo.

Abordagem Cirúrgica

Uma abordagem transglútea (lateral direto) ou uma abordagem posterior pode ser utilizada para afrouxamento simples sem perda óssea significativa, para protrusão acetabular cilíndrica e para pequenos defeitos da coluna posterior. Uma abordagem transtrocantérica é útil para defeitos da borda mais amplos, especialmente se houver um componente femoral intacto que precise ser luxado para visualizar o acetábulo.

Se um anel, concha ou aloenxerto acetabular forem necessários, uma abordagem iliofemoral permite boa visualização de todo o acetábulo e da asa ilíaca para facilitar a fixação com parafusos das placas proximais da concha de reforço ou para garantir a fixação de um aloenxerto acetabular

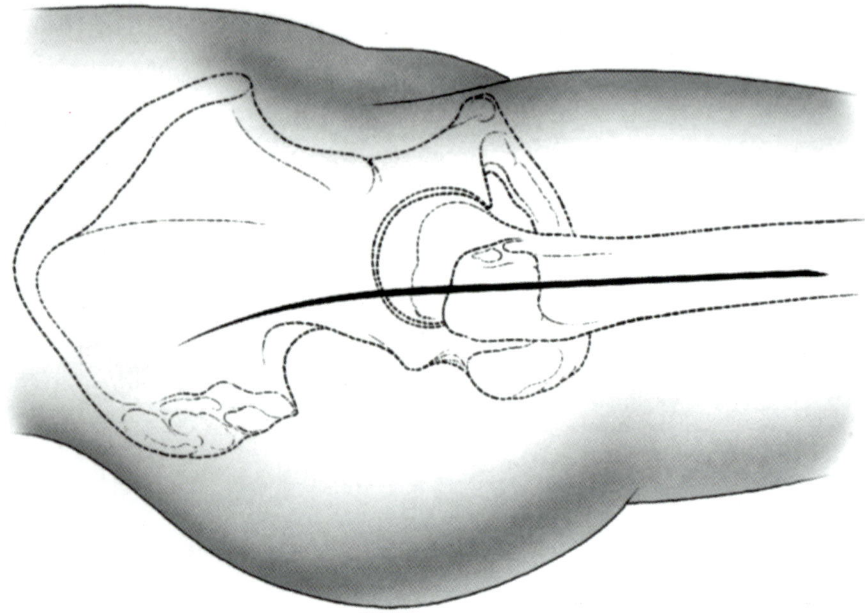

Figura 3. Uma incisão iliofemoral prolongada pode ser necessária para prover adequada exposição para um acetábulo deficiente, incluindo as colunas pélvicas e a asa ilíaca. Porém, na maioria dos casos, será suficiente utilizar uma abordagem transtrocantérica padrão. A incisão da pele deve ser generosa para permitir a dissecção proximal dos abdutores.

(Fig. 3). Um método alternativo, se as colunas anterior e posterior estiverem intactas, é usar uma abordagem transtrocantérica e descolar os músculos da asa ilíaca proximalmente (Fig. 4). Em pacientes magros, a abordagem iliofemoral padrão pode ser modificada; após uma abordagem transtrocantérica para o acetábulo, uma segunda incisão é feita sobre a crista ilíaca e os músculos

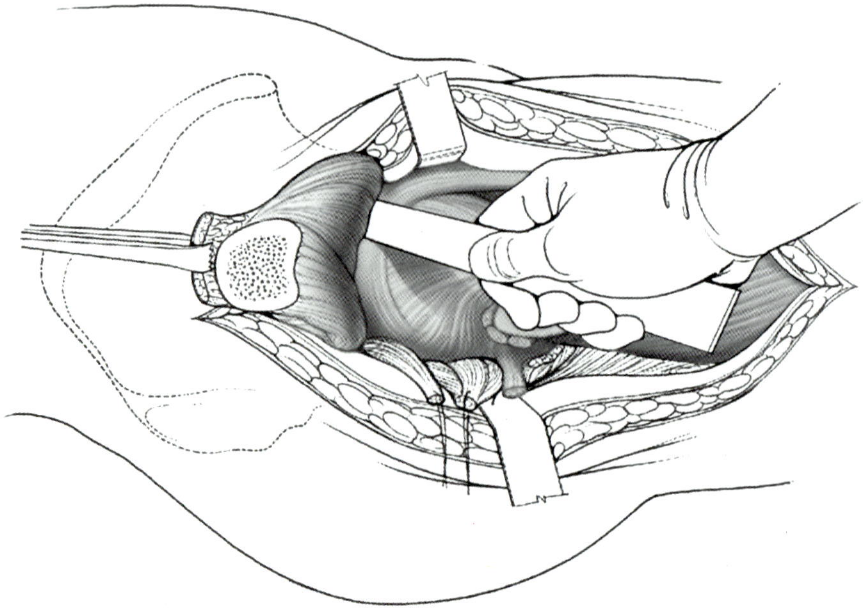

Figura 4. Depois de ser realizada a osteotomia trocantérica, os abdutores são afastados proximalmente para expor a asa ilíaca para fixação suplementar da concha de reforço e para permitir uma adequada exposição da borda superior. Se a borda for deficiente, com esta exposição ampla pode ser realizada a colocação de um aloenxerto.

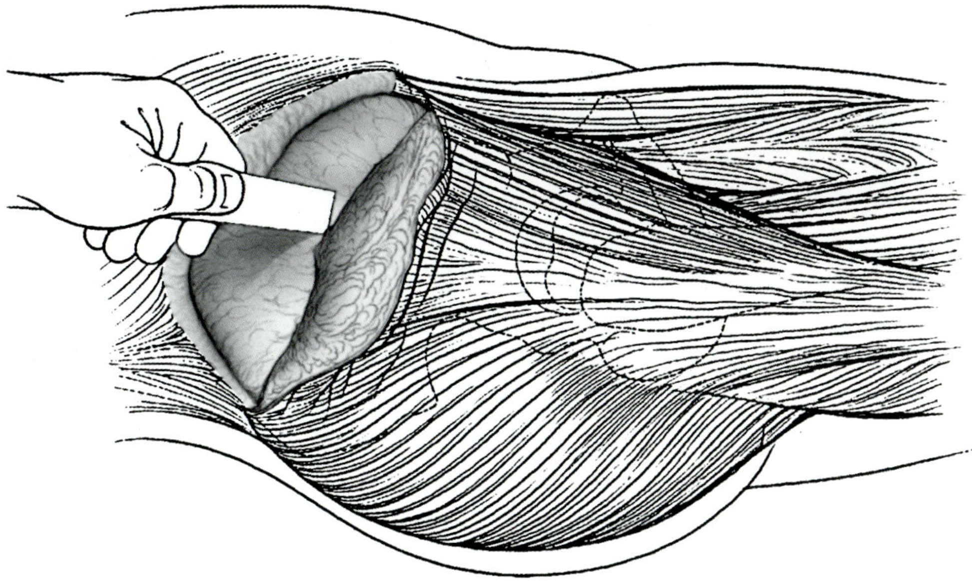

Figura 5. Uma exposição adequada da asa ilíaca é conseguida mediante o descolamento dos abdutores da asa do ílio até que a dissecção se junta à exposição anterior mostrada na Fig. 4.

glúteos são descolados da asa ilíaca (Fig. 5). A dissecção é continuada distalmente até encontrar a dissecção subperiosteal realizada em direção proximal a partir do acetábulo (Fig. 4). Quando duas dissecções se conectam, fica fácil passar os braços da taça de reforço de distal para proximal contra a superfície do ílio. Parafusos de fixação suplementar podem ser inseridos através da incisão proximal.

A preparação do acetábulo depende da quantidade e da localização da perda óssea. Se o suporte dado pelas colunas estiver perdido, ele deve ser restaurado por enxerto ósseo suplementar e placas flexíveis. Defeitos centrais são preenchidos com camadas sólidas de aloenxerto cortadas de cabeça femoral se não existir um assoalho, ou então serão preenchidos com osso particulado se houver suporte central suficiente. Defeitos da borda superior são reforçados com aloenxerto sólido ou particulado, de forma que o implante acetabular possa ser colocado em sua localização anatômica correta. Quando for obtida uma boa integridade óssea, o acetábulo é fresado para uma forma concêntrica e dimensão compatíveis com a concha de reforço escolhida (Fig. 6). Outro aloenxerto

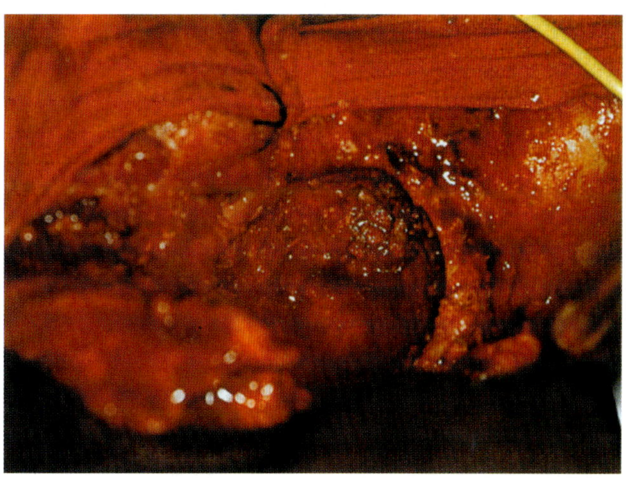

Figura 6. A taça acetabular afrouxada bem como partes moles e restos foram removidos do acetábulo, revelando uma deficiência no rebordo acetabular na posição de 11 e 12 hortas.

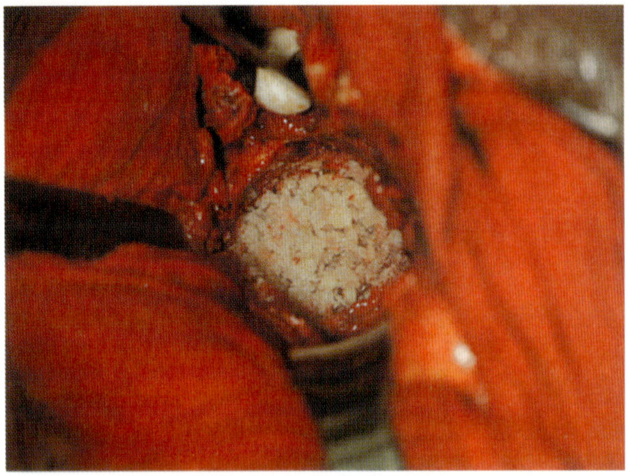

Figura 7. Uma grande quantidade de aloenxerto ósseo foi colocada nas profundezas do defeito acetabular até que o assoalho fosse restaurado ao seu nível apropriado.

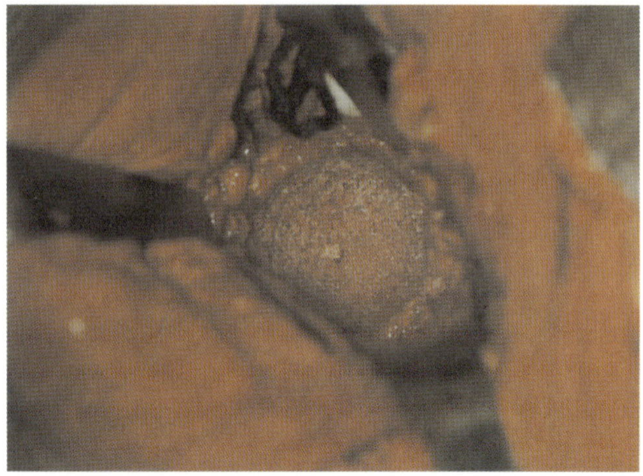

Figura 8. Fresado foram usados para moldar o aloenxerto e o osso hospedeiro para atingir uma forma concêntrica, de modo que suas dimensões possam aceitar uma concha de reforço de 56 mm.

ósseo particulado é adicionado às profundezas do acetábulo e são moldadas por fresadores usados no reverso para assegurar suporte mecânico ao implante (Figs. 7, 8). A concha de reforço é moldada de forma a ser obtido um ajuste apertado dentro do acetábulo preparado e o gancho se prenda à margem inferior do acetábulo (forâmen obturador) e as placas proximais fiquem niveladas com a asa ilíaca exposta (Figs. 9, 10). Parafusos são inseridos através dos orifícios na porção em taça da concha e através dos braços estendidos (Fig. 11) e a seguir uma taça de polietileno é fixada à cápsula, com cimento ósseo metilmetacrilato (Fig. 12). A orientação da taça obviamente é importante para permitir que exista uma amplitude de movimento adequada sem que ocorra luxação. Por causa das alterações na anatomia óssea encontradas nesses procedimentos, a orientação da taça deve ser cuidadosamente avaliada usando-se todos os marcos disponíveis, bem como guias de posicionamento. Se o componente femoral não estiver sendo revisado, a cabeça pode simplesmente ser trocada por uma nova ou o comprimento dos membros e a estabilidade podem ser ajustados trocando-se o comprimento do colo nesta ocasião. Com a movimentação e a estabilidade tidas como satisfatórias, é executado o fechamento do ferimento cirúrgico da forma rotineira.

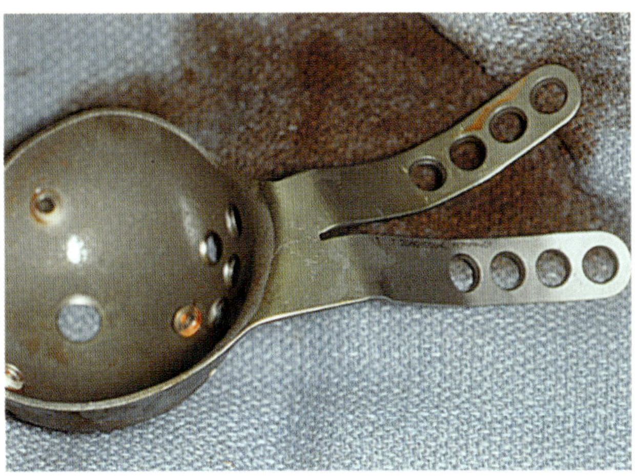

Figura 9. Os braços ilíacos da concha de reforço foram moldados para se adaptar à asa ilíaca quando o gancho inferior for posicionado por baixo da borda inferior e a taça for firmemente assentada no leito acetabular preparado.

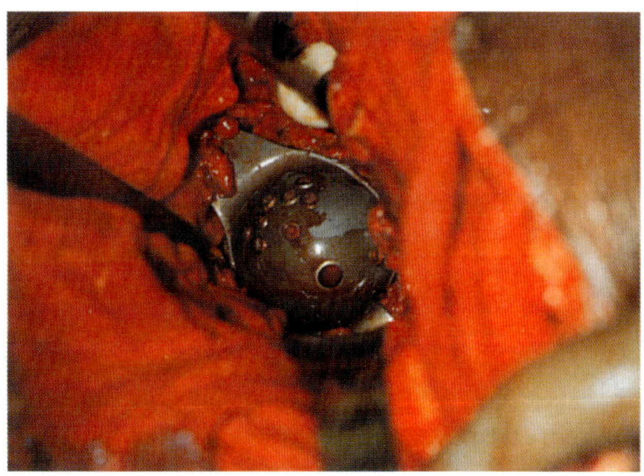

Figura 10. A concha está no lugar, e foi obtida uma boa estabilidade. Os braços ilíacos repousam cerca de 5 cm posterior à espinha ilíaca ântero-superior.

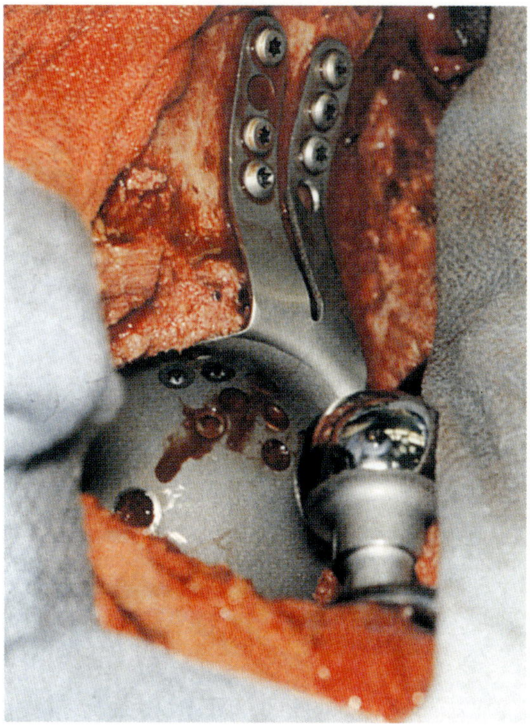

Figura 11. Parafusos são inseridos através da cúpula da concha e através de seus braços ilíacos.

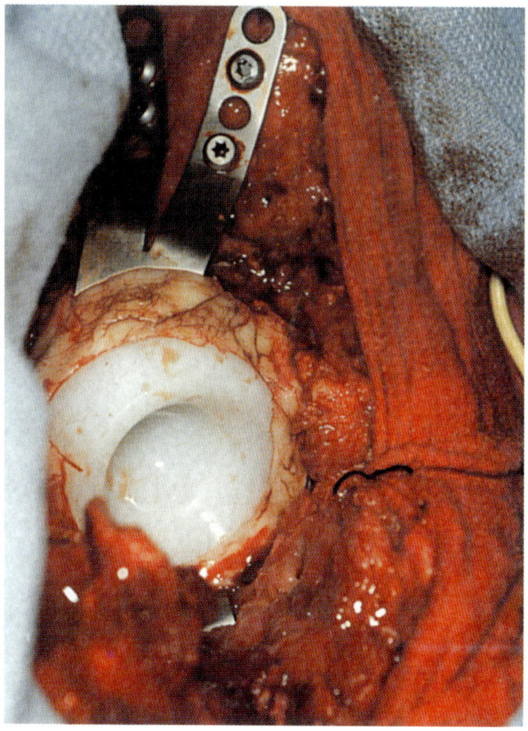

Figura 12. Uma taça de polietileno é cimentada contra a concha acetabular com 30 graus de flexão e 45 graus de abdução.

TRATAMENTO PÓS-OPERATÓRIO

Quando se trata de tratamento pós-operatório de pacientes de revisão acetabular, é difícil fazer generalizações. Seu tratamento deve ser decidido levando em conta vários fatores que variam de caso para caso — a integridade do osso hospedeiro, a qualidade da construção cirúrgica (incluindo a estabilidade do implante e de qualquer enxerto ósseo usado) e a capacidade do paciente para fazer os exercícios prescritos e seguir o programa de muletas. Em geral, o programa de exercícios pode ser instituído imediatamente. Exercícios para os abdutores devem ser evitados até a consolidação óssea do trocânter no caso de ter sido empregada uma osteotomia trocantérica. Se enxertos estruturais tiverem sido usados, um suporte com muleta/bengala deve ser mantido até que exista evidência radiográfica de que o enxerto começou a se incorporar e que o implante está estável, como demonstrado pela ausência de migração em radiografias seriadas.

COMPLICAÇÕES

Como em qualquer operação de revisão envolvendo materiais estranhos (metal, polietileno, polimetilmetacrilato e aloenxerto), a ocorrência de infecção é a maior preocupação. A não ser que uma cuidadosa atenção seja dada para a restauração do comprimento dos membros inferiores e apropriada tensão dos tecidos mole, ocorrerá luxação. O restabelecimento da integridade capsular posterior e do músculo é útil na diminuição da probabilidade de ocorrência de luxação.

A não ser que a concha de reforço se encontre bem apoiada seja pelo osso hospedeiro ou pelo aloenxerto ósseo impactado, uma falha mecânica será provável. A fixação da concha e seu suporte deve estar rígida na conclusão da cirurgia.

Falha biológica (falta de consolidação dos enxertos ósseos ou falha de incorporação dos implantes porosos) é usualmente uma conseqüência de falha mecânica. A incidência pode ser diminuída por um uso generoso de enxerto ósseo e obtenção de fixação estável do implante no momento da cirurgia. Adicionalmente, para garantir uma fixação estável da construção na ocasião da cirurgia, uma apropriada proteção do quadril, via educação do paciente e o uso de suporte com muletas, deve ser assegurada.

CASO ILUSTRATIVO DA TÉCNICA

Uma mulher de 28 anos de idade apresentou-se com dor no quadril esquerdo. Aos 12 anos foi submetida a substituição total do quadril devido a escorregamento da epífise capital femoral. A paciente evoluiu bem até os 18 anos, quando se submeteu a uma revisão de sua substituição do quadril com a revisão de um componente acetabular afrouxado utilizando uma taça não-cimentada suplementada por enxerto ósseo central. A taça não-cimentada não evoluiu com crescimento ósseo e ocorreu uma luxação intrapélvica (Fig. 13).

A revisão foi executada utilizando a prévia incisão e uma incisão suplementar sobre a crista ilíaca (Fig. 14). Uma deficiência na borda acetabular foi identificada, excluindo o uso de um componente de ajuste por pressão. Foi portanto decidido utilizar uma taça acetabular com fixação ilíaca suplementar. Uma grande quantidade de aloenxerto ósseo (fragmentado) foi depositada no defeito central sob a taça acetabular. Foi obtida uma excelente estabilidade mecânica pela combinação de aloenxerto ósseo particulado e a concha de reforço (Fig. 15). Um componente acetabular de polietileno foi cimentado na taça acetabular numa posição de 40 graus de abdução e 30 graus de flexão (Fig. 16). Isto proporcionou um quadril muito estável. Radiografias pós-operatórias imediatas revelaram uma boa posição do componente (Fig. 17).

A paciente iniciou, no período pós-operatório, um programa de exercícios evitando abdução em repouso lateral para proteger a osteotomia trocantérica até que houvesse evidência radiográfica de consolidação óssea. Ao final de oito semanas, ela estava andando com duas muletas com uma marcha de 3 pontos. Radiografias revelaram evidência de união precoce do trocânter, boa posição da concha acetabular e começo de incorporação do aloenxerto ósseo colocado centralmente (Fig. 18). A amplitude de movimento era excelente com flexão a 115 graus, rotação interna de 20 graus e rotação externa de 40 graus com forte abdução. Permitiu-se que ela progredisse para ambulação sem suporte e voltasse para trabalho sedentário.

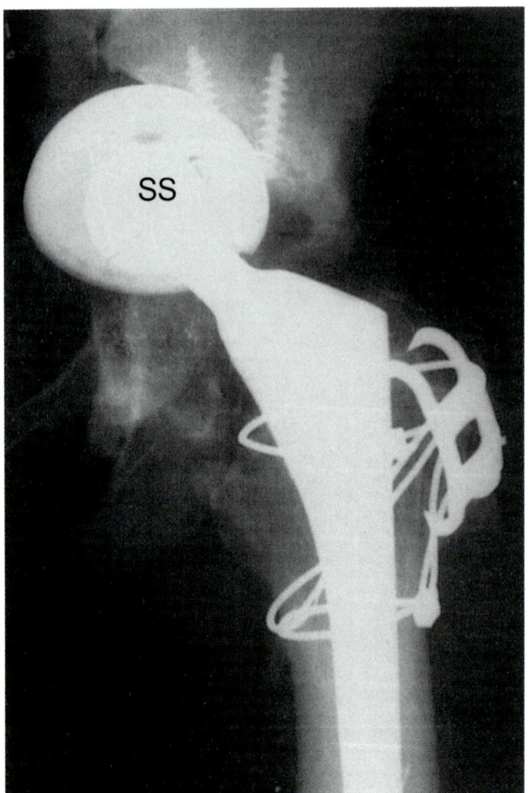

Figura 13. Radiografia pré-operatória mostrando deslocamento central do componente acetabular com ruptura do assoalho acetabular.

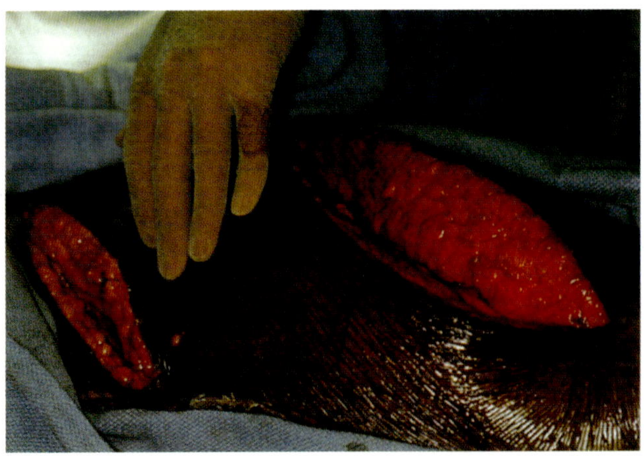

Figura 14. A incisão anterior, suplementada por uma incisão de crista ilíaca, é utilizada para exposição.

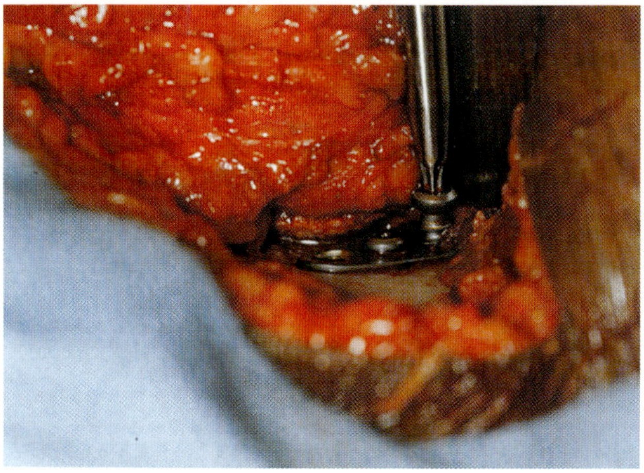

Figura 15. Parafusos são inseridos nos braços de fixação da concha, utilizando a exposição conseguida mediante o descolamento dos abdutores através da incisão ilíaca proximal.

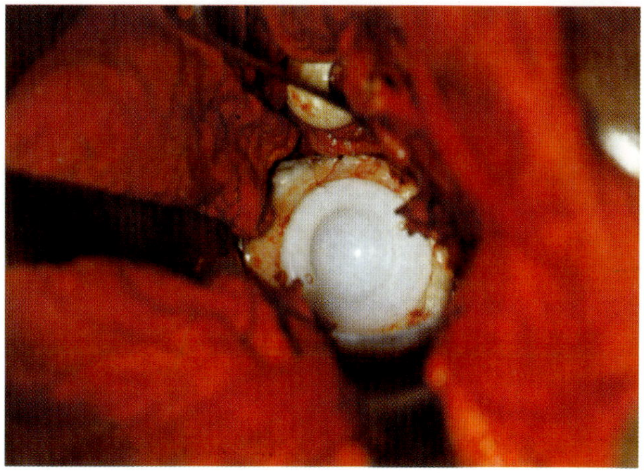

Figura 16. A concha é fixada no acetábulo, com parafusos, e a taça de polietileno é cimentada na concha.

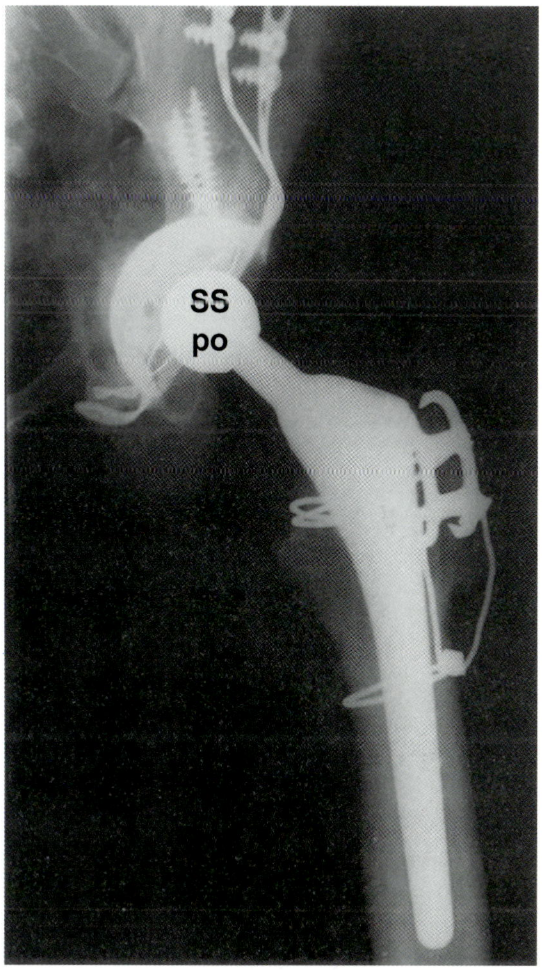

Figura 17. Radiografia pós-operatória imediata mostrando a posição da nova construção do acetábulo.

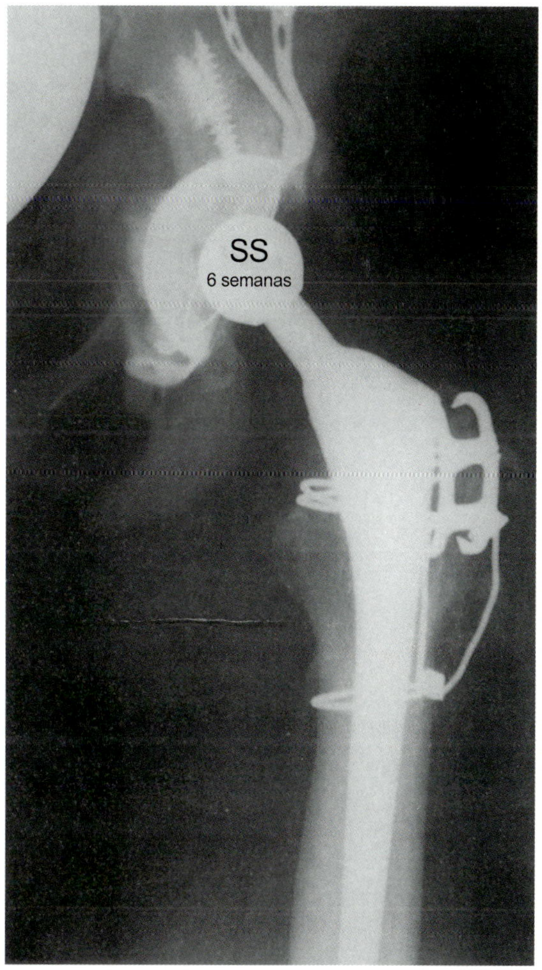

Figura 18. Ao cabo de 8 semanas, a osteotomia trocantérica está consolidada, uma incorporação precoce do enxerto ósseo está evidente e a posição dos implantes está inalterada.

LEITURAS RECOMENDADAS

1. D'Antonio, J A., Capello, and W. N. Borden, L.S., et al. Classification and management of acetabular abnormalities in total hip arthroplasty. *Clin. Orthop.,* 243:126-137, 1989.
2. Trancik, T.M., Stulberg, B.N., Wilde, A.H., Feiglin, D.H., Allograft reconstruction of the acetabulum during revision total hip arthroplasty: clinical radiographic, and scintigraphic assessment of the results. *J. Bone Joint Surg.,* (AM) 68-A 527-33, 1986.
3. Berry, D.J., and Mullet, M.E. Revision arthroplasty using an anti-protrusio cage for massive acetabular bone deficiency. *J. Bone Joint Surg.,* (Br) 74 (5):711-715, 1997.
4. Zehnter, M.K., Ganz R. Midterm results (5.5-10 years) of acetabular allograft reconstruction with the acetabular reinforcement ring during total hip revision. *J. Arthroplasty* 9(5):469-479, 1994.

17

Revisão de Artroplastia Total do Quadril – Componente Femoral

Aaron G. Rosenberg

A frase "existem muitos meios de tirar a pele de um gato" deveria ser parte da abordagem filosófica do pensamento do cirurgião. Isto representa a constatação quase onipresente de que existem usualmente diversas técnicas disponíveis numa dada situação clínica. Assim, o cirurgião na busca de uma solução para o problema de revisão de componente femoral freqüentemente encontra um cirurgião "especializado" ou "cirurgião mestre" que ensina "a técnica" apropriada para resolver todos problemas clínicos encontrados. Não é incomum encontrar profissionais que procuram extrair o máximo de uma dada tecnologia aplicando a mesma técnica para todos os casos que possam encontrar. Embora isto possa levar ao desenvolvimento de grande facilidade com uma dada técnica em particular, e até mesmo permitir expandir a indicação desta técnica para várias situações, particularmente nas mãos do "mestre", uma cuidadosa avaliação das indicações e resultados obtidos em quaisquer séries de casos clínicos levará freqüentemente a um subconjunto de pacientes que são mais "claramente indicados" ou "contra-indicados" para uma dada técnica em particular.

Ainda que as indicações de uma técnica específica para uma situação clínica específica possam ser debatidas (e freqüentemente são os focos de sessões ponto-contraponto em simpósios e reuniões), algumas técnicas especificamente são ideais para situações clínicas específicas, e, ao contrário, algumas técnicas podem ser relativamente contra-indicadas em certas situações.

Embora a literatura sobre a revisão da artroplastia total do quadril inclua várias séries de revisões consecutivas realizadas empregando uma única técnica, pode ser mais apropriado para a maioria dos cirurgiões usar a técnica que melhor se adapte às características anatômicas e clínicas do caso individual: um método que adapte o procedimento ao paciente, em vez de adaptar o paciente ao procedimento.

Vários fatores influenciam a decisão de usar uma técnica em vez de outra. Entretanto, as características fundamentais incluem a idade do paciente, o estoque ósseo e a geometria do canal, o que inclui fatores tais como dimensão do canal e configuração do canal, curvatura, localização do istmo em relação ao canal intramedular, obstrução intramedular e a presença e a localização de defeitos corticais substanciais, bem como os problemas que podem ser encontrados nas técnicas necessárias para tratar a haste que precisa ser extraída (a necessidade de remover hastes com crescimento ósseo distal, cimento ósseo retido etc.).

A. G. Rosenberg, M. D.: Department of Orthopedic Surgery, Rush Medical College, Chicago, Illinois 60612.

TRATAMENTO PRÉ-OPERATÓRIO

Uma avaliação pré-operatória da amplitude de movimento do paciente, do histórico de procedimentos cirúrgicos anteriores, bem como da imagem radiográfica do implante que fracassou, podem todos fornecer importantes informações para o planejamento da via de acesso. Independentemente da técnica de reconstrução escolhida, o cirurgião que vai realizar a revisão deve ser capaz de obter uma adequada exposição da articulação do quadril, do fêmur proximal, bem como do fêmur distal, para poder atuar da forma que for necessária para realizar a cirurgia reconstrutiva incluindo a remoção da haste e qualquer outro conteúdo de canal que não se encaixe no plano da revisão. Ainda que o cirurgião de revisão deva ter facilidade com as exposições padrões do quadril para artroplastia total do quadril, ele também precisa ser experiente em abordagens mais extensivas como parte de seus recursos técnicos. Isto deve incluir as várias técnicas disponíveis para osteomizar (e subseqüentemente fixar!) o trocânter maior, a capacidade de usar uma osteotomia extensível do trocânter quando necessário, e a capacidade para colocar uma janela no fêmur e repará-lo. Também são requeridos: o conhecimento das relações anatômicas da articulação do quadril e da metade proximal do fêmur com as estruturas vitais subjacentes, bem como a capacidade para expor e proteger essas estruturas, quando necessário.

A remoção da haste, do cimento e da membrana são todas habilidades essenciais para o cirurgião de revisão, e estas partes da reconstrução devem ser levadas em conta no planejamento pré-operatório. Hastes bem-fixadas podem requerer extratores específicos ou técnicas não-usuais para remoção do componente. Enquanto na última década vimos a introdução de múltiplas técnicas auxiliares para remoção do cimento, as ferramentas manuais simples permanecem sendo o equipamento fundamental para a maioria dos cirurgiões de revisão, e o entendimento das técnicas para seu uso é essencial. Enquanto o uso de brocas lixadoras de alta velocidade cresceu e decaiu em popularidade, devido à sua tendência de atacar o osso seletivamente em vez do cimento, elas permanecem úteis para afinar o cimento sob visualização direta e podem ser usadas para atacar tampões ósseos intramedulares da mesma maneira. Os dispositivos de abrasão de alta velocidade também podem ser usados para seccionar componentes metálicos e aparar rapidamente componentes do estoque de enxertos e são úteis em quase todas as situações de revisão.

Técnica

Várias técnicas para remoção de cimento e tampões distais de cimento incluem brocas especiais e dispositivos de extração térmicos e por ultra-som, bem como técnicas que adicionam cimento ao canal para fixar e remover o cimento velho. Estas técnicas requerem conhecimento específico dos requisitos técnicos do dispositivo, e este entendimento deve ser obtido na prática em laboratório, e não na sala de operação.

Como foi mencionado, a escolha específica da técnica de revisão irá depender de múltiplos fatores. A Figura 1 ilustra um algoritmo para revisar o fêmur. O texto a seguir explica a lógica por trás das opções veiculadas neste algoritmo.

No paciente com um fêmur proximal relativamente sem distúrbio, a escolha da fixação e do tipo de haste permite o tratamento como se o caso representasse um quadril total primário, e esta opção é apresentada como a primeira opção real neste algoritmo. Porém, a maior parte das situações de revisão apresenta-se com certo dano ao fêmur proximal. Em casos em que o estoque de osso cortical permanece sem distúrbio, há pelo menos algum dano ao canal endosteal, e a haste cimentada está fixada neste osso endosteal, que fornece a interface de fixação ideal para o cimento. Porém, no canal femoral relativamente sem distúrbio, com moderna técnica de cimentação e o uso de hastes levemente mais compridas do que normalmente seria apropriado, bons resultados podem ser alcançados. Esta opção parece ser mais atrativa no paciente idoso que tem um estoque ósseo apropriado. Ocasionalmente um componente com haste mais longa pode ser fixado bem distalmente, mas este método torna a revisão extremamente desafiadora, deixando esta opção para os bem mais idosos ou enfermos, que requerem fixação imediata do componente objetivando suporte de peso, e nos quais uma futura intervenção cirúrgica é altamente improvável.

De fato, a maior parte da literatura sobre a artroplastia total do quadril tende a inspirar menos confiança na capacidade do cimento de fornecer uma fixação de longo prazo em pacientes mais jovens, negligenciados em situações de revisão. Estes problemas levaram ao desenvolvimento

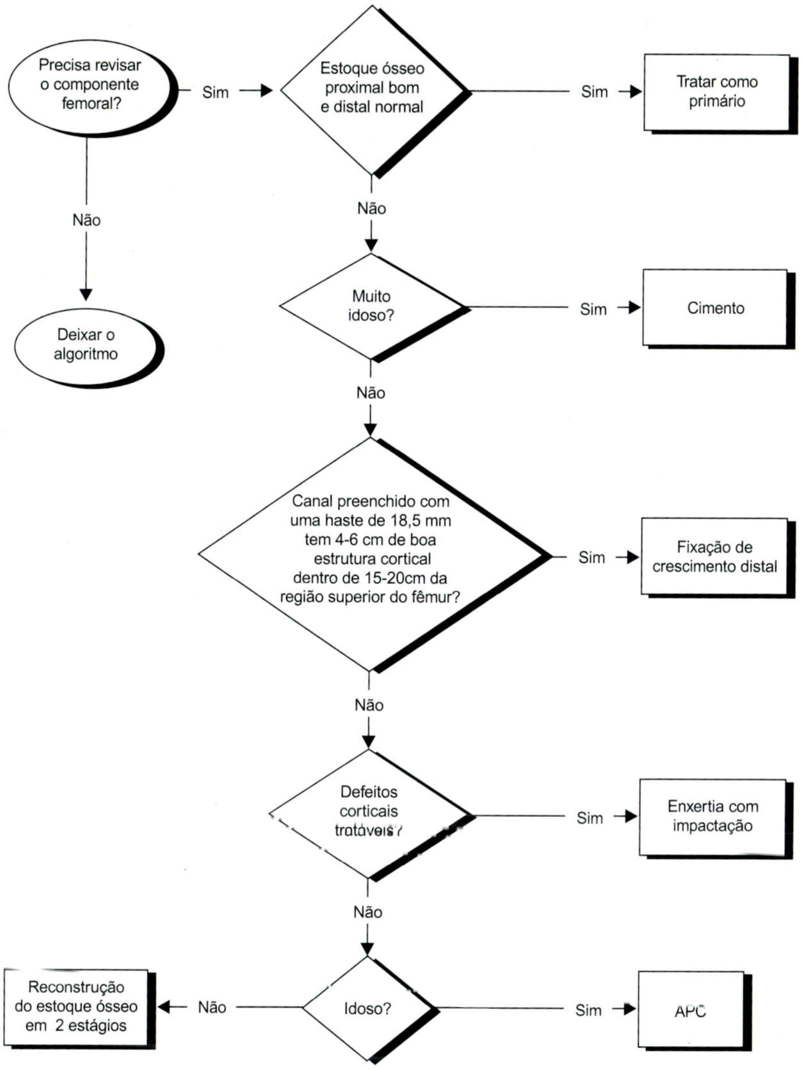

Figura 1. Um algoritmo para revisão de componente femoral.

de fixações sem cimento no final dos anos 70 e começo dos anos 80. Os pré-requisitos de fixação biológica por crescimento ósseo para dentro têm sido bem estudados. Isto inclui a necessidade de uma estrutura porosa apropriada, um contato apropriado entre o osso e a superfície para crescimento ósseo e uma relativa estabilidade da interface (movimentação mínima) para que permita que o crescimento ocorra para dentro. Infelizmente, o fêmur de revisão raramente fornece ambiente para obtenção de crescimento para dentro proximalmente, e várias séries clínicas de hastes de revisão que produziram crescimento interno proximal e utilizaram características de hastes estabilizadas proximais só revelaram a inadequação desta técnica.

Enquanto algumas hastes tiram vantagem na obtenção da estabilidade distal para alcançar o crescimento ósseo proximalmente, em pacientes com bom estoque ósseo distalmente e uma geometria que permite obter bom contato com uma haste cilíndrica em uma distância de 4 a 5 cm, um tipo de haste para fixação sem cimento que permite crescimento ósseo distal parece ser uma escolha eficaz. Várias séries na literatura documentam bons resultados ao longo de 5 a 10 anos de acompanhamento com este tipo de fixação. Os principais requisitos desta técnica incluem a capacidade para alcançar a apropriada estabilidade intra-operatória da haste em virtude da adaptação por interferência do canal distal e a capacidade de limitar o suporte de peso no período pós-operatório durante a fase de crescimento ósseo no período da reabilitação. Esta técnica pode ser estendida em casos de estoque ósseo proximal inadequado pelo uso de osteotomia "colapsante" usando uma fixação por cerclagem para trazer os remanescentes ósseos proximais fraturados em contato com a porção superior da haste.

A principal preocupação de longo prazo com esse tipo de fixação "distal" é de que ela não faz nada para restaurar o estoque ósseo do segmento femoral superior. Uma preocupação adicional enfoca o fato de que, à medida que a rigidez da haste aumenta (proporcional ao aumento do diâmetro da haste necessário para obter um ajuste por interferência num canal endosteal expandido, uma situação comumente encontrada num caso de revisão), um acentuado estresse de proteção aparece proximal à região distal de crescimento ósseo, fazendo com que com o passar do tempo ocorra uma perda óssea proximal.

Infelizmente o paciente mais velho que é portador de osteopenia e expansão do canal tende a ter mais remodelagem óssea induzida por tensão e é mais propenso a apresentar dores fortes na coxa do que pacientes mais novos, como tem sido notado em várias séries de artroplastia total do quadril primária. Além disso, a capacidade de restaurar o estoque ósseo em pacientes mais jovens permanece uma opção atrativa.

Ling, Gie, e Mckail Elting exploraram o uso de fragmento de aloenxerto ósseo impactado dentro do canal femoral proximal e a seguir usando fixação com cimento para fixar a haste no "novo" canal endosteal criado com aloenxerto. Esta técnica (com acompanhamento de curto a médio prazo) parece prometer obter uma melhor fixação na superfície endosteal devido à melhora da qualidade do osso presente para a interdigitação, ao mesmo tempo que permite a restauração do estoque ósseo da extremidade superior do fêmur. Poderia ser a técnica apropriada num paciente que tem um estoque ósseo endósteo substancialmente comprometido ou substancial expansão (o chamado fêmur proximal patuloso). Em particular, esta técnica pode ser usada acima das longas colunas de cimento distal que podem ser difíceis de remover e podem ser usadas para suportar o enchimento com enxerto ósseo acima.

Infelizmente, o número de variáveis técnicas e biológicas que podem influenciar o resultado nesta técnica é considerável e até o momento não foi bem investigado. De fato, os relatos clínicos são de uma fase inicial e são pouco numerosos. Entretanto, há um grande entusiasmo com esta técnica em vários centros. Certamente poderia parecer existir um procedimento altamente dependente da técnica e não deveria ser empregado com cuidado, treinamento apropriado e preferivelmente em candidatos adequados que não parecem ser apropriados para tratamento com técnicas alternativas mais estabelecidas.

Finalmente, em algumas circunstâncias, o estoque ósseo que seria suficiente é perdido, situação esta que irá necessitar de uma aloenxertação maciça com aloenxerto estrutural para permitir qualquer cirurgia reconstrutiva. Esta técnica "apelação de último recurso" foi inicialmente desenvolvida por oncologistas ortopédicos e, depois do sucesso inicial, tem sido adotada para os candidatos a revisões multioperadas de artroplastia total do quadril com perda óssea maciça. Embora em alguns casos de grande perda óssea femoral proximal possa ser razoável usar uma substituição com uma haste do tipo "terço proximal" ou até mesmo uma prótese do tipo modular usada em oncologia (particularmente em pacientes com expectativa limitada de vida) estas opções não permitem que seja feita a refixação do mecanismo abdutor e requerem a violação do fêmur distal para fixação. O conjunto constituído de prótese e aloenxerto permite um reatamento abdutor mais consistente e pode permitir uma menor violação do fêmur distal. Ainda que esta técnica seja muito exigente em termos técnicos, bem como à viabilidade biológica inerente a um enxerto ósseo estrutural e ao risco de transmissão de doenças, ela se mantém como parte essencial do arsenal do cirurgião de revisão. Porém, como notado no algoritmo de acompanhamento, no paciente mais jovem que não é candidato às outras técnicas mencionadas, devido a intensa perda óssea e nos quais a restauração do estoque ósseo é desejável, um procedimento de dois estágios pode ser empregado onde o estoque ósseo é restaurado inicialmente via auto-enxerto e aloenxerto, estabelecendo o cenário para um segundo procedimento para implantar e fixar uma haste dentro do canal femoral melhorado. Esta técnica só deve ser usada como último recurso e não conta com apoio da literatura.

Em conclusão, embora múltiplas técnicas estejam disponíveis para o cirurgião de revisão, o qual precisa estar familiarizado com os requisitos técnicos de cada uma, sua tarefa mais significativa consiste em avaliar as características do paciente, para determinar qual procedimento específico apresenta maior probabilidade de produzir o maior benefício e as menores complicações e que restaure mais funções. A descrição das técnicas apresentadas a seguir será benéfica neste sentido.

17A

Revisão com Componente Femoral Cimentado

Craig G. Mohler e Dennis K. Collis

INDICAÇÕES/CONTRA-INDICAÇÕES

Os resultados relatados da revisão do componente femoral utilizando cimento foram inicialmente desencorajados, com taxas de falha relativamente altas em curtos períodos de acompanhamento (1,5,8). A introdução de modernas técnicas de cimentação e próteses melhorou drasticamente os resultados da reconstrução do componente femoral na cirurgia de revisão do quadril (4,6). O autor DKC utilizou extensamente cimento para reconstrução do componente femoral desde que a prática começou e relatou 3,6 de re-revisão numa série de 110 quadris, com uma média de 4,1 anos de acompanhamento (2). Os autores realizam revisão com componente femoral cimentado em pacientes com razoável qualidade óssea femoral e preferem usar esta técnica em pacientes que têm acima de 60 anos de idade. Defeitos femorais segmentais, extrema perda óssea femoral, fraturas em torno de componentes femorais frouxos e pacientes mais novos requerem freqüentemente o uso de outras técnicas, tais como reconstrução com aloenxerto femoral com impactação ou componentes femorais com extenso revestimento poroso, como discutido na introdução deste capítulo.

PLANEJAMENTO PRÉ-OPERATÓRIO

Quando se usa cimento para reconstruções femorais em cirurgia de revisão do quadril, o planejamento pré-operatório é essencial. Radiografias ântero-posteriores de boa qualidade e incidências laterais em posição de rã e através da mesa de cirurgia devem ser obtidas, uma vez que o comprimento total da perna ou a haste femoral e a coluna cimentada devem ser visualizados em dois planos. O elemento central do planejamento pré-operatório é a seleção da prótese apropriada. O cirurgião deve estar inteiramente familiarizado com a prótese a ser usada e deve assegurar a disponibilidade de todas as dimensões de hastes e comprimentos necessários para reconstruir o fêmur com sucesso. Usamos uma haste em cromo-cobalto forjado polido de geometria retangular com largas bordas laterais, um centralizador distal e uma cabeça modular. Uma gabaritagem pré-operatória ajuda o cirurgião a determinar que dimensão do implante será necessária (Fig. 1) e na visualização dos resultados da revisão, incluindo a restauração do com-

C. G. Mohler, M. D. e D. K. Collis, M. S.: Oregon Health Sciences University, Portland, Oregon 97201.

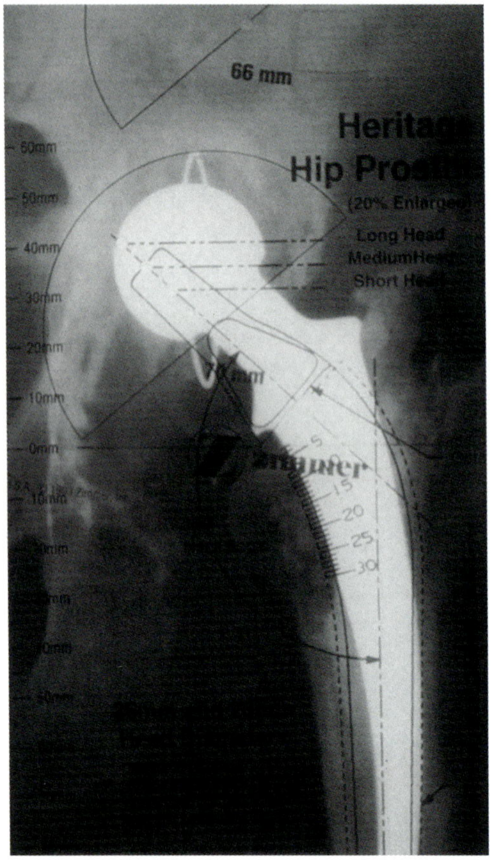

Figura 1. A gabaritagem deve ser uma parte essencial do planejamento pré-operatório. Ela permite a mensuração do comprimento do menisco, assegura a seleção do tamanho e comprimento apropriados do componente femoral e permite ao cirurgião de visualizar a esperada restauração do comprimento e compensação do membro.

primento da perna e da compensação (desvio) do colo femoral. A gabaritagem também alerta o cirurgião para a necessidade de próteses de hastes especiais para situações como substituição do esporão ou hastes extralongas (200 a 250 mm). Outro elemento do planejamento pré-operatório inclui a visualização de armadilhas potenciais que podem tornar a revisão do componente femoral com cimento difícil ou impossível de ser executada (tal como grande perda óssea ou fraturas femorais periprotéticas).

■ TÉCNICA CIRÚRGICA

O paciente é colocado numa posição de decúbito lateral com coxins especiais ou posicionadores pélvicos apropriados para imobilizar o tronco. A perna de baixo é cuidadosamente almofadada para prevenir problemas da perna contralateral, tais como síndrome do compartimento, a qual já foi relatada em cirurgia de revisão de quadril. Antes de fazer a incisão, a localização de incisões anteriores pode ser observada (Fig. 2). Se estiver apropriadamente localizada, a incisão anterior pode ser utilizada em vez de se criar uma estreita ponte de pele entre a incisão antiga e a nova, o que pode causar necrose da pele. Para a maior parte da cirurgia de revisão de quadril, a

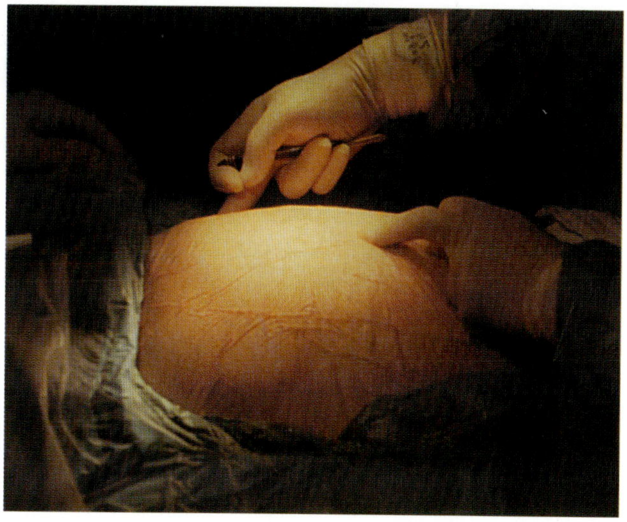

Figura 2. A localização da incisão feita anteriormente é notada. Se possível deve ser usada uma incisão reta lateral para revisão da cirurgia do quadril a não ser que exista uma incisão anterior adjacente a curta distancia levemente anterior ou posterior.

abordagem consiste em uma incisão lateral direta (Fig. 3). Depois da exposição da fáscia lata, é feito hemostasia com eletrocauterizador. A fáscia lata é então aberta, e o intervalo entre ela e a fáscia do vasto lateral subjacente é desenvolvido. Pode ser útil começar distalmente nos tecidos virgens para desenvolver o intervalo e a seguir dissecar proximalmente.

O trocânter maior é exposto, e os fios previamente colocados, se presentes, são removidos. A dissecção com eletrocauterizador é utilizada para isolar a massa do músculo adutor situada anterior e posteriormente. Um retrator tipo cobra de ponta romba é inserido posteriormente ao longo do fêmur para ajudar a exposição (Fig. 4). Este retrator deve ser cuidadosamente colocado diretamente no osso, para evitar danificar o nervo ciático.

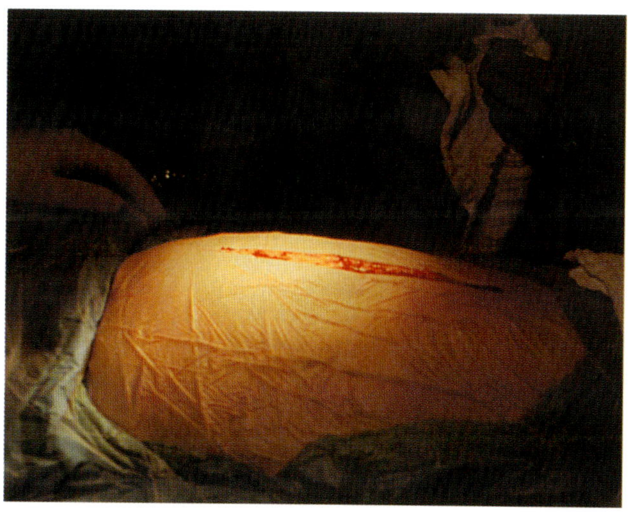

Figura 3. A incisão deve ser adequada para permitir realizar a tarefa programada. Uma incisão inadequada ou malcolocada pode levar a dificuldades durante a exposição das estruturas anatômicas. É bom lembrar um velho adágio, "pense duas vezes, corte uma vez".

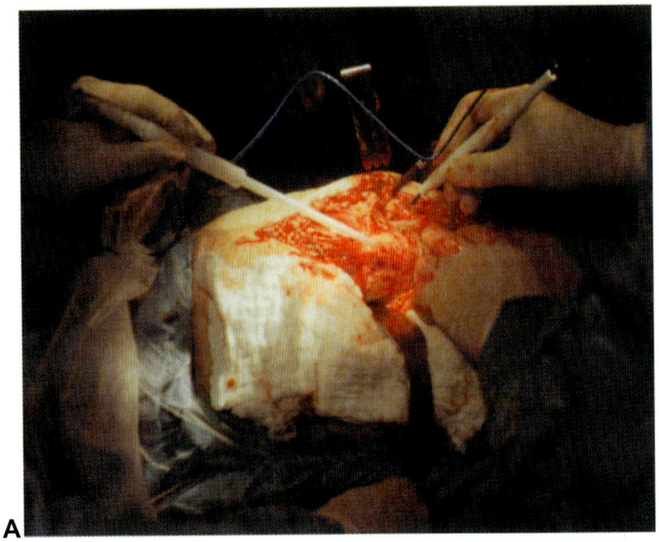

A

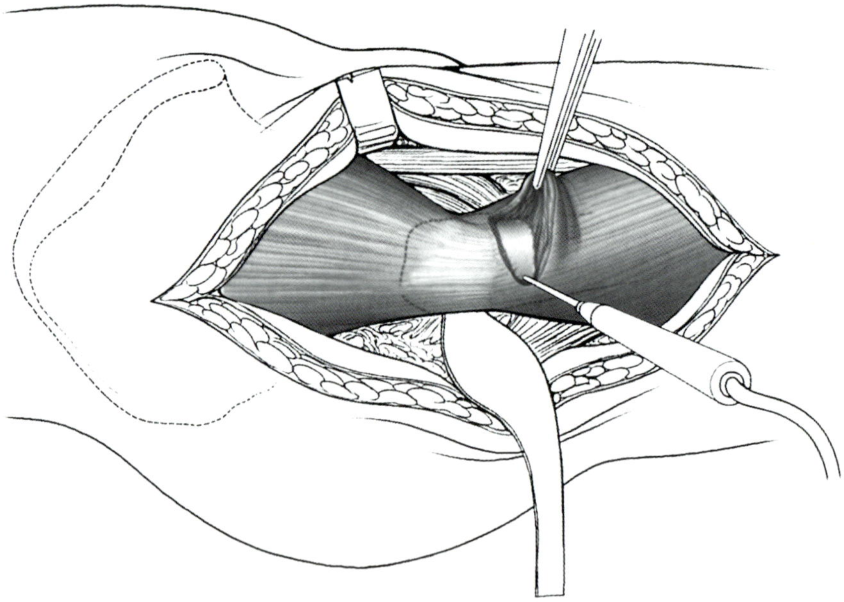

B

Figura 4 A, B. Depois da incisão da fáscia lata, retratores de auto-retenção (tais como o de Charnley) podem ser colocados. O autor DKC prefere um grande retrator tipo cobra de ponta romba (ver base da figura) durante esta fase da exposição. A massa do músculo abdutor é isolada anteriormente e posteriormente e a origem do vasto lateral é removida na preparação para a osteotomia trocantérica.

Rotineiramente utilizamos uma osteotomia trocantérica na cirurgia de revisão do quadril por causa da excelente exposição que proporciona. Depois da elevação da origem do vasto lateral, a osteotomia trocantérica é executada com um cinzel curvo (Fig. 5). Uma mobilização progressiva do trocânter maior, freqüentemente requerendo liberação de porções da pseudo-cápsula, permite obter uma retração proximal do trocânter. A seguir, o trocânter é mantido no lugar com um retrator robusto para os músculos abdutores, que são imobilizados utilizando dois grandes pinos lisos de Steinman inseridos no ílio. Uma medida preliminar do comprimento da perna é executada (Fig. 6) usando os pinos e o ílio como pontos de referência medidos contra um ponto de referência selecionado no fêmur proximal.

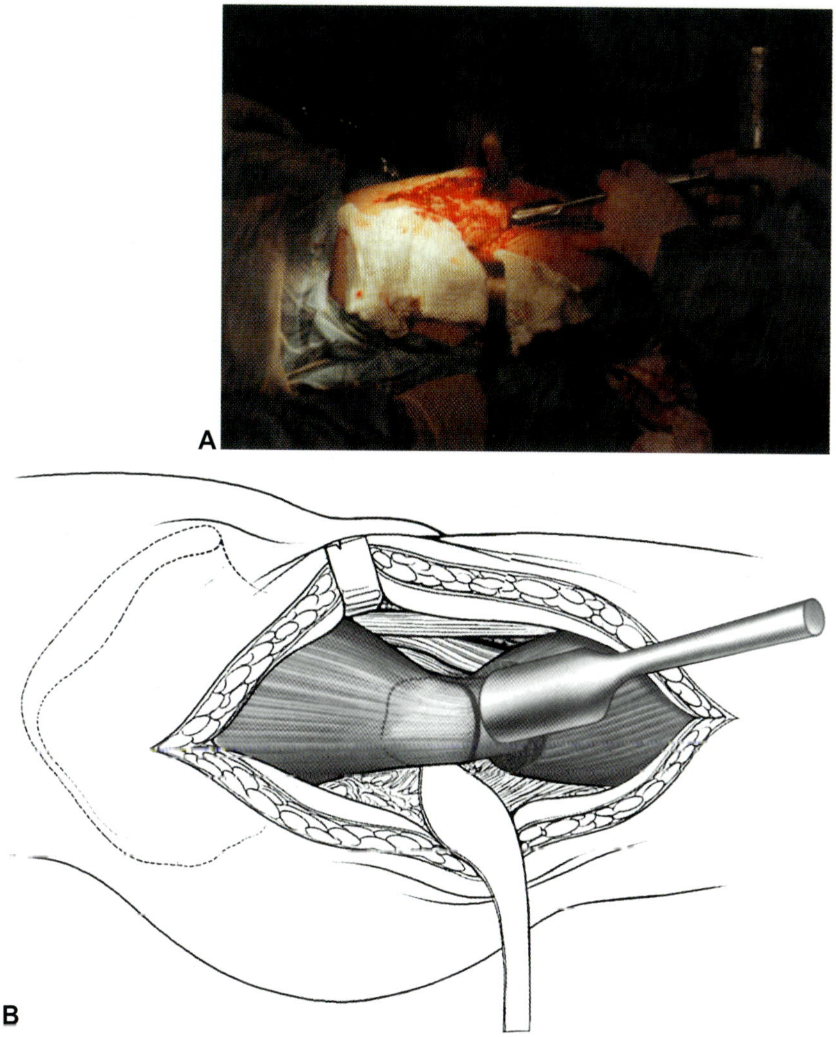

Figura 5 A, B. Um cinzel curvo é usado para osteotomizar o trocânter maior. Deve-se tomar cuidado para remover um fragmento suficientemente grande de osso para permitir obter uma refixação segura.

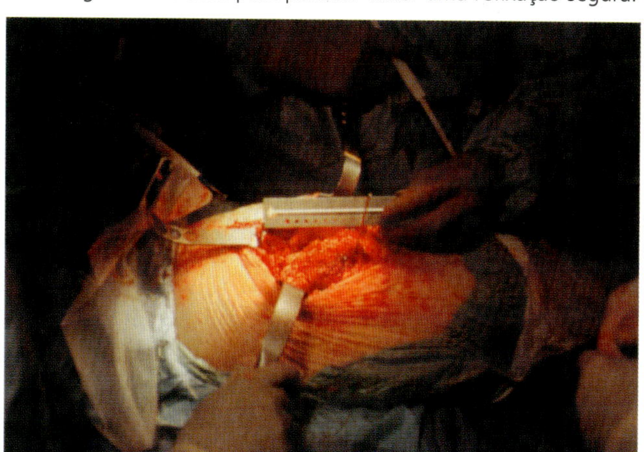

Figura 6. Um grande retrator abdutor fixado com dois pinos de Steinman lisos e fortes é usado para segurar o trocânter. Estes pinos servem como ponto de referência para mensurações do comprimento do membro inferior. Um terceiro pino é colocado num ponto selecionado no fêmur lateral e é obtida uma mensuração que é então registrada.

Depois de realizar a mensuração do comprimento das pernas, afastadores apropriados são inseridos para exposição do quadril. Preferimos um afastador bidentado de ponta romba colocado anteriormente. Deve-se tomar muito cuidado para inserir este afastador diretamente no osso da coluna anterior para evitar danos às estruturas arteriais e venosas. Um afastador tipo cobra de ponta romba é colocado na frente do tendão do psoas, e um segundo afastador tipo cobra é colocado posteriormente, outra vez tomados cuidado para colocar o afastador apoiado diretamente no osso. Após serem colocados os afastadores, a excisão da pseudocápsula é executada antes de ser feita a luxação do quadril (Fig. 7). A luxação do quadril é facilitada pela excisão de tanta pseudocápsula quanto necessário, essencialmente para esqueletizar o fêmur proximal (Fig. 8). O quadril é rodado externamente e aduzido, e a seguir a perna é colocada em uma bolsa de perna estéril e estabilizada por um assistente. A extração do componente femoral deve ser executada cuidadosamente. A remoção de pequenas quantidades de osso e cimento pode ser necessária para

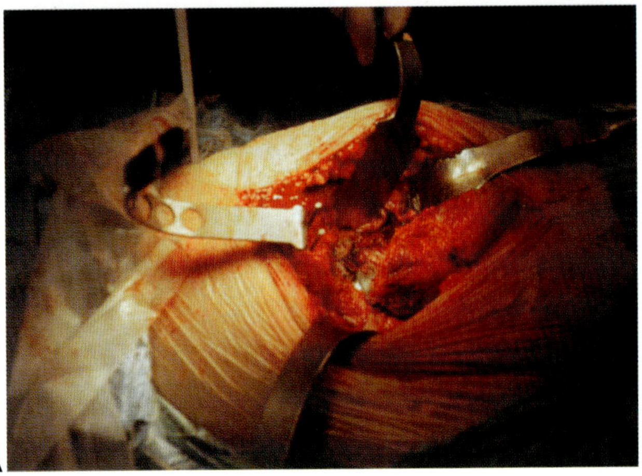

A

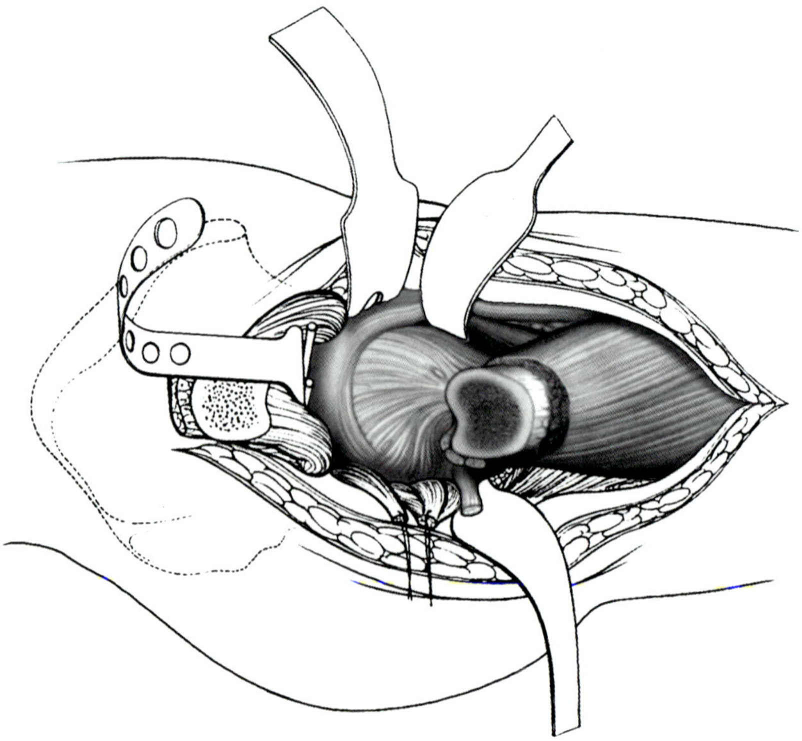

B

Figura 7 A, B. A colocação de afastadores para obter exposição e ressecção da pseudocápsula é criticamente importante. O afastador duplamente dentado e rombo na parte superior direita no topo da figura é colocado diretamente sobre o osso da coluna anterior. O afastador abdutor é visto à esquerda. Um afastador posterior tipo cobra de ponta romba é colocado diretamente sobre o ísquio.

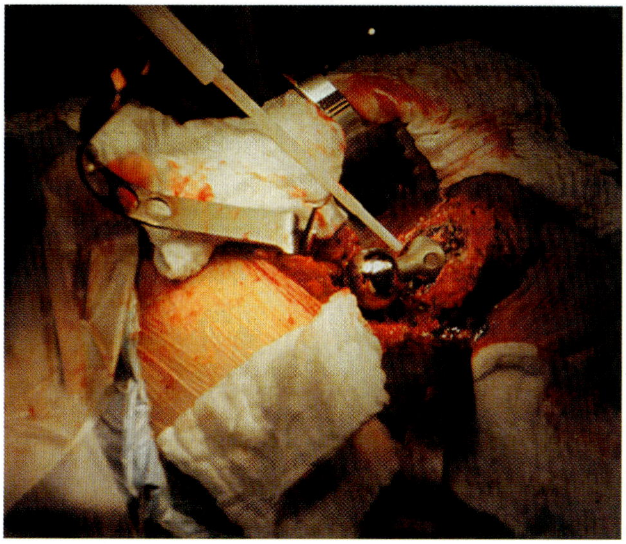

Figura 8. A luxação do quadril só é realizada depois que suficiente pseudocápsula tenha sido excisada para permitir um fácil deslocamento com uma força relativamente pequena. Note que na figura o componente femoral está flagrantemente afrouxado.

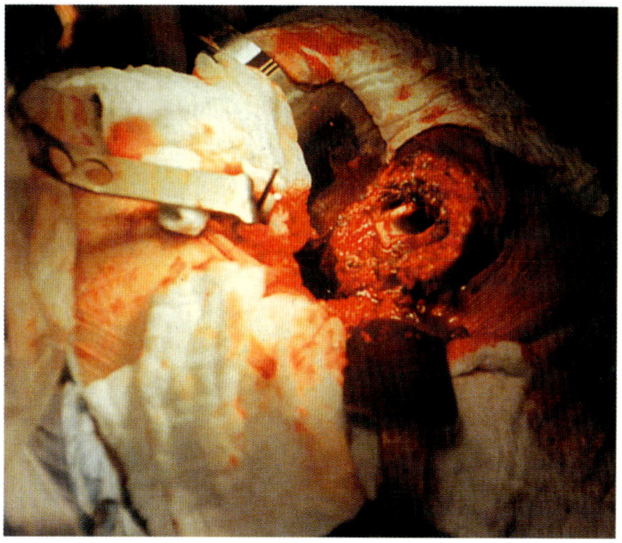

Figura 9. A preparação femoral começa com a elevação do fêmur proximal da ferida usando um grande afastador tipo "chifres" ou afastador similar. O quadril é rodado externamente e a perna é colocada numa bolsa de perna estéril no lado oposto da mesa de operação.

expor completamente o colo e o ombro do implante. Muito cuidado deve ser tomado para expor o implante proximalmente antes de sua remoção, visto que tentativas forçadas de remoção do componente sem remoção do cimento sobrejacente e/ou osso podem levar a fratura do fêmur proximal. Se uma haste tipo monobloco tiver de ser extraída, ela pode ser removida manualmente (se você tiver sorte) ou agarrada com um extrator de haste comercialmente disponível que tenha a propriedade de dar uma volta em torno da cabeça femoral. Um mecanismo de martelo deslizante pode ser usado para extrair o componente. Hastes do tipo modular podem necessitar de uma instrumentação mais especializada, tal como dispositivo universal de extração modular. Componentes bem-fixados podem ser difíceis de remover e requerem uma meticulosa remoção do cimento proximal por meios manuais ou com ferramentas de ultra-som ou uma broca de alta velocidade. Deve-se tomar cuidado quando se usam osteótomos mesmo finos, para remoção do cimento do canal proximal com a prótese no lugar, uma vez que os osteótomos podem agir como cunha e fraturar o fêmur proximal. Ocasionalmente, a criação de uma janela anterior ou mesmo uma osteotomia femoral estendida é necessária para remover hastes femorais bem-fixadas ou pré-revestidas.

Uma vez removido o componente femoral, executa-se a revisão acetabular (se necessário) (veja Capítulo 16). Preferimos deixar cimento no fêmur sem ser removido até depois da preparação acetabular. Uma prematura remoção do cimento com excesso de zelo antes da preparação acetabular pode levar a desnecessária perda de sangue do osso esponjoso exposto, o que deve ser evitado.

Depois que a preparação do acetábulo e a inserção do componente estão completadas, o fêmur é exposto. Um grande afastador femoral rombo colocado posteriormente abaixo do fêmur proximal ajuda a elevar o fêmur do fundo da ferida cirúrgica (Fig. 9). A perna é colocada outra vez numa bolsa estéril e segura por um assistente. A remoção do cimento é executada em três áreas do fêmur, proximalmente, centralmente e distalmente. Preferimos ferramentas manuais padrões para a remoção do cimento. A remoção proximal do cimento é executada com uma variedade de goivas e osteótomos. O cimento é pego a seguir com um saca-bocado hipofisário e removido. São utilizadas curetas para remover a pseudomembrana, que pode ser agarrada com uma pinça ou com um saca-bocado. A meticulosa remoção da pseudomembrana é crítica, uma vez que a criação de um novo leito de osso esponjoso para a interligação com o cimento é essencial quando se usa cimento no lado femoral. O cimento na região do meio do fêmur deve ser removido cuidadosamente com ferramentas manuais para descartá-lo da parede do canal femoral. Insistimos em deixar bem claro que o tecido fibroso solto e a pseudomembrana precisam ser completamente removidos; isto é facilitado pelo uso de curetas em gancho ou removedor tipo "agulhas de crochê". O uso de um irrigador de canal iluminado que simultaneamente ilumina e irriga o canal é útil, uma vez que a distinção entre o cimento e o osso cortical femoral pode ser difícil de ver. A remoção do cimento dentro do canal é também facilitada pelo uso de osteótomos angulados que possam permitir que o cirurgião trabalhe enquanto visualiza o canal.

O cimento distal, incluindo o tampão, pode ser difícil de remover, particularmente se fixado solidamente. Ocasionalmente o tampão de cimento pode ser pego e removido, mas freqüentemente o tampão deve ser furado com guias de broca comercialmente disponíveis e brocas de baixo torque para cimento dotadas de diâmetros variáveis. Alternativamente, um "puxador de tampão" ultra-sônico ou térmico pode ser útil. Em seguida à remoção do tampão, o canal é raspado com uma variedade de curetas para limpar completamente o interior do fêmur de tecidos fibrosos e de cimento. Ao finalizar este procedimento, o cirurgião deve confiar que foi criado um canal limpo e bem preparado para aceitar a inserção do cimento. Em seguida à remoção da prótese e do cimento, é comum se encontrar áreas de osso esclerótico que podem ser cuidadosamente "avivadas" com uma broca de alta velocidade para expor as superfícies de osso esponjoso, tomando cuidado para evitar uma perfuração do canal femoral. Durante a remoção do cimento do fêmur, monitora-se o tempo que a perna está posicionada na bolsa estéril. Depois de 20 a 25 minutos de trabalho no canal femoral, trazemos a perna de volta para a mesa por 5 a 10 minutos para prevenir uma prolongada compressão da "perna de baixo".

O tamanho apropriado da prótese experimental é selecionado e inserido, e é executada uma redução de prova. Uma mensuração do comprimento dos membros é feita outra vez utilizando os pinos no ílio como ponto de referência. A estabilidade é verificada, embora a ausência do trocânter torne a avaliação da estabilidade um pouco difícil. Neste ponto, o cirurgião deve avaliar o comprimento aproximado do colo femoral que será necessário para restaurar o comprimento e a estabilidade do membro.

Antes da inserção do cimento, o cirurgião nota a localização apropriada do colar do componente femoral em sua relação com o esporão do fêmur. Em alguns casos, a haste necessita ser cimentada, ficando um pouco saliente para restaurar o comprimento da perna, e isto deve ser notado antes da inserção do cimento. O cirurgião deve prestar atenção contra anteversão ou retroversão excessiva do componente, utilizando marcos ósseos no fêmur proximal, e testar a inserção da haste na posição apropriada antes de cimentar.

O cirurgião deve notar a posição da perna, e é útil pedir ao assistente para assegurar que a perna fique perpendicular ao piso como ponto de referência. Depois da remoção da prótese experimental, o fêmur proximal é exposto novamente. Executa-se uma lavagem com irrigação pulsante com um irrigador de canal e escova para limpar vigorosamente a superfície de osso esponjoso. Depois que a prótese apropriada foi selecionada, executa-se a colocação do tampão de cimento. Uma manta de cimento que se estende 2 cm distal à ponta da prótese é essencial para boa técnica de cimentação. O inseridor do tampão de cimento é colocado contra o componente femoral a ser usado (Fig. 10), e faz-se uma marca no inseridor para assegurar a inserção do tampão no local apropriado. Uma compressa comprida embebida numa solução de epinefrina 1:100.000 é a seguir colocada no canal, enquanto a mistura do cimento é iniciada.

A revisão do componente femoral cimentado requer mais cimento do que seria usado para cimentar um componente femoral primário. Freqüentemente até quatro pacotes de cimento são necessários para preencher o canal com sucesso, depois da pressurização. Um antibiótico em pó (tobramicima 1,25 g) pode ser adicionado a cada 80 g de cimento misturado.

Um misturador a vácuo comercialmente disponível ou um dispositivo de centrifugação é utilizado para obter uma redução de porosidade para melhorar a resistência do cimento contra fadiga. Depois de misturado por um minuto, o cimento é colocado numa pistola. A maior parte das pistolas de cimento disponíveis comercialmente tem capacidade para somente três pacotes de cimento, e portanto, no planejamento para usar quatro ou mais pacotes de 40 g, deve ser utilizada uma segunda pistola.

Existe uma tendência de inserir cimento prematuramente, mas acreditamos que o cimento deva ser inserido numa consistência razoável para prevenir refluxo de sangue das superfícies de osso esponjoso. A inserção de cimento tem início quando o material da extrusão do bico da pistola resiste à gravidade e não gruda numa mão com luva. A compressa de tamponamento é removida do canal e executa-se uma aspiração final do canal. Pode ser útil que o assistente do lado opos-

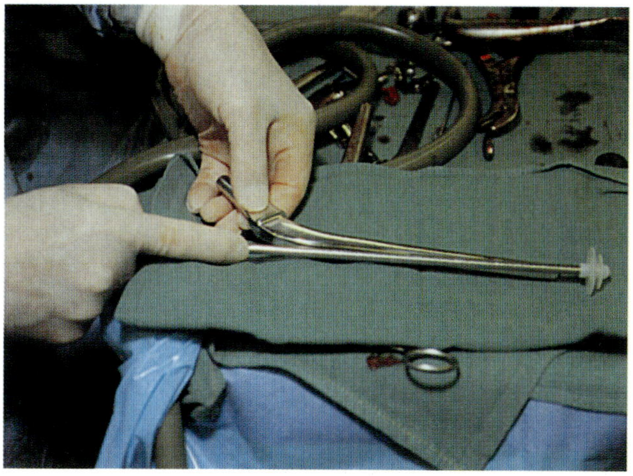

Figura 10. Depois de selecionada a prótese, um restritor plástico de cimento é inserido. A profundidade de inserção do restritor é checada por mensuração comparativa com o componente femoral. Deve-se objetivar pelo menos 2 cm de cimento distais à ponta da prótese e centralizador.

to da mesa levante a perna neste estágio para permitir que qualquer fluxo de sangue flua para fora do canal. O canal é seco ainda com uma compressa fina limpa seca. A inserção do cimento num canal seco e limpo é essencial para uma bem-sucedida reconstrução de longo prazo.

A inserção do cimento é executada de baixo para cima com um introdutor de bico longo e pistola de cimento. A pressurização é executada a seguir usando-se um pressurizador femoral proximal (Figs. 11, 12). A haste é usualmente inserida manualmente por 6 a 8 minutos depois da mistura do cimento, tomando-se muito cuidado para se obter uma réplica exata da posição da

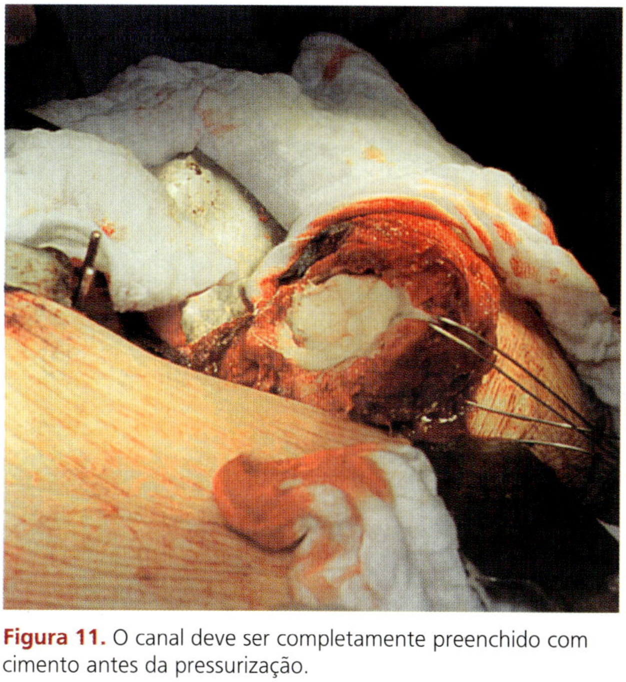

Figura 11. O canal deve ser completamente preenchido com cimento antes da pressurização.

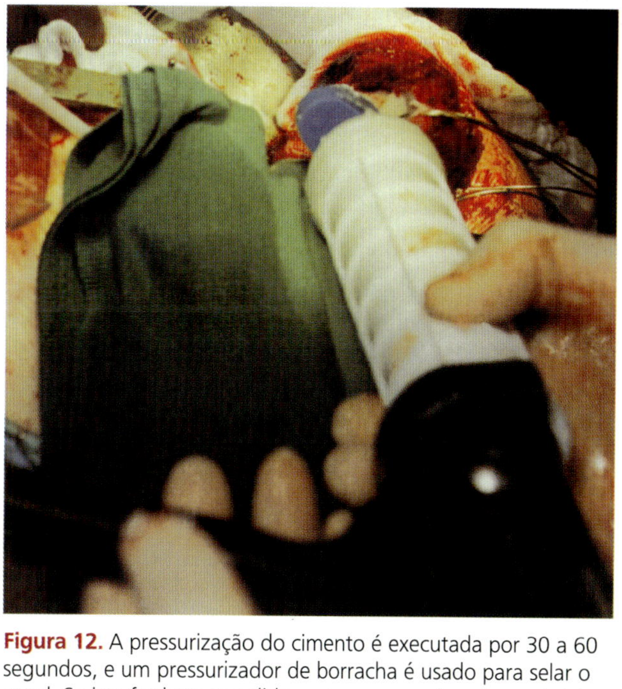

Figura 12. A pressurização do cimento é executada por 30 a 60 segundos, e um pressurizador de borracha é usado para selar o canal. Se isto for bem-sucedido, notam-se usualmente conteúdos de medula óssea extrudando de sinusóides no fêmur proximal.

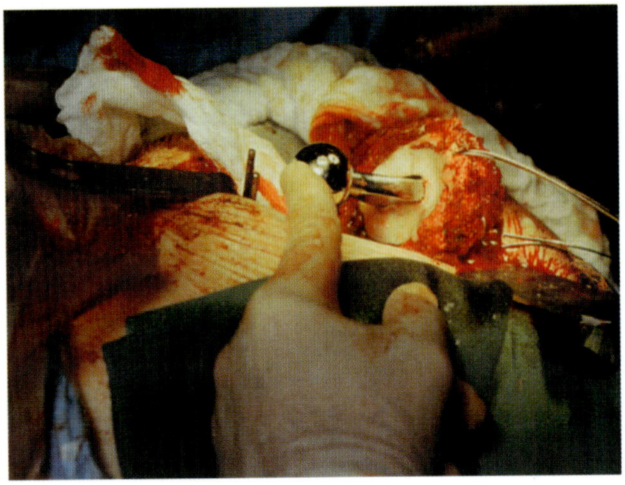

Figura 13. O cirurgião deve prestar muita atenção à medida que a posição final da haste é alcançada. O colo da haste deve ser colocado no nível apropriado observado durante a redução experimental.

haste notada durante a redução experimental (Fig. 13). O excesso de cimento é limpo do entorno do fêmur proximal enquanto a haste é segura no local pelo cirurgião. Uma estrita atenção deve ser dada neste momento para evitar qualquer movimento da haste enquanto o cimento cura. Depois da polimerização do cimento, a apropriada cabeça femoral de cromo-cobalto deve ser inserida ou deve ser executada uma redução experimental com uma variedade de cabeças de prova. A cabeça apropriada é então selecionada, o quadril é reduzido, e é obtida uma mensuração final do comprimento da perna. Executa-se a seguir uma vigorosa irrigação com antibiótico na ferida cirúrgica. A perna é abduzida e apoiada em uma mesa de Mayo. O trocânter é a seguir refixado utilizando uma técnica de quatro fios. Dois fios horizontais são colocados através de orifícios de broca no trocânter menor e trazidos anteriormente e posteriormente. Dois fios verticais são colocados através de orifícios de broca no fêmur proximal que termina acima do ombro da prótese. Os fios verticais são passados através de pequenos orifícios no trocânter maior. O trocânter é agarrado com uma pinça por um assistente e reduzido no leito trocantérico (Fig. 14). Ocasionalmente, em

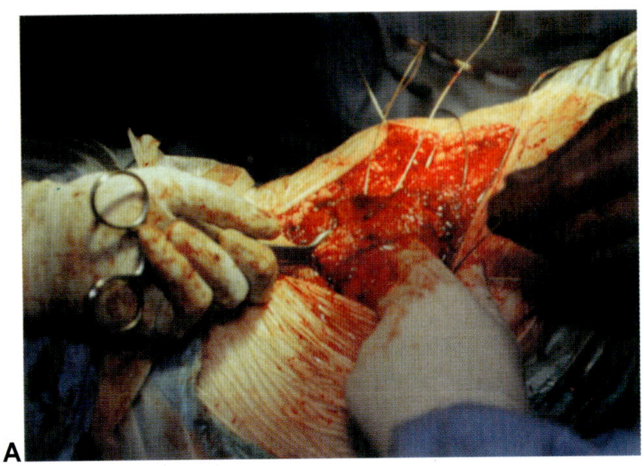

A

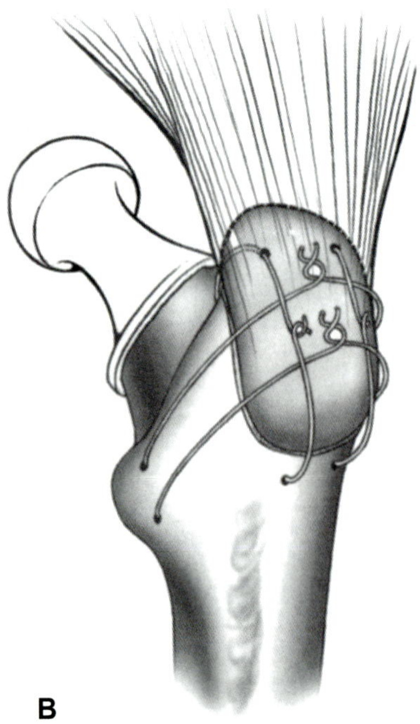

B

Figura 14. (A) A refixação trocantérica é facilitada por um assistente com uma grande pinça de osso agarrando o trocânter e reduzindo-o de volta no leito trocantérico.
(B) A refixação trocantérica é obtida usando-se a técnica dos quatro fios.

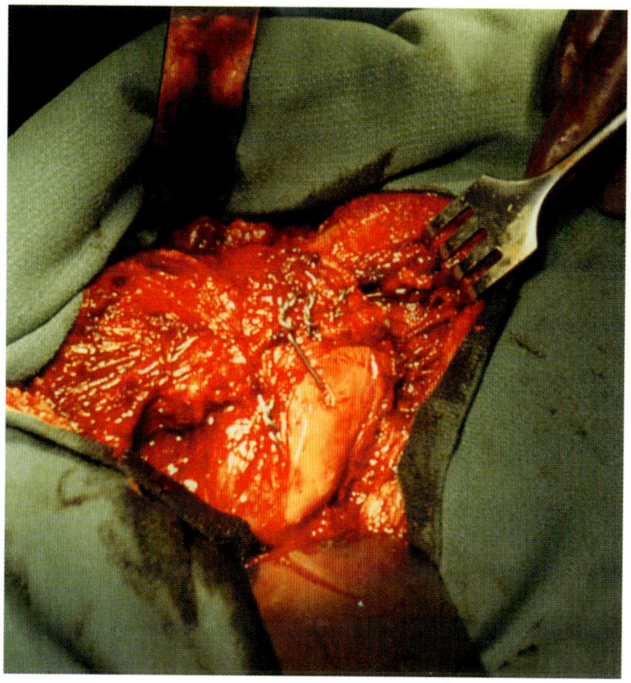

Figura 15. Na conclusão da refixação trocantérica, um trocânter seguro é recriado. Note o retrator com garra à direita do trocânter tracionando a origem do vasto lateral.

casos envolvendo o encompridamento da perna, a liberação de uma porção dos abdutores da asa ilíaca será necessária para facilitar a redução do trocânter. Deve ser tomado cuidado para colocar o trocânter num leito de osso esponjoso sangrante, em vez de colocá-lo no cimento ou metal. O trocânter é seguro no lugar por um assistente e os fios verticais são apertados com um dispositivo de Harris de tensionamento e torcidos, mas não cortados, para permitir mais aperto se necessário. Os fios horizontais são apertados a seguir, e, se for necessário, os fios verticais são reapertados. A seguir todos os terminais dos fios são dobrados contra o fêmur lateral para evitar bursite trocantérica. Ao final do procedimento de refixação do trocânter maior, o resultado deve ser um trocânter seguro, bem-fixado (Fig. 15). A fáscia do vasto lateral deve então ser reparada de volta para o trocânter, usando sutura não-absorvível.

TRATAMENTO PÓS-OPERATÓRIO

Em seguida à cirurgia são obtidas vistas radiográficas pós-operatórias, ântero-posteriores e laterais transversais à mesa para checar a técnica de cimentação e a refixação trocantérica e para verificar a redução da prótese. O paciente é imobilizado no leito com tração balanceada na sala de recuperação, o que permite conforto e uma relativa imobilização da perna operada.

No primeiro dia pós-operatório, a tração com suspensão balanceada é removida, e permite-se ao paciente sentar no leito com a perna pendente com a ajuda de um fisioterapeuta. O treinamento para marcha começa no dia seguinte. A descarga do peso é limitada a não mais do que 25 kg na perna operada com o uso de andador ou muletas. Drenos, se inseridos, são removidos no primeiro dia pós-operatório, e o curativo cirúrgico é trocado no segundo ou terceiro dia pós-operatório.

Em casos nos quais a estabilidade do quadril ou a fixação do trocânter maior é questionável ou quando a colaboração do paciente quanto às restrições pós-operatórias é duvidosa, um aparelho de gesso pelvipodâneo ou uma órtese abdutora do quadril são aplicados imediatamente antes da alta. Usualmente é dada alta para o paciente para voltar para casa ou para uma instituição de tratamento extensivo aos cinco ou sete dias de pós-operatório. Durante a hospitalização, um programa de anticoagulação com heparina de baixo peso molecular ou varfarina é implementado. Duas semanas após a cirurgia, o paciente vai ao consultório para checagem pós-operatória do ferimento; nesta ocasião, as suturas ou grampos são removidos. A descarga de peso protegida continua pelas próximas quatro semanas, após as quais, se o paciente estava imobilizado em um gesso pelvipodâneo, este é removido, e permite-se ao paciente um progressivo suporte de peso. Pedimos aos pacientes para usar muletas ou um andador por seis semanas em seguida à cirurgia, e depois deste período recomendamos bengala por outras seis semanas. Os pacientes não começam os exercícios para os abdutores antes do quarto mês.

Complicações

Infelizmente, a revisão da substituição total do quadril é mais complexa que a reconstrução primária do quadril, e, como esperado, as complicações são mais comuns.

Luxação. Luxações têm sido relatadas em até 20% dos pacientes em seguida à revisão da artroplastia de substituição total do quadril (11). Uma luxação precoce é tratada por redução imediata, usualmente na sala de operações, e por aplicação de imobilização externa por seis semanas, tanto com aparelho de gesso ou com órteses disponíveis. A pseudo-artrose trocantérica geralmente leva a luxação pós-operatória, e se presente, deve ser tratada por reparo apropriado. O mau posicionamento do componente, particularmente a retroversão acetabular, pode levar à luxação precoce e pode requerer uma **revisão** da revisão se ocorrerem luxações.

Infecção. O risco de infecção após a realização de uma revisão tem sido relatado como sendo pelo menos o dobro do risco encontrado na substituição total do quadril primária. A drenagem de hematomas deve ser tratada agressivamente com desbridamento na sala de operações para prevenir infecção (7). A instalação de infecção profunda dentro de duas semanas após a cirurgia pode ser tratada com sucesso por meio de limpeza cirúrgica e retenção dos componentes combinados com antibióticos endovenosos selecionados por cultura específica por um período de quatro a seis semanas, com uma taxa de cura esperada de 70% (10). Uma apropriada e cuidadosa técnica cirúrgica, combinada com uma hemostasia meticulosa do ferimento e com antibióticos profiláticos, pode ajudar a diminuir a taxa desta complicação. O papel do cimento carregado de antibiótico na prevenção de infecções na revisão total do quadril realizada para afrouxamento sem infecção não está claro, mas, no momento, preferimos utilizar o cimento carregado de antibiótico para fornecer um "fator de segurança" na revisão da artroplastia total do quadril.

Lesão Neurovascular. A ocorrência de lesão neurovascular durante a cirurgia de revisão da substituição total do quadril é mais comum do que na substituição total do quadril primária principalmente devido à dificuldade na exposição e à aberrante colocação de afastadores. Deve-se tomar cuidado na colocação de afastadores, particularmente afastadoresacetabulares anteriores e posteriores, para evitar dano aos vasos ilíacos e femorais e ao nervo ciático, respectivamente. Paralisias dos nervos ciático e fibular após uma revisão da cirurgia de substituição total do quadril ocorrem a partir da colocação errada de afastadores de tração excessiva e excessivo sangramento pós-operatório (12). O prognóstico para recuperação da função em pacientes com paralisia de nervo após a cirurgia de revisão, como deveria ser esperado, está diretamente relacionado ao grau de dano neural. Paralisias nervosas em pacientes que recuperam alguma função imediatamente a seguir têm um melhor prognóstico do que aqueles que apresentam disestesias graves ou paralisias completas dos nervos ao receberem alta hospitalar (9). Na maior parte dos casos, as paralisias devem ser observadas e a recuperação documentada usando estudos eletrocondutivos. Uma intervenção imediata ocasionalmente será necessária em casos com paralisias causadas por estiramento devido a um alongamento excessivo da perna, situação em que um encurtamento do colo femoral modular pode ser benéfico.

Fratura Femoral. Fraturas pós-operatórias da diáfise femoral podem ocorrer quando o canal foi violado durante a remoção do cimento. Um defeito no canal femoral é freqüentemente notado nas radiografias pós-operatórias quando um acúmulo de cimento é visto no tecido mole que circunda o fêmur proximal. Se ocorrer perfuração do canal femoral durante a remoção do cimento, é melhor utilizar a inserção de um componente de haste mais longa para contornar o defeito no canal femoral, por uma distância equivalente a duas larguras do canal femoral, para evitar a ocorrência de fraturas no período pós-operatório, visto que a perfuração irá agir como um concentrador de estresse. Freqüentemente a perfuração do canal não é detectada até serem obtidas radiografias pós-operatórias iniciais. Se puder ser claramente documentado que a perfuração está bem acima da ponta da haste, então não é necessária intervenção. Porém, se em defeito é claramente notado, localizado ou estendendo-se a um ponto distal à ponta da haste, então a aplicação de aloenxertos de suporte pode ser necessária para evitar fratura tardia.

■ CASO ILUSTRATIVO DA TÉCNICA

O paciente é um homem de 89 anos de idade que foi submetido a substituição total cimentada do quadril esquerdo em 1981 e do lado direito em 1982. Seu quadril direito foi subseqüentemente revisado por causa de um afrouxamento asséptico em 1988 (Fig. 16). O paciente apresentou-se com dor intensa no quadril esquerdo e com evidência radiográfica de afrouxamento do componente femoral. A despeito de sua idade, ele se encontrava em boas condições clínicas e foi considerado um candidato adequado para revisão da substituição total do quadril usando cimento no lado femoral.

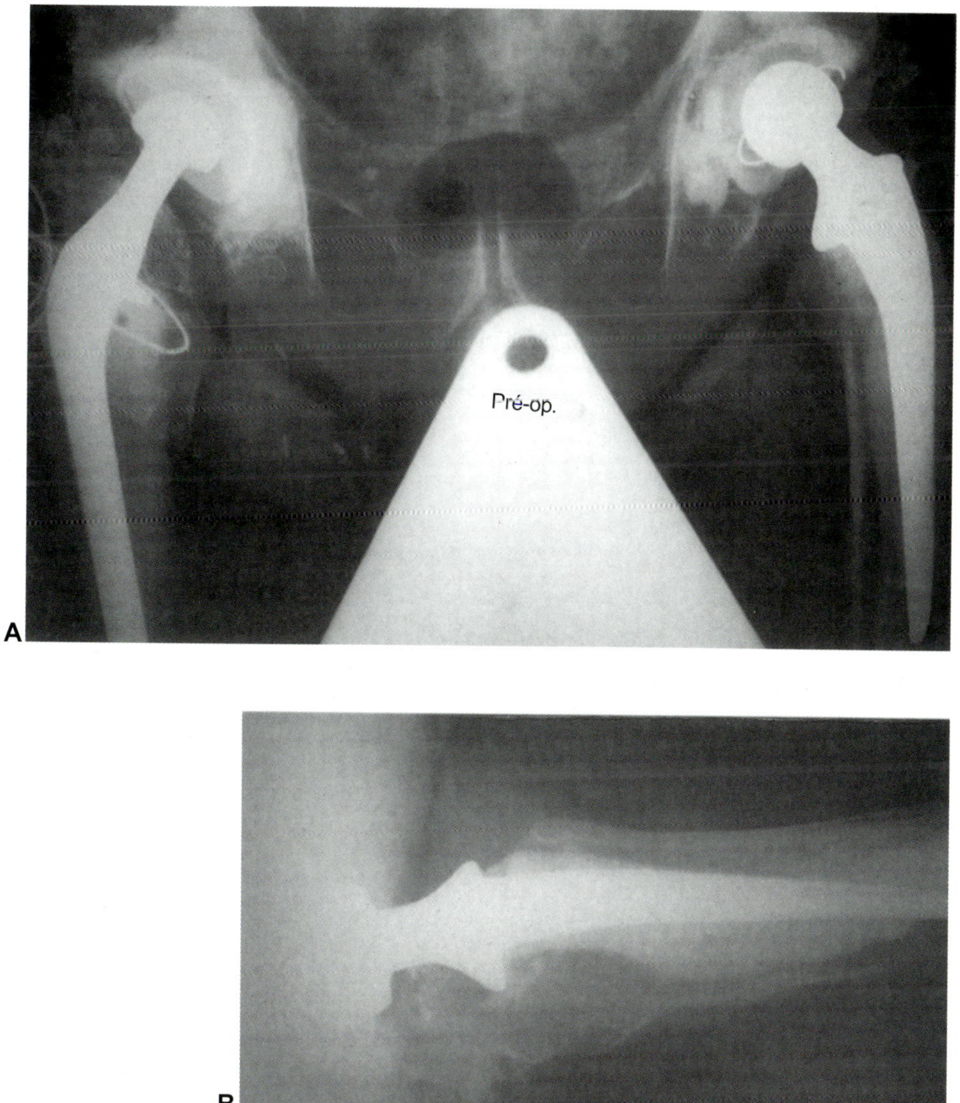

Figura 16 A, B. Radiografias pré-operatórias mostram à esquerda uma artroplastia total do quadril com óbvio afrouxamento do componente femoral.

O paciente foi submetido a revisão do quadril esquerdo usando a técnica híbrida com um componente femoral de haste longa cimentado, usando a técnica de cimento de grau B e um componente acetabular não-cimentado (Fig. 17). O paciente recuperou-se normalmente, e após três meses de pós-operatório estava andando com uma bengala.

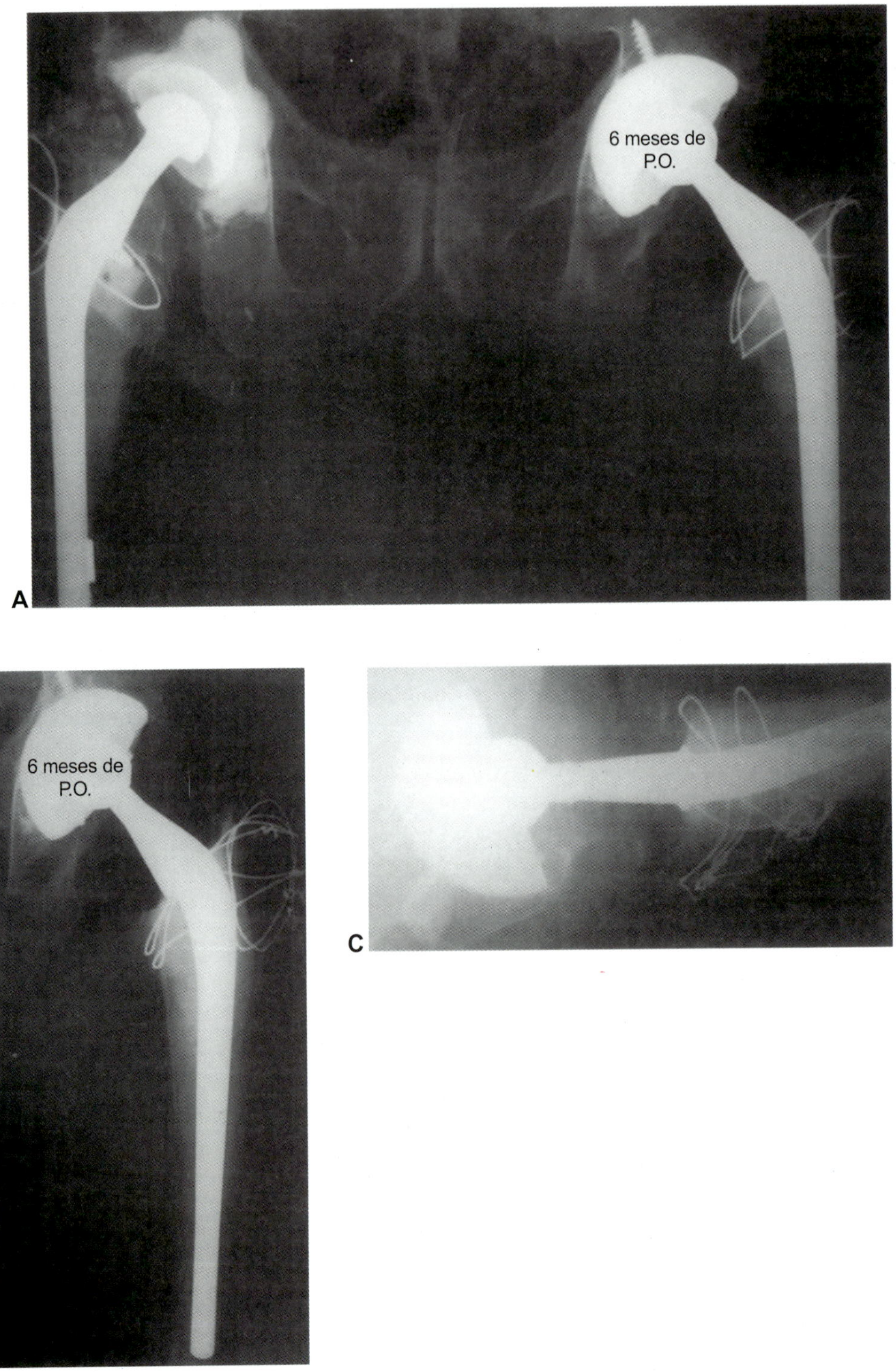

Figura 17 A, B, C. Radiografias feitas seis meses pós-operatoriamente mostram um componente femoral de haste longa cimentada com técnica de cimento de grau B. Note a refixação segura do trocânter maior.

LEITURAS RECOMENDADAS

1. Callaghan, J. J., Salvati, F. A., Pellicci, P. M., Wilson, P. D. and Ranawat, C. S. Results of a revision for mechanical failure after cemented total hip replacement. 1979-1981. *J. Bone Joint Surg.*, 67(A):1074-1085, 1985.
2. Collis, D. K. Revision total hip arthroplasty with cement. *Semin. Arthroplasty,* 4:38-49, 1993.
3. Estok, D. M., and Harris, W. H. Long-term results of cemented femoral revision surgery using second generation techniques. An average 11.7-year follow-up evaluation. *Clin. Orthop.,* 299:190-202, 1994.
4. Katz, R. P., Callaghan, J. J., Solomon, P. M., and Johnston, R. C. Cemented revision total hip arthroplasty using contemporary techniques: A minimum 10-year follow-up study. *J Arthroplasty,* 9:103, 1994.
5. Kavanaugh, B. F., Ilstrup, D. M., and Fitzgerald, R. H. Revision total hip arthroplasty. *J. Bone Joint Surg.,* 67(A):517-526, 1985.
6. Mulroy, W. F., and Harris, W. H. Revision total hip arthroplasty with use of so-called second generation cementing techniques for aseptic loosening of the femoral component. A 15-year average follow-up study. *J. Bone Joint Surg.,* 78(A):325–330, 1996.
7. Nassar, S. A. Prevention and treatment of sepsis in total hip replacement surgery. *Orthop. Clin. N. Am.,* 23:265-277, 1992.
8. Pellicci, P. M. Wilson, P. D., Sledge, C. B., Salvati, E. A., Ranawat, C. S., Poss, R. and Callaghan, J. J. Long-term results of revision total hip replacement. A follow-up report. *J. Bone Joint Surg.,* 67(A):513-516, 1985.
9. Schmalzreid, T. P., Amstutz, H. C., Dorey, F. J. Nerve palsy associated with total hip replacement. *J. Bone Joint Surg.,* 73(A):1074-1080, 1991.
10. Tsukyama, D. T., Estrada, R. and Gustilo, R. B. Infection after total hip arthroplasty. A study of the treatment of 106 infections. *J. Bone Joint Surg.,* 78(A):512-523, 1996.
11. Williams, J. F. Gottesman, M. J., and Mallory, T. H. Dislocation after total hip arthroplasty. Treatment with an above-knee hip spica cast. *Clin. Orthop.,* 171:53-58, 1982.
12. Wasielewski, R. C., Crossett, L. S., and Rubash, H. E. Neural and vascular injury in total hip arthroplasty. *Orthop. Clin. N. Am.,* 23:219-235, 1992.

17B

Revisão de Artroplastia do Quadril com Componente Femoral Não-Cimentado

Mark Barba e Wayne G. Paprosky

INDICAÇÕES/CONTRA-INDICAÇÕES

Componentes femorais totalmente revestidas podem ser usados rotineiramente para revisão do componente. São aplicáveis em quase todos os casos, com exceção daqueles que requerem um conjunto constituído de prótese e aloenxerto devido a intensa perda óssea femoral proximal ou nos casos com um alargamento diafisário tão grande que uma técnica impactação de enxerto ósseo deverá ser considerada, como em fêmures com diáfise mais larga do que 22 mm.

A osteotomia trocantérica proximal estendida pode ajudar nos quatro principais objetivos na cirurgia de revisão: exposição, remoção de implante, correção de deformidade e implantação de componente de revisão. A qualidade do tecido pode ser pobre na cirurgia de revisão. Em certos casos de falha acetabular, a revisão do fêmur pode ser indicada como ajuda no tensionamento do tecido mole. A estabilidade é soberana na cirurgia de revisão e não deve ser comprometida num esforço para manutenção de igual comprimento das pernas. É importante aconselhar o paciente sobre a questão do comprimento das pernas. Verificamos que um benefício adicional da osteotomia estendida é o caso em que ela permite o tensionamento do tecido mole.

A seção a seguir descreve os componentes essenciais da revisão de uma haste femoral falhada com uma haste reta com revestimento totalmente poroso projetada para obter fixação distal de crescimento interno.

PLANEJAMENTO PRÉ-OPERATÓRIO

Uma radiografia ântero-posterior da pelve e radiografias em AP e lateral dos dois terços do fêmur proximal são necessárias para o planejamento da cirurgia.

M. Barba, M. D. e W. G. Paprosky: Central DuPage Hospital, Winfield, Illinois 60190.

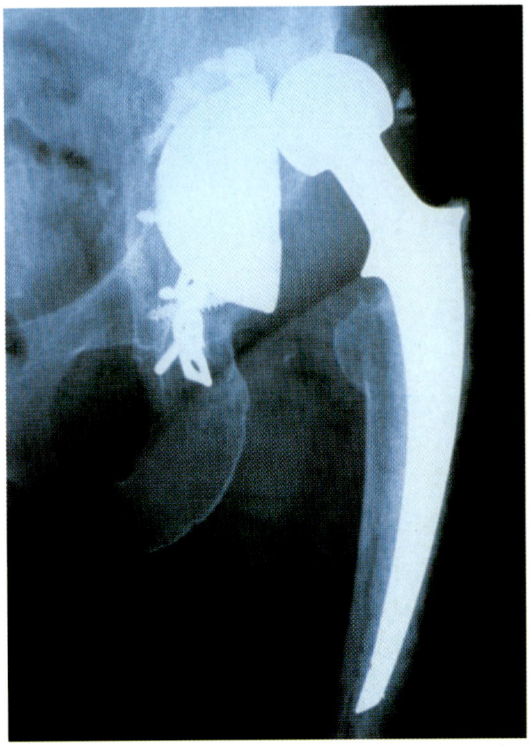

Figura 1. Radiografia pré-operatória de uma reconstrução total do quadril que falhou em conseqüência da instabilidade. Neste exemplo, o componente acetabular está mal posicionado e vai precisar de revisão. O componente femoral também demonstra uma significativa radiolucência e irá precisar de uma revisão concomitante.

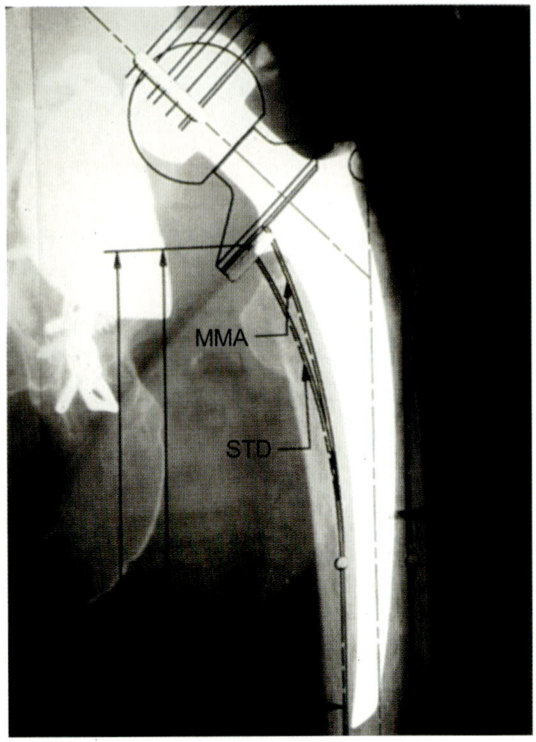

Figura 2. Uma radiografia gabaritada usando uma haste totalmente revestida de 15 cm. O gabarito está alinhado neutralmente. O cimento está algo afastado da região da osteotomia, porém note que o cimento se encontra fracamente ligado ao osso e não deve causar dificuldade para sua remoção.

Gabaritos são usados para a escolha da haste mais curta possível, que será circundada por um cilindro de osso cortical de 4 a 5 cm no istmo. Este é o objetivo final da operação. A radiografia lateral será usada para determinar se uma haste curva ou reta é mais apropriada.

A gabaritagem da profundidade da implantação é agora considerada (Figs. 1 e 2). Primeiramente a reconstrução acetabular é gabaritada para determinar o centro de rotação. Isto é marcado no filme. A seguir gabaritos femorais são aplicados estimando a "posição anatômica" do componente dentro do canal femoral. Esta posição é tipicamente 1 cm proximal ao trocânter menor. Usando um comprimento de colo femoral intermediário, marca-se a seguir o centro da cabeça. Comparando as duas marcas, podem ser tiradas conclusões sobre tensão dos tecidos e o comprimento das pernas. Tipicamente, é escolhida uma combinação de altura da prótese e comprimento do colo que aumenta a compensão (desvio do colo) e o comprimento do membro, uma vez que isto é freqüentemente necessário para se obter a estabilidade.

O nível mais distal da osteotomia trocantérica estendida é determinado pelos seguintes fatores. Primeiro, a osteotomia não deve colocar a fixação em risco. A parte transversa da osteotomia deve estar em um nível que preservará aproximadamente 4 a 6 cm do ajuste ístmico da porção distal do crescimento interno de cimento da haste. Se o tampão de cimento for mais substancial do que o visto na Figura 2, pode ser selecionada uma osteotomia mais distal, mas deve-se prestar atenção à localização planejada dos 4 a 6 cm distais da haste implantada. Esta seção não deve ser comprometida pela osteotomia. Felizmente, a osteotomia produz acesso desimpedido ao istmo. Temos observado que um número significativo de revisões de fêmur tem uma deformidade em varo pré-operatória. Isto coloca o fêmur em risco de uma implantação em varo e subdimensionada. O uso da osteotomia ajuda a evitar esta conseqüência.

O nível da osteotomia distal é medido a partir de um marco de referência facilmente identificável, como o tubérculo do vasto lateral para uso como uma referência intra-operatória.

TÉCNICA CIRÚRGICA

Exposição

Utilizamos uma abordagem posterior. A pseudocápsula e os rotadores externos são elevados, formando um mesmo retalho. O tendão do glúteo máximo é liberado. Quando o quadril é encontrado, luxamos a articulação, se isso for possível. Porém, na presença de acentuada protrusão ou ossificação heterotópica, a luxação do quadril pode ser difícil de ser obtida. Se a articulação não puder ser luxada, executamos a osteotomia estendida e removemos a ossificação heterotópica.

Extração

Depois de liberar completamente o intróito do fêmur do granuloma, tecido fibroso e osso, uma prótese frouxa tem chance de ser livremente puxada. Esteja atento pois o membro da prótese pode estar preso no trocânter maior, e isto pode fraturar o trocânter. O uso de um rebolo de alta velocidade em forma de barril pode ajudar a abrir esta área. Se a prótese sair prontamente, poderemos dar continuidade com a osteotomia. Caso contrário, realizamos a osteotomia com a prótese no lugar. É tecnicamente mais fácil se a prótese for removida antes da osteotomia.

Osteotomia

O quadril é estendido e rodado internamente15 a 20 graus para permitir o posicionamento apropriado do fêmur. O vasto lateral é separado do fêmur póstero-lateral ao longo da linha áspera até o nível da extensão distal da osteotomia. Isto é determinado a partir do planejamento pré-operatório pela gabaritagem e pode ser medido tanto a partir da ponta do trocânter maior ou então usando a haste removida como guia. O vasto é então elevado anteriormente do fêmur até a região distal da osteotomia e um afastador é colocado nesta região para proteger o tecido enquanto se completa o corte da osteotomia distal. A região da osteotomia é marcada ao longo do fêmur póstero-lateral imediatamente anterior à linha áspera (Fig. 3).

Quando a incisão é vista posteriormente (Fig. 4), o sugador está na ponta do trocânter maior e o músculo glúteo médio está à direita. Neste caso a prótese foi facilmente removida depois da

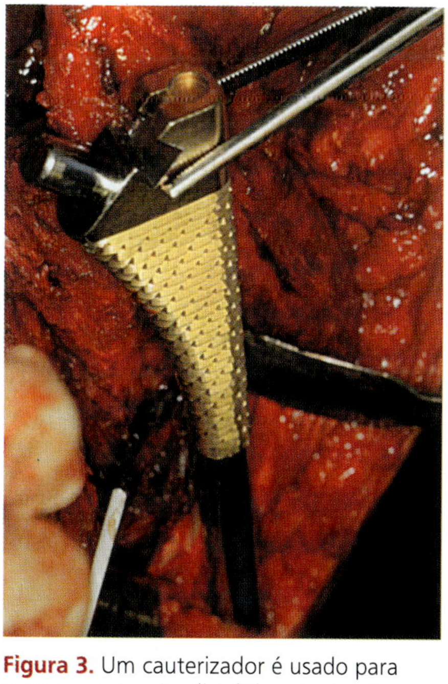

Figura 3. Um cauterizador é usado para marcar a extensão distal da osteotomia a um nível que irá produzir uma cobertura adequada da porção cilíndrica distal da haste totalmente revestida.

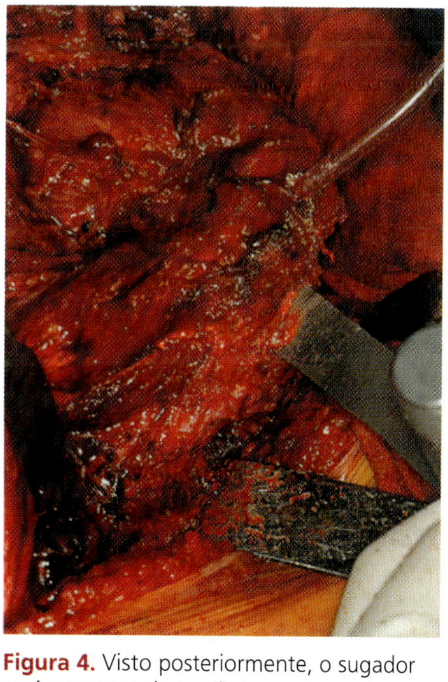

Figura 4. Visto posteriormente, o sugador está na ponta do trocânter maior e o músculo glúteo médio à direita.

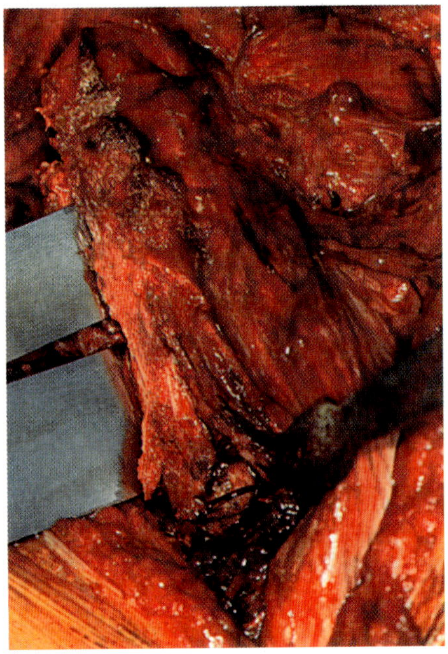

Figura 5. Osteótomos largos do tipo de Lambotte são passados de posterior para o anterior e usados para forçar a osteotomia numa maneira controlada.

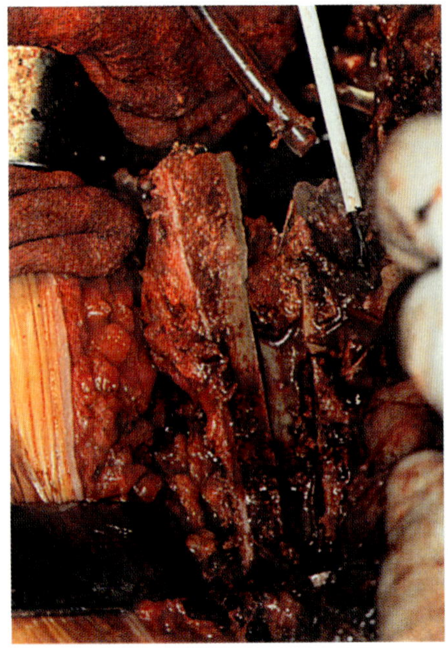

Figura 6. É mostrada a remoção do tecido da fibrose anterior com o dispositivo de cauterização.

limpeza da área de osso e do tecido mole e usando um tamponador no colar para facilitar a extração. A seguir é usada uma serra oscilante para seccionar o fêmur proximal na metade distal da área onde o afastador de Hohmann está localizado na parte de baixo no canto direito. A parte transversa da osteotomia é feita com um rebolo de alta velocidade ao nível do afastador de Hohmann, o que corresponde à ponta da prótese removida.

Largos osteótomos de Lambotte são passados a seguir de posterior para anterior (Fig. 5), e osteótomos múltiplos são usados para forçar a abertura da osteotomia de uma maneira controlada, protegendo tanto o fragmento da osteotomia como as conexões de tecido mole anterior. O glúteo médio, o glúteo mínimo e o vasto lateral permanecem ligados à porção osteotomizada do osso.

A liberação do tecido anterior deve ser executada cuidadosamente antes de rebater o fragmento osteotomizado anteriormente. Esta manobra evita fratura do fêmur medial posterior ou do fragmento osteotomizado (Fig. 6). Inicialmente o assistente segura o fragmento trocantérico manualmente, à medida que o tecido é liberado. Depois que o fragmento é mobilizado anteriormente, um afastador de Hohmann pode ser inserido para facilitar a exposição.

Pedestal

Freqüentemente, um tampão distal de cimento ou um pedestal ósseo permanecem. Lixar com rebolo a área visível do canal e fazer uma perfuração com uma broca ou rebolo tipo lápis permitirão a passagem de um gancho de crochê. O osso ou cimento podem então ser puxados. Deve-se tomar cuidado para evitar uma perfuração, e é prudente avançar cuidadosamente com as brocas ou rebolos. Um estilo alternativo é furar 1 a 2 cm o cimento distal com brocas de cimento e tirar o tampão de cimento com extrator de cimento. Isto se repete o quanto for necessário.

Fresagem

Depois que o cimento, o neocórtex e o pedestal distal foram removidos, executa-se a fresagem. Um canal limpo ajudará a manter o fresador centrado e alinhado centralmente no canal femoral.

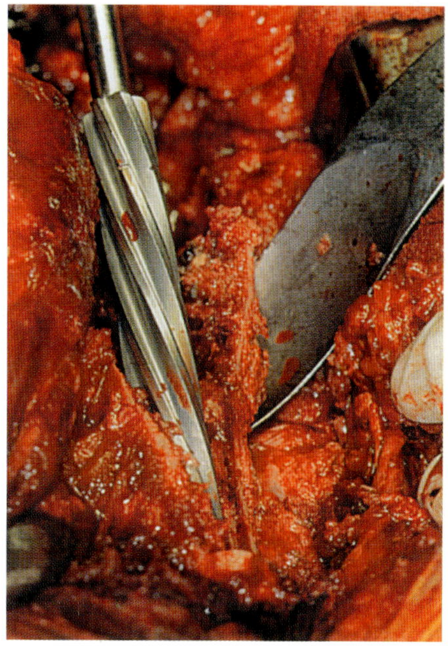

Figura 7. A marca picada no fresador corresponde ao nível do colar e deve ser referenciada ao nível de implantação gabaritado. No caso mostrado, o canal foi fresado até 16,0 mm e um componente de 16,5 mm foi implantado. A fresagem começou com uma fresa de 10 mm e foi aumentada até que houve uma mordida mínima em 13,5 mm. A fresa 15,0/13,5 ficou justa e pôde ser usada como medida de tentativa, mas a fresagem até 14,0 mm forneceu uma medida extra de segurança e ajuste. O canal foi assim fresado a 14,0 mm e um alargador de tamanho 15,0/13,5 mm foi colocado e experimentalmente reduzido até uma altura estável, e o comprimento do colo foi determinado.

Com hastes retas, são usadas fresas sólidas, enquanto para hastes curvas são usadas fresas flexíveis.

O comprimento da fresagem é determinado pelo comprimento da haste necessária para obter a fixação. Somente o comprimento necessário para fixação é fresado. Em geral, ele é de 4 a 6 cm distal à osteotomia. A fresagem é executada num alinhamento neutro, com atenção especial para evitar um alinhamento de varo. A orientação em varo das fresas ocorre se a região trocantérica proximal não for osteomizada e o fresador obtém 3 pontos de contato com a diáfise distalmente e o trocânter proximalmente. Se a região trocantérica proximal for deixada intacta, a fresagem deve ser iniciada em um ponto suficientemente lateral enquanto se evita colisão com o trocânter maior. Como mencionado, isto pode ser impossível em casos com uma deformidade em varo pré-operatória e é uma indicação específica para se realizar uma osteotomia. Um furador de Charnley T manual deve se inserir livremente na diáfise sem obstrução proximal para assegurar um posicionamento neutro da fresa.

Fresagens seqüenciais são realizadas a seguir, aumentando o diâmetro da fresa até que um bom contato cortical endosteal seja obtido (Fig. 7). A fresagem é suspensa 0,5 mm abaixo da medida da prótese a ser implantada. Este ponto é um dos mais cruciais em revisões femorais sem cimento.

A gabaritagem é um meio útil, embora inexato, de dimensionar o canal com respeito a diâmetros finais fresador. O gabarito é provavelmente preciso para um tamanho de componente um ponto acima ou abaixo, mas a qualidade óssea e a magnificação devem ser consideradas. Um paciente com corticais sadias dá bom retorno durante a fresagem. O fresador irá trabalhar através do osso forte e haverá pouca dúvida de quando parar. Isto não é tão evidente em pacientes com qualidade de osso diminuída.

Para facilitar a decisão de quando parar a fresagem, inserimos uma fresa com manopla em T com mesma dimensão da prótese a ser implantada no canal preparado. Se a estabilidade rotacional for alcançada com 4 a 5 cm de fresa permanecendo para fora, este é o diâmetro da prótese escolhida. Se a estabilidade rotacional não for obtida, o fêmur é fresado. Se mais do que 5 cm de fresador estão para fora, então o intróito será fresado linha a linha da marca na fresa para evitar fratura na inserção. A subfresagem assegura um ajuste apertado, mas ao risco de fraturar. Em nossa experiência, uma distância de 4 a 5 cm de 0,5 mm subfresada é segura. Adicionalmente, um fio de Luke profilático colocado 1 cm distal à osteotomia é uma precaução inteligente.

Colocação do Alargador

A seguir, a broca alargadora apropriada é inserida. Usualmente a colocação de broca alargadora é necessária para preparação proximal devido à perda de osso proximal. Porém é útil para redução experimental. A porção distal cilíndrica das brocas é 1,5 mm menor em diâmetro do que a prótese em si. Por exemplo, uma broca de 15,0 mm tem um diâmetro de haste de 13,5 mm (é referida como 15,0/13,5). As próteses de solução são fabricadas em incrementos de 1,5 mm, começando com 10,5 mm e terminando em 22,5 mm.

O broqueamento é executado principalmente para determinar a versão de haste e o comprimento do colo, uma vez que usualmente existe espaço adequado no fêmur proximal para acomodar a prótese sem o procedimento de broqueamento (Fig. 8). Além disso, pode-se selecionar a prótese com um perfil proximal mais estreito. Estas hastes têm utilidade especialmente quando o cirurgião está trabalhando sem ter realizado osteotomia, quando um fêmur proximal apertado pode limitar a anteversão na prótese de corpo padrão.

Com uma broca alargadora implantada, é escolhido um comprimento de colo femoral na faixa média, e o quadril é reduzido. Se o quadril permanecer reduzido na posição 90 - 90 (90 graus de flexão - 90 graus de rotação interna, (Fig. 9), significa que foi obtida uma tensão adequada do tecido mole. Também testamos a perna na "posição de dormir" em decúbito lateral, com a perna operada cruzada sobre a perna não-operada.

Esta redução de prova é um dos passos mais importantes na revisão e artroplastia total do quadril. É através da redução experimental que as posições do componente podem ser alteradas para alcançar a estabilidade. Isto é conseguido modificando o comprimento, a altura e a versão do colo femoral. A consideração mais importante é a estabilidade. Se o quadril estiver instável, a causa pode ser simplesmente devida ao fraco tensionamento. Neste caso, tanto vale adicionar comprimento ao colo ou implantar uma haste com sobra (saliente) ao mesmo tempo que se mantém uma boa fixação.

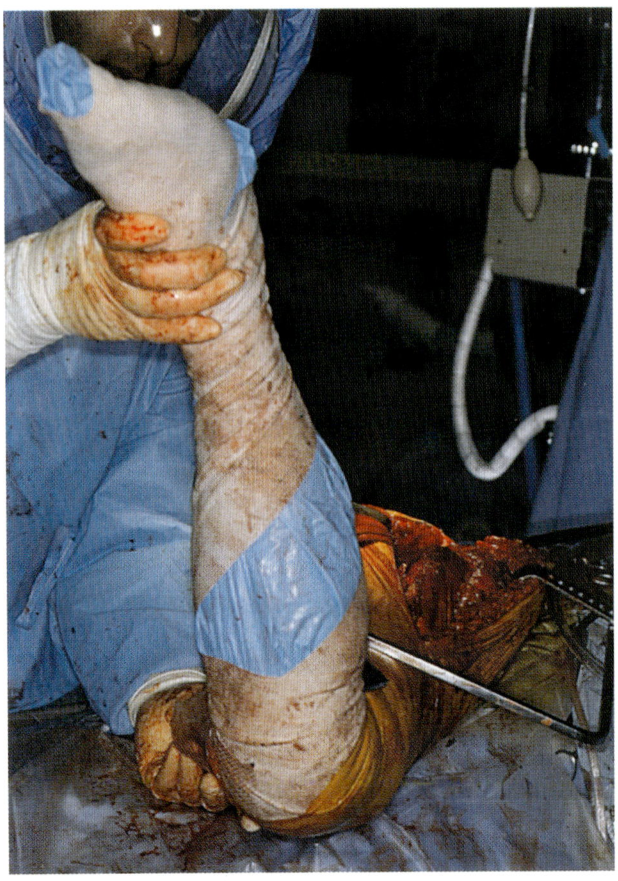

Figura 8. Com um alargador experimental no lugar, o quadril é checado na revisão de 90-90 graus. Neste exemplo, o quadril é colocado em rotação interna de 90 graus e o joelho é flexionado no limite do tecido mole. Na realidade, isto é freqüentemente algo menor que 90 graus.

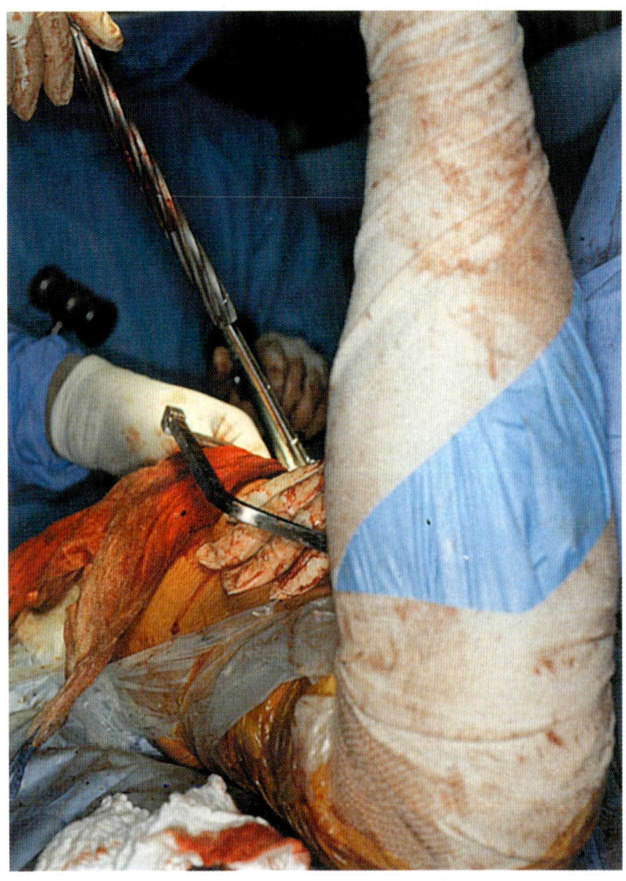

Figura 9. A implantação do componente é mostrada com um fresador colocado para controlar a rotação. O grau de anteversão pode ser visto claramente observando-se o ângulo do fresador em relação à perna.

Tratamento de Impacto Eventual

Quando o quadril é movimentado através de sua amplitude de movimento, muita atenção deve ser dada à possibilidade de estar ocorrendo eventual impacto das estruturas. Isto pode ser devido ao contato do pivô com o perímetro da taça. Isto é facilmente reconhecido e pode ser tratado modificando-se a posição do componente. Porém, ocasionalmente, o fêmur anterior ao nível do esporão pode agir como um fulcro contra os tecidos moles anteriores, a pseudocápsula remanescente e a pelve. O afinamento do osso trocantérico com uma serra oscilante pode resolver este problema. Menos comumente, o quadril pode ser apertado na rotação externa e uma capsulectomia anterior limitada é praticada até que se alcance a tensão apropriada.

Implantação

A implantação é feita usando-se uma fresa aplicada no orifício de extração para ajudar a controlar a rotação (Fig. 10). Em média o ângulo da fresa inserida para a perna é de 25 graus e é a anteversão femoral. A inserção inicial da haste pode requerer uma pequena força e pode usualmente ser feita manualmente até que a haste ocupe a região do canal, que é relativamente subdimensionada 0,5 mm. A inserção da haste femoral além deste ponto deve requerer repetidos golpes com um martelete pesado no impactador de haste. Assim que a haste ocupa o segmento subescareado do fêmur no qual a fixação será alcançada, torna-se mais difícil alterar a anteversão. Devido a isso, a anteversão deve ser monitorada de perto durante os 2 a 3 cm iniciais de assentamento protético no segmento do canal que irá produzir a fixação.

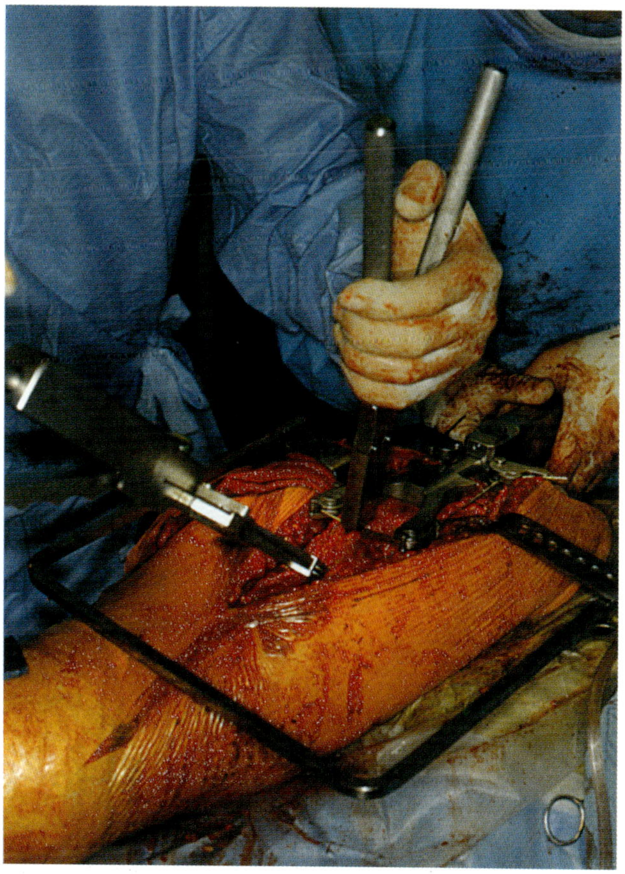

Figura 10. Em seguida ao aperto do cabo e antes de pressionar, o quadril pode ser testado quanto à estabilidade. Problemas de tensão insuficiente do abdutor podem ser tratados removendo-se osso do segmento distal do fragmento de osteotomia e avançando-se distalmente o segmento no fêmur.

À medida que a haste se adapta, o cirurgião deve determinar a profundidade da inserção baseado na inserção experimental e nas reduções e marcos escolhidos para medir a profundidade de inserção do implante. Isto é mais comumente feito por meio da relação da borda inferior do esporão com o estoque ósseo medial remanescente. Se a haste parar de avançar, pode ser empregado um comprimento de colo femoral mais curto, e se uma inserção mais distal for necessária para obter uma boa fixação, tanto um colo mais comprido ou o avanço do fragmento trocantérico podem ser necessários.

Uma vez que a haste tenha sido inserida, cabeças femorais de prova podem ser usadas para realizar uma redução do teste final, visando avaliar a estabilidade do quadril e o comprimento da prótese.

Após a inserção da prótese de revisão, o fragmento de osteotomia é modelado com um rebolo de alta velocidade para fazer o fragmento se adaptar sobre a lateral da prótese. A seguir são feitos os preparativos para fixar o fragmento. A falta de tensão no abdutor pode ser resolvida pelo encurtamento do fragmento avançando-o distalmente (Fig. 11). O quadril pode ser testado em sua amplitude de movimento antes de os fios serem apertados, de forma que a posição do fragmento trocantérico possa receber os últimos ajustes.

Em casos em que o fêmur proximal é muito fino, atrófico ou porótico, os cabos usados para segurar no lugar o segmento da osteotomia podem ser usados para "colapsar" a manga óssea medial proximal ao implante. Como toda a estabilidade da haste foi ganha mediante os ajustes que foram feitos, esta manobra serve para trazer o osso proximal sadio para mais perto da superfície de crescimento ósseo da haste proximal.

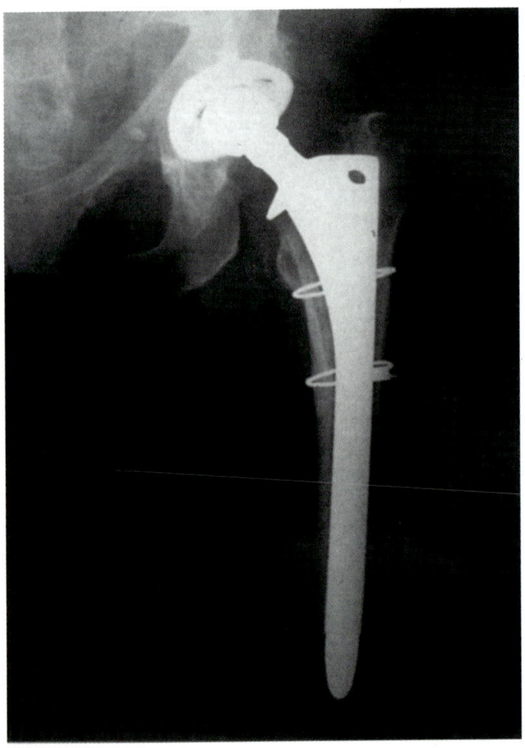

Figura 11. Radiografia pós-operatória de um componente femoral de 15 cm totalmente revestido com osteotomia fixada em dois níveis. Note que o componente femoral está implantado em alinhamento neutro e há mais de 4 cm de enchimento de ajuste do canal. A haste está colocada com um colar na posição anatômica e ganha estabilidade através da sua fixação na porção distal.

TRATAMENTO PÓS-OPERATÓRIO

Todos os pacientes de revisão são colocados numa órtese de abdução. Esta é colocada a 30 graus de abdução com uma posição de flexão a 70 graus. Esta órtese é mantida por oito semanas. Durante seis semanas os pacientes são mantidos com uma descarga de peso de 30% deambulando com um andador. Em seguida progridem para um suporte de peso completo por oito semanas e protegidos como necessário por uma bengala. Usamos largamente em nossa prática de revisão componentes femorais com hastes revestidas para permitir crescimento ósseo. Verificamos uma taxa de afrouxamento de 2,4% em 311 revisões do quadril num período médio de 8,2 anos.

Ainda que seja pouco freqüente a ocorrência de dor na coxa, ela pode ocorrer. Pacientes com fêmures finos, osteopênicos e hastes longas parecem ser de risco maior. Felizmente, há evidência clínica de que endurecer o fêmur pela colocação de placas ósseas de aloenxerto pode ser útil no tratamento desta complicação.

COMPLICAÇÕES

As complicações específicas que podem ser relacionadas a essa técnica dizem respeito especificamente à implantação do componente, e duas complicações alternadas devem ser mencionadas. Uma fratura do fêmur pode ocorrer durante a inserção de uma haste num canal que tenha sido inadequadamente preparado para o implante. Alternativamente, uma haste subdimensionada pode falhar na obtenção de uma estabilidade rotacional e axial, de forma que está presente uma micromovimentação com a aplicação da carga, levando a falha do crescimento ósseo.

Para o cirurgião experimentado, a implantação de uma haste apropriadamente dimensionada é guiada por várias pistas, incluindo retorno visual, auditivo e tátil, que só podem ser obtidos com a experiência. Esta pistas são obtidas pela cuidadosa atenção aos parâmetros tais como "ranger cortical" durante a fresagem, a qualidade óssea encontrada em várias profundidades da fresagem e a aparência das rebarbas de osso que se acumulam nas lâminas da fresa. A sensação obtida pela empunhadura das fresas nas profundidades finais em vez da sensação de um fresador elétrico pode dar ao cirurgião uma válida sensação da qualidade do osso com relação ao tamanho da fresa que foi escolhida. A ocorrência de uma fratura pode ser evitada em um osso particularmente duro fresando uma curta zona de transição (1 cm) entre a cavidade intramedular aberta acima e o segmento de ajuste por interferência abaixo. Se existir qualquer dúvida quanto à dificuldade que será encontrada na inserção inicial nesta zona, a colocação de uma cerclagem nesta região pode diminuir a incidência de fratura no momento da inserção da haste. Infelizmente, uma haste implantada e que se verifica estar frouxa, tanto por causa de uma instabilidade rotacional ou por resistência insuficiente encontrada durante a inserção do componente, deve ser removida e o fêmur preparado para aceitar um componente maior.

17C

Impactação de Enxerto com Cimento

W. E. Michael Mikhail e Lars Weidenhielm

INDICAÇÕES/CONTRA-INDICAÇÕES

A indicação para realizar uma revisão é insuficiência mecânica asséptica de hastes cimentadas ou não-cimentadas com perda óssea do fêmur proximal com defeitos corticais e afinamento e osteólise induzida por desgaste. Nestas revisões, o fêmur proximal usualmente está constituído de apenas uma fina casca cortical. O pré-requisito para o procedimento é que exista um "tubo" intacto que possa ser reconstruído e os defeitos cobertos com enxerto de suporte e/ou tela de fios metálicos para permitir uma firme impactação de enxerto ósseo e a fixação estável do componente femoral no enxerto impactado. Lesões osteolíticas na parte distal do fêmur ou em torno de hastes longas não contra-indicam o procedimento. Porém, nestes casos, o reforço do fêmur com suporte de aloenxerto cortical e uma opção de haste mais longa para poder ultrapassar as áreas líticas ou defeituosas são algumas vezes aconselháveis. Usualmente as lesões líticas desaparecem com o tempo, e ocorre uma "normalização" do fêmur distal.

Para casos com uma artroplastia total do quadril com infecção, é recomendada uma troca em dois estágios. No primeiro estágio, os componentes da artroplastia total do quadril infectada são removidos e a infecção é tratada. No segundo estágio, quando a infecção tiver sido debelada, uma prótese pode ser implantada com técnica de impactação de enxerto, como será descrito a seguir. Uma infecção ativa é uma contra-indicação absoluta ao uso desta técnica. Contra-indicações relativas adicionais incluem significativas deformidades do fêmur proximais e da diáfise, carência de diâmetro de tubo cortical de largura suficiente para acondicionar o material do aloenxerto no fêmur proximal e ainda ter espaço para o cimento e para o componente, e a incapacidade de tratar defeitos corticais, como foi mencionado acima.

PLANEJAMENTO PRÉ-OPERATÓRIO

No planejamento pré-operatório da revisão da artroplastia total do quadril, deve ser realizada uma análise do ambiente femoral, incluindo a integridade da interface cimento-osso, a presença ou ausência de defeitos corticais e a espessura da cortical femoral tanto proximalmente como distalmente em relação ao componente femoral. Hoje em dia existem várias classificações

W. E. M. Mikhail, M. D.: Department of Orthopedic Surgery, Medical College of Ohio, Toledo, Ohio 43699.
L. Weidenhielm, M. D.: Karolinska Institute, Departamento de Ortopedia, St. Goran Hospital, S-11281 Estocolmo, Suécia.

de perda óssea. Em nosso hospital, uma avaliação de perda óssea numa escala de quatro graduações, de acordo com a classificação da Endo-Klinik, tem dado bom resultado (1).

Particularmente, a reconstrução proposta deve ser gabaritada, notando o diâmetro apropriado da haste e seu comprimento correspondente. Será necessário que o diâmetro possa comportar um manto de cimento de 2 mm e 5 a 6 mm de enxerto impactado, além da haste. O tratamento de defeitos corticais potenciais deve ser planejado para proteger ossos corticais muito líticos ou afinados quando presentes na ponta da reconstrução. A capacidade da haste escolhida de reproduzir o comprimento da perna e a estabilidade do tecido mole do quadril devem ser calculadas.

TÉCNICA CIRÚRGICA

A exposição do quadril é realizada através de uma abordagem lateral direta ou pela exposição preferida pelo cirurgião. É absolutamente essencial que o cirurgião reconheça que esta operação não pode ser executada apropriadamente através de uma exposição inadequada. A extremidade superior do fêmur deve ficar apresentada no campo cirúrgico de tal forma que o extremo proximal do canal possa ser aberto até o trocânter maior pelo menos 1 cm distal ao eixo médio do canal. Só então o novo canal medular pode ser corretamente orientado, adequadamente impactado e apropriadamente cimentado. O componente femoral fracassado é removido. O canal femoral é limpo de todo o cimento antigo, de membrana fibrosa e de todos os fragmentos ou partículas presentes e é completamente lavado utilizando-se técnicas padronizadas.

Os defeitos no córtex devem ser "reparados" com uma tela de fios finos e/ou suporte de aloenxerto seguro com fios de cerclagem antes de ser realizada a impactação do canal. Quando a integridade cortical for tênue, uma cerclagem profilática antes do preenchimento do canal é recomendada, uma vez que a vigorosa impactação do enxerto pode fraturar o fêmur. Um fio-guia é aparafusado num rijo tampão medular e colocado no canal distal. O fio deve ficar completamente aparafusado no tampão com aproximadamente 5 mm de pino saindo pela parte de baixo do tampão. O tampão é direcionado para um local situado distalmente a áreas de osso lítico, e um compactador menor do que o tampão é usado para confirmar o assentamento (Figs. 1 a 3). É essencial assegurar que o tampão não afunde durante o último processo de enchimento/compactação. Uma tendência do tampão de afundar durante a impactação pode ser controlada com um pequeno fio de Kirschner transversal ao fêmur e mesmo ao tampão ou justo abaixo deste. Este fio é removido assim que a impactação é completada. O fio-guia deve sair do fêmur proximal próximo à cortical lateral, que está em linha com o eixo do centro do fêmur. O tampão intramedular centralizará o fio-guia no canal distal. O uso de um sistema canulado reduziu muito a incidência de mau posicionamento do componente femoral.

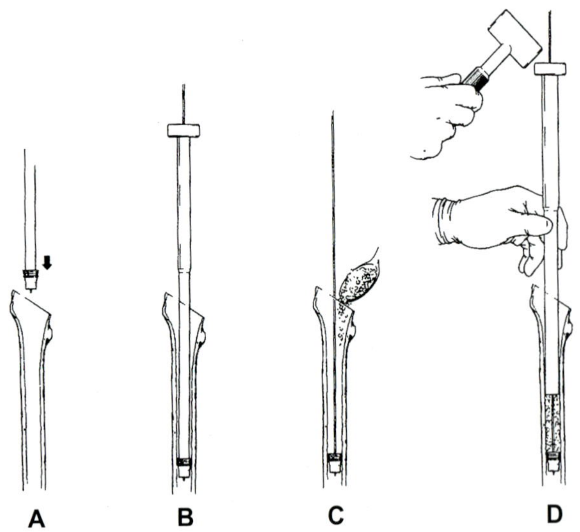

Figura 1. (A) Inserção de um tampão distal. **(B)** O tampão é direcionado distalmente a áreas de osso lítico. **(C)** Enxerto do canal femoral. **(D)** Compactando o terço distal do canal.

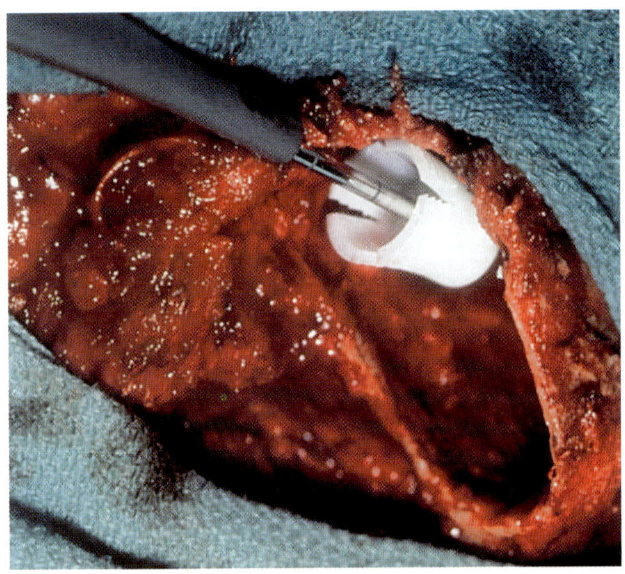

Figura 2. Fotografia intra-operatória: o tampão distal é colocado no guia aramado.

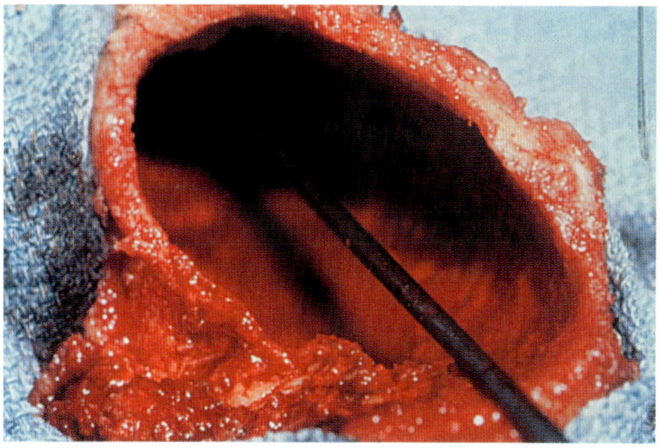

Figura 3. Fotografia intra-operatório: o tampão é introduzido no canal femoral.

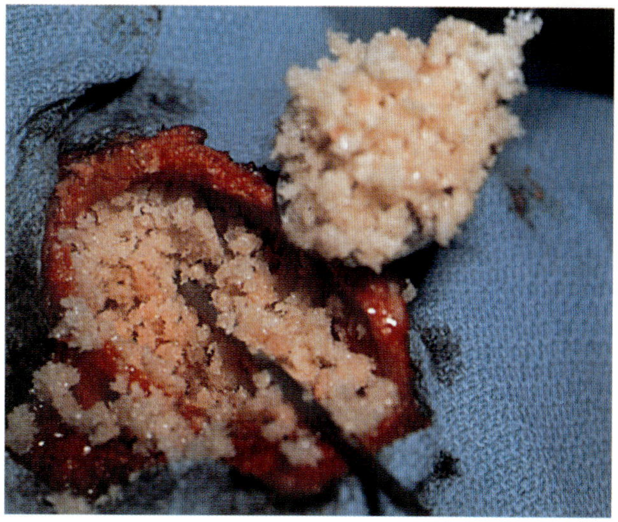

Figura 4. Fotografia intra-operatória: é introduzido enxerto de osso morcelizado.

É preferível usar para enchimento um aloenxerto de osso esponjoso obtido dos côndilos femorais ou da tíbia proximal. Fragmentos de aloenxerto recentemente congelados de 3 a 5 mm são usados (Figs. 2, 4). O aloenxerto é inserido no fêmur e comprimido no canal com um compactador canulado de pequeno diâmetro. Esta etapa é repetida até que o terço distal do fêmur proximal tenha sido preenchido (Fig. 1D). Compactadores de maior diâmetro são usados à medida que cresce o diâmetro do canal. Um tamponador canulado de dimensão uma ou duas vezes menor do que o componente final é introduzido através do fio-guia. Mais material de enxerto é introduzido e o tamponador é comprimido até assentar completamente (Fig. 5A, B). Este processo é repetido, progredindo na dimensão do tamponador até que a dimensão planejada esteja firmemente assentada. O tamponador correspondente ao tamanho planejado do componente deve permitir que seja produzida uma camada uniforme de enxerto ósseo de aproximadamente 5 a 6 mm de espessura (Fig. 6). O dispositivo de direcionamento é desligado, e o enchimento final do canal é completado com compactadores proximais em torno da ferramenta de tamponamento (Fig. 5C). Sangue

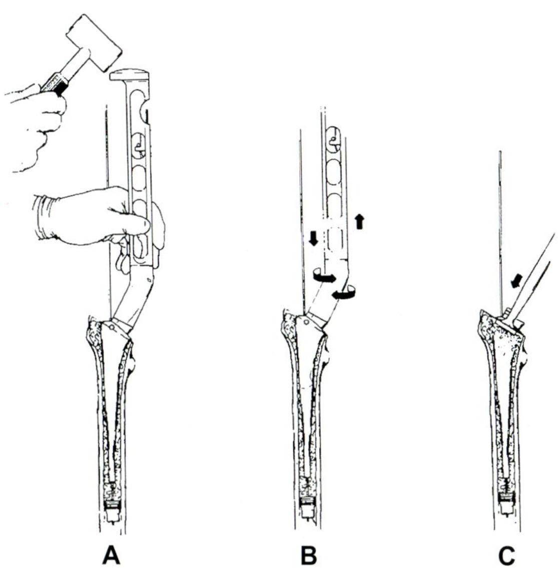

Figura 5. (A) Enchimento proximal com compactadores canulados. **(B)** É aplicada rotação para assegurar um assentamento adequado. **(C)** Enchimento final com compactadores proximais.

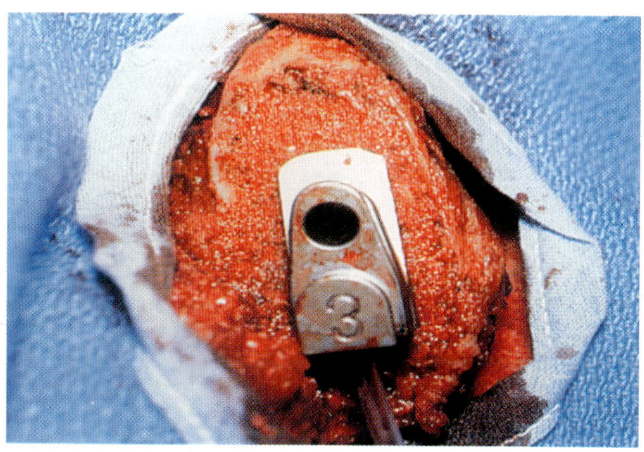

Figura 6. Fotografia intra-operatória: a ferramenta de compactação de dimensão planejada e colocada no lugar com uma camada uniforme de enxerto ósseo de aproximadamente 5 a 6 mm de espessura.

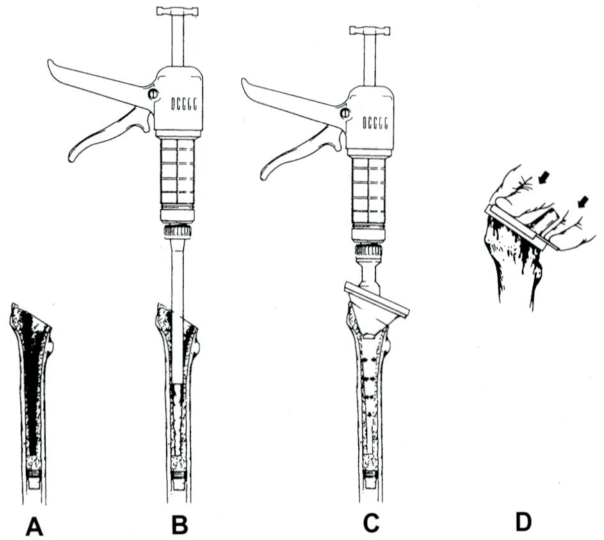

Figura 7. (A) O canal neomedular. **(B)** O cimento é introduzido no canal medular. **(C)** Pressurização do cimento com vedação proximal. **(D)** Introduzindo a haste e pressurização final com uma placa.

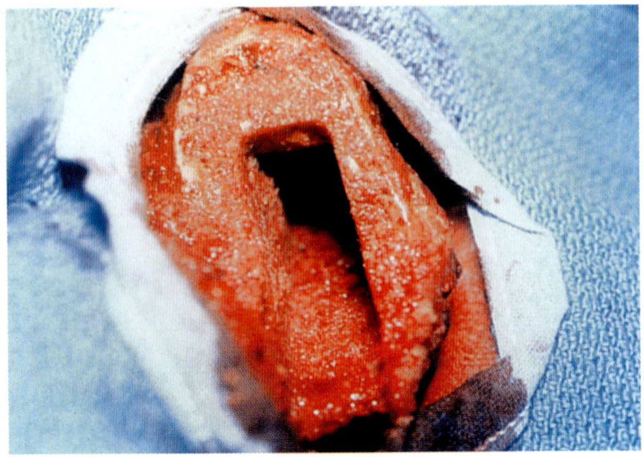

Figura 8. Fotografia intra-operatória: um completo canal "neomedular" foi formado.

empoçado no extremo distal da haste é extraído por sucção aplicada no orifício do fio guia da ferramenta de tamponamento. Esta ferramenta é mantida no lugar até imediatamente antes da inserção do cimento. Estas ferramentas de tamponamento são superdimensionadas comparadas às hastes correspondentes que serão inseridas para permitir a formação de um manto de cimento com espessura de 2 a 3 mm. Através desta técnica é formado um completo canal "neomedular" (Figs. 7, 8).

A mesma quantidade de cimento usada na artroplastia total do quadril primária é impregnada com antibióticos, misturada a vácuo e introduzida no canal neomedular de uma maneira retrógrada. É importante que a massa de cimento que é introduzida no canal esteja num estado de viscosidade relativamente baixa, do contrário uma adequada penetração do enxerto pelo cimento não poderá ser obtida. Uma pistola de cimento com um bico mais *fino* é usada para injetar cimento na estreita área distal à ponta da haste (Fig. 7B). Um segundo bico de tamanho maior é usado para completar o enchimento do fêmur proximal e para pressurizar o cimento. A vedação e placa do pressurizador femoral são fixadas e é aplicada e mantida pressão até o cimento alcançar uma consistência de massa (Fig. 7C). O centralizador oco de revisão é aplicado no extremo distal do implante antes da inserção da haste. Uma haste de componente femoral do tamanho adequado é inserida (Fig. 7D). O implante que usamos é forjado em liga de cromo-cobalto, duplamente chanfrado e polido. O superdimensionamento da haste é um erro grosseiro e irá comprometer a espessura correta tanto da camada de enxerto como da manta de cimento. É empregado rotineiramente o tratamento profilático com antibiótico e anticoagulação.

TRATAMENTO PÓS-OPERATÓRIO

Usualmente no primeiro dia após a cirurgia os pacientes podem ser mobilizados com marcha com suporte de peso conforme tolerado na perna operada. Se a qualidade do osso for muito fraca, permitimos suporte parcial de peso para as primeiras oito semanas. As mesmas restrições aplicadas artroplastia total do quadril primária para evitar luxação do quadril são aplicadas neste caso.

COMPLICAÇÕES

A principal complicação é a fratura do fêmur. É importante usar uma técnica precisa e evitar queima de etapas. A necessidade de uma exposição completa e livre do fêmur superior revelando todos os defeitos diafisários é de importância fundamental. Uma fratura femoral intra-operatória é mais comumente produzida por liberação inadequada do tecido mole. Uma fratura pode também ocorrer durante a impactação do enxerto. As fraturas usualmente podem ser fixadas por cerclagem com fio metálico e suporte de aloenxerto ósseo ou com utilização de placa, e o processo de impactação do enxerto pode ser continuado. Fraturas femorais tardias podem ocorrer, especialmente durante o primeiro ano após a cirurgia. Elas são mais bem tratadas com redução aberta e fixação interna, algumas vezes com enxerto ósseo aplicado à área da fratura. Luxações são tratadas por redução fechada na maioria dos casos.

CASO ILUSTRATIVO

Um homem com 61 anos de idade foi submetido a uma artroplastia total do quadril cimentada (Dual Lock, DePuy Corp., Warsaw, IN) em 1980 devido à presença de artrose. Artroplastias de revisão foram executadas em 1984 (utilizando um componente femoral cimentado PCA, Howmedica Corp., E. Rutherford, NJ) e novamente em 1987 (PCA haste longa não-cimentada e enxerto ósseo autógeno e componente acetabular PCA). Em junho de 1991, o PCA não-cimentado foi revisado por causa de um afrouxamento asséptico acompanhado de considerável perda óssea femoral proximal (Fig. 9). É importante mencionar que a maior parte do enxerto em torno da haste PCA foi absorvida e a parte remanescente era osso morto e tecido fibroso. Uma haste CPT cimentada (Zimmer Corp., Warsaw IN) foi inserida com técnica de impactação de enxerto usando dois côndilos femorais morcelizados e duas onças de fragmentos de aloenxerto de osso esponjoso. Foram aplicados suportes adicionais de aloenxertos para reforçar a proteção de estresse da cortical femoral proximal (Fig. 10). Culturas obtidas na cirurgia de revisão foram negativas. Um escaneamento SPECT com tecnécio realizado 12 meses depois da cirurgia de revisão mostrou uma captação aumentada no fêmur proximal.

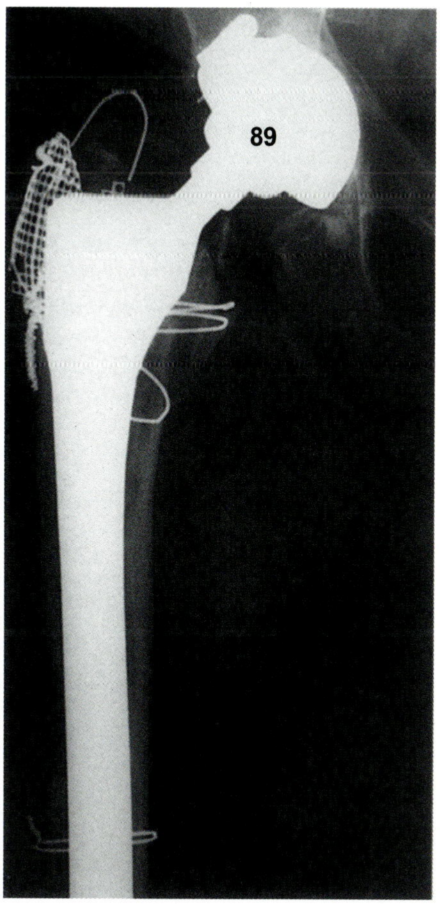

Figura 9. Radiografia: exemplo de caso de revisão de artroplastia mostrando um componente PCA de haste longa não-cimentado e arames de cerclagem em volta do fêmur.

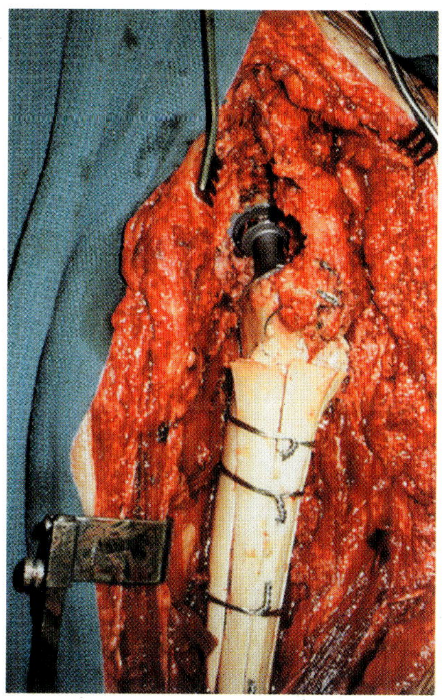

Figura 10. Fotografia intra-operatória: exemplo de caso na revisão de fêmur proximal reconstruído com a nova haste PCT cimentada no lugar.

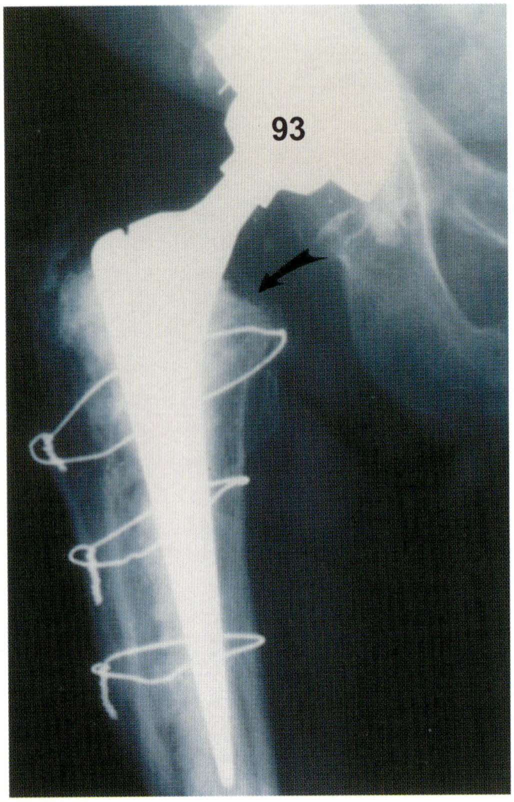

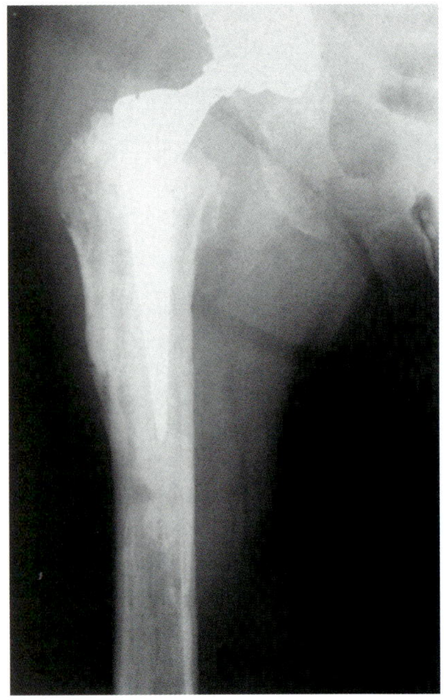

Figura 12. Radiografia ântero-posterior mostrando a incorporação do enxerto ósseo de suporte.

Figura 11. Radiografia: exemplo de caso no momento da biópsia mostrando uma haste femoral bem-cimentada sem linhas radiolucentes em torno do manto de cimento. A haste afundou 2 mm para dentro da manta de cimento. O osso no fêmur proximal mostra sinais de remodelagem trabecular especialmente no lado lateral da haste. O enxerto ósseo de suporte está radiologicamente incorporado.

O paciente pós-operatoriamente passou bem, mas desenvolveu fortes dores laterais na coxa devido aos fios da cerclagem (Fig. 11). Os fios foram removidos vinte e sete meses após a revisão da artroplastia e nesta oportunidade foram obtidas biópsias do fêmur proximal. Os ossos no fêmur proximal mostraram sinais de remodelagem acetabular. A biópsia confirmou a presença de osso novo viável recém-formado (Fig. 12). Radiografias tiradas no momento da biópsia mostraram uma haste bem-cimentada, sem linhas radiolucentes em nenhuma interface. O suporte de enxerto estava radiologicamente incorporado (Fig. 13).

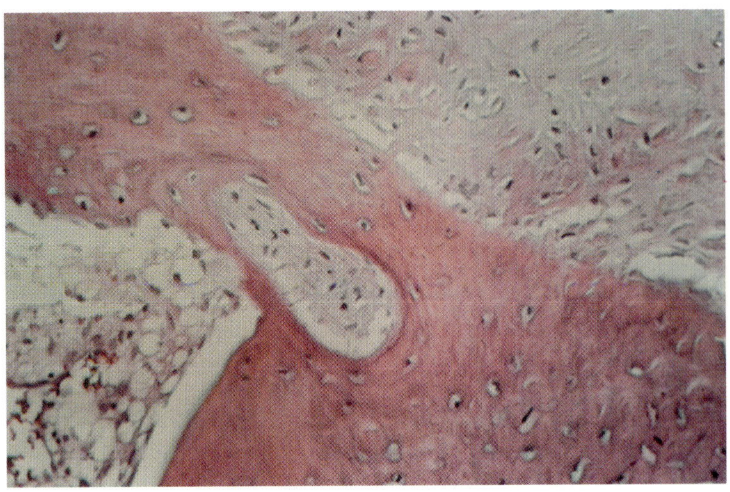

Figura 13. Biópsia mostrando a presença de osso viável recém-formado.

LEITURAS RECOMENDADAS

1. Engelbrecht, E, and Heinert, K.: Klassifikation und Behandlungsrichtlinien von knockensubstansverlusten bei Revisionsoperationen am huftgelenk-mittelfristige Ergebnisse. Primate und revisionsalloartroplastik Hrgs–Endo-Klinik, Hamburg, Berlin, etc: Springer-Verlag, 1987:189-201.
2. Gie, G. A., Linder, L., Ling, R. S. M., Simon, J.P., Slooff, T. J. J. H., and Timperley, A. J.: Impacted cancellous allografts and cement for revision total hip arthroplasty. *J. Bone Joint Surg,* 75B:14-21, 1993.
3. Gie, G. A., Linder, L., Ling, R. M. S., Simon, J.P., Sloof, T. J. J. H., and Timperley, A. J.: Contained morsellized allograft in revision total hip arthroplasty. Surgical technique. *Orthop. Clin. North Am.,* 24:717-725, 1993.
4. Ling, R. S. M., Timperley, A. J., and Linder, L.: Histology of cancellous impaction grafting in the femur. *J. Bone Joint Surg.,* 75B:693-696, 1993.
5. Nelissen, R. G. H. H., Bauer, T. W., Weidenhielm, L. R. A., LeGolvan, D. P., and Mikhail, W. E. M.: Revision hip arthroplasty with the use of cement and impaction grafting. J. *Bone Joint Surg.,* 77-A:412-422, 1995.
6. Schreurs, B. W.: Reconstructive options in revision surgery of failed total hip arthroplasties. Thesis, Nijmegen, The Netherlands, 1994.
7. Sloof, T. J., Huiskes, R., van Horn, J., and Lemmens, A.: Bone grafting in total hip replacement for acetabular protrusion. *Acta. Orthop. Scand.,* 55:593-596, 1984.
8. Weidenhielm, L. R. A., Nelissen, R. G. H. H., Mikhail, W. E. M., and Bauer, T. W: Surgical technique and early results in revision THA with a cemented, tapered, collarless, polished stem and contained morselized allograft. *J. Orthopaedic Techniques* 2[3]; 113-122, 1994.
9. Mikhail, W.E.M., Ling, R.S.M., Weidenhielm, L-R.A., Gie, G.A. Revision of the femoral component: impaction grafting. In: Callaghan, J.J., Rosenberg, A.G., Rubash, H.E., editors. *The adult hip.* New York: Lippincott-Raven Publishers, pp. 1527-1536.

17D

Reconstrução com um Composto Aloenxerto-Prótese

Michael J. Hejna

■ INDICAÇÕES/CONTRA-INDICAÇÕES

Na cirurgia de revisão do quadril, pode-se tratar da deficiência femoral óssea com o uso de aloenxerto de osso em várias formas. A construção composta prótese-aloenxerto consiste em um aloenxerto femoral proximal estrutural no qual um componente femoral é cimentado. Quando um componente femoral de haste longa é utilizado, o extremo distal da prótese fornece fixação intramedular no fêmur do hospedeiro, enquanto, se uma haste curta for usada, geralmente é necessária uma fixação suplementar. A estabilidade final do componente femoral é alcançada depois de ocorrer uma união do aloenxerto com o fêmur hospedeiro.

Verificamos ser a construção com um composto aloenxerto-prótese (CAP) útil no tratamento de defeitos corticais segmentares completos e defeitos combinados segmentares e da cavidade do fêmur proximal. As principais vantagens da reconstrução com o composto aloenxerto-prótese estão na restauração do estoque ósseo do segmento femoral proximal e no fato de permitir um reparo biológico do mecanismo abdutor. É particularmente útil em pacientes relativamente jovens em que a disponibilidade de estoque ósseo para cirurgias futuras é uma consideração, e é uma solução particularmente apropriada para fraturas periprotéticas em situações onde a fixação interna é indesejável ou pouco provável de ser bem-sucedida – por exemplo, em pacientes com afrouxamento da haste femoral e substancial perda óssea proximal. A reconstrução CAP é comumente usada no tratamento de deficiência do fêmur proximal em seguida ressecção de tumor.

M. J. Hejna, M. D.: Department of Orthopaedic Surgery, Rush Medical College, Chicago, Illinois 60612.

Quando a restauração do estoque de osso pode ser alcançada mediante a utilização de enxertos ósseos que são menos destrutivos ao fêmur hospedeiro – por exemplo através do uso de suportes corticais ou de impactação de enxerto com osso esponjoso –, a reconstrução CAP não deve ser usada. Implantes especializados tais como implantes tipo substituição do esporão são mais apropriados em defeitos segmentares menores estendendo-se menos do que 3 cm do esporão. Pacientes debilitados com limitada expectativa para ambulação ou com incapacidade para deambular com suporte de peso protegido durante o período de recuperação da junção aloenxerto - hospedeiro, podem ser mais bem tratados com um implante modular do tipo oncológico. A cirurgia que utiliza um composto protético-aloenxerto deve ser considerada cirurgia de último recurso, utilizável apenas onde outras opções mais conservadoras têm menos probabilidade de sucesso.

PLANEJAMENTO PRÉ-OPERATÓRIO

Avaliação do Paciente

Como em toda cirurgia de revisão do quadril, uma avaliação médica geral do paciente antes da cirurgia é importante. É necessário fazer uma avaliação da capacidade do paciente de tolerar um procedimento cirúrgico extenso e de ser capaz de proteger o aloenxerto através de uma descarga parcial de peso do corpo no período pós-operatório. A infecção deve ser descartada como causa de malogro do implante. Se a reconstrução CAP for devido a ressecção de um tumor ósseo, a necessidade de quimioterapia pós-operatória ou de radiação deve ser estabelecida, e os pacientes requerendo esses tratamentos auxiliares devem ser avisados sobre o potencial para retardamento da recuperação óssea. Muitos desses pacientes serão mais bem servidos por implantes modulares oncológicos.

Exposição Acetabular

Se for necessária uma ampla exposição acetabular, deve ser planejado realizar uma osteotomia trocantérica padrão. Do contrário, o fêmur proximal deve ser dividido da forma da osteotomia trocantérica estendida, preservando a continuidade do trocânter maior com a cortical lateral do fêmur.

Osteotomia

A natureza da deficiência femoral é adequadamente avaliada com radiografias padrões, as quais devem incluir o comprimento total do fêmur. O nível de transecção femoral deverá ser ditado pelo tamanho e localização da deficiência óssea, comprimento do componente femoral a ser inserido e método de fixação do hospedeiro para o aloenxerto que será empregado. Ocasionalmente um nível levemente mais distal da osteotomia pode ser planejado para tirar vantagem da exposição produzida para o componente femoral e a remoção do cimento.

Comprimento dos Membros Inferiores

A estimativa do comprimento das pernas é baseada nas radiografias pré-operatórias e mensurações clínicas. Uma precisa avaliação intra-operatória do comprimento dos membros usando marcos de referência femorais proximais não é possível nessa forma de reconstrução. Assim sendo, a determinação do comprimento da perna pós-implantação é baseada no nível de ressecção e no comprimento global da construção aloenxerto, incluindo a cabeça protética e o colo.

Aloenxerto

Pré-operatoriamente, a atenção deve ser dirigida para o comprimento e o diâmetro do aloenxerto disponível. Um adequado comprimento do aloenxerto deve estar disponível para produzir um corte em degrau de pelo menos 4 cm com excesso de vários centímetros para permitir um ajuste fino durante a implantação. Como foi mencionado antes, para compensar a desigualdade do comprimento dos membros o comprimento do composto implantado precisa ser maior do que o comprimento do osso ressecado. Se o canal femoral hospedeiro for particularmente mais largo, uma técnica de invaginação pode ser necessária, requerendo um segmento substancialmente mais longo do aloenxerto ósseo.

Para a técnica-padrão de não-invaginação, o diâmetro do aloenxerto deve aproximar-se daquele do fêmur hospedeiro ou ser levemente menor para facilitar a exposição do tecido mole. O menor aloenxerto que possa acomodar uma haste suficientemente larga para proporcionar um ajuste por pressão *(press-fit)* no fêmur distal é o ideal.

A ressecção de tumores malignos do fêmur proximal com largas margens cirúrgicas geralmente irá incluir a transecção dos tendões abdutores. O aloenxerto fêmur proximal usado nestes casos devem ter um toco do tendão abdutor para ser suturado ao tecido mole do mecanismo abdutor. Isto deve ser evidente pelas radiografias do aloenxerto e deve ser notado pré-operatoriamente. Mesmo em casos em que o tendão abdutor hospedeiro e o trocânter estão intactos, o aloenxerto abdutor pode ser usado para ajudar a reconstituir o mecanismo abdutor.

Ocasionalmente as radiografias podem ser marcadas erradas com relação ao lado do qual o aloenxerto foi colhido. Assim, o cirurgião deve inspecionar as radiografias do espécime e se possível, o próprio aloenxerto ósseo antes do procedimento.

Componente Femoral

Um componente femoral de comprimento suficiente deve ser selecionado para permitir a fixação de cimento no aloenxerto e o ajuste por pressão da porção saliente da haste inserida no enxerto no canal hospedeiro. Por causa do espesso osso cortical do típico doador de tecido, o canal do aloenxerto é geralmente mais estreito do que o do hospedeiro. Assim, o componente femoral ideal para essa técnica é relativamente estreito proximalmente e não afina; ele deve ser suficientemente longo para ultrapassar a junção aloenxerto-hospedeiro em pelo menos 6 cm. A gabaritagem pré-operatória do aloenxerto pode indicar que o canal intramedular do aloenxerto pode necessitar ser alargado pela remoção de osso endosteal. Fresadores e rebolos apropriados devem estar disponíveis para essa finalidade.

Fixação para Estabilidade Rotacional

Uma estabilidade suficiente na junção do osso do hospedeiro raramente pode ser alcançada só por ajuste por pressão da haste no canal hospedeiro. Uma estabilidade adicional pode ser obtida por meio de um intertravamento mecânico (corte em degrau), placa de compressão, cimentação distal ou uso de uma prótese dotada de intertravamento distal. O intertravamento obtido por corte em degrau da junção aloenxerto hospedeiro é preferido porque requer uma menor avulsão de tecido mole do fêmur, minimiza o número de orifícios no aloenxerto e reduz o tempo de operação. O método de fixação escolhido deve ser determinado pré-operatorimente por gabaritagem precisa, e instrumentos apropriados e implantes devem estar disponíveis.

■ TÉCNICA CIRÚRGICA

Uma incisão lateral longitudinal é criada, se possível incorporando cicatrizes anteriores. O tecido subcutâneo é dividido até e através da fáscia lata, enquanto a fáscia é separada do vasto lateral subjacente. O vasto lateral é rebatido interiormente do septo intermuscular lateral para expor o aspecto póstero-lateral do fêmur. Se necessário, é realizada uma osteotomia trocantérica padrão para permitir menor exposição acetabular. Se isto não for necessário, uma osteotomia tro-

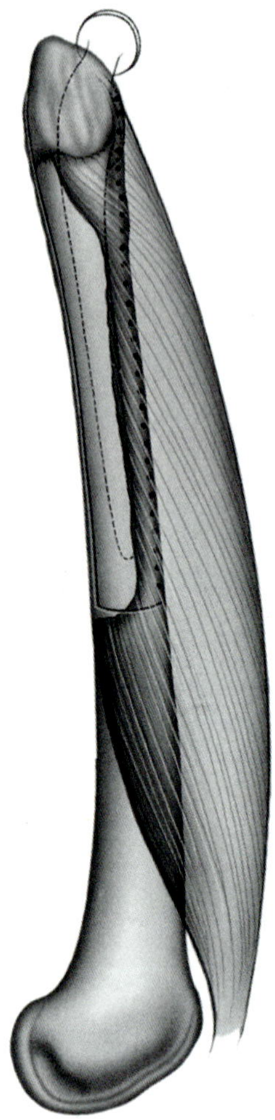

Figura 1. Vista lateral do fêmur mostrando o perfil da osteotomia trocantérica estendida para remoção da haste e do cimento.

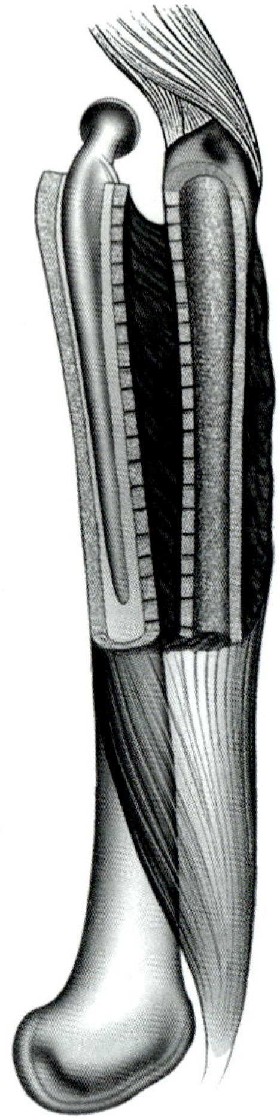

Figura 2. Vista lateral do fêmur depois da osteotomia trocantérica estendida com a porção lateral do fêmur proximal rebatida em direção anterior.

cantérica estendida pode ser executada (Figs. 1, 2). Um corte longitudinal de serra é feito a seguir ao longo da borda posterior do fragmento trocantérico. A osteotomia longitudinal anterior é executada depois deve dividir o músculo no intervalo apropriado. Ela é criada mediante uma séries de orifícios de broca conectados usando um osteótomo. Isto é análogo à criação de uma osteotomia trocantérica estendida. Depois que osteotomias transversas são executadas, o fêmur proximal é aberto como um livro para expor o componente femoral e o cimento. Estes são removidos e a reconstrução acetabular, se necessário, é executada.

Se a estabilidade rotacional precisar ser obtida mediante um corte em degrau, as porções lateral e medial do fêmur serão divididas em níveis diferentes. Os cortes devem ser cuidadosamente marcados no fêmur, uma vez que a qualidade do osso e a(s) área(s) da deficiência cortical femoral pode influenciar o modelo do corte em degrau. Em qualquer caso, o cirurgião deve levar em conta o nível do osso hospedeiro saudável disponível, o comprimento do aloenxerto, e qualquer extensão da osteotomia femoral necessária para liberar o conteúdo do canal medular.

O aloenxerto femoral proximal é preparado em uma mesa serrada. Se possível, a preparação inicial do aloenxerto deve ser executada por um segundo cirurgião, enquanto a exposição e a reconstrução acetabular estão sendo executadas. Isto pode reduzir substancialmente o tempo de operação. São tiradas culturas do enxerto antes da preparação para implantação. O trocânter maior é removido, a não ser que um reparo do tecido mole abdutor seja necessário, baseado na anatomia do paciente. Faça a ressecção da cabeça femoral manualmente, ou use gabaritos de corte para o componente femoral selecionado (Fig. 3). Remova o osso esponjoso do esporão do aloenxerto e a seguir frese e alargue o canal do aloenxerto. Devido à presença de corticais espessos típicos de doadores jovens, é usualmente necessário fresar uma quantidade substancial de osso endosteal para o aloenxerto acomodar uma haste suficientemente grande.

Corte o aloenxerto no comprimento baseado no planejamento pré-operatório, deixando o enxerto com 1 ou 2 cm de comprimento para permitir um ajuste fino final. Trace o corte em degraus no aloenxerto com uma caneta marcadora. O arco da circunferência do aloenxerto delimitado pela porção distal do corte em degrau deve ser deixado levemente maior do que necessário para permitir ajuste fino rotacional. A aba estendida do corte em degrau deve ser cuidadosamente aparada com uma serra oscilante até obter um ajuste apertado. Tome cuidado para assegurar que o alinhamento rotacional do fragmento femoral proximal é apropriado seguindo a orientação do corte em degrau. Enxertas corticais do tipo palito de fósforo podem ser usados para criar um ajuste mais apertado no corte em degrau se tiver sido removido osso excessivo, e, se necessário, o degrau pode ser encurtado. Preste atenção para a posição da perna durante o ajuste fino do aloenxerto para evitar causar dano neurológico e vascular.

Idealmente, a porção protrusa da haste do componente femoral é ajustada sob pressão no fragmento distal. O ajuste pode não ser apertado se o córtex for fino ou se o canal está ectásico. Faça uma redução experimental e avalie a estabilidade e o comprimento da perna. Cabeças experimentais devem estar disponíveis e a atenção deve ser direcionada para vários fatores, incluindo a equalização do comprimento das pernas, tensão do tecido mole, rotação do componente e estabilidade do quadril.

Quando for alcançada uma redução experimental, satisfatória os componentes experimentais e o alo enxerto são removidos. Cimente o componente femoral no aloenxerto na mesa de trás. Lave e seque completamente o canal. Pressurize o cimento no canal usando a ponta do dedo para ocluir o extremo distal do canal (Fig. 4). O excesso de cimento é removido da extremidade pro-

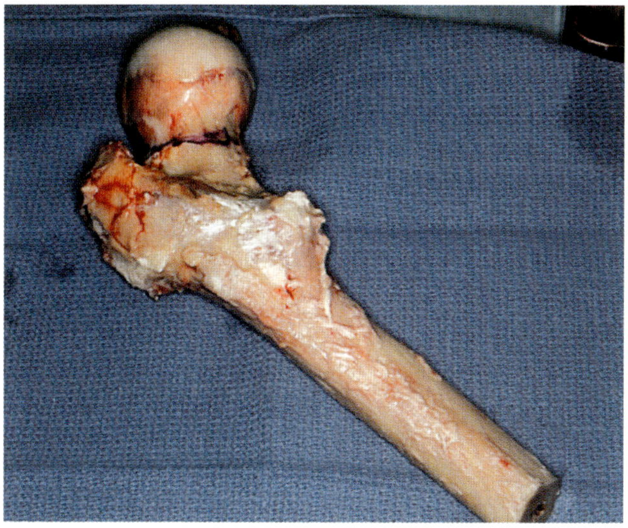

Figura 3. Aloenxerto antes da preparação do canal medular. Extensão da cabeça femoral. O canal é limpo com lavagem pulsátil e é completamente seco.

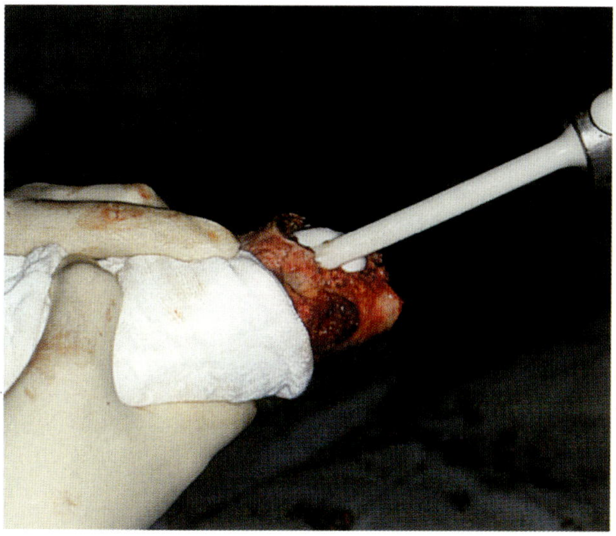

Figura 4. O cimento é introduzido no canal medular do aloenxerto. O cimento pode ser pressurizado ocluindo se distalmente o canal com a ponta do dedo.

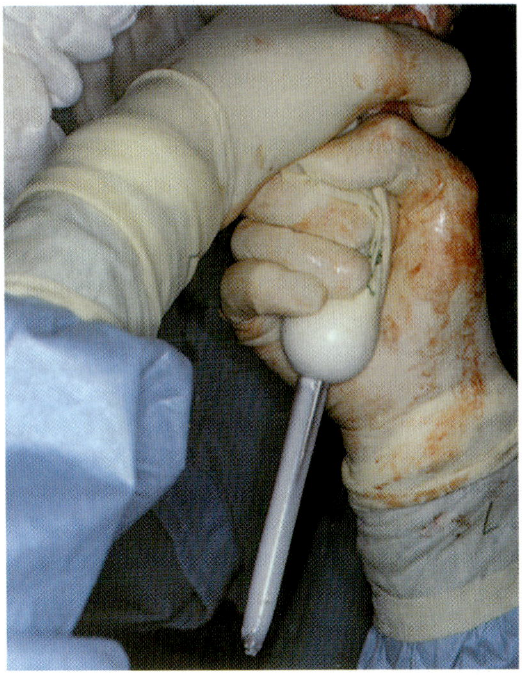

Figura 5. O componente femoral de haste longa é a seguir inserido no aloenxerto. A luva cirúrgica sobre o extremo distal do aloenxerto serve como diafragma, evitando que a ponta da haste puxe o cimento do canal.

trusa do componente femoral e das superfícies do osso (Fig. 5). Depois que o cimento está curado, o composto protético de aloenxerto é inserido no fragmento distal (Fig. 6). Use arames Luque calibre 16 para cercar o corte em degrau. Mobilize o fêmur proximal previamente dividido e aplique este osso na superfície do fêmur, fazendo uma ponte na junção aloenxerto-hospedeiro. Isto

Figura 6. (A) A haste APC é então inserida no canal hospedeiro. A redução experimental pode a seguir ser executada. **(B)** Inserção do APC no fêmur hospedeiro e fixação por meio de cerclagem com fios.

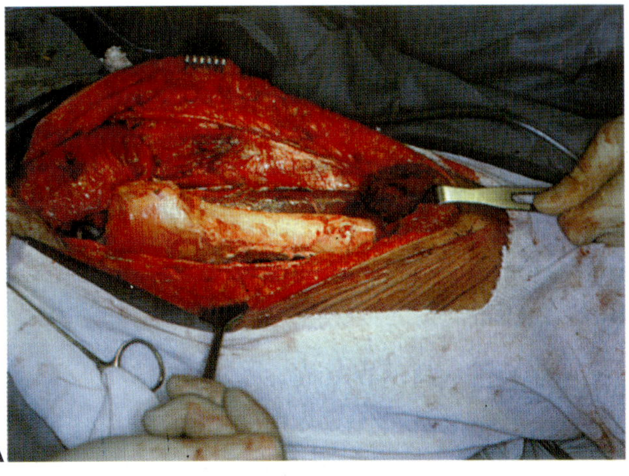

A

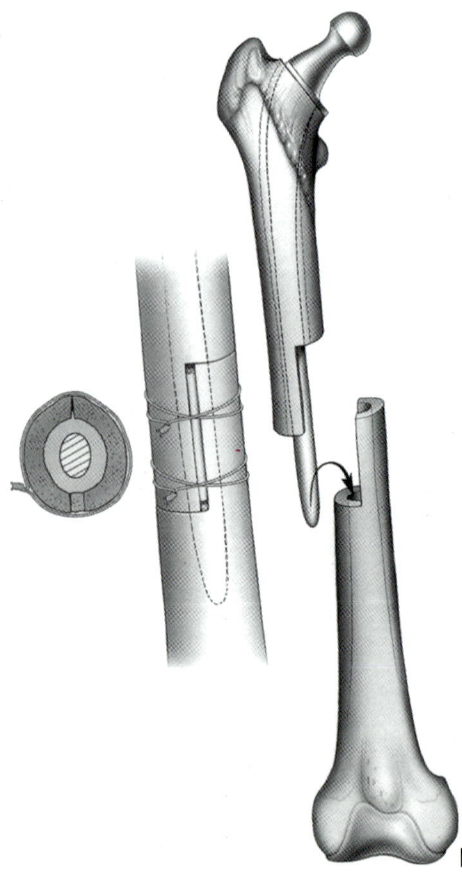

B

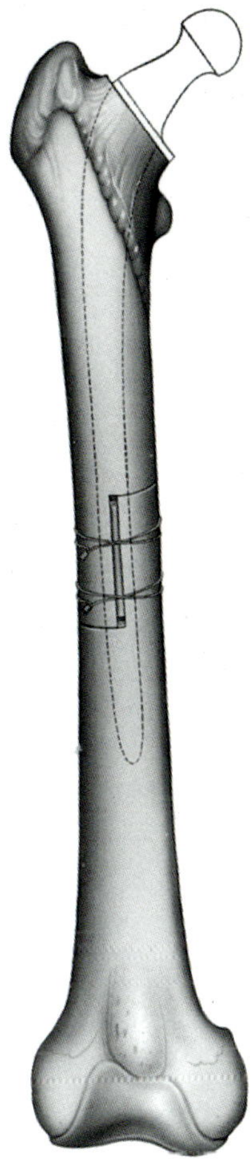

Figura 7. CAP depois da ligação do trocânter maior hospedeiro e cerclagem do osso metadiafisário do hospedeiro ao aloenxerto.

serve como um suporte cortical vascularizado. Os suportes ósseos hospedeiros são afixados ao fêmur reconstruído com cerca de arame, e os fios fixando o corte em degrau são enterrados. A construção pode ser bastante volumosa, e uma porção do fêmur proximal hospedeiro pode precisar ser removida a fim de reparar a fáscia lata. Alternativamente, morcelize este osso e aplique-o à junção aloenxerto-hospedeiro.

O trocânter maior hospedeiro é ligado ao CAP pela técnica de arame padrão ou por um sistema de cabo fixador (Fig. 7). Deve-se tomar cuidado para minimizar o número de furos de broca aplicados no aloenxerto. O avanço do trocânter pode ser necessário para a estabilidade. Se o tendão do abdutor hospedeiro deve ser reparado para o tendão do aloenxerto, isto deve ser feito com sutura não-absorvível.

Ocasionalmente, a anatomia femoral proximal não permite um corte em degrau satisfatório. Isto pode ocorrer quando o córtex é extremamente fino ou ectásico. Métodos alternativos de fixação distal incluem ajuste por pressão, uso de componente femoral que permite o intertravamento distal, fixação por placa, e cimentação distal. Nestes casos o fêmur é cortado perpendicular para uma típica articulação de topo. A experiência com prótese tipo intertravamento distal é limitada. Se a cimentação da haste no hospedeiro é considerada, o paciente pode ser mais bem servido com uma prótese tipo modular oncológica, ainda que a construção aloenxerto permita uma reconstrução mais fisiológica do mecanismo abdutor. Se o canal intramedular distal do fêmur hospedeiro é

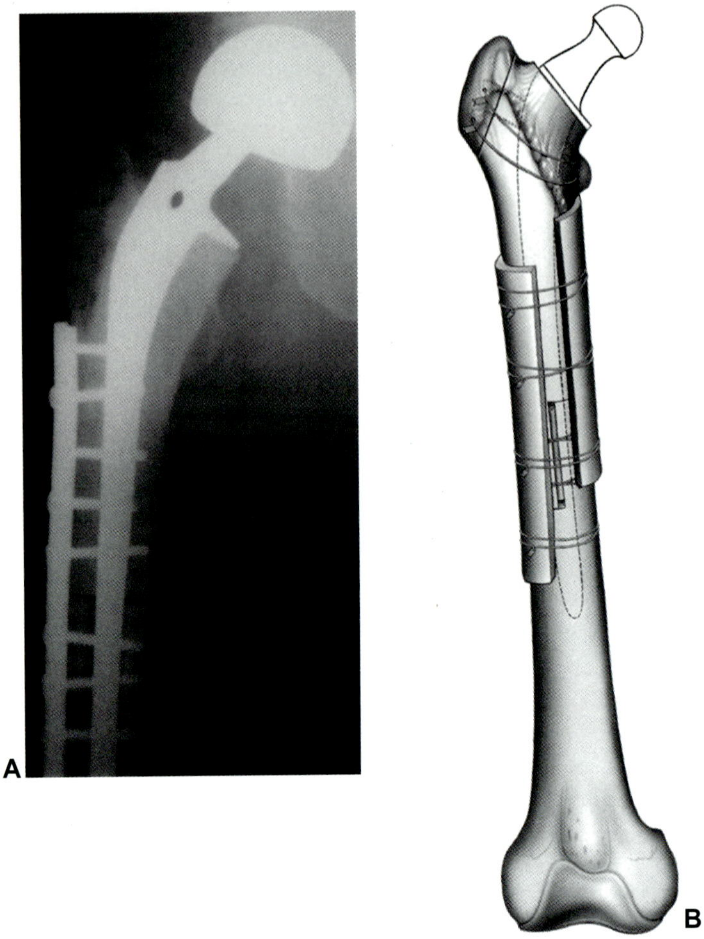

Figura 8. (A) Radiografia demonstrando a construção CAP. **(B)** CAP depois da inserção.

excessivamente largo, um corte em degrau modificado pode ser empregado, permitindo uma invaginação parcial do aloenxerto no hospedeiro. Neste caso uma fixação suplementar será necessária.

Para fixação por placa, uma placa de orifícios empilhados, de 4,5 mm, pode ser usada (Fig. 8). Os parafusos são angulados para evitar a haste femoral. Isto é difícil no segmento proximal onde o diâmetro do osso relativo à haste é pequeno. Perfurar através do CAP deve ser executado com cuidado para evitar a quebra da broca. Não permita que a boca pare de girar, ela pode ficar presa no cimento. O uso de parafusos auto atarrachantes reduz a probabilidade de quebra dentro do osso. A colocação de parafusos oblíquos à placa contornar a haste femoral para as cabeças dos parafusos ficarem para fora. O aperto exagerado num esforço para assentar as cabeças dos parafusos pode resultar na quebra das mesmas. Parafusos colocados sem precisão no fragmento distal podem deslocar a haste e resultar em perda de ajuste na junção aloenxerto-hospedeiro e em deformidade angular. Deve-se tomar cuidado para que a placa não fique no nível da ponta da haste, criando um significativo aumento de tensão.

A hemostase é obtida, e a fáscia do vasto lateral é reparada com uma sutura corrida absorvível. A fáscia lata é reparada por drenos de sucção com suturas não-absorvíveis interrompidas. A pele e o tecido subcutâneo são fechados da forma padrão, e são aplicados curativos estéreis.

Quando o fêmur proximal é ressecado por causa de tumor, um punhado de tecido normal é removido para alcançar as margens cirúrgicas. A cápsula do quadril é dividida na borda do acetábulo. O tendão abdutor é transectado perto de sua inserção ao trocânter maior. O nível da osteotomia femoral deve ser de 5 cm a partir da extensão distal do tumor. Deve-se tomar cuidado para evitar a contaminação do aloenxerto com as células do tumor. Os instrumentos usados na ressecção do tumor não devem ser usados na preparação do aloenxerto. O quadril é coberto novamente, e os instrumentos são trocados antes da implantação do CAP. A cobertura de tecido mole do CAP é geralmente menos problemática em seguida às ressecções por causa do volume de tecido removido. Um aloenxerto levemente maior pode portanto ser usado. Geralmente o osso autógeno não está disponível para enxerto ósseo da junção aloenxerto-hospedeiro.

TRATAMENTO PÓS-OPERATÓRIO

Os drenos de aspiração são mantidos por 48 horas pós-operatoriamente, assim como antibióticos profiláticos. Culturas do enxerto tiradas antes da implantação devem ser monitoradas, e consultas com o infectologista devem ser realizadas para ajudar na interpretação de qualquer cultura positiva. A fisioterapia é iniciada assim que a condição médica do paciente o permita. O sucesso final da construção CAP depende da consolidação óssea da junção aloenxerto-hospedeiro, necessitando tipicamente de três a seis meses. Durante este período, é necessário descarga de peso protegido. A abdução ativa é restrita no período pós-operatório inicial para permitir a consolidação óssea do trocânter maior ou outro reparo do mecanismo abdutor.

COMPLICAÇÕES

A exposição necessária para reconstrução CAP é extensa. Pode ocorrer sangramento substancial se vasos septais perfurantes não forem controlados. A equipe de anestesia deve ser bem-informada do potencial para perda sanguínea e deve ser considerado a utilização do sangue autólogo ou *cell-save*. Deve-se tomar cuidado para evitar dano a nervos e vasos durante a colocação dos fios de cerclagem, e não se deve permitir que a perna estire o tecido mole remanescente enquanto o aloenxerto é preparado.

Podem ocorrer várias complicações relacionadas ao aloenxerto e a seu preparo. A maior parte pode ser prevenida. O cirurgião deve checar pessoalmente a disponibilidade do enxerto e suas características. Devem ser evitadas fraturas do aloenxerto durante sua preparação, uma vez que a recuperação biológica do aloenxerto não é possível. O cirurgião deve estar preparado para executar uma forma alternativa de fixação suplementar se o corte em degrau estiver fraturado.

As complicações tardias dos aloenxertos incluem reabsorção, fratura e pseudo-artrose. A reabsorção é minimizada pela prevenção da revascularização minimizando o número de orifícios feitos no enxerto. Fraturas tardias do corpo do enxerto são incomuns devido à presença da haste. A pseudo-artrose do trocânter maior é uma complicação comum e mesmo com consolidação, pode ocorrer uma fratura tardia. A não união na junção diafisária aloenxerto-hospedeiro é potencialmente desastrosa, uma vez que pode resultar em falha da haste por fadiga. Se uma consolidação não for radiograficamente evidente em seis meses, deve ser considerada a colocação de enxerto com osso esponjoso do paciente na junção aloenxerto-hospedeiro.

A ocorrência de luxação após uma reconstrução CAP pode estar relacionada a várias causas. Não se deve ser enganado pela aparência do corte do colo no momento da cirurgia ou nas radiografias subseqüentes, uma vez que o aloenxerto não tem ligações com o tecido mole. O comprimento do colo relativo ao trocânter menor não reflete a tensão do tecido mole. A tensão do tecido mole é determinada pelo comprimento global do componente protético de aloenxerto e pela posição do trocânter maior. A posição do componente é crítica para alcançar estabilidade.

CASO ILUSTRATIVO DA TÉCNICA

Componente femoral fracassado em 10 anos após artroplastia total cimentada primária do quadril (Fig. 9). Como antecipado pelas radiografias pré-operatórias, a remoção do componente femoral e do cimento resultou em uma substancial deficiência femoral proximal (Fig. 10). O

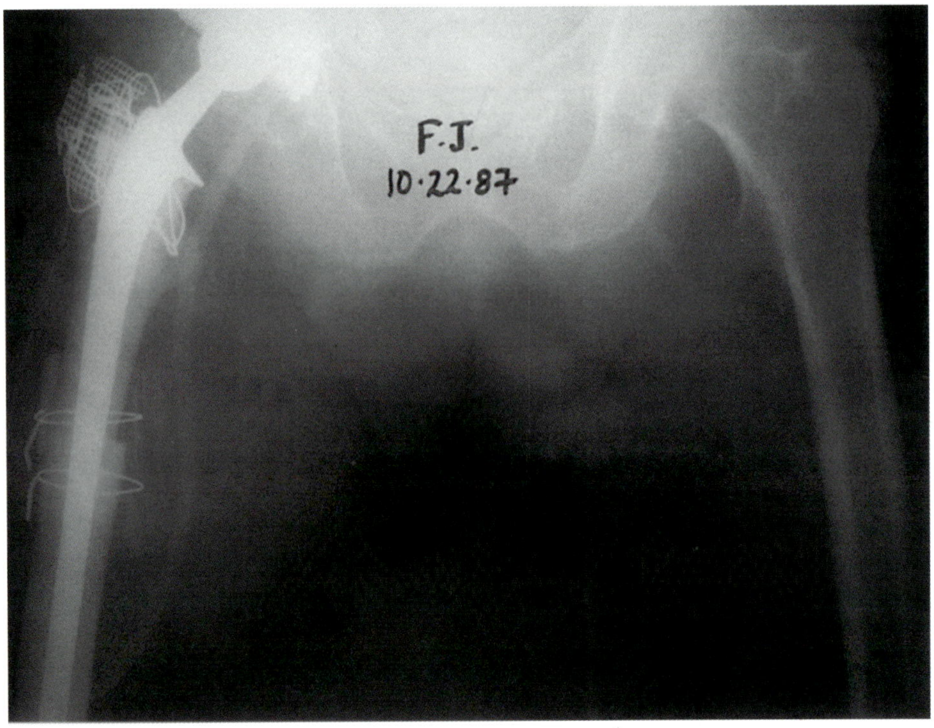

Figura 9. Radiografia pré-operatória mostra falha do material da artroplastia.

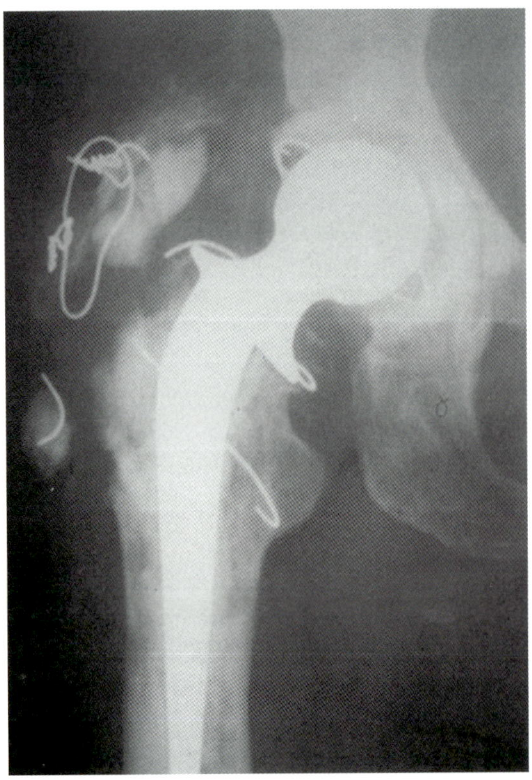

Figura 10. Radiografia pós-operatória mostrando a revisão da artroplastia do quadril usando uma construção CAP.

paciente foi submetido a uma revisão da artroplastia total do quadril. O fêmur proximal foi substituído por um composto protético de aloenxerto usando um componente femoral de haste longa. A estabilidade rotacional foi proporcionada pela osteotomia em degrau.

LEITURAS RECOMENDADAS

Gross, A.E., "Reconstruction of the femur in revision arthroplasty of the hip." in *Total Hip Revision Surgery,* J.O. Galante, A.G. Rosenberg, and J.J. Callaghan, eds., Raven Press, Ltd, New York, 1995.

Head, W. C, Berklacich, F. M., Malinin, T. L, and Emerson, R. H., Jr.: Proximal femoral allografts in revision total hip arthroplasty. *Clin. Orthop. Rel. Res.,* 225:22-36, 1987.

ÍNDICE REMISSIVO

C

D

E